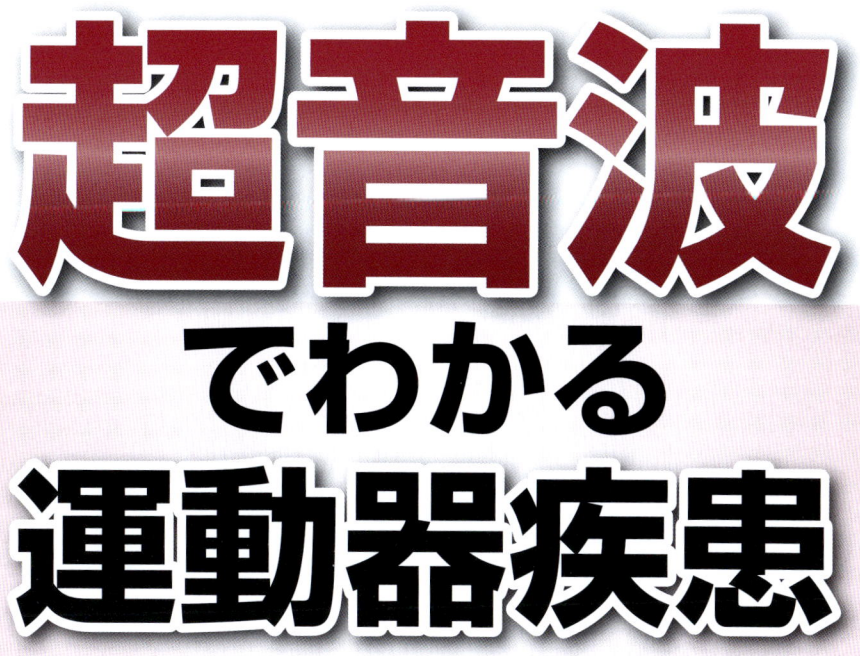

超音波でわかる運動器疾患

診断のテクニック

皆川洋至
城東整形外科診療部長

Musculoskeletal Ultrasound:
Anatomy and Technique

MEDICAL VIEW

本書では，厳密な指示・副作用・投薬スケジュール等について記載されていますが，これらは変更される可能性があります。本書で言及されている薬品については，製品に添付されている製造者による情報を十分にご参照ください。

Musculoskeletal Ultrasound
Anatomy and Technique
(ISBN978-4-7583-1032-1 C3047)
Author: Hiroshi Minagawa

2010.6.10 1st ed

©MEDICAL VIEW, 2010
Printed and Bound in Japan

Medical View Co., Ltd.
2-30 Ichigayahonmuracho, Shinjyukuku, Tokyo, 162-0845, Japan
E-mail ed@medicalview.co.jp

序　文

　はじめてプローブを握ったのが1987年，大学4年生のときに参加した伊東紘一先生（自治医科大学臨床病理名誉教授）主催のゼミでした。観察対象は心臓や腹部臓器，当然ながら靱帯や末梢神経など眼中にありません。超音波は内臓を見るもの，そう思っていました。卒後，整形外科医としての道を歩み始め，診断の武器が単純X線写真，CT，MRIとなっていきます。何がなんだかさっぱりわからない運動器の超音波画像には，全く魅力を感じませんでした。

　2001年に登場した携帯型超音波診断装置Sonosite180が大きな転機をもたらします。翌2002年にはSonic Japanの松崎正史さん，大槻宏芳さんから装置を紹介され，すぐ井樋栄二教授（現東北大学整形外科教授）に購入いただきました。一緒に働いていた高橋周先生（気仙沼市立病院整形外科），山本宣幸先生（東北大学整形外科），そして肩グループの後輩らと共に，外来診療，スポーツ現場，ときには村の集会所まで足を運び，とにかく使いまくりました。2008年9月，現在の城東整形外科に赴任してからは，超音波関連の講演，セミナーが20カ月間で56回を数え，水谷羊一院長のご配慮で，全国から研修に来た人が30名を超えました。専門分野は整形外科にとどまらず，運動器を扱う麻酔科（ペインクリニック），放射線科，リウマチ内科，さらに地域医療を担う総合診療科と多岐にわたります。

　アメリカ，ヨーロッパのほとんどの国では，画像診断装置が放射線科医によって管轄されています。予約制の超音波検査は，リアルタイムに観察できる超音波画像の威力を半減させます。問診，視診，触診と同時に超音波画像で身体内部を観察し，診断，治療までを最短距離で突っ走る，これが最も有効な超音波装置の使い方です。超音波装置は，医者のパワーアシストスーツなのです。日本は，各専門科の医師が超音波診断装置を自由に使える世界でも特殊な国です。一つの科に1台ではなく，一つの外来診察室に1台，さらには1人に1台の超音波診断装置が常識，そんな日が近い将来やってくると信じています。

　本書は多くの方々からの熱い要望に応え，身体各部位へのアプローチ法を分かりやすく解説しました。運動器の超音波解剖をふんだんに盛り込んだ点では，世界に類のない1冊になっていると思います。CTデータを技術援助してくださった秋田大学放射線技師の谷口直人さん，莫大な解剖資料を提供くださった秋田大学解剖学教室の阿部寛教授はじめスタッフの方々，本書の企画から発刊まで苦労を共にしたメジカルビュー社の松原かおるさん，藤原琢也さん，この場を借りて心からお礼申し上げます。

　本書が，少しでも運動器超音波の普及に貢献できれば幸いです。

2010年5月　　皆川洋至

目次

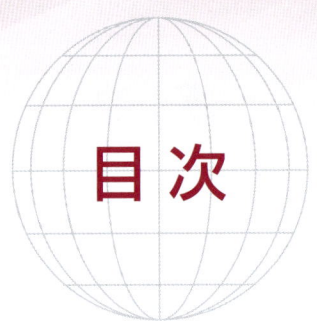

超音波 早わかり

運動器の構成体のみえかた ——————————— 12
- 1. 骨 ……………………………………………………… 12
- 2. 軟骨 …………………………………………………… 13
- 3. 筋 ……………………………………………………… 15
- 4. 腱 ……………………………………………………… 16
- 5. 靱帯 …………………………………………………… 18
- 6. 末梢神経 ……………………………………………… 19
- 7. 血管 …………………………………………………… 20

超音波で診る 上肢

手指 ——————————————————————— 22

■ 掌側操作
- 検査肢位 ………………………………………………… 23
- 検査手順 ………………………………………………… 24
  - 母指屈筋腱の描出 …………………………………… 24
    - **STEP 1** 長母指屈筋腱（FPL）長軸像の観察 …… 24
    - **STEP 2** 長母指屈筋腱（FPL）短軸像の観察 …… 27
  - 示指から小指屈筋腱の描出 ………………………… 30
    - **STEP 1** 浅指屈筋（FDS），深指屈筋（FDP）長軸像の観察 …… 30
    - **STEP 2** 浅指屈筋（FDS），深指屈筋（FDP）短軸像の観察 …… 35
  - 手内在筋の描出 ……………………………………… 39
    - **STEP 1** 母指球筋短軸像の観察 ………………… 39
    - **STEP 2** 母指球筋長軸像の観察 ………………… 41
    - **STEP 3** 小指球筋短軸像の観察 ………………… 42
    - **STEP 4** 小指球筋長軸像の観察 ………………… 44
    - **STEP 5** 虫様筋，掌側骨間筋の観察 …………… 45
    - **STEP 6** 背側骨間筋，掌側骨間筋の観察 ……… 46

■ 橈側・尺側操作
- 検査肢位 ………………………………………………… 48

検査手順 ··· 48
　　　　STEP 1　母指MP関節の側副靱帯の観察 ·· 48
　　　　STEP 2　示指から小指の側副靱帯の観察 ·· 50

■ 背側操作
　　検査肢位 ··· 52
　　検査手順 ··· 52
　　　　STEP 1　伸筋腱短軸像の観察 ·· 52
　　　　STEP 2　伸筋腱長軸像の観察 ·· 58
　　エコー anatomy ·· 63

手関節 ——————————————————————————— 66
■ 掌側操作
　　検査肢位 ··· 67
　　検査手順 ··· 68
　　　手根管入口部の描出 ··· 68
　　　　STEP 1　豆状骨，舟状骨結節の観察 ··· 68
　　　　STEP 2　屈筋腱，横手根靱帯，正中神経の観察 ·· 68
　　　　STEP 3　Guyon管の観察［尺骨神経（UN），尺骨動脈（UA）］ ······················ 69
　　　手根管近位部の描出 ··· 71
　　　　STEP 1　正中神経短軸像の観察 ··· 71
　　　　STEP 2　正中神経長軸像の観察 ··· 72
　　　手根管遠位部の描出 ··· 73
　　　　STEP 1　手根管遠位部の観察 ··· 73

■ 橈側操作
　　検査肢位 ··· 73
　　検査手順 ··· 74
　　　　STEP 1　伸筋腱第1区画の観察［長母指外転筋（APL），短母指伸筋（EPB）］ ···· 74

■ 背側操作
　　検査肢位 ··· 76
　　検査手順 ··· 77
　　　　STEP 1　伸筋腱第2区画の観察［長橈側手根伸筋（ECRL），短橈側手根伸筋（ECRB）］ ··· 77
　　　　STEP 2　伸筋腱第3区画の観察［長母指伸筋（EPL）］ ···································· 79
　　　　STEP 3　伸筋腱第4区画の観察［総指伸筋（EDC），固有示指伸筋（EIP）］ ···· 81
　　　　STEP 4　伸筋腱第5区画の観察［固有小指伸筋（EDQ）］ ······························ 85

■ 尺側操作
　　検査肢位 ··· 86
　　検査手順 ··· 87
　　　　STEP 1　伸筋腱第6区画の観察［尺側手根伸筋（ECU）］ ······························ 87

| STEP 2 | TFCCの観察 | 90 |

エコー anatomy ……………………………………………………………… 91

肘関節 — 100

■ 前方操作
検査肢位 …………………………………………………… 101
検査手順 …………………………………………………… 101
  上腕骨遠位部の描出 …………………………………… 101
    STEP 1 上腕骨骨幹部の観察 ……………………… 101
    STEP 2 橈骨窩，鉤突窩の観察 …………………… 102
    STEP 3 小頭，滑車の観察 ………………………… 103
  腕橈関節の描出 ………………………………………… 107
    STEP 1 腕橈関節長軸像の観察 …………………… 107
    STEP 2 腕橈関節近位部の観察 …………………… 108
    STEP 3 腕橈関節遠位部の観察 …………………… 110
  腕尺関節の描出 ………………………………………… 113
    STEP 1 腕尺関節長軸像の観察 …………………… 113
    STEP 2 腕尺関節近位部の観察 …………………… 114
    STEP 3 腕尺関節遠位部の観察 …………………… 115

■ 内側操作
検査肢位 …………………………………………………… 117
検査手順 …………………………………………………… 118
    STEP 1 前斜走線維（AOL）長軸像の観察 ……… 118
    STEP 2 肘部管の観察 ……………………………… 122

■ 外側操作
検査肢位 …………………………………………………… 128
検査手順 …………………………………………………… 129
    STEP 1 長軸像の観察 ……………………………… 129
    STEP 2 短軸像の観察 ……………………………… 129

■ 後方操作
検査肢位 …………………………………………………… 135
検査手順 …………………………………………………… 137
    STEP 1 肘頭窩の観察 ……………………………… 137
    STEP 2 肘頭の観察 ………………………………… 139
    STEP 3 上腕骨小頭の観察 ………………………… 142

エコー anatomy ……………………………………………………………… 146

肩関節 — 152

■ 前方操作
- 検査肢位 — 153
- 検査手順 — 154
  - 上腕二頭筋長頭腱の描出 — 154
    - **STEP 1** 上腕二頭筋長頭腱の観察 — 154
    - **STEP 2** 短軸像の観察 — 156
    - **STEP 3** 長軸像の観察 — 157
  - 肩甲下筋腱の描出 — 158
    - **STEP 1** 長軸像の観察 — 158
    - **STEP 2** 短軸像の観察 — 159

■ 外上方操作
- 検査肢位 — 165
- 検査手順 — 166
  - **STEP 1** 腱板長軸像の観察 — 166
  - **STEP 2** 腱板短軸像の観察 — 167

■ 後方操作
- 検査肢位 — 171
- 検査手順 — 172
  - **STEP 1** 関節裂隙の観察 — 172
  - **STEP 2** 内外旋での動的観察 — 173

■ 腋窩操作
- 検査肢位 — 176
- 検査手順 — 177
  - **STEP 1** 上腕骨頭の観察 — 177
  - **STEP 2** 前下方関節窩，関節唇の観察 — 177

■ 内上方操作
- 検査肢位 — 179
- 検査手順 — 180
  - **STEP 1** 上方関節唇の観察 — 180
  - **STEP 2** 90°外転位における動的観察 — 180

エコー anatomy — 182

超音波で診る 下肢

下腿・足関節 —— 186
■ 前方操作
 検査肢位 …… 187
 検査手順 …… 187
  STEP 1 脛骨の観察 …… 187
  STEP 2 距腿関節の観察 …… 191

■ 外側操作
 検査肢位 …… 195
 検査手順 …… 195
  STEP 1 外果の観察 …… 195
  STEP 2 前下脛腓靱帯（AITFL）の観察 …… 197
  STEP 3 前距腓靱帯（ATFL）の観察 …… 200
  STEP 4 踵腓靱帯（CFL）の観察 …… 205
  STEP 5 腓骨筋腱（PT）の観察 …… 207

■ 内側操作
 検査肢位 …… 211
 検査手順 …… 211
  STEP 1 三角靱帯の観察 …… 211
  STEP 2 足根管の観察 …… 212

■ 後方操作
 検査肢位 …… 214
 検査手順 …… 215
  STEP 1 腓腹筋, ヒラメ筋の観察 …… 215
  STEP 2 アキレス腱の観察 …… 217

 エコー anatomy …… 222

膝関節 —— 230
■ 前方操作
 検査肢位 …… 232
 検査手順 …… 233
  膝蓋骨近位の描出 …… 233
   STEP 1 膝蓋上嚢の観察 …… 233
   STEP 2 大腿四頭筋腱の観察 …… 237
  膝蓋大腿関節の描出 …… 240
   STEP 1 膝蓋骨の観察 …… 240
   STEP 2 膝蓋大腿関節の観察 …… 243

膝蓋骨遠位の描出 ·· 245
　　　　STEP 1　膝蓋腱の観察 ·· 245
　　　　STEP 2　大腿骨荷重部の観察 ··································· 249
　　　　STEP 3　前十字靱帯（ACL）の観察 ······························ 253

■ 内側操作
　　検査肢位 ·· 254
　　検査手順 ·· 255
　　　STEP 1　内側側副靱帯（MCL）の観察 ······························ 255
　　　STEP 2　内側半月板（MM）の観察 ································ 257
　　　STEP 3　鵞足の観察 ··· 260

■ 外側操作
　　検査肢位 ·· 263
　　検査手順 ·· 264
　　　STEP 1　外側側副靱帯（LCL）の観察 ······························ 264
　　　STEP 2　大腿二頭筋腱の観察 ···································· 265
　　　STEP 3　腸脛靱帯（ITT）の観察 ·································· 265
　　　STEP 4　外側半月板（LM）の観察 ································ 266

■ 後方（膝窩）操作
　　検査肢位 ·· 269
　　検査手順 ·· 269
　　　STEP 1　Baker嚢腫（膝窩嚢腫）の観察 ···························· 269
　　　STEP 2　後十字靱帯（PCL）の観察 ······························· 273
　　　STEP 3　ファベラの観察 ·· 274
　　　STEP 4　神経血管束の観察 ······································ 275

　　エコー anatomy ·· 278

股関節・大腿 ─────────────── 288
■ 前方操作
　　検査肢位 ·· 290
　　検査手順 ·· 291
　　　STEP 1　股関節の観察 ·· 291
　　　STEP 2　腸腰筋，神経血管束の観察 ······························· 294
　　　STEP 3　下前腸骨棘（AIIS）の観察 ······························ 297
　　　STEP 4　上前腸骨棘（ASIS）の観察 ····························· 300
　　　STEP 5　大腿直筋の観察 ·· 302

■ 内側操作
　　検査肢位 ·· 306
　　検査手順 ·· 306

| **STEP 1** | 内転筋短軸像の観察 | 306 |
| **STEP 2** | 内転筋長軸像の観察 | 307 |

■ 外側操作

検査肢位 ……………………………………………………………………………………310
検査手順 ……………………………………………………………………………………310
 STEP 1 短軸像の観察 ……………………………………………………………310
 STEP 2 長軸像の観察 ……………………………………………………………312

■ 後方操作

検査肢位 ……………………………………………………………………………………315
検査手順 ……………………………………………………………………………………317
 STEP 1 坐骨神経の観察 …………………………………………………………317
 STEP 2 ハムストリングの観察 …………………………………………………319

 エコー*anatomy* ……………………………………………………………………323

索引 …………………………………………………………………………………………325

超音波 早わかり

超音波早わかり

運動器の構成体のみえかた

　病歴と身体所見によって診断がついても，損傷の範囲や程度によって予後や治療法は変わってくる．超音波検査は，より詳細な病態が把握できる補助診断材料として威力を発揮する．整形外科領域における関節や四肢の痛み，しびれ，関節可動域制限や筋力低下といった機能障害を生じるすべての疾患が超音波検査の対象になる．

 骨

骨の超音波像
- 骨は超音波をほとんど通さないため，骨表面だけが連続性のある線状高エコー像として描出される（図1）．
- 骨表面の特徴的な隆起や陥凹が，再現性のある画像を描出するための指標になる．

プローブ操作
- 疼痛部，とくに圧痛点を中心に，骨の輪郭が鮮明に描出されるように微調整する．

骨病変の診断ポイント
- 描出された輪郭部分の乱れをみつけることで，骨折や骨棘の有無，リウマチや腫瘍性病変に伴う骨融解を正確にとらえることができる（図2）．

図1　骨表面のエコー像

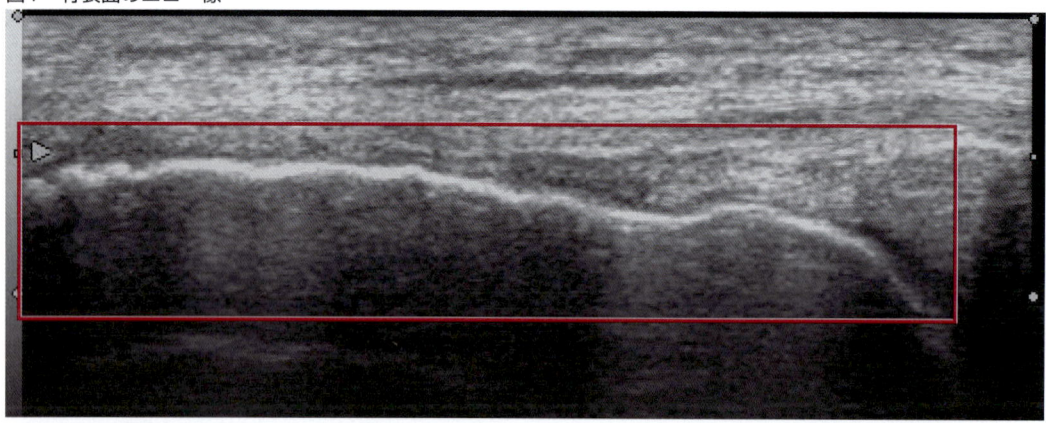

図2　骨折のエコー像

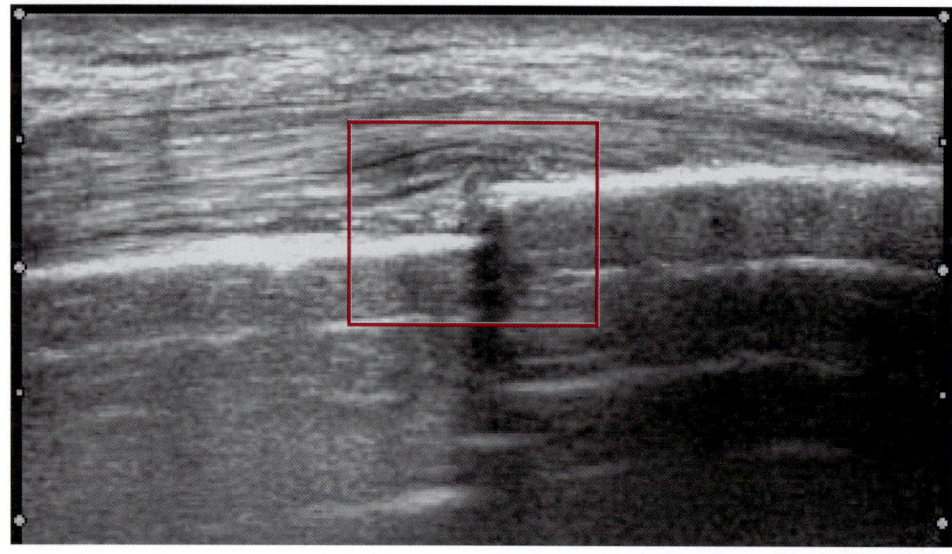

2 軟骨

軟骨の超音波像

- 関節軟骨は均質な媒質であるため超音波がほとんど反射せず，低エコー像として描出される（図3）。
- 凸側の関節軟骨は，関節を屈曲，伸展して観察できるが，凹側の関節軟骨は観察できない。
- 正常関節軟骨では，超音波が軟骨面へ垂直に当たると輝線が生じ，軟骨厚計測の指標になる（図4）。
- 半月板（線維軟骨）は，異なる走行の膠原線維で構成されるため超音波の反射体となり，高エコー像として描出される（図5）。

図3　関節軟骨のエコー像

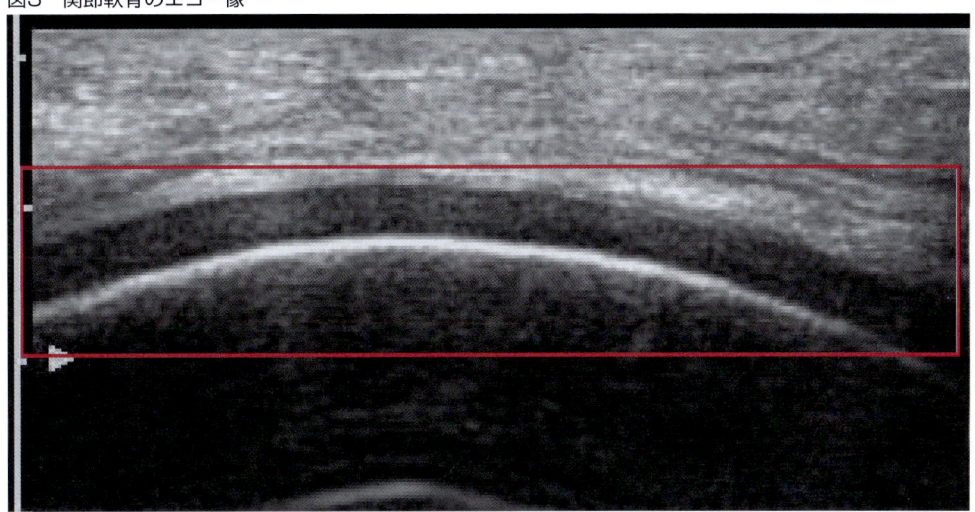

図4　膝関節軟骨厚のエコー像
a：超音波ビームが斜めにあたっている場合　　b：超音波ビームが垂直にあたっている場合

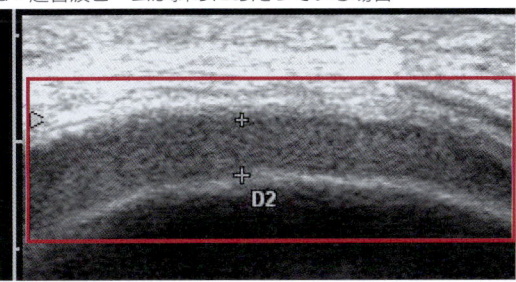 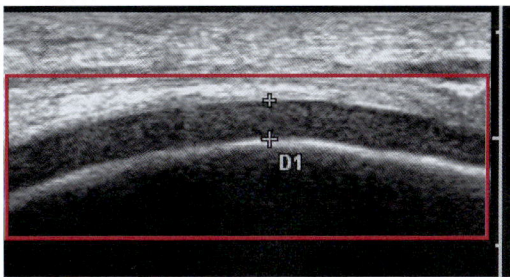

図5　半月板のエコー像

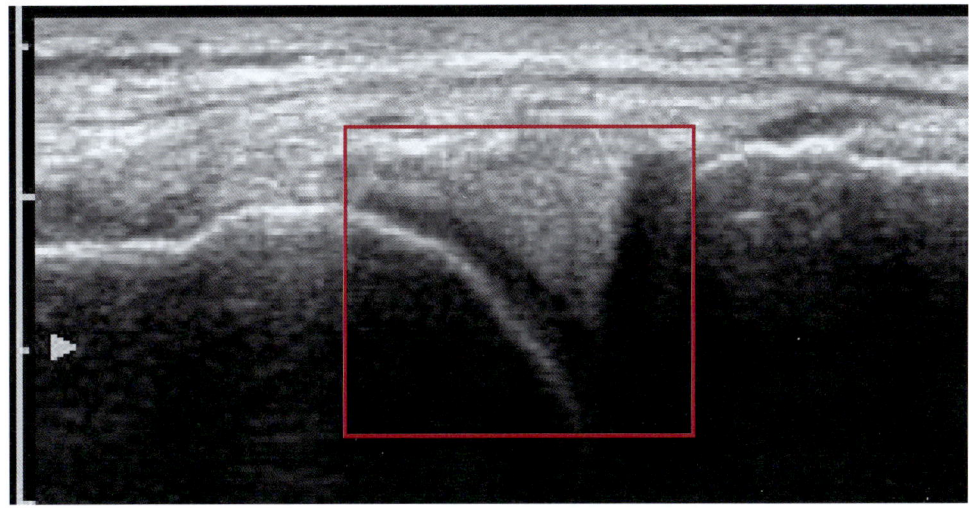

軟骨

プローブ操作
- プローブ方向を微調整して，半月板などの線維軟骨の三角形断面が明瞭に描出されるように操作する（図6）。
  a：三角形の半月板と低エコー像の関節軟骨が鮮明に描出されている。
  b：半月板も関節軟骨も不鮮明。ビームが対象物に垂直にあたっていないことが原因である。

軟骨病変の診断ポイント
- 変形性関節症では，帯状低エコー像を示す関節軟骨の摩耗が特徴である（図7）。
- 半月板断裂は，三角形高エコー像を示す線維軟骨内の線状低エコー像が特徴である（図8）。

図6　半月板のエコー像
a：正しい半月板の描出　　　　　　　　b：誤った半月板の描出

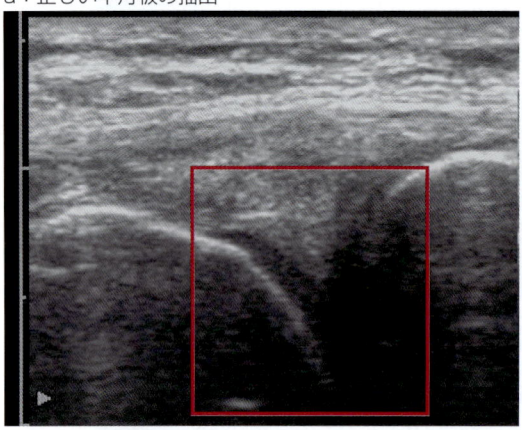
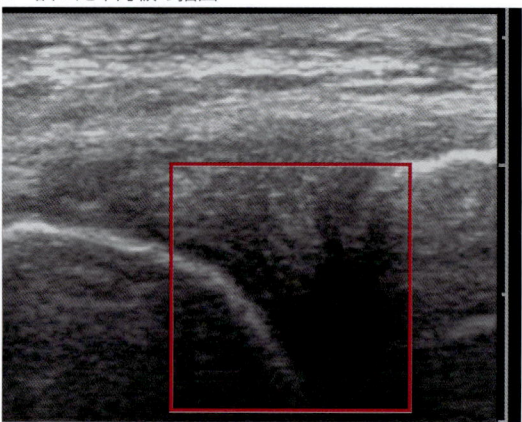

図7　変形性関節症

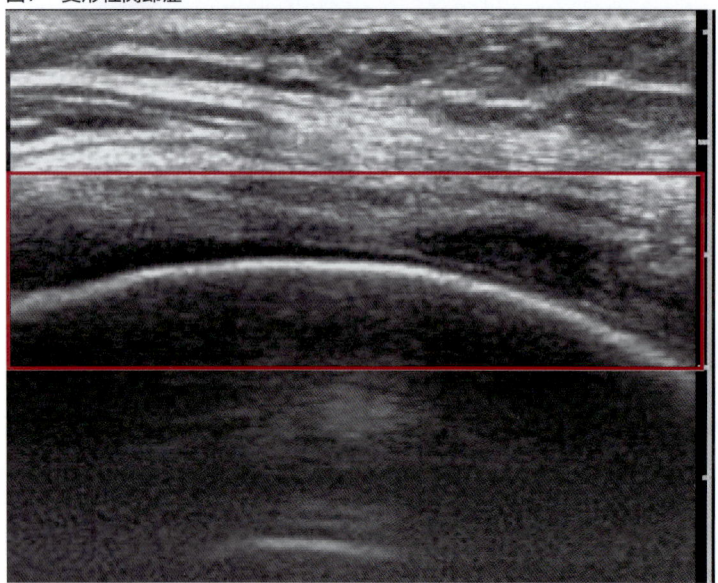

図8　半月板断裂

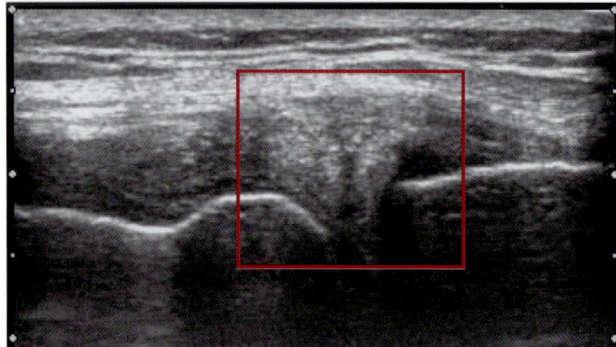

3 筋

筋の超音波像
- 筋を構成する最小単位：筋線維（筋細胞）。筋線維の集合体：筋束。筋束の集合体：筋。
- 筋束は筋周膜に，筋は筋外膜と筋膜に包まれている。
- 筋束は低エコー像，筋周膜と筋膜は高エコー像で描出される（図9）。
- 損傷範囲がプローブ幅を超える場合には，2画面表示による合成画像，トラペゾイド画像，パノラマ画像を使用すると病変部全体が描出できる。

プローブ操作
- とくに痛みが強い部分に限局して，患者が指す部位または触診上の圧痛点にマーキングして操作する。

筋病変の診断ポイント
- 筋断裂には，外力で生じる筋挫傷（図10）と自家筋力で生じる肉ばなれ（図11）がある。
- 疼痛部を中心に長軸，短軸像で筋束や筋周膜の途絶，血腫の有無をみつける。
- 断裂部の血腫は，初期には低エコー像を示すが，肉芽組織に置換されていく過程で高エコー像を示すようになる。

図9　筋膜の高エコー像
a：長軸像　　b：短軸像

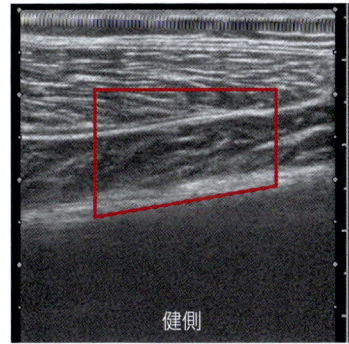
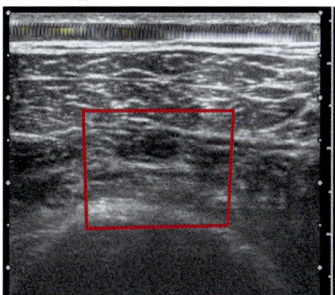

図10　筋挫傷のエコー像
a：長軸像

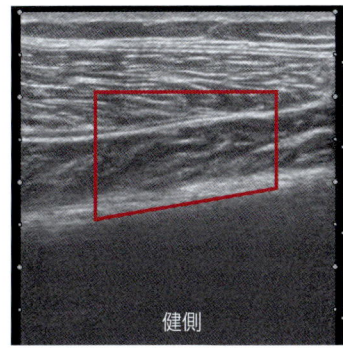
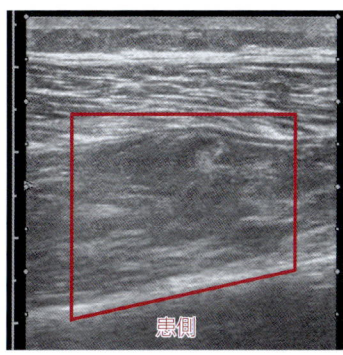

b：短軸像

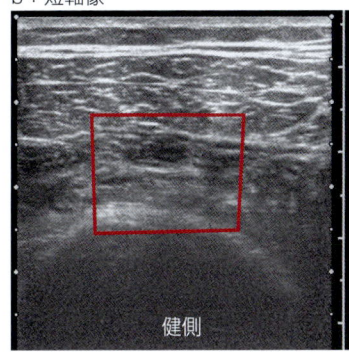
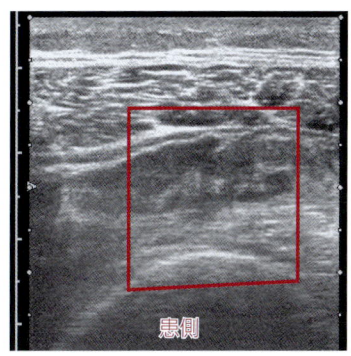

図11　肉ばなれのエコー像
a：健側　　b：患側

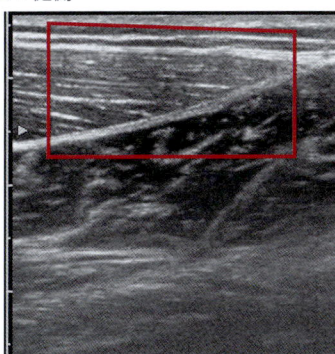
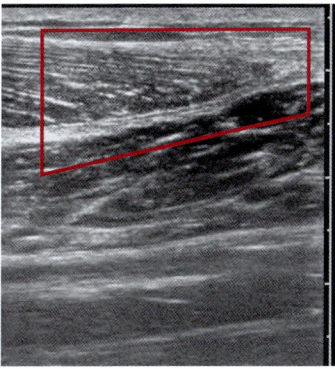

運動器の構成体のみえかた

4 腱

腱の超音波像

- はじめに周囲組織との識別が容易な長軸像で観察し，腱の局所肥大，腱内の低エコー像，さらに腱そのものの連続性を観察していく。
- アキレス腱や膝蓋腱など直線方向に走行する腱はパラテノンが腱周囲を包んでいる（図12）。
- 手指など関節部分で走行を変える腱は腱鞘が腱周囲を包んでいる（図13）。
- 腱鞘は薄い低エコー像を示すのに対し，パラテノンは同定困難である。
- 膠原線維が同一方向に規則正しく配列する腱はfibrillar patternを示す。
  * fibrillar pattern：長軸像で，複数の線状高エコー像が層状配列している画像。
- 短軸像で腱，腱鞘の肥大を2画面表示し，健側と比較する。

図12 パラテノンに包まれた腱のエコー像（アキレス腱）
a：長軸像

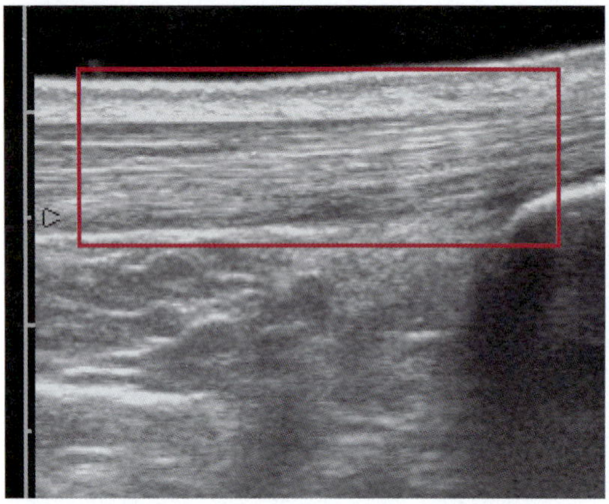

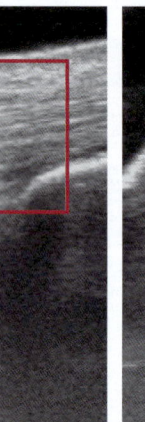

b：短軸像

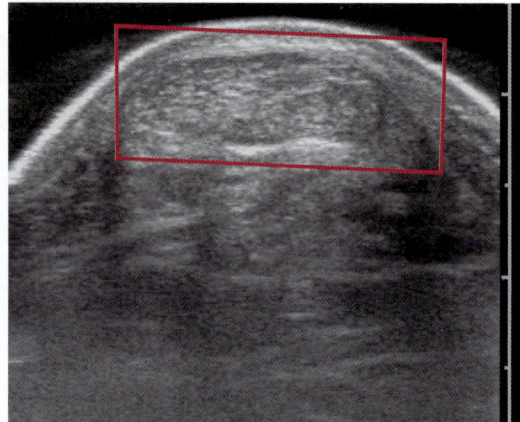

図13 腱鞘に包まれた腱のエコー像（手指屈筋腱）
a：長軸像

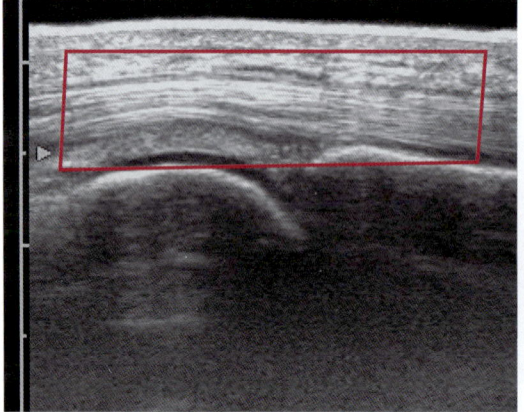

b：短軸像

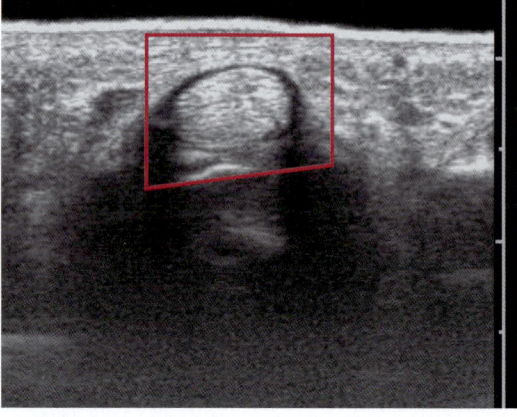

図14 異方性の影響が出ている腱のエコー像
a：超音波ビームが垂直

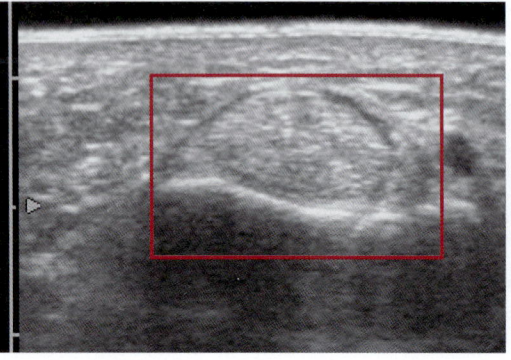

b：超音波ビームが斜め

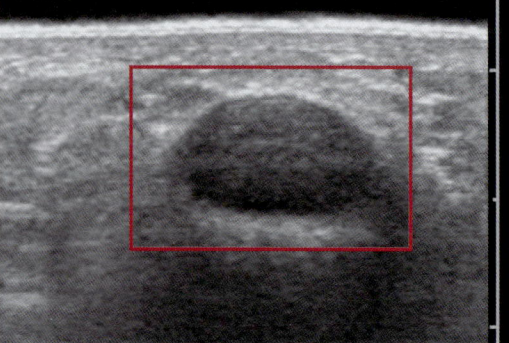

プローブ操作
- 腱は異方性の影響が出やすいため，超音波ビームをできるだけ垂直に当てるようにプローブ方向を微調整する（図14）。

腱病変の診断ポイント
- 腱炎は，腱の局所肥大，fibrillar patternを示す線維束間の開大，腱内の低エコー像が特徴である（図15）。
- 腱鞘炎は，低エコー像を示す腱鞘の肥厚が特徴である（図16）。
- 腱断裂は，fibrillar patternを示す線維の途絶と，介在する低エコー像（血腫）が特徴である（図17）。
- 他動的に動かすことで腱の不連続性が確認しやすい。
- 腱炎，腱鞘炎は同時に存在することが多く，2画面表示で健側と比較すればわかりやすい。

図15　腱炎のエコー像（アキレス腱長軸像）
a：正常　　　　　　　　　　　　　　　　b：腱炎

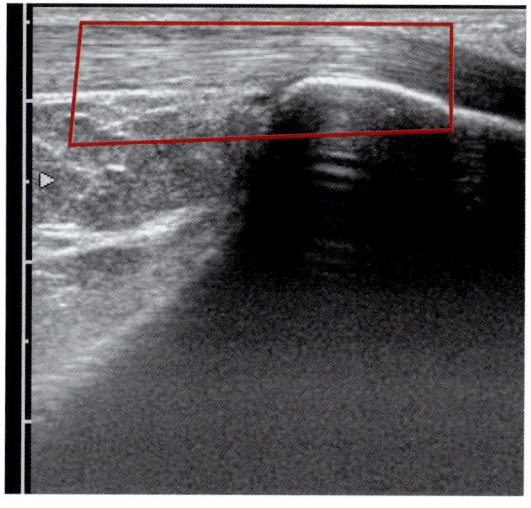
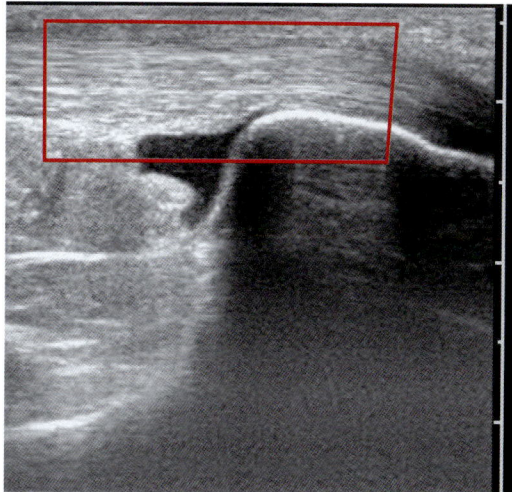

図16　腱鞘炎のエコー像（伸筋腱第1区画短軸像）
a：　　　　　　　　　　　　　　　　　b：腱鞘炎

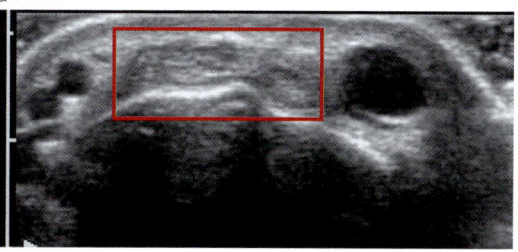
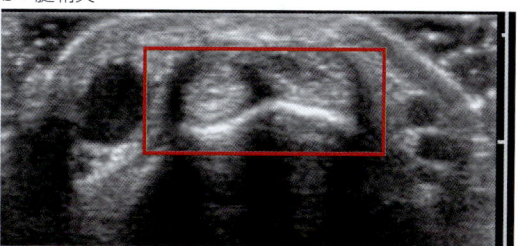

図17　腱断裂のエコー像（アキレス腱長軸像）

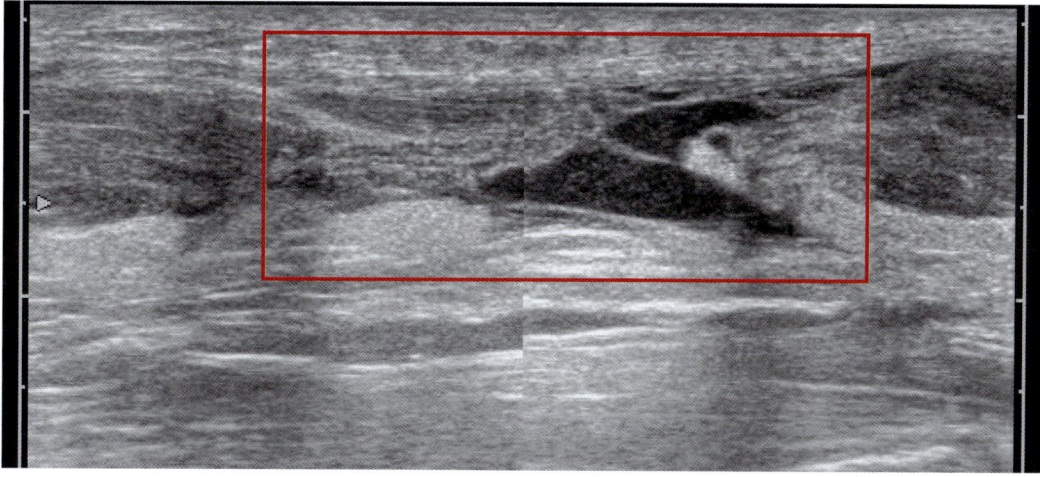

5 靱帯

靱帯の超音波像
- 靱帯は，線維密度の高い膠原線維が長軸上に配列したfibrillar patternを示す（図18）。
- 再現性ある画像を描出するため，靱帯が付着する両側の骨の特徴的輪郭を描出することが基本である。
- 主に長軸像で観察する。

プローブ操作
- 内反・外反・前方引き出しなどストレスをかけながら観察する。このとき，靱帯が付着する部分の骨輪郭を画面上に保つようプローブをあてる。

靱帯病変の診断ポイント
- 靱帯断裂は，靱帯の腫大と低エコー像が特徴である。
- 断端が明瞭に描出されないことが多いため，ストレスをかけたときの異常可動部から断裂部を推定する。

図18 靱帯のエコー像（前距腓靱帯長軸像）
a：正常

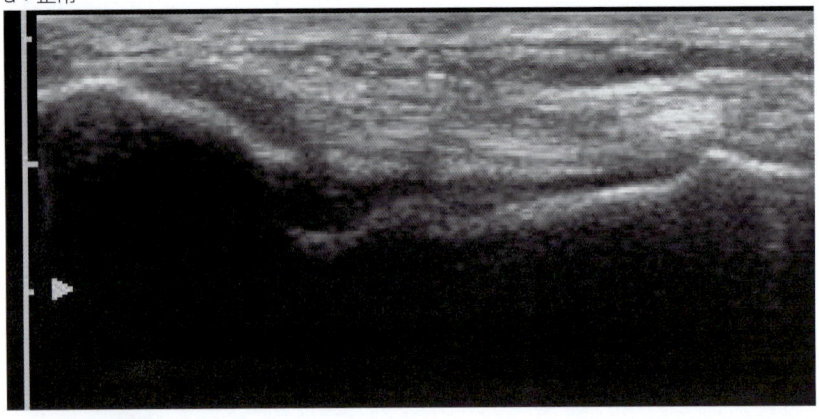

b：断裂例

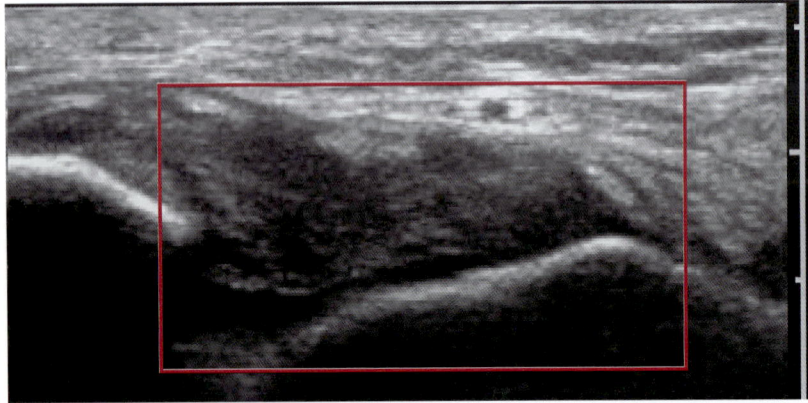

6 末梢神経

末梢神経の超音波像
- 神経線維束が低エコー像，神経周膜や神経上膜が高エコー像を示す．
- 複数の神経線維が神経周膜によって包まれたものが神経線維束，複数の神経線維束が神経上膜によって包まれたものが末梢神経である（図19）．
- 外傷部位や生理的絞扼部位（手根管，肘部管，Guyon管，Frohseアーケード，足根管など）が観察ポイントである．
- 長軸像では，神経周囲組織，とくにガングリオンや骨棘による病変部の圧迫や神経自体の局所肥大がわかる．
- 神経のエコー輝度変化や局所肥大は2画面表示で健側と比較する．
- 臨床所見から病変の存在が疑われる神経を短軸像で観察する．

プローブ操作
- 主病変と考えられる部位を中心に短軸像で近位，遠位にわたって観察する．次にプローブを90°回転し，長軸像を観察する．

末梢神経病変の診断ポイント
- 絞扼性末梢神経障害は，初期例では神経そのものに異常所見を認めないが，長期経過例では絞扼部近位に偽神経腫を認める．
- 外傷性末梢神経障害は，圧迫や伸長によって神経そのものが高エコー像を示す．

図19 正中神経のエコー像
a：短軸像　　　　　　　　　　　　　　b：長軸像

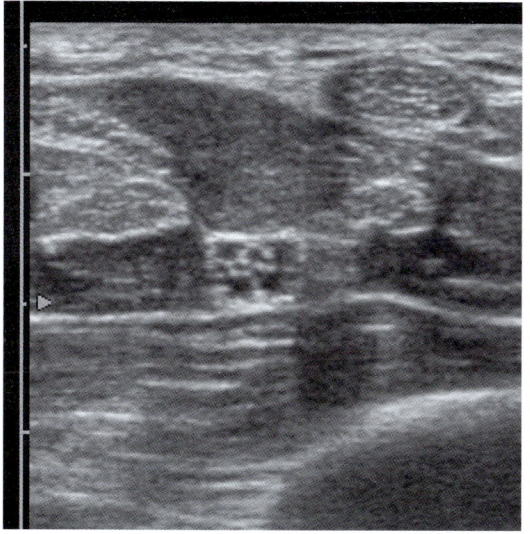
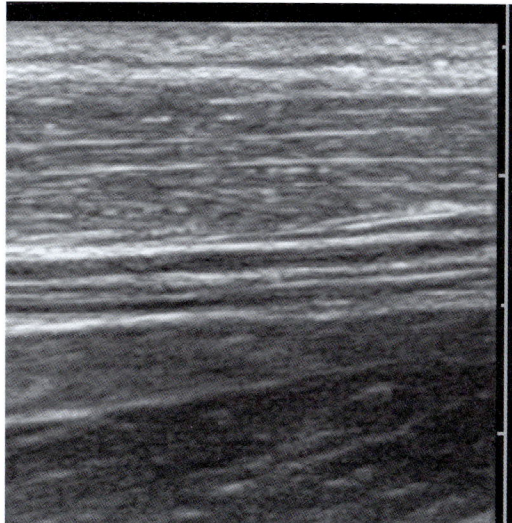

7 血管

血管の超音波像
- 血液は超音波をほとんど反射しない媒質であるため，血管内腔は低エコー像になる。
- 動脈は平滑筋層が発達しているため壁が厚く，また弾性板を有することから静脈のように圧迫変形しにくい特徴がある（図20）。
- 血流方向と速度はカラードプラ法（図21a），血流の有無はパワードプラ法で観察する（図21b）。

プローブの操作
- 静脈を押しつぶさないようプローブで圧迫する力を時々緩めながら操作する。

血管病変部の診断ポイント
- 組織炎症，組織修復に伴って生じる血管増生，成長軟骨に侵入する血管の評価ができる（図22）。

図20　血管のエコー像
a：プローブでの軽い圧迫

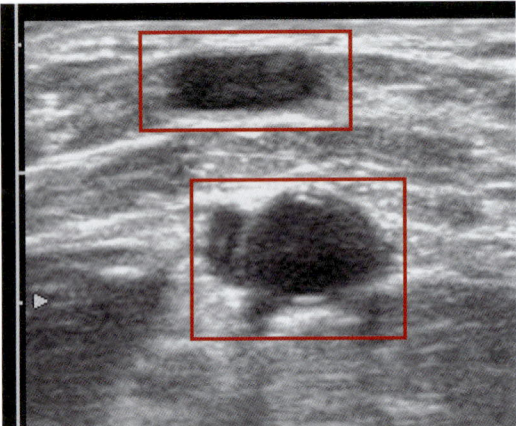

b：プローブでの強い圧迫

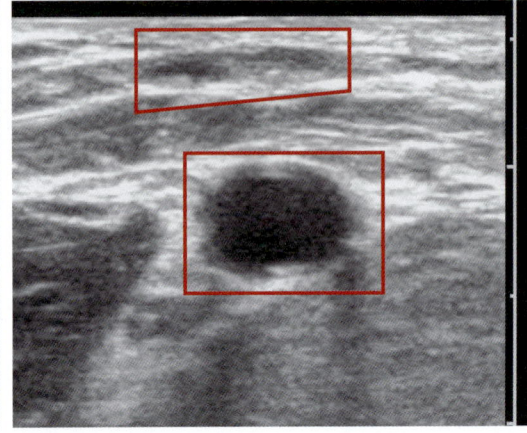

図21　血流のエコー像
a：カラードプラ法

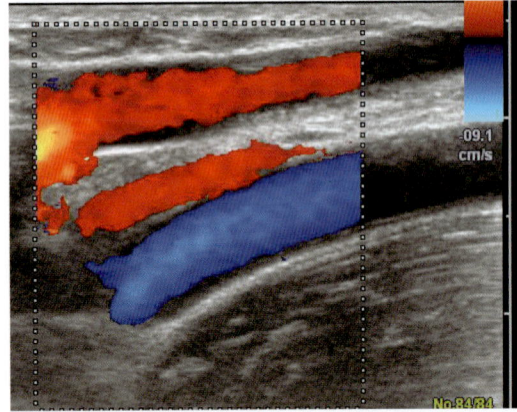

図22　骨端線の血流

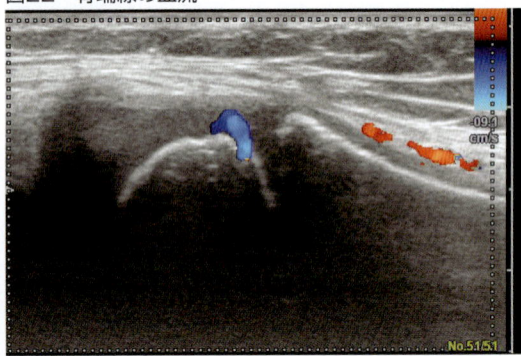

b：パワードプラ法

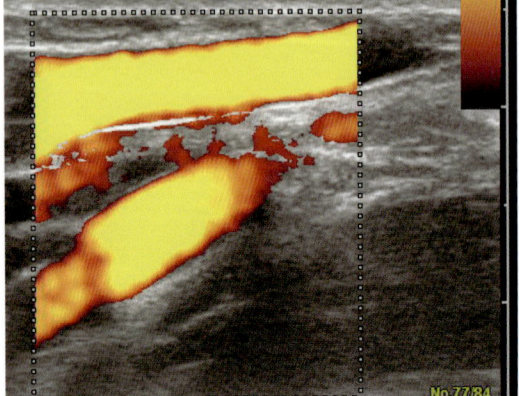

超音波で診る**上肢**

手指

手指の超音波検査では，掌側，橈側，尺側，背側の4方向からこれらが観察できる。

掌側

①屈筋腱
- 長母指屈筋（FPL）
- 浅指屈筋（FDS）
- 深指屈筋（FDP）

②腱鞘

③掌側板

④手内在筋
- 母指球筋
  - 短母指外転筋（ABPB）
  - 短母指屈筋（浅頭：FPBS）（深頭：FPBP）
  - 母指対立筋（OPP）
  - 母指内転筋（横頭：ADP）（斜頭：TOH）
- 小指球筋
  - 短掌筋（PB）
  - 小指外転筋（ABDM）
  - 短小指屈筋（FDMB）
  - 小指対立筋（OPDM）
- 中手筋
  - 虫様筋（LM）
  - 掌側骨間筋（PIM）
  - 背側骨間筋（DIM）

橈側・尺側

①側副靱帯
- 橈側側副靱帯（RCL）
- 尺側側副靱帯（UCL）

背側

①伸筋腱
- 長母指伸筋（EPL）
- 短母指伸筋（EPB）
- 固有示指伸筋（EIP）
- 総指伸筋（EDC）
- 固有小指伸筋（EDQ）

手指

Basic Information

- 手関節より遠位の骨同士の連結部は，手根中手関節（CM関節），中手指節関節（MP関節），近位指節間関節（PIP関節），そして遠位指節間関節（DIP関節）である。
- 指骨を近位から基節骨，中節骨，末節骨とよぶが，母指には中節骨がない（中節骨と末節骨が癒合したものともいわれる）（A，B）。指骨は底部，体部，頭部に分かれ，底部には中手骨頭に対する陥凹した関節面，頭部には滑車状の関節面がある。遠位端の掌側面には深指屈筋のつく末節骨粗面がある。
- 手・手指の重要な働きは，pinch（つまむ）とgrip（つかむ）で，母指の対立運動（内転・掌側外転）と示指から小指のMP関節，IP関節の屈曲運動からなる。

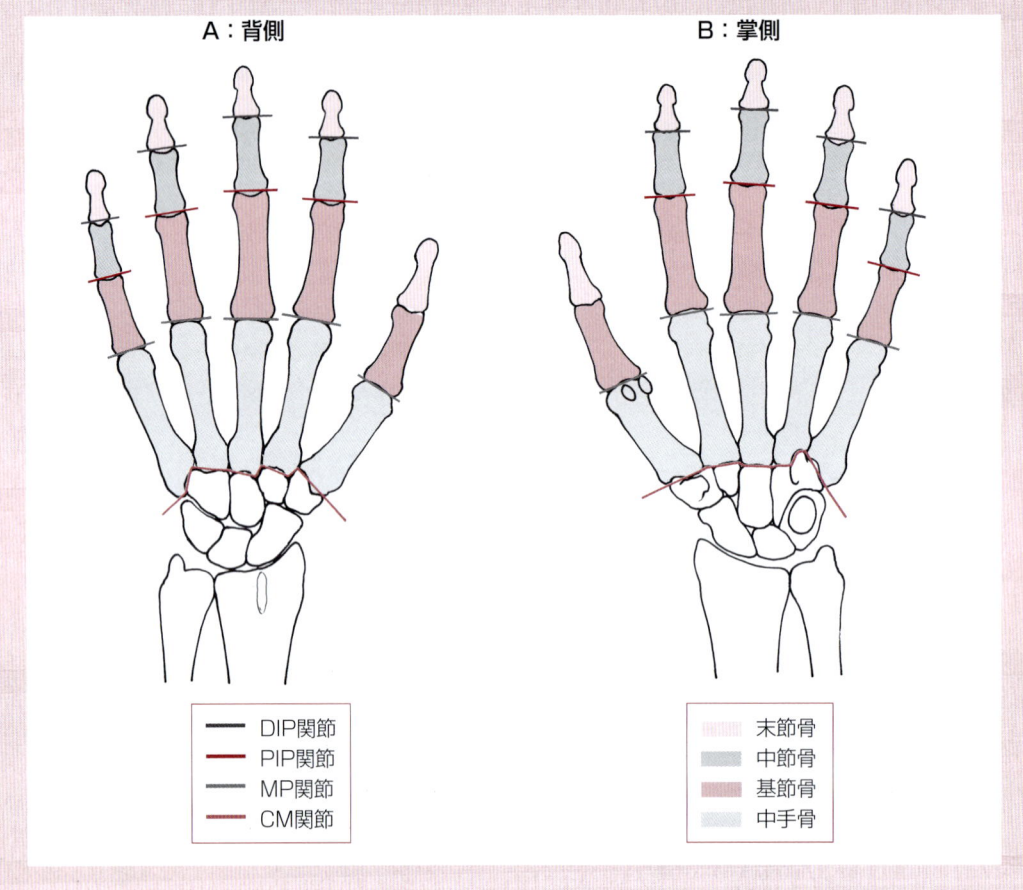

掌側操作

> **Master Point** 手指掌側操作では，狭窄性腱鞘炎（ばね指）の原因となる線維性腱鞘（A1 pulley）と屈筋腱，突き指に伴って損傷しやすい掌側板とその近位付着部の裂離骨片を中心に観察できる。

検査肢位

体位・肢位 患者を座位，前腕回外位，指伸展位とし，手指掌側へ長軸方向，短軸方向にプローブをあてる。a，b は通常の高周波リニアプローブ，c，d はホッケースティック型の高周波リニアプローブを使用している。

掌側操作のプローブ位置

a：長軸操作 　　　　　　　　　　b：短軸操作

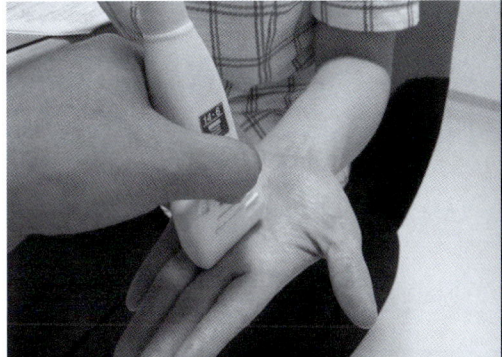
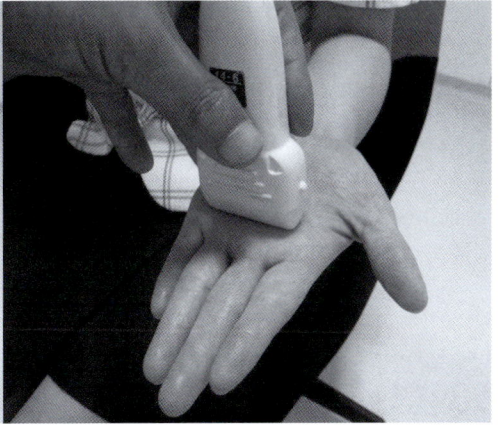

c：短軸操作

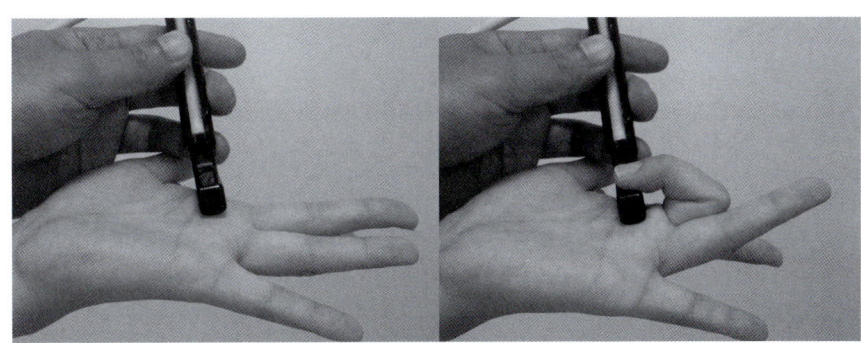

d：長軸操作

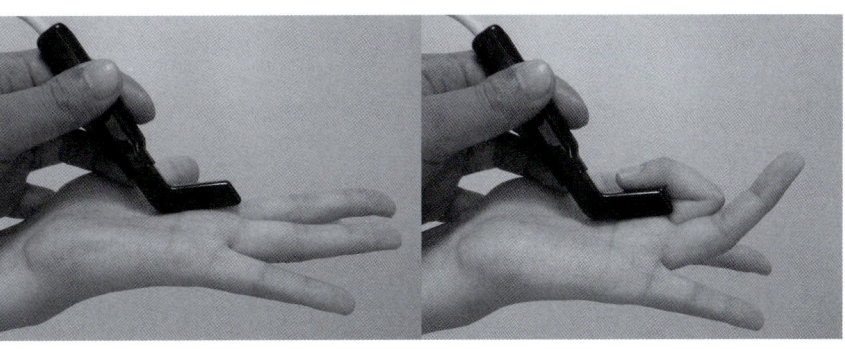

2種類のプローブ
a：通常使用している高周波リニアプローブ。
b：指最大屈曲位の観察に使用するホッケー型の高周波リニアプローブ。

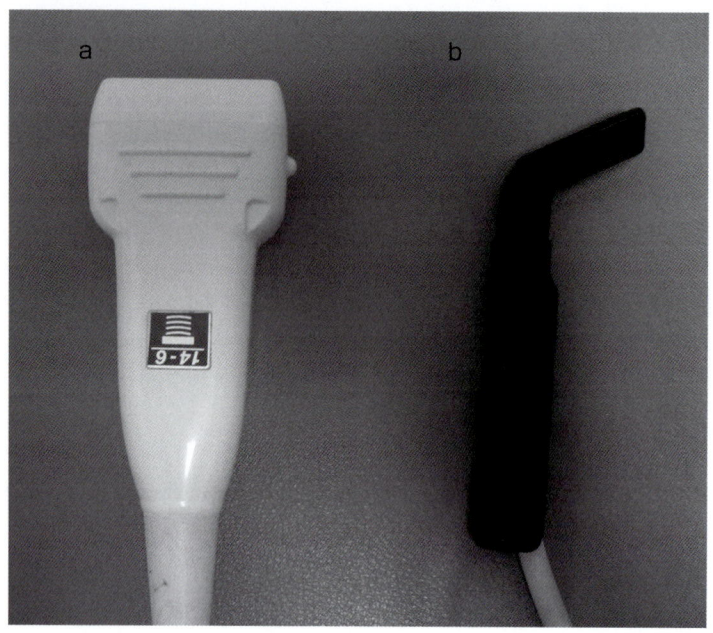

検 査 手 順

母指屈筋腱の描出

Step 1　長母指屈筋腱（FPL）長軸像の観察

プローブの動き
MP関節を中心に，母指掌側へ垂直にプローブをあてる。

母指へのプローブのあて方
プローブを約60°倒し，母指掌側へ垂直にプローブをあてている。

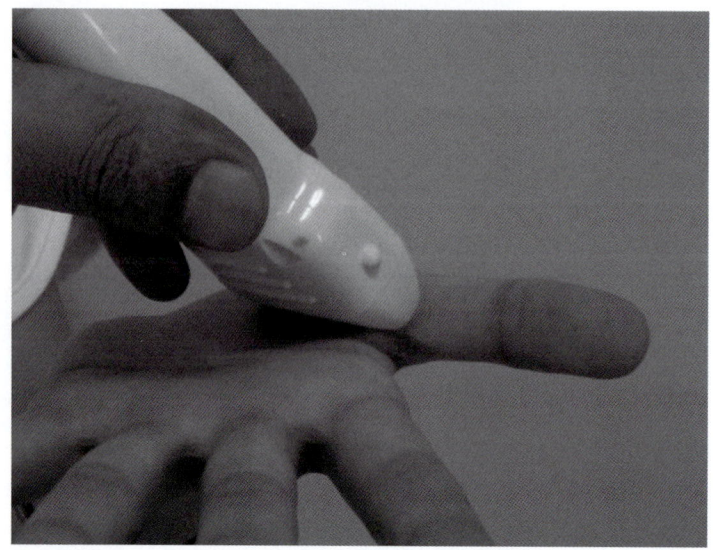

プローブの動き
MP関節付近で長母指屈筋（FPL），A1 pulley，掌側板を描出する。

母指屈筋腱の長軸像
FPLはfibrillar patternを示す。A1 pulleyはMP関節直上でやや低エコー像（白矢印），掌側板は高エコー像に描出される（＊）。

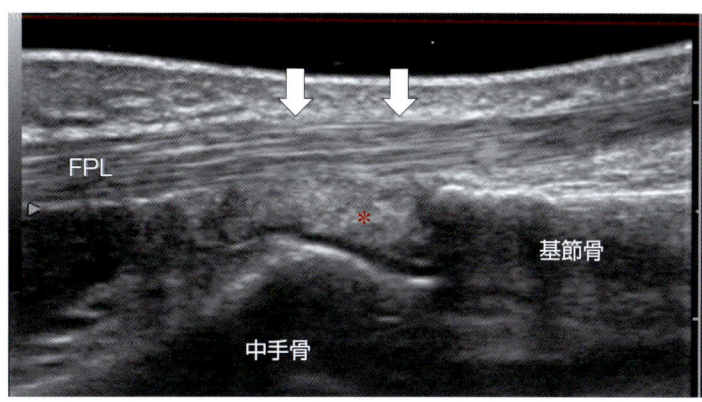

プローブの動き
橈側，尺側に平行移動すると，2つの種子骨が観察できる。

母指屈筋腱（長軸像）
a：橈側種子骨
短母指屈筋，短母指外転筋が橈側種子骨（白矢印）を介し第1基節骨底に付着している。

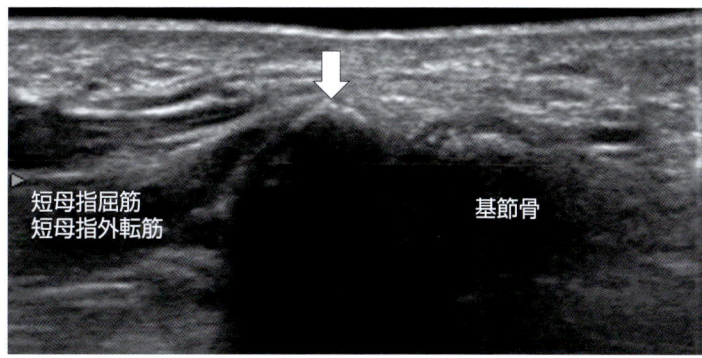

b：尺側種子骨
母指内転筋が尺側種子骨（白矢印）を介して第1基節骨底に付着している。

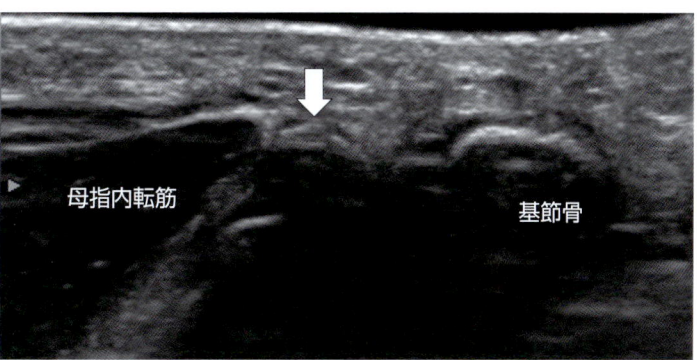

エコーanatomy

長母指屈筋（FPL）
- 橈骨前面，骨間膜から起始し，母指末節骨底に付着する。
- MP，IP関節の屈曲作用がある。
- 正中神経支配。

（林 典雄：運動療法のための機能解剖学的触診技術 上肢．2005．より）

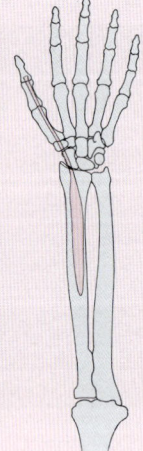

母指の種子骨
- 母指MP関節掌側板には橈尺側に1個ずつ種子骨が存在する。一般に橈側種子骨のほうが尺側種子骨に比べ大きい。
- 橈側種子骨には短母指屈筋，短母指外転筋が付着し，尺側種子骨には母指内転筋線維の一部が付着する。

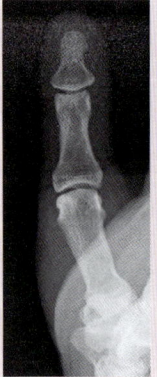 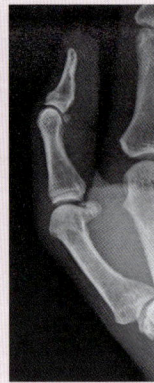

Q 母指ばね指のエコー像の特徴を教えてください

FPLの滑走異常をきたすばね指では，A1 pulley，掌側板，FPLのすべてが肥厚している場合が多い **A**

また，屈伸運動に伴うA1 pulleyの柔らかなたわみが失われている状態も観察できる。

正常では，母指の屈伸運動に伴うFPLの円滑な動き，最大屈曲位付近におけるA1 pulleyの柔らかなたわみを観察できる。

母指ばね指の長軸像
A1 pulley（白矢印）に加え，FPLと掌側板（＊）の肥厚がみられる。

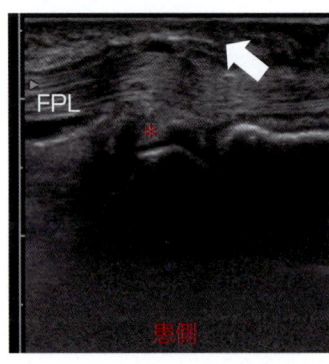 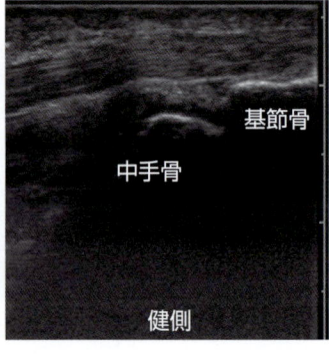

Q 母指突き指が生じたときのエコー像の特徴を教えてください

母指の突き指で生じる掌側板損傷では，掌側板の肥厚，近位側の低エコー像（血腫）がみられる **A**

母指掌側板損傷の長軸像
掌側板（＊）の肥厚と近位側の低エコー像（白矢印）が認められる。

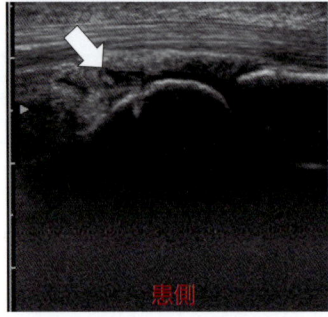 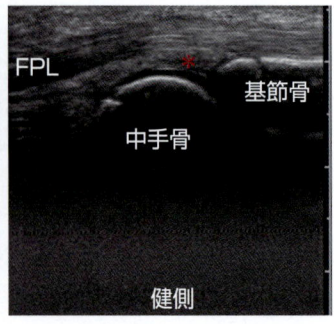

Step 2 長母指屈筋腱（FPL）短軸像の観察

プローブの動き

プローブを90°回転し，MP関節近位の短軸像を描出する。

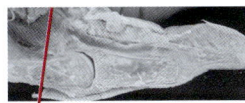

長母指屈筋腱の短軸像
a：MP関節近位レベル

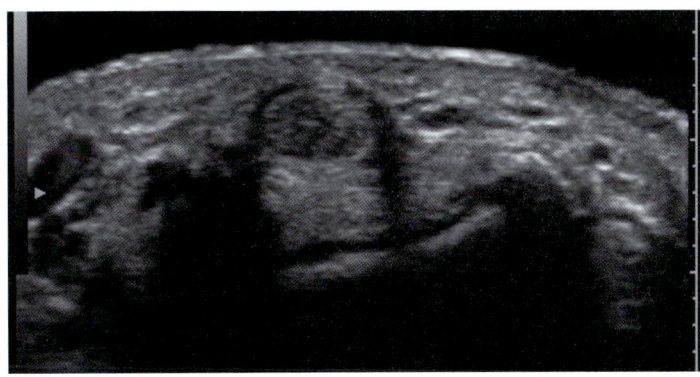

プローブの動き

プローブを末梢へ平行移動して2つの種子骨を観察する。

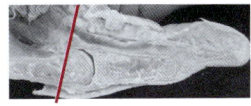

b：種子骨レベル
橈側種子骨（白矢印）と尺側種子骨（赤矢印）が認められる。

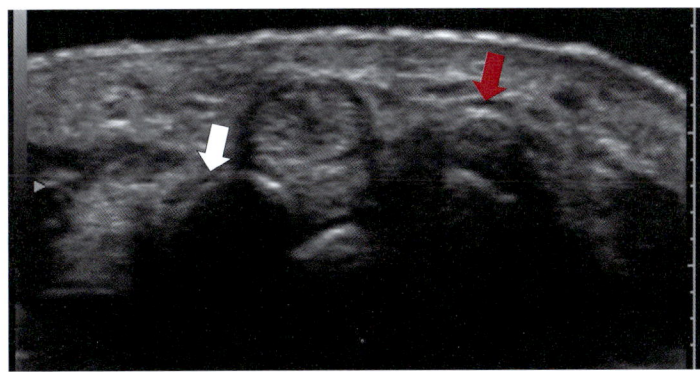

プローブの動き

FPLが異方性の影響で低エコー像とならないよう，プローブ方向を微調整して高エコー像に描出する。

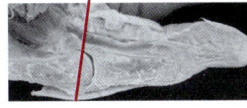

c：中手骨頭レベル
種子骨は，左右差比較時の骨性ランドマークになる。中手骨頭レベルでは，深層から線状高エコー像の中手骨頭，層状低エコー像の関節軟骨，高エコー像の掌側板，卵円形高エコー像のFPL が順に並び，FPLを低エコー像のA1 pulleyが包む。

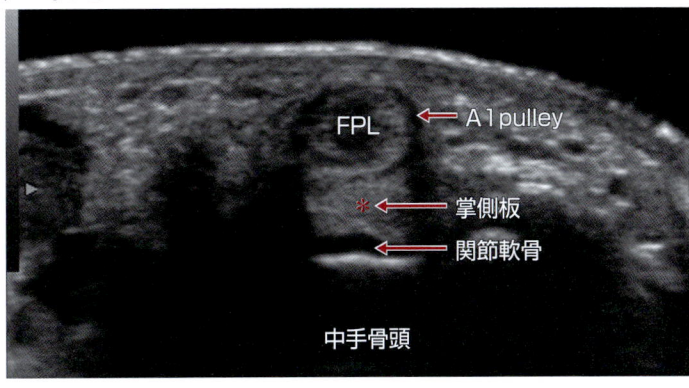

> **プローブの動き**
> プローブを基節骨底レベルまで平行移動してFPLを観察する。

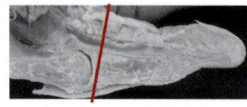

d：基節骨底レベル
FPL（＊）が観察できる

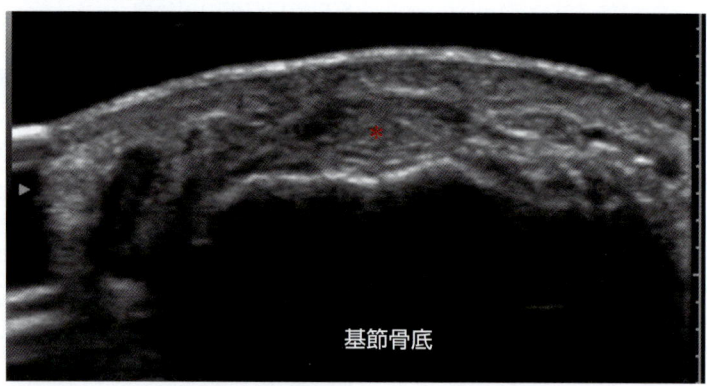

基節骨底

エコーanatomy 母指の屈筋腱と腱鞘

- FPLは，A1 pulley，oblique pulley，A2 pulley 3つの線維性腱鞘によって支持される。

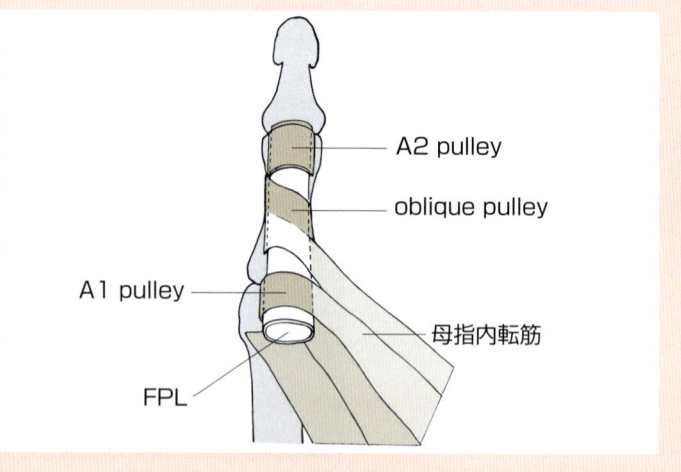

A2 pulley
oblique pulley
A1 pulley
母指内転筋
FPL

Q 母指ばね指を健側と比較する際に気をつけることは何でしょうか？

母指ばね指を健側との2画面表示で比較する場合，橈側，尺側種子骨をランドマークにすることである **A** 再現性ある画像が得られやすい。

母指ばね指の短軸像
健側に比べ，患側では低エコー像のA1 pulley（白矢印）と円形高エコー像のFPLが肥厚している。

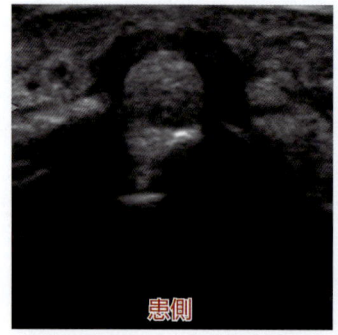
患側

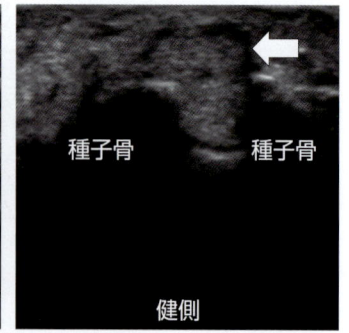
種子骨　種子骨
健側

ばね指

屈曲位で伸展できなくなった関節を無理に進展すると、突然ひっかかりが解除される。ばねが弾む瞬間に似ることから「ばね指」とよばれるが、英語では発火（トリガー）に例え「trigger finger」とよばれる。

ひっかかりが解除される瞬間に強い疼痛が発生する特徴がある。日常診療で遭遇する機会が多い疾患の1つで、一般人口当たりの発生率は約3%。女性に約2.5倍生じやすく、近年では糖尿病との関連も指摘されている。母指に最も多く、中指、環指と続く。小指、示指のばね指はまれである。

ばね指
典型的なばね指のロッキング状態である。

a：母指：IP関節屈曲位

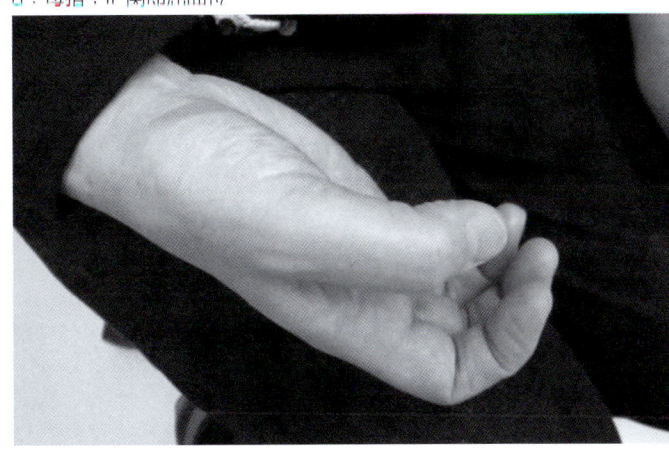

b：中指：PIP関節, DIP関節屈曲位

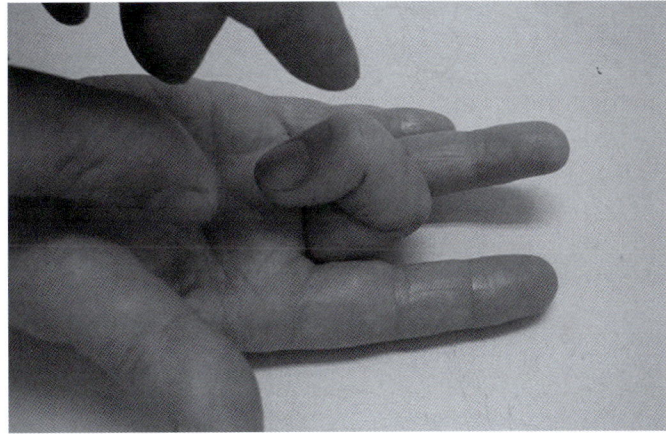

c：環指：PIP関節, DIP関節屈曲位

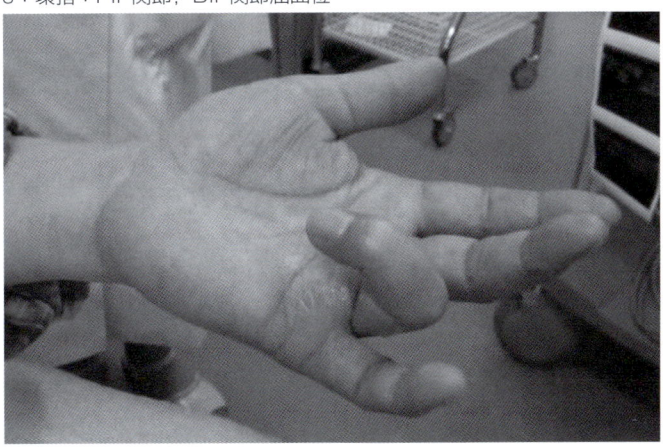

示指から小指屈筋腱の描出

母指IP関節の屈筋腱がFPL1本であるのに対し，示指から小指PIP，DIP関節の屈筋腱は浅指屈筋（FDS），深指屈筋（FDP）の2本が存在する。したがって，FDS，FDPをある程度区別して画像を読み込む必要がある。屈曲伸展の動的観察には，ホッケースティック型リニアプローブを使用する。

Step 1　浅指屈筋（FDS），深指屈筋（FDP）長軸像の観察

プローブの動き
MP関節を中心に，指掌側へ垂直にプローブをあてる。

示指から小指へのプローブのあて方
プローブは手掌へ垂直にあてる。

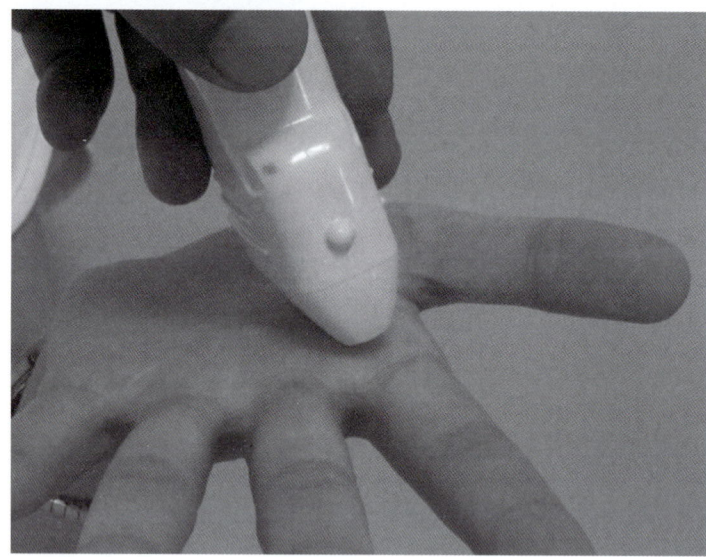

プローブの動き
プローブをMP関節付近にあてることでFDS，FDP，A1 pulley，掌側板を描出する。

指屈筋腱の長軸像
a：MP関節掌側操作
FDS，FDPはfibrillar patternを示す。A1 pulleyはMP関節直上でやや低エコー像（赤矢印），掌側板は高エコー像に描出される（＊）。

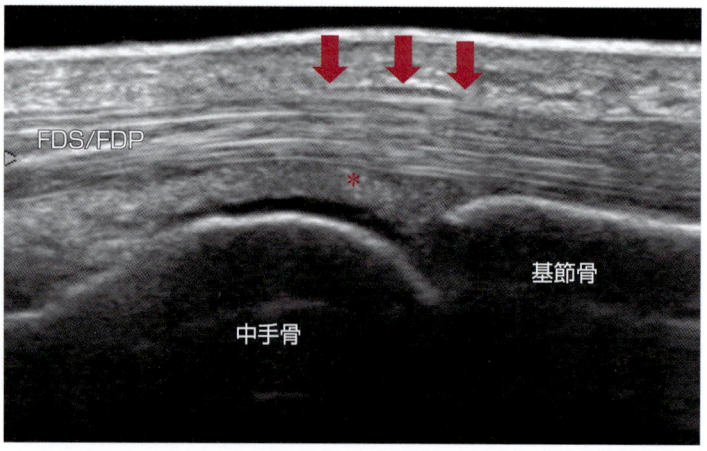

> **プローブの動き**
>
> プローブをPIP関節，DIP関節付近にあてることで掌側を描出する。
> 指を屈曲伸展してFDS，FDPとpulleyの動きを観察する。

b：PIP関節掌側操作
掌側板（＊）の直上にはA3pulley（赤矢印）が描出される。

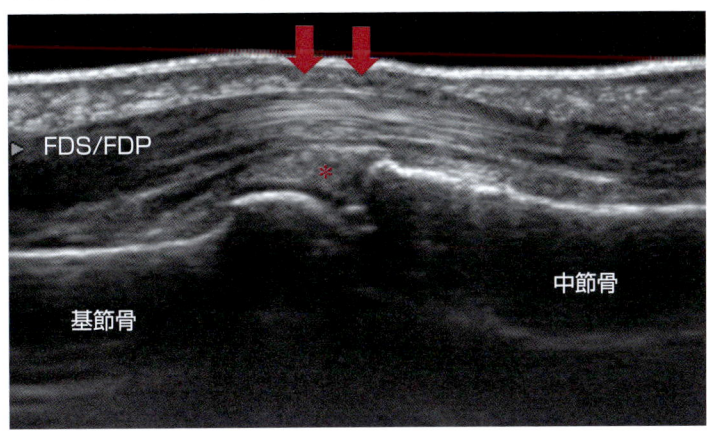

c：DIP関節掌側操作
掌側板（＊）の直上にはA5pulley（赤矢印）が描出される。

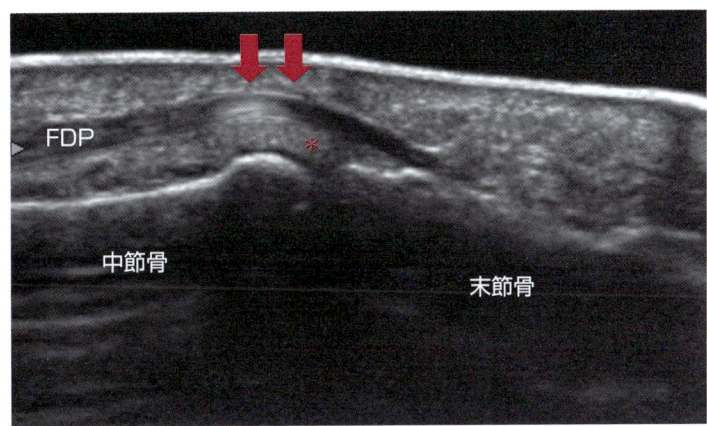

Q ばね指はどこが肥厚するのでしょうか？

FDS，FDPの滑走異常をきたすばね指では，A1 pulleyばかりでなくFDS，FDPも肥厚する **A**

ばね指の超音波画像（中指MP関節掌側アプローチ長軸像）
A1 pulley（白矢印）に加え，FDS，FDPが肥厚している。

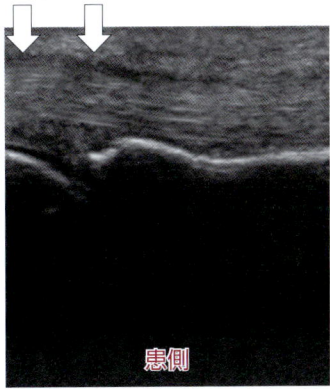
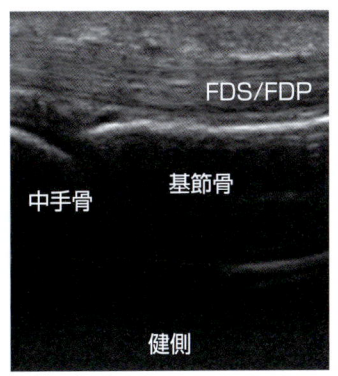

軽度屈曲伸展では，FDSとFDPの動きがほぼ連動するのに対し，ばね指ではFDSの動きが悪くなる。また，深屈曲時のA1 pulleyの柔らかなたわみも失われている特徴がある A

ばね指の動的観察（中指MP関節掌側アプローチ長軸像）
深屈曲時にはA1 pulley（白矢印）が柔らかくたわむが，ばね指ではA1 pulleyが肥厚し硬くなるため柔らかなたわみがなくなってしまう。

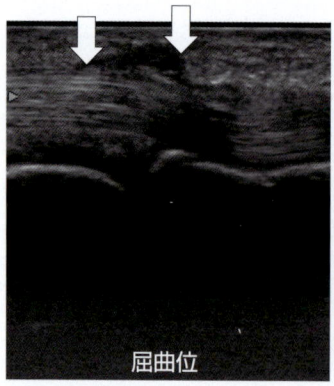
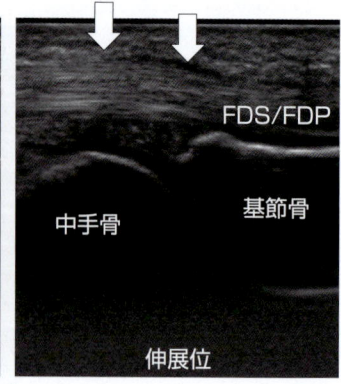

Q 指の掌側基部に硬い小隆起がありました。これは何でしょうか？

手指掌側基部に生じた圧痛を伴う硬い小隆起は，多くがA1 pulleyおよびその近傍に生じたガングリオンである A
超音波画像上，円形もしくは卵円形の内部均一な低エコー像として容易に診断できる。腱鞘由来のガングリオンは，指の屈曲伸展で位置が移動しない特徴がある。

屈筋腱腱鞘ガングリオン（中指MP関節掌側アプローチ）
A1 pulley掌側に卵円形低エコー像を示すガングリオンを認める（白矢印）。

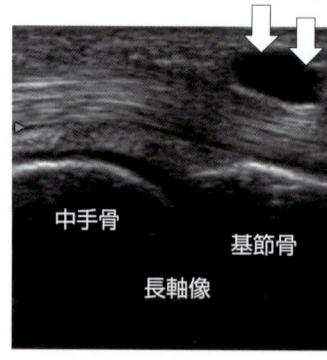
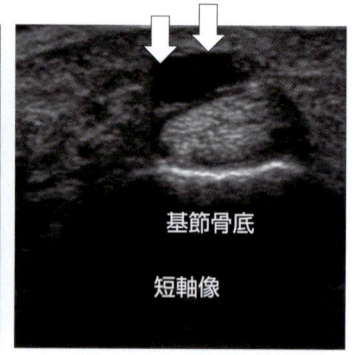

Q 掌側板損傷における注意点を教えてください

突き指で生じやすい掌側板損傷では，掌側板の肥厚とともに，近位側の低エコー像（血腫），遠位側の骨折に注目することが大切である。また，過伸展に伴う骨片も観察する A

掌側板損傷の超音波画像（示指PIP関節掌側アプローチ長軸像）
a：掌側板近位側損傷
患側では掌側板（＊）遠位側に断裂を示唆する低エコー像（白矢印）を認める。

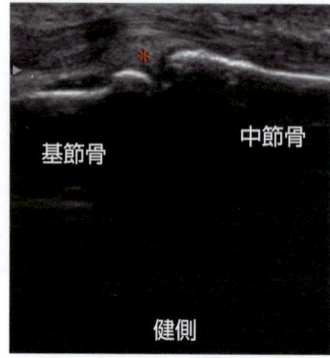
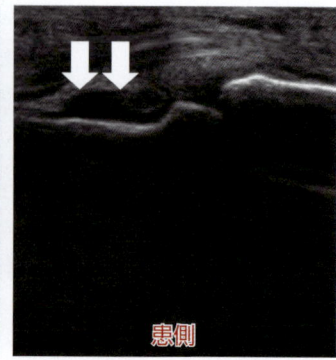

b：掌側板遠位側損傷
裂離骨折（白矢印）と掌側板（＊）の肥厚，さらに過伸展での骨片の不安定性を認める。

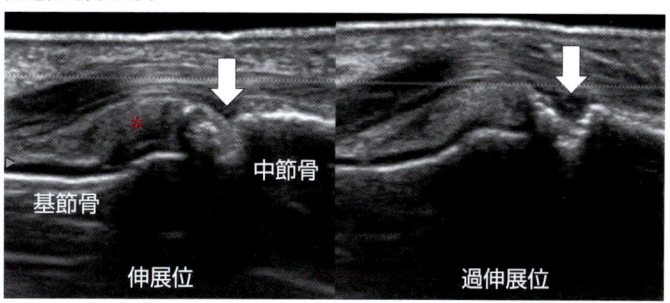

c：掌側板裂離骨折単純X線像
超音波画像では，骨片に付着する掌側板の状態，さらには骨片の動的な観察ができる利点がある。

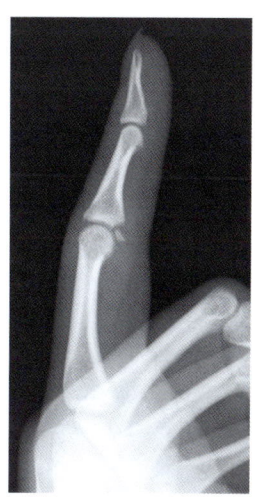

エコーanatomy 浅指屈筋（FDS）と深指屈筋（FDP）

- FDSは，上腕骨内側上顆，尺骨近位内側，橈骨近位前方から起始し，示指から小指の中節骨へ二股に分かれて停止する。
- FDPは尺骨前方，前腕骨間膜から起始し，示指から小指の末節骨底に停止する。
- FDSはPIP関節屈曲，手関節掌屈作用，FDPはDIP関節屈曲，手関節掌屈作用がある。いずれも正中神経支配である。

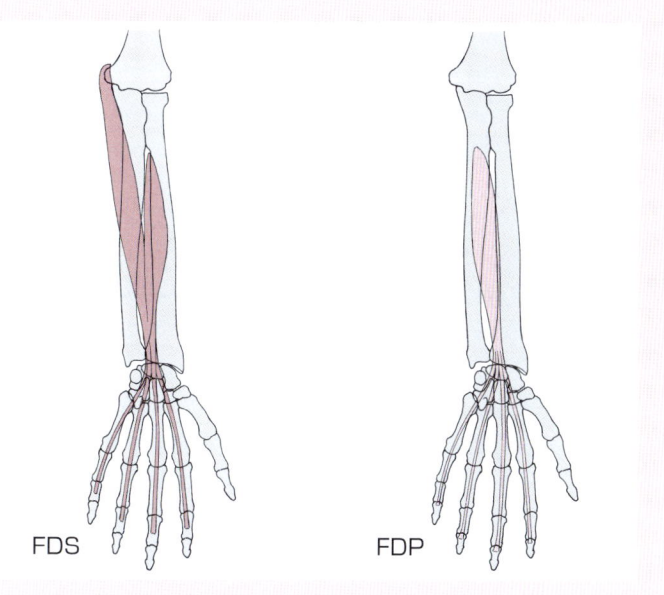

（林　典雄：運動療法のための機能解剖学的触診技術 上肢，2005．より）

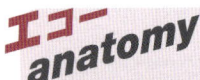

示指から小指の屈筋腱腱鞘

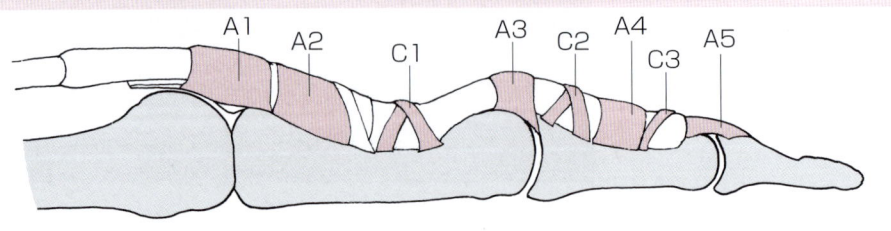

掌側板（PIP関節断面）

- 掌側板は指の過伸展を制動するが，指屈曲時には近位の膜様部がたわむ。

a：伸展位　　　　　　　　　　　b：屈曲位

掌側板膜様部　掌側板　　　　　　膜様部がたわむ

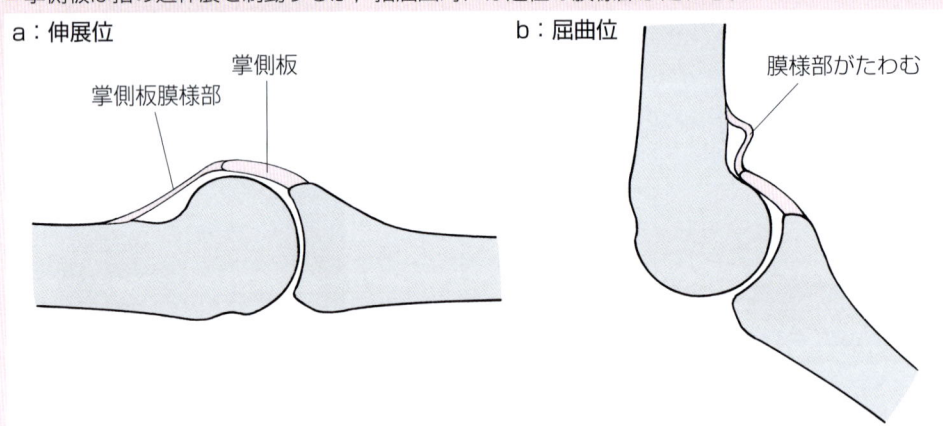

手綱靱帯

- 手綱靱帯は橈尺側に2本あり，PIP関節掌側板の近位側とA2 pulley遠位内側を連結する。

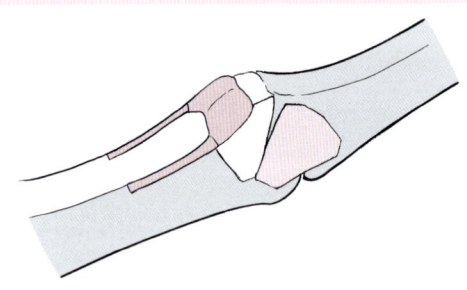

Step 2　浅指屈筋（FDS），深指屈筋（FDP）短軸像の観察

プローブの動き
プローブを90°回転し，MP関節近位の短軸像を描出する。

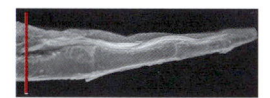

浅指屈筋腱（FDS），深指屈筋腱（FDP）の短軸像
a：中手骨レベル

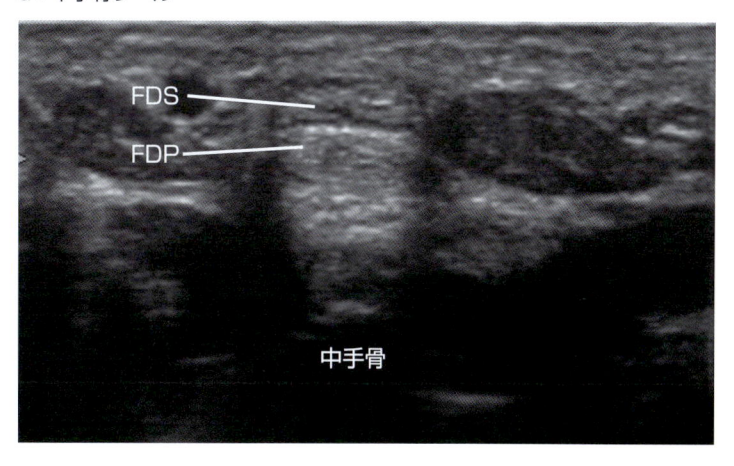

プローブの動き
末梢へプローブを平行移動してFDS，FDP（b～f）を，さらに掌側板（g～k）を観察する。

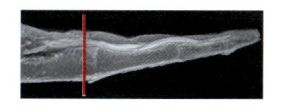

b：MP関節近位レベル
掌側板の深層に中手骨頭の関節軟骨が帯状低エコー像に描出される。

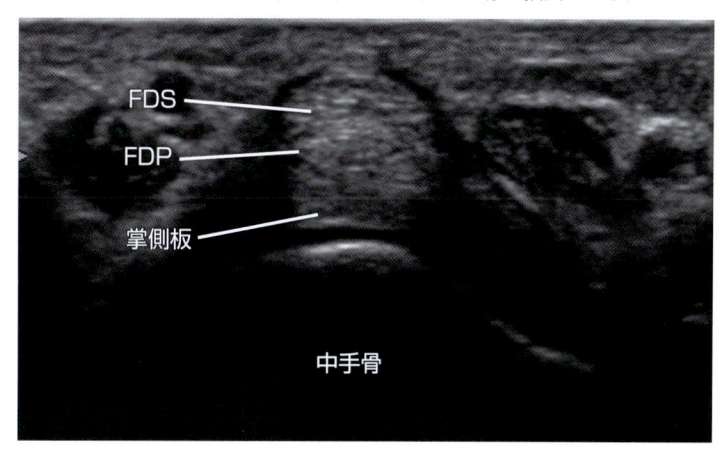

c：MP関節レベル
掌側板の深層に骨を示す高エコー像がみられない。

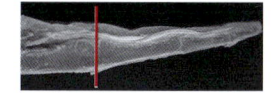

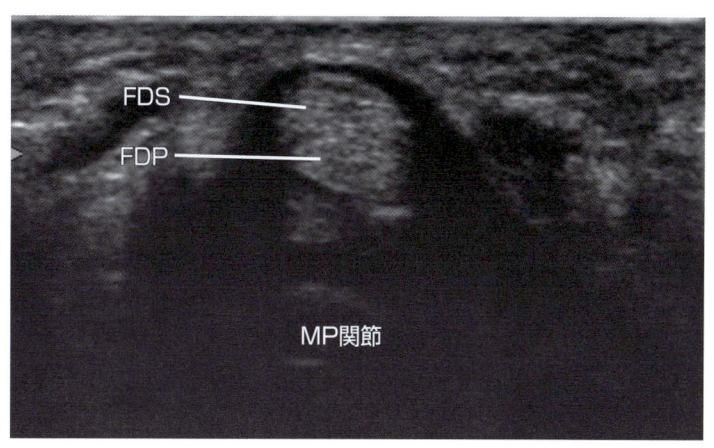

手指

d：MP関節遠位レベル
陥凹した基節骨底部上に分岐したFDSとFDPが観察できる。

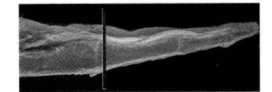

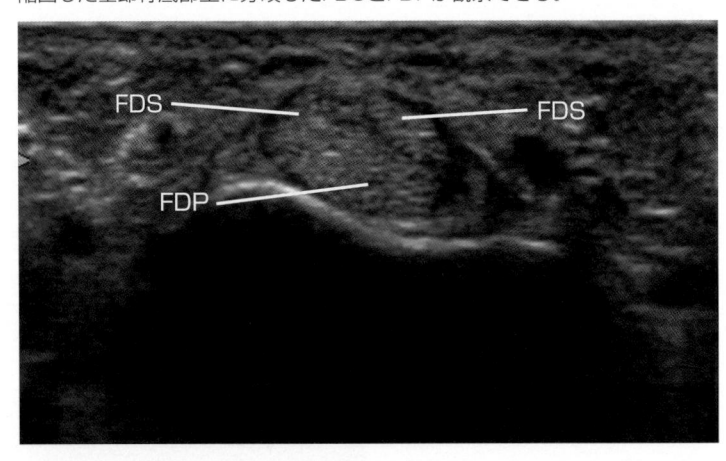

e：基節骨体部近位レベル
平らな基節骨体部上に分岐したFDSとFDPが観察できる。

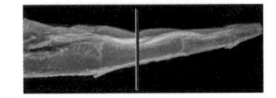

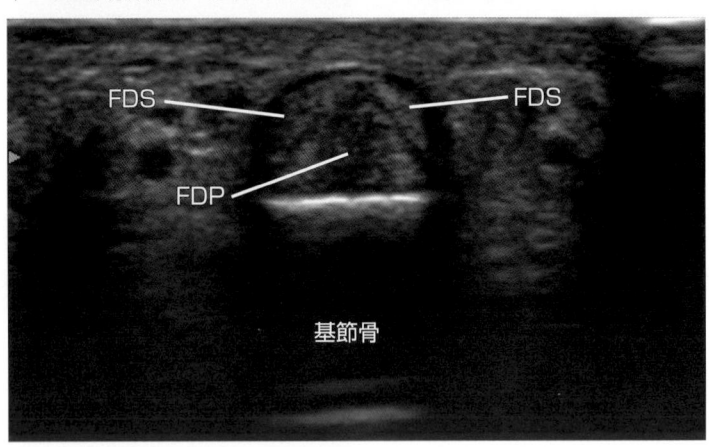

f：基節骨体部遠位レベル
FDSが完全に橈尺側へ分岐している。

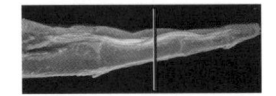

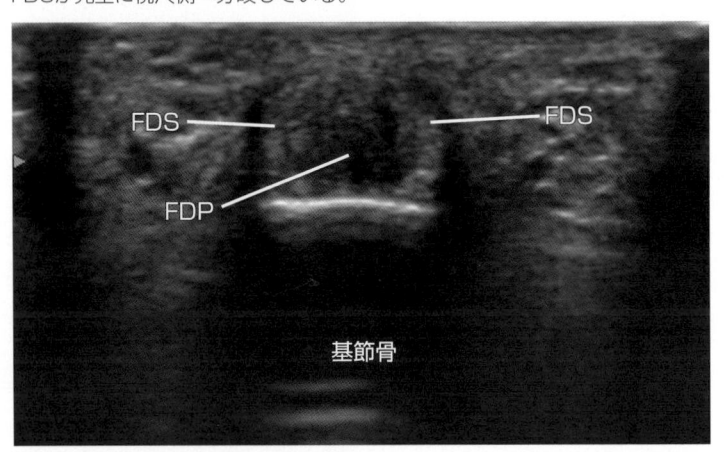

g：PIP関節近位レベル
陥凹した基節骨頭部表層に掌側板が観察できる。FDSは橈尺側に完全に分かれ，両者の間にFDPが位置している。

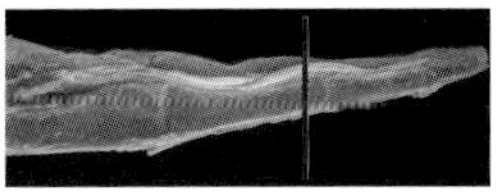

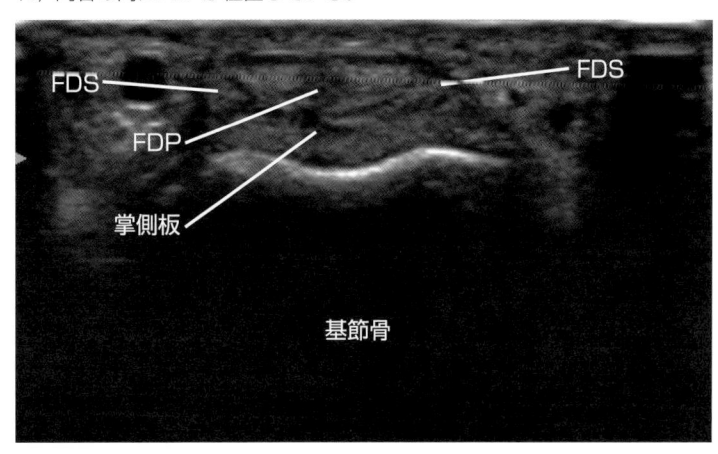

h：PIP関節レベル
掌側板深層にある高エコー像を示す骨がほとんど観察できない。

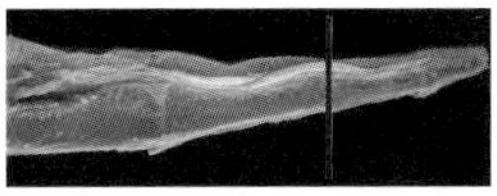

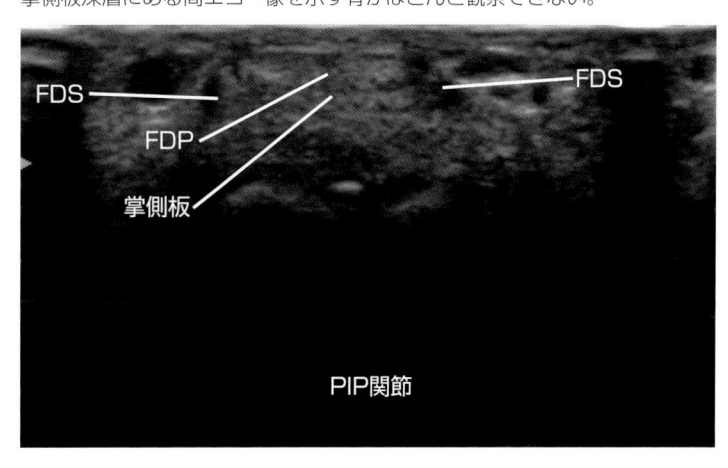

i：PIP関節遠位レベル
中節骨底に付着する橈尺側のFDSが異方性の影響で低エコー像に描出されている。

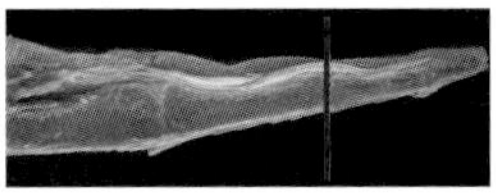

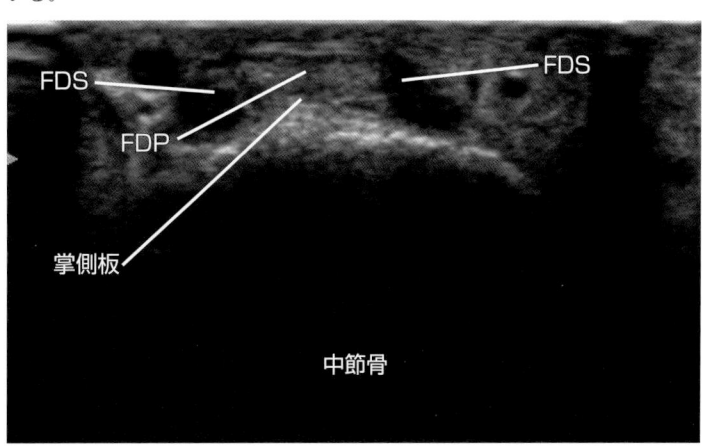

j：DIP関節近位レベル
中節骨頭部上に掌側版とFDPが観察できる。

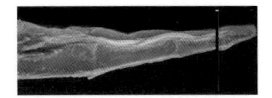

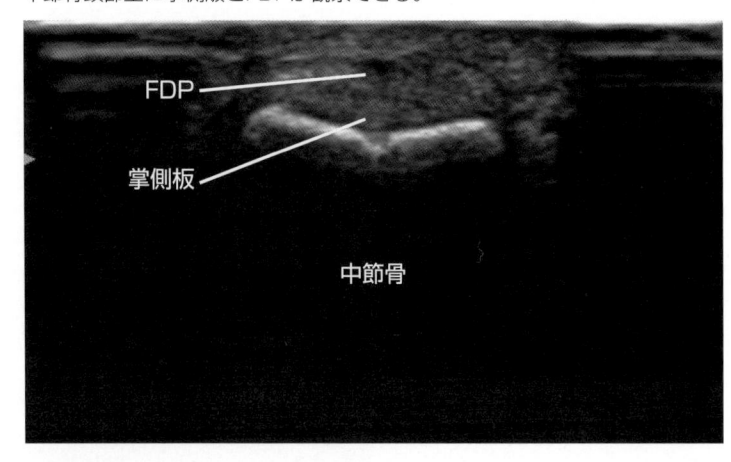

FDP
掌側板
中節骨

k：DIP関節レベル
掌側板深層にある高エコー像を示す骨がほとんど観察できない。

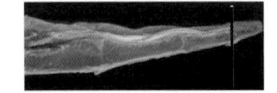

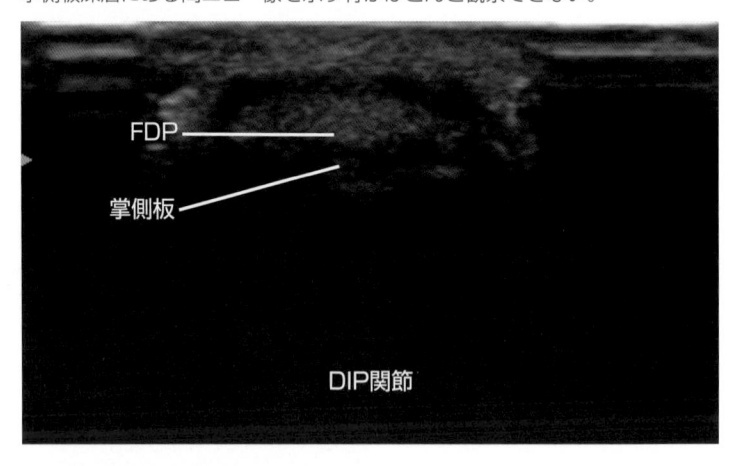

FDP
掌側板
DIP関節

l：DIP関節遠位レベル
末節骨底に付着するFDPが観察できる。

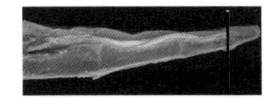

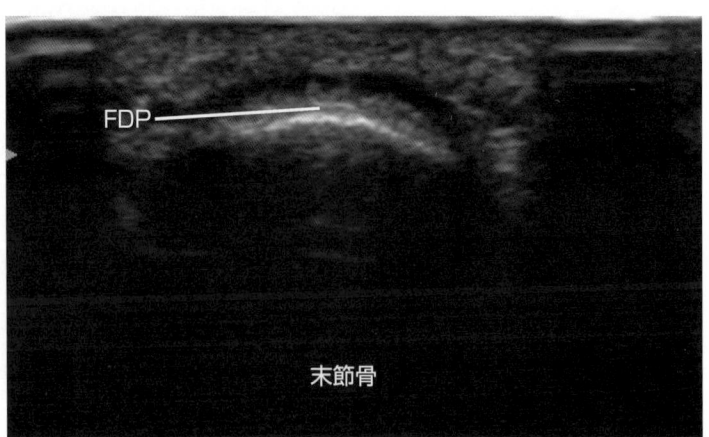

FDP
末節骨

Q 指伸展位での屈筋腱のエコー像の特徴を教えてください

指伸展位では，FDSがMP関節レベルで橈尺側に分岐し，中節骨底に付着する。したがって，FDS，FDPは観察部位に特徴的な形状を示す。

中手骨からMP関節レベルでは団子，基節骨底部ではトンボの顔，基節骨体部近位では犬の顔，そして基節骨体部遠位では桃にみえる **A**

犬の顔と桃の境界はA2 pulley末梢に位置し，最も厚みがある部位でばね指のひっかかりを起こす部位として重要である。

左中指短軸断面
a：MP関節レベル（団子）
b：基節骨体部近位レベル（犬）
c：基節骨体部遠位レベル（桃）

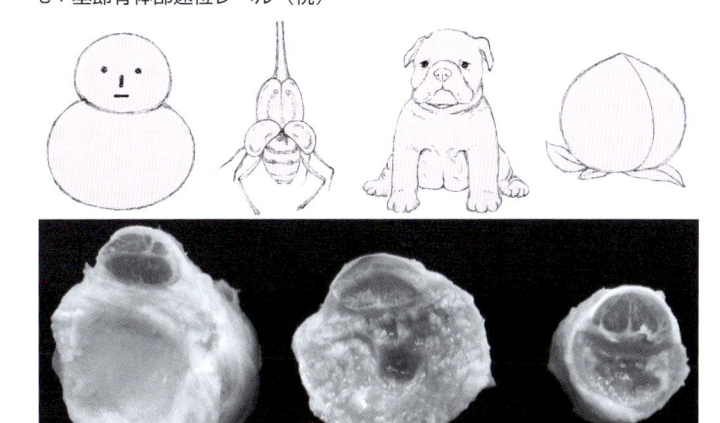

手内在筋の描出

掌の母指側のふくらみを母指球，小指側のふくらみを小指球，そして両者の間のくぼみを手掌とよぶ。

Step 1　母指球筋短軸像の観察

プローブの動き

母指球中央へ垂直に，短軸方向にプローブをあてる。

母指球へのプローブのあて方（短軸像）

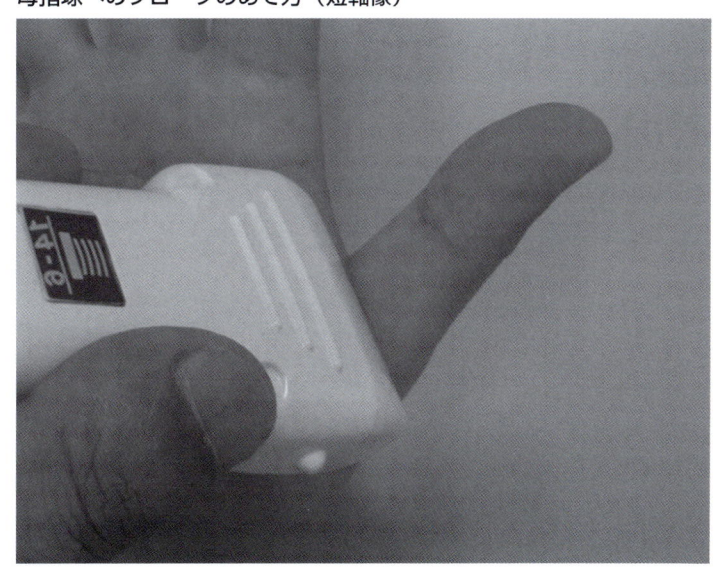

母指球の短軸像
卵円形高エコー像を示す長母指屈筋腱（FPL）を短母指屈筋の浅頭（FPBS）と深頭（FPBP）が挟み込み，その尺側には母指内転筋（ADP），橈側深層には母指対立筋（OPP），橈側表層には短母指外転筋（ABPB）が走行している。

a：母指中手骨近位レベル

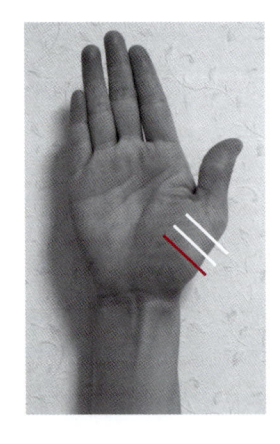

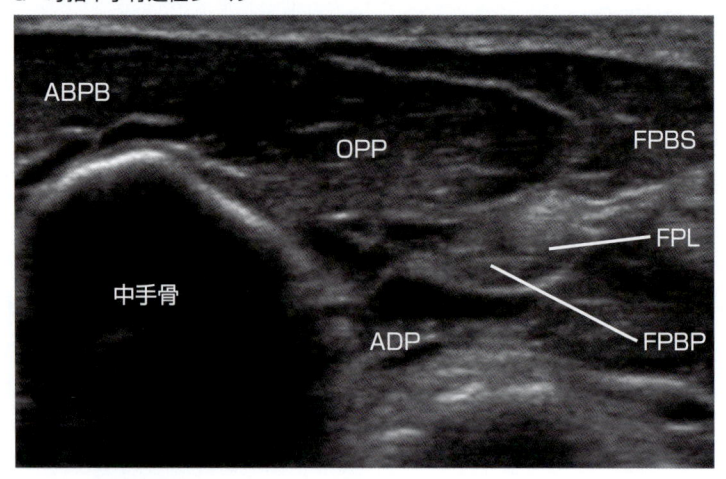

b：母指中手骨中央レベル
母指対立筋が中手骨橈側へ付着する状態が観察できる。

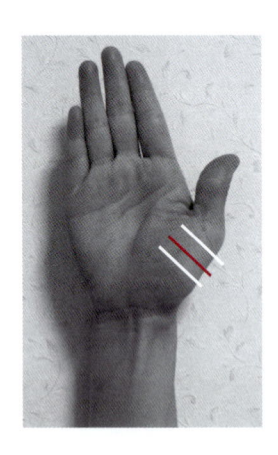

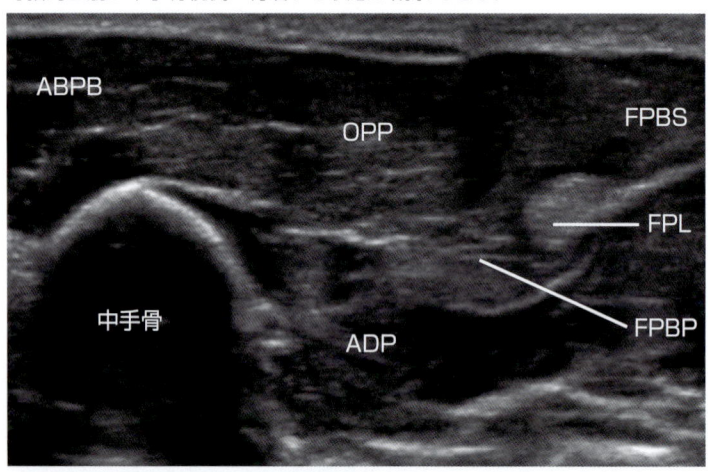

c：母指中手骨遠位レベル
母指内転筋が中手骨尺側へ付着する状態が観察できる。

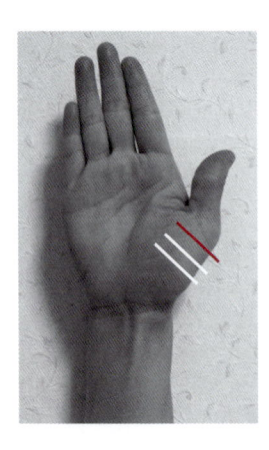

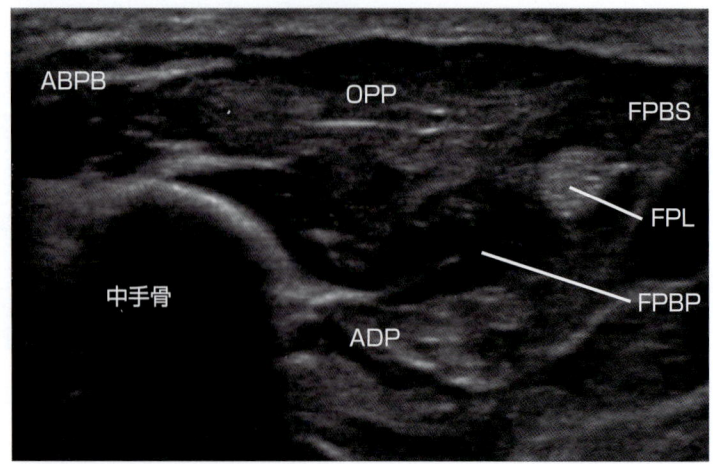

Step 2　母指球筋長軸像の観察

プローブの動き
プローブを90°回転し，母指球の長軸像を描出する。

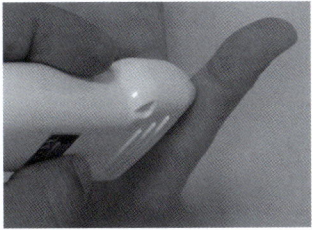

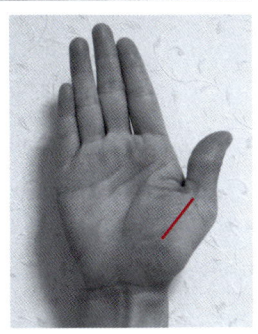

母指球の長軸像
低エコー像を示す母指球の筋腹内を，帯状高エコー像の長母指屈筋腱（FPL）が走行する。

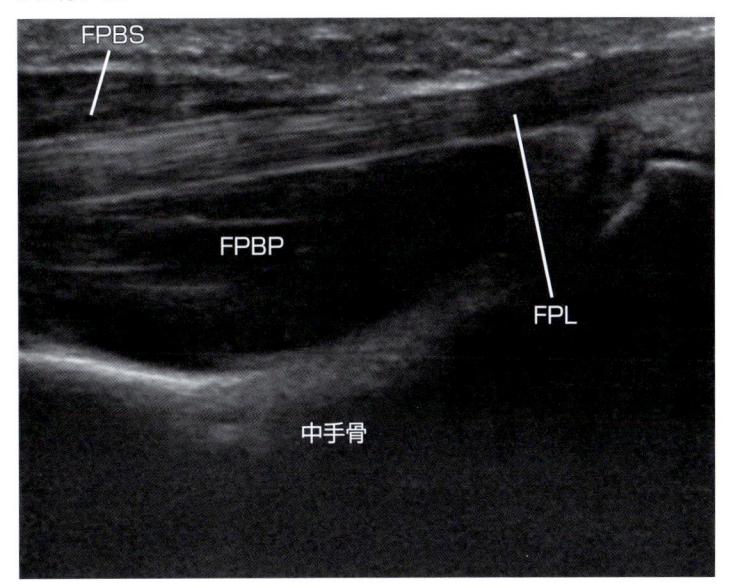

FPBS
FPBP
FPL
中手骨

手指

エコーanatomy　母指球筋

- 母指球筋は4つの筋で構成され，正中神経と尺骨神経の支配を受ける。
- 短母指外転筋，母指対立筋，短母指屈筋浅頭が正中神経支配で，短母指屈筋深頭および母指内転筋が尺骨神経支配である。

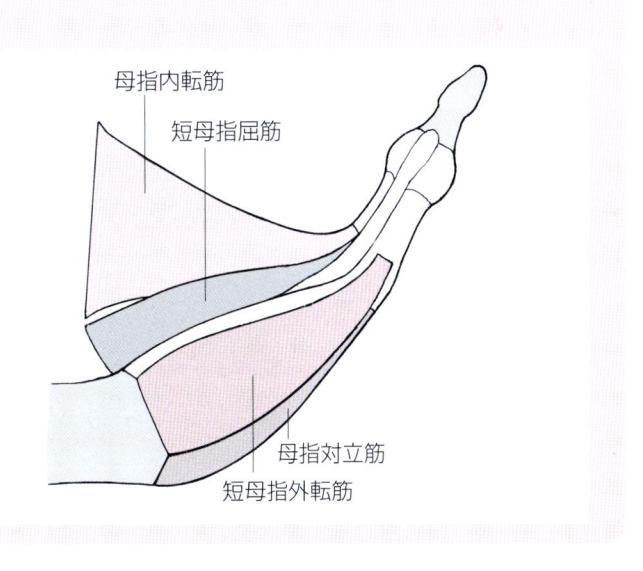

母指内転筋
短母指屈筋
母指対立筋
短母指外転筋

CAUTION Froment徴候

尺骨神経麻痺患者がつまんだ紙を引っ張りぬこうとすると，母指IP関節が伸展位ではなく，屈曲位をとる現象である（赤矢印）。母指内転筋（尺骨神経支配）の筋力低下を長母指屈筋（正中神経支配）が代償するため生じる。

Froment徴候

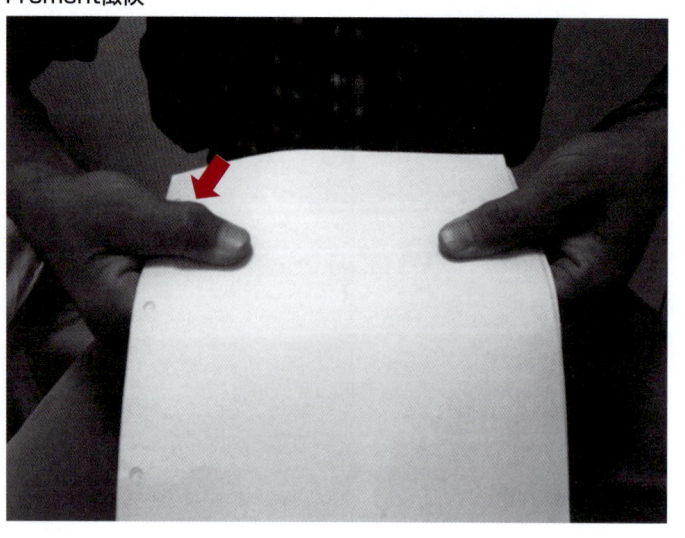

Step 3　小指球筋短軸像の観察

プローブの動き

小指球中央へ垂直に，短軸方向にプローブをあてる。

小指球へのプローブのあて方（短軸像）

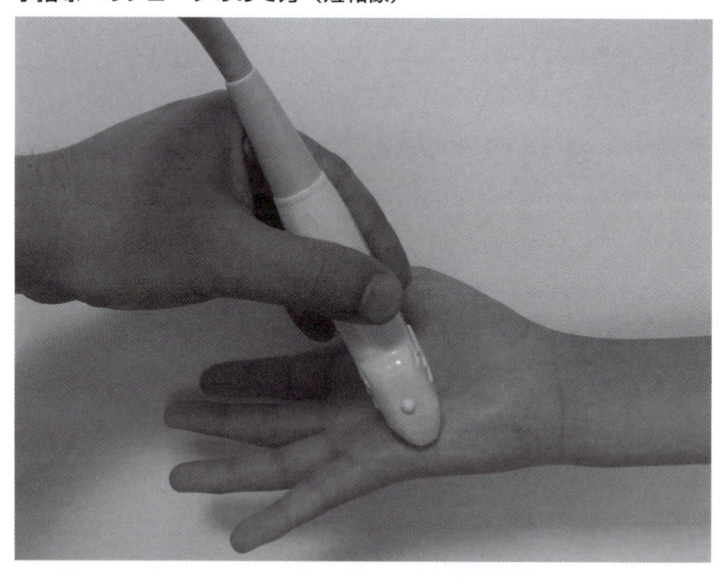

> **プローブの動き**
>
> 表層の短掌筋，中間層尺側の小指外転筋，橈側の短小指屈筋，そして深層の小指対立筋を観察する。

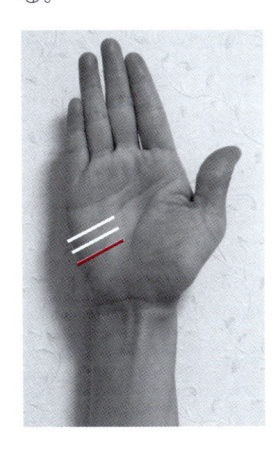

小指球の短軸像

表層は短掌筋（PB），中間層は小指外転筋（ABDM），短小指屈筋（FDMB），深層は小指対立筋（OPDM）が走行している。

a：小指中手骨近位レベル

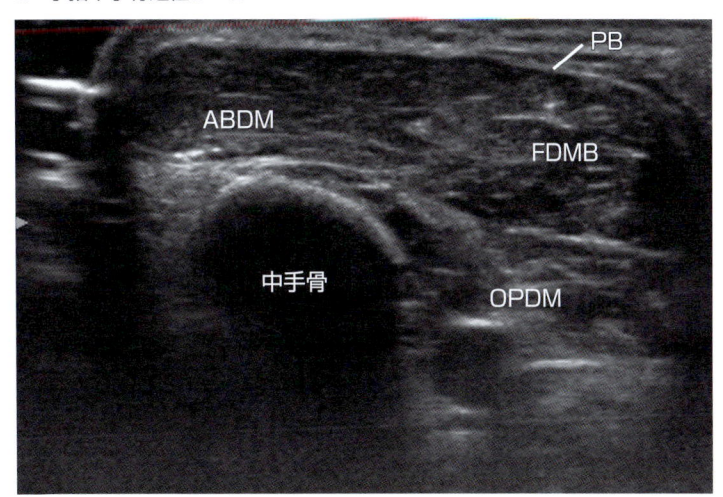

b：小指中手骨中央レベル
小指対立筋が中手骨橈側へ付着する状態が観察できる。

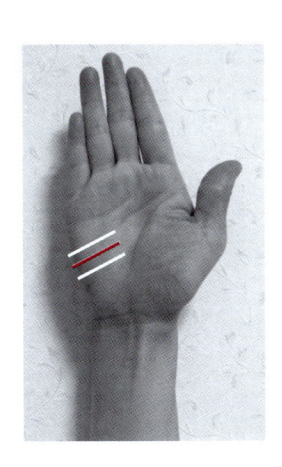

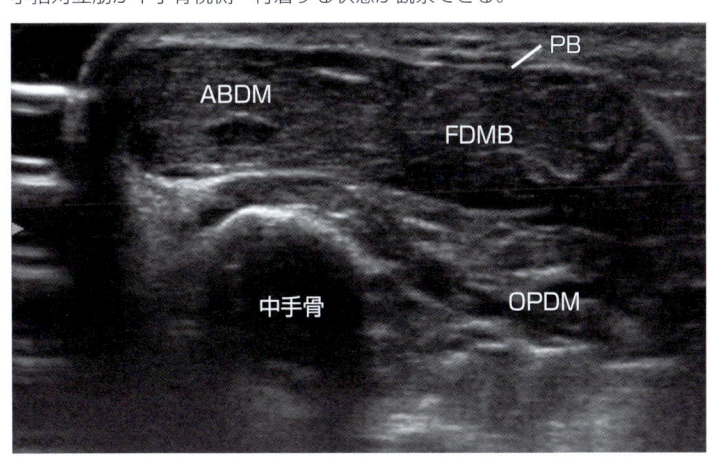

c：小指中手骨遠位レベル
小指対立筋の起始部側がみえなくなる。

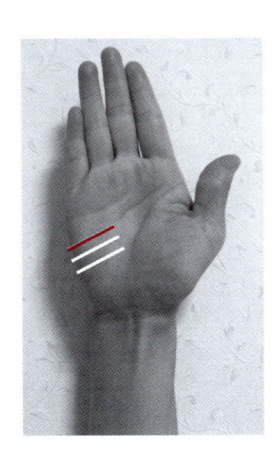

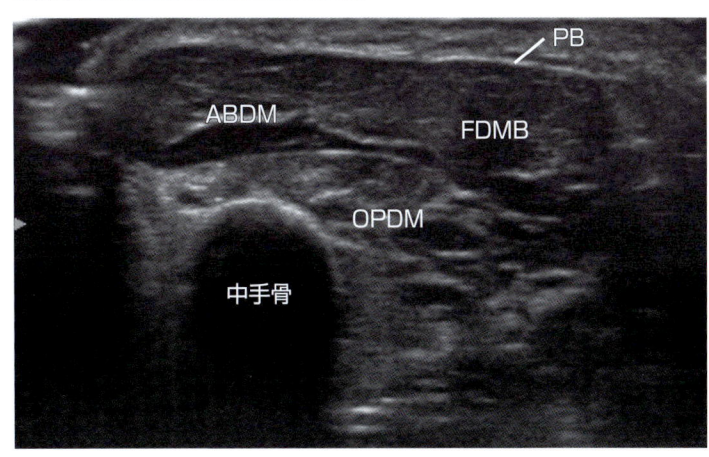

Step 4 　小指球筋長軸像の観察

> プローブの動き

プローブを90°回転し，小指球に垂直に，長軸方向にあてる。

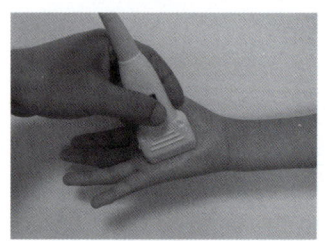

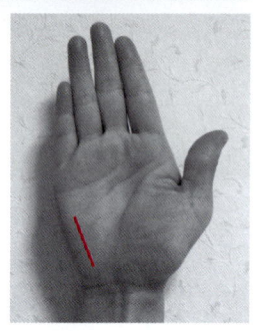

小指球の長軸像

中手骨の上には小指対立筋（OPDM），中間層には短小指屈筋（FDMB），表層には短掌筋（PB）が走行している小指球の3層構造が観察できる。

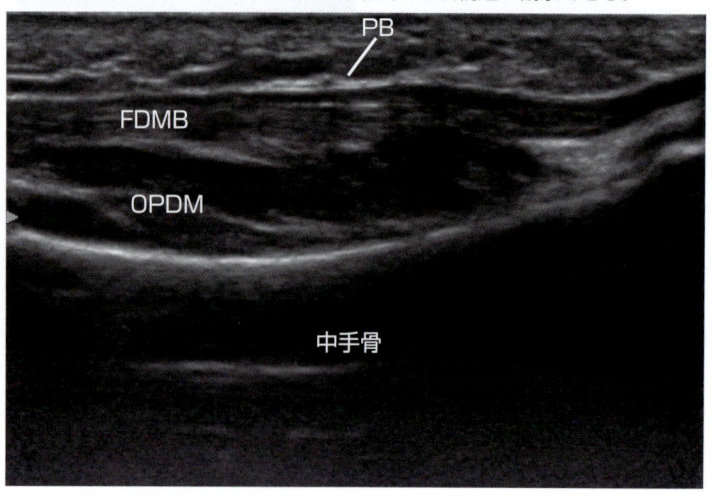

PB
FDMB
OPDM
中手骨

エコーanatomy　小指球筋

- 小指球筋は4つの筋で構成され，いずれも尺骨神経の支配を受けている。

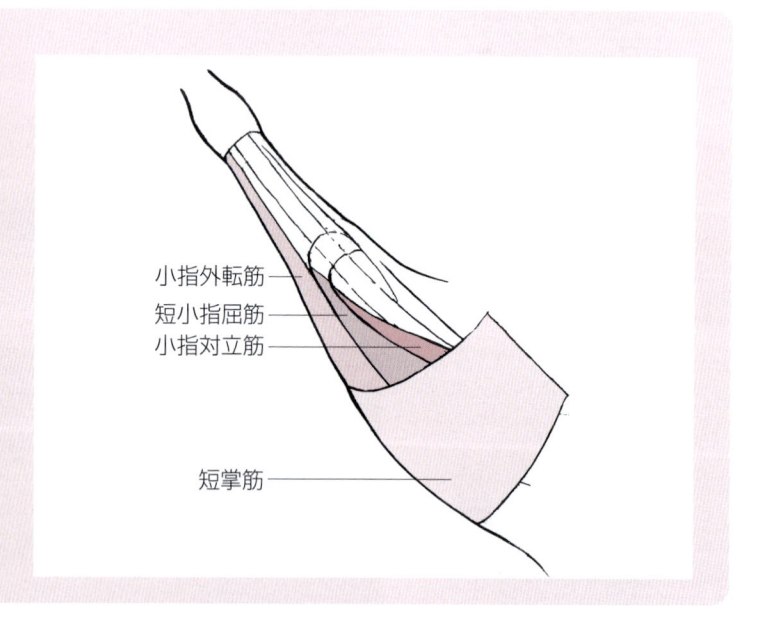

小指外転筋
短小指屈筋
小指対立筋
短掌筋

Step 5 虫様筋，掌側骨間筋の観察

プローブの動き
手掌へ垂直に，短軸方向にプローブをあてる。

手掌へのプローブのあて方（短軸像）

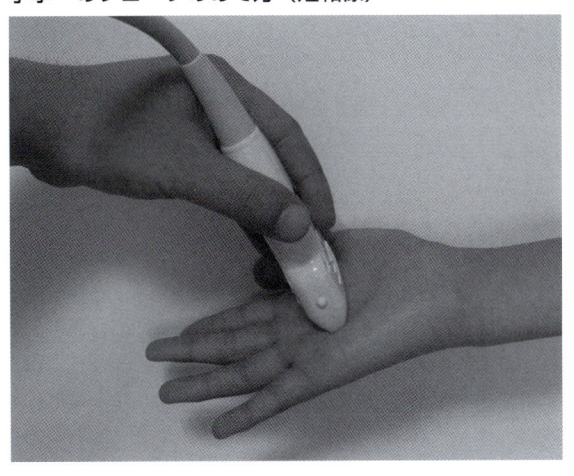

虫様筋，掌側骨間筋の短軸像
虫様筋（L）はすべての深指屈筋（FDP）橈側と中指，環指のFDP尺側，掌側骨間筋（IOP）は示指中手骨尺側と環指，小指中手骨橈側に観察できる。
ADP：母指内転筋。
a：中手骨近位レベル

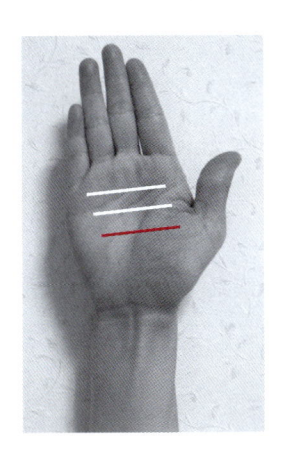

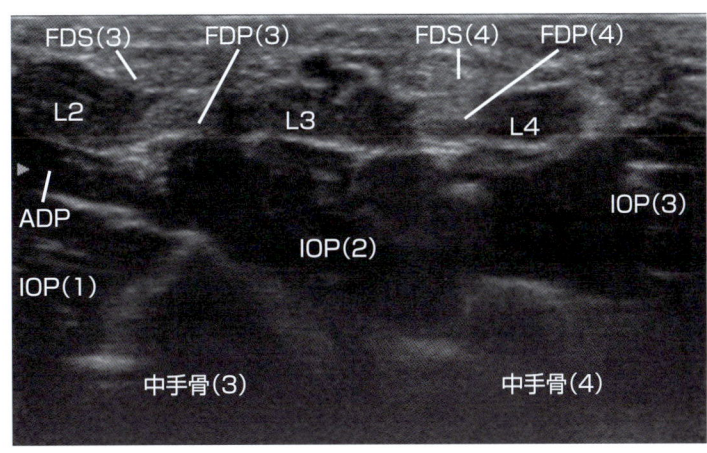

b：中手骨中央レベル
掌側骨間筋同士が分離し容易に識別できる。

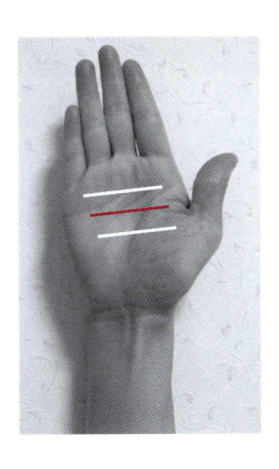

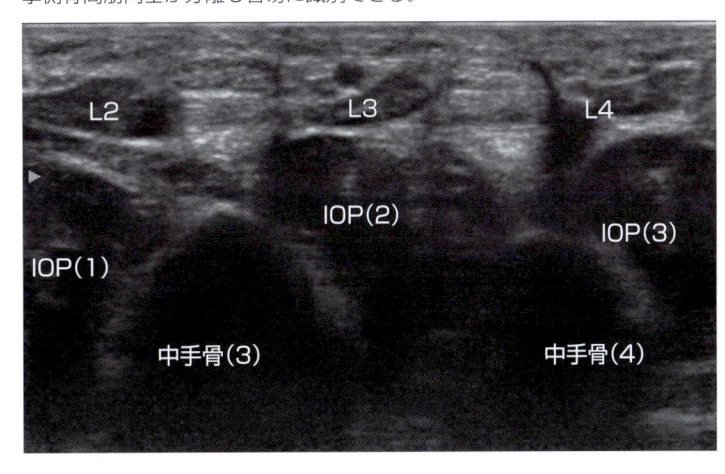

c：中手骨遠位レベル
掌側骨間筋が中手骨間に入り込み，観察しづらい。

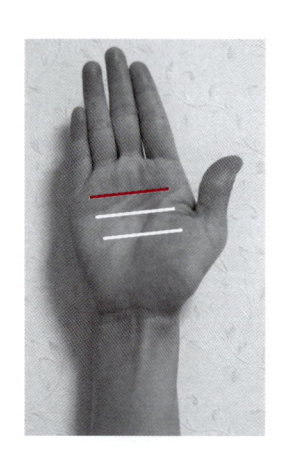

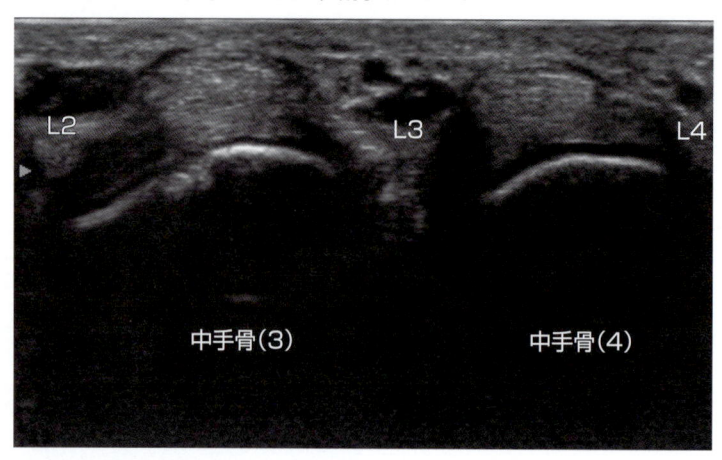

Step 6　背側骨間筋，掌側骨間筋の観察

プローブの動き

手背へ垂直に，短軸方向にプローブをあてる。

手背へのプローブのあて方（短軸像）

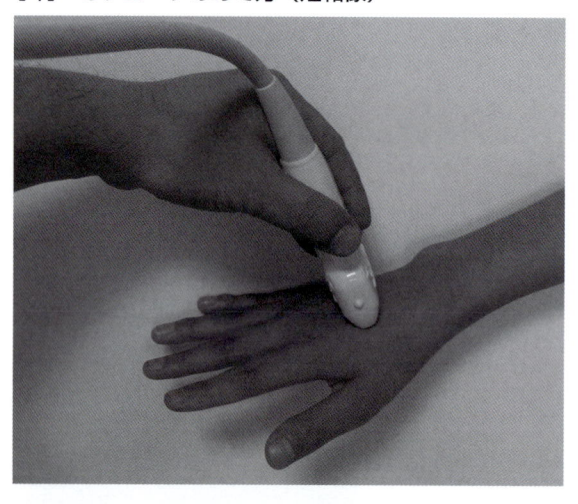

背側骨間筋，掌側骨間筋の短軸像
背側骨間筋は，中手骨の骨間に2頭で観察できる。
a：中手骨近位レベル

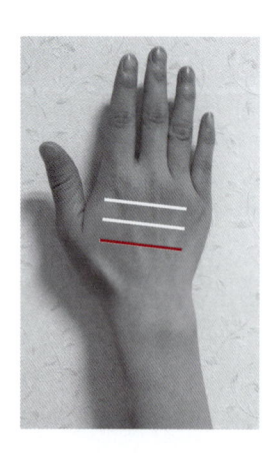

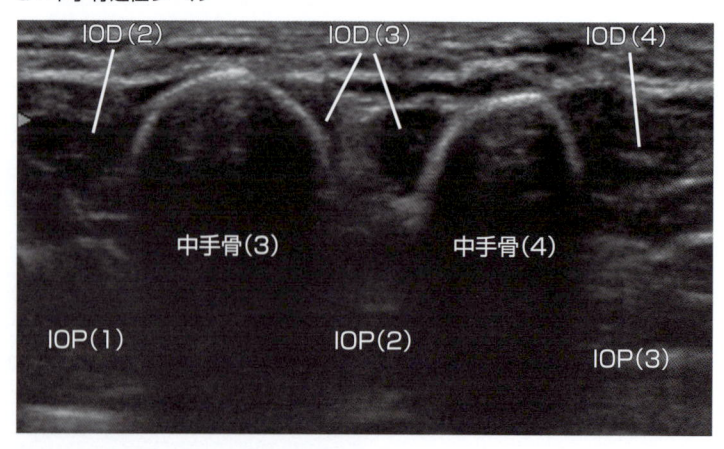

b：中手骨中央レベル
背側骨間筋の2頭が融合して一緒になる。

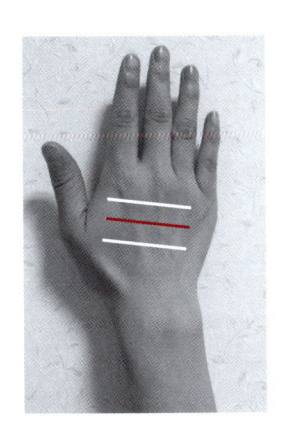

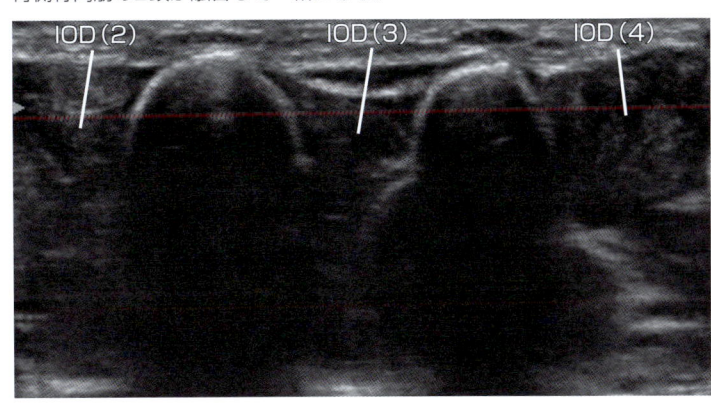

IOD(2)　　　IOD(3)　　　IOD(4)

c：中手骨遠位レベル
背側骨間筋は末梢へいくに従い細くなっていく。

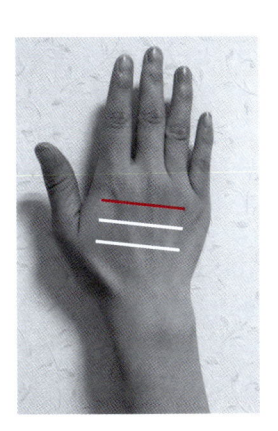

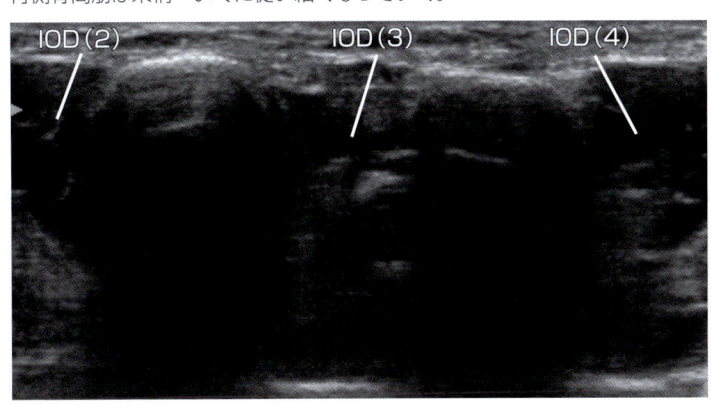

IOD(2)　　　IOD(3)　　　IOD(4)

手指

エコーanatomy　中手筋

- 中手筋は虫様筋，背側骨間筋，掌側骨間筋の3つの総称で，第1・第2虫様筋以外いずれも尺骨神経の支配を受ける。したがって，尺骨神経麻痺では第3・第4虫様筋の麻痺によって環指，小指がMP関節過伸展，PIP，DIP関節屈曲位の鷲手変形（claw hand）となる。

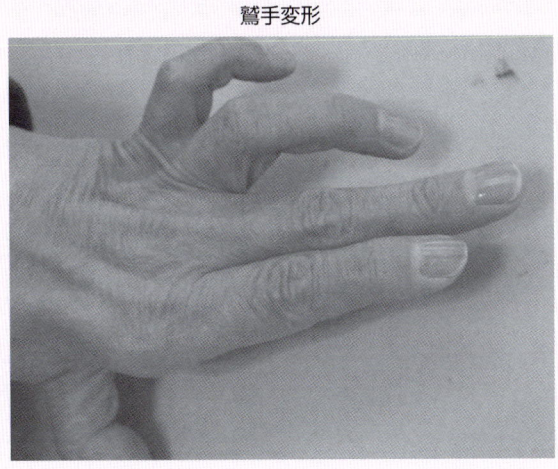

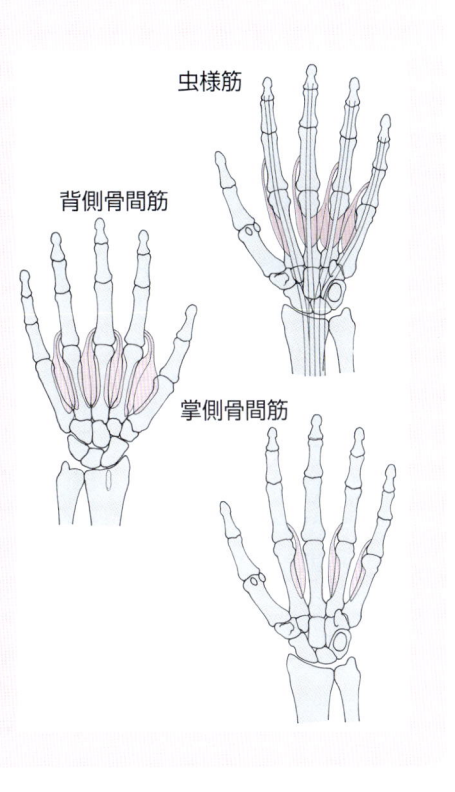

鷲手変形

虫様筋

背側骨間筋

掌側骨間筋

橈側・尺側操作

> **Master Point**　手指橈側・尺側操作では，突き指に伴って損傷しやすい側副靱帯を中心に観察する。
> 側副靱帯は全指関節の橈側，尺側に1対あり，それぞれ橈側側副靱帯（RCL），尺側側副靱帯（UCL）とよぶ。
> 側副靱帯損傷は，母指MP関節，示指から小指PIP関節に多い。

検査肢位

体位・肢位　患者を坐位，前腕回内位，指を伸展位とする。PIP，DIP関節は通常の高周波リニアプローブで観察できるが，MP関節の観察にはホッケースティック型プローブが有用である。

検査手順

Step 1　母指MP関節の側副靱帯の観察

プローブの動き
母指MP関節の橈側・尺側へ長軸方向にプローブをあてる。

a：橈側操作

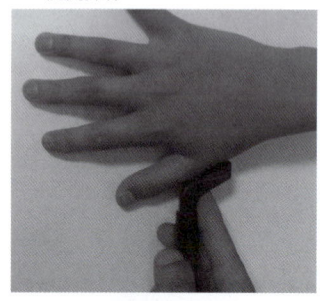

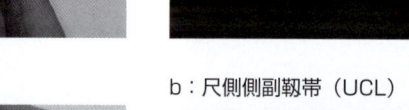

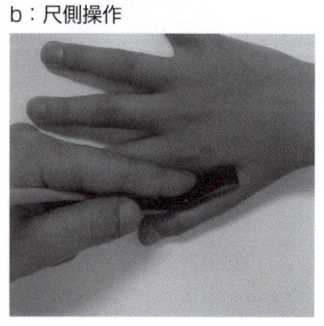

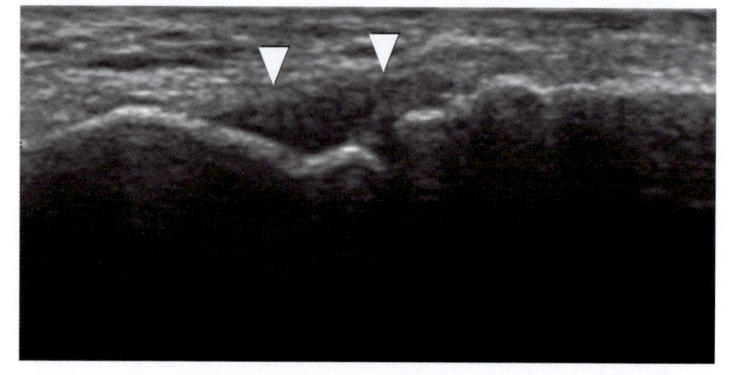

b：尺側操作

母指MP関節側副靱帯の長軸像
a：橈側側副靱帯（RCL）

中手骨　　基節骨

b：尺側側副靱帯（UCL）

Q MP関節側副靱帯損傷のエコー像の特徴を教えてください

母指MP関節の腫脹，圧痛が強いほうにプローブをあて観察すると，低エコー像を示す **A**

側副靱帯の腫脹が特徴的所見で，健側比較で判断する。

母指MP関節側副靱帯損傷（患側：左）

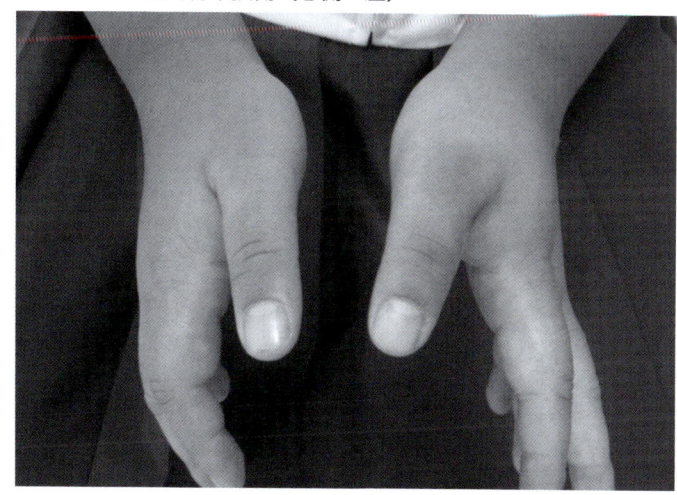

健側　　　患側

Q ストレス検査時の注目点は何でしょうか？

ストレスをかける場合は左右差を比較することが大切である **A**

しかし，健常者でも左右差がある場合が少なくなく，骨の変位ではなく靱帯そのものを直接観察することが重要である。

母指MP関節に対するストレス検査
a：ストレスなし

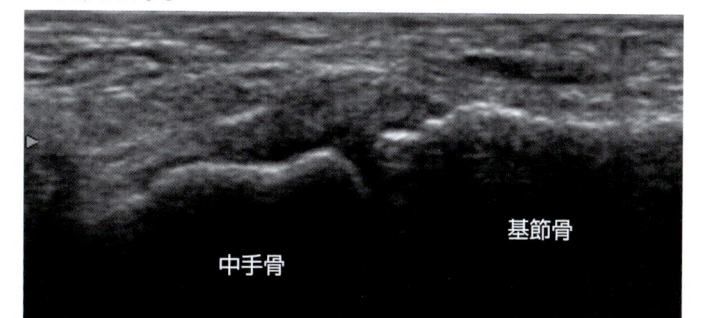

中手骨　　基節骨

b：外転ストレス

手指

49

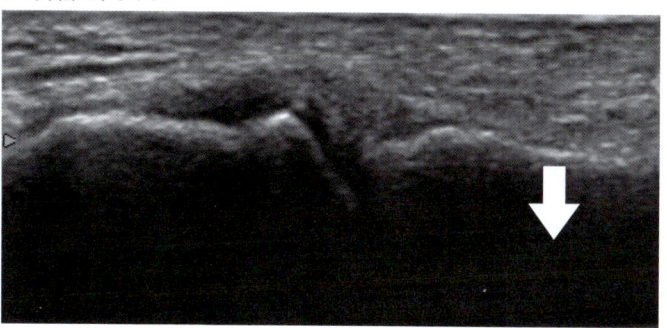

Q 母指内転筋腱膜の近位に靭帯の断端がみえるのですが，何でしょうか？

母指MP関節尺側で母指内転筋腱膜の近位に靭帯断端が観察される場合はStener病変と診断される**A**

母指以外のMP関節側副靭帯損傷では小指RCL損傷が多く，見逃されると小指内転制限が残存することがある。母指UCL損傷のStener病変に対し，小指RC断端の大きな転位例をStener様病変とよぶ。

Stener病変
健側に比べ，患側では低エコー像を示す側副靭帯が腫脹している。近位側に引き込まれた靭帯断端が母指内転筋腱膜の近位に観察できる（白矢頭）。

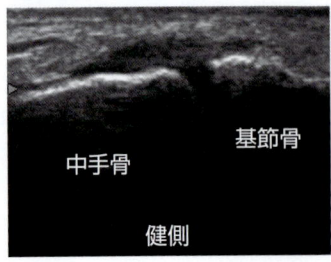

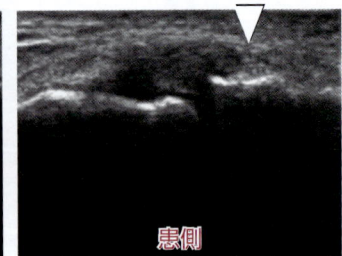

Step 2　示指から小指の側副靭帯の観察

プローブの動き
PIP関節の橈側・または尺側へ長軸方向にプローブをあてる。

a：橈側操作

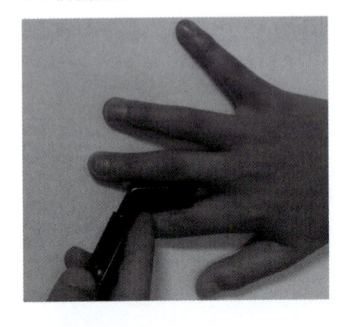

b：尺側操作

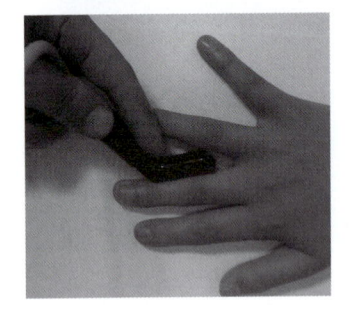

PIP関節側副靭帯の長軸像
a：橈側側副靭帯（RCL）
中手骨の山の右斜面から基節骨基部の平面に付着するRCLが観察できる。

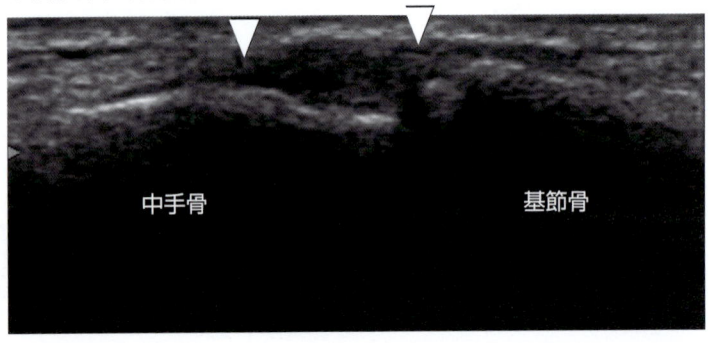

b：尺側側副靭帯（UCL）
UCLもRCLと同じ所見として観察できる。

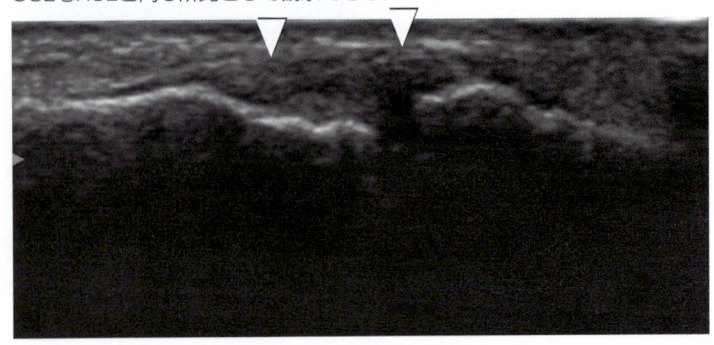

Q PIP関節捻挫のエコー像の特徴を教えてください

PIP関節捻挫では，腫脹，圧痛が強いほうにプローブをあてると側副靱帯の腫脹を示す低エコー像がみられる **A**

これは靱帯断裂を示す所見で，健側比較で判断する。

PIP関節側副靱帯損傷の長軸像
健側に比べ，患側では側副靱帯が腫脹し低エコー化している（赤矢頭）。

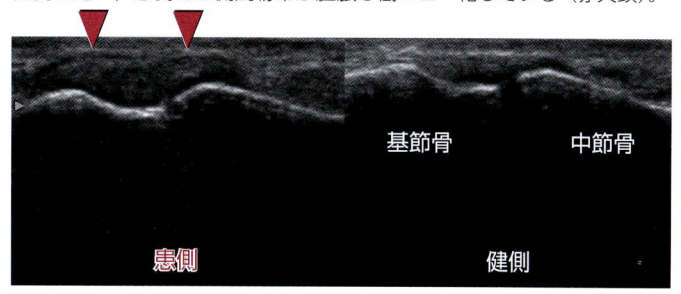

Q PIP関節脱臼の所見をみる際の注意点は何でしょうか？

より大きな外力が加わったPIP関節脱臼は，脱臼整復と同時に側副靱帯，掌側板の損傷状態を評価することが重要である **A**

PIP関節脱臼
基節骨に対し中節骨が掌側に脱臼している。脱臼整復後の超音波検査では，尺側側副靱帯と掌側板の損傷が認められた。

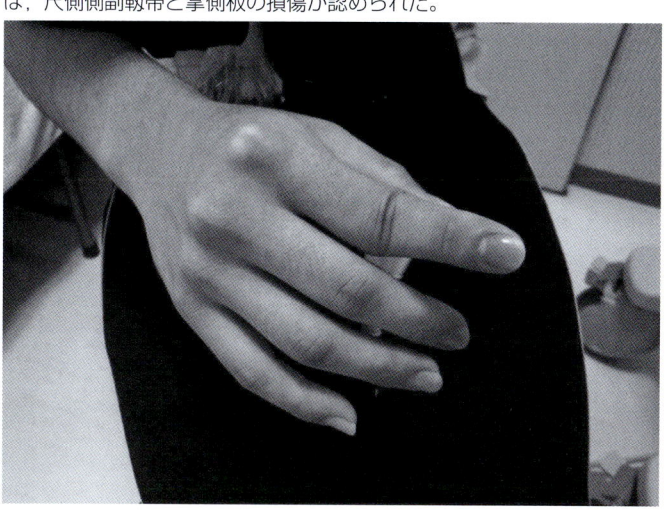

手指

背側操作

> ***Master Point*** 手指背側操作では，伸筋腱を観察する。伸筋腱は屈筋腱に比べ非常に薄く，しかも皮膚直下に位置するため，ゼリーを多めに使用するか，シリコンパッドを用いる。

検査肢位

体位・肢位 患者を座位，前腕回内位，指伸展位とし，手指背側へプローブをあて観察する。

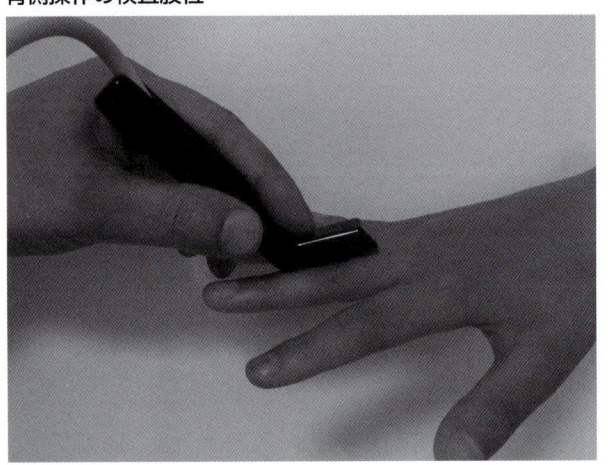

背側操作の検査肢位

検査手順

Step 1　伸筋腱短軸像の観察

プローブの動き
MP関節背側中央にプローブをあてる。

背側操作のプローブのあて方（短軸像）

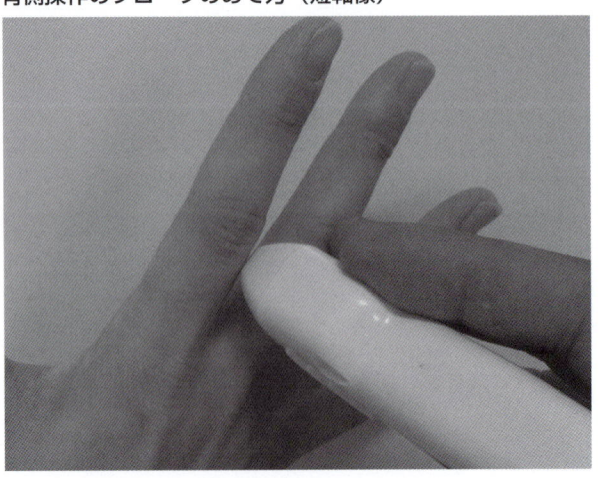

52

> **プローブの動き**
> 中央束（central slip），側索（lateral band）を末梢へ向かって観察していく。

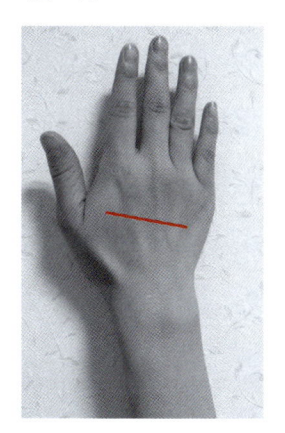

指伸筋腱の短軸像

a：中手骨レベル
伸筋腱は卵円形高エコー像として容易に同定できる。

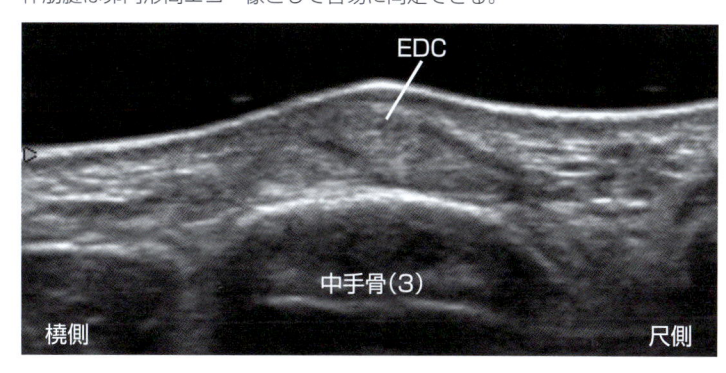

b：MP関節近位レベル
伸筋腱は，厚い深層と薄い浅層からなる矢状索（白矢頭）によって包まれている。

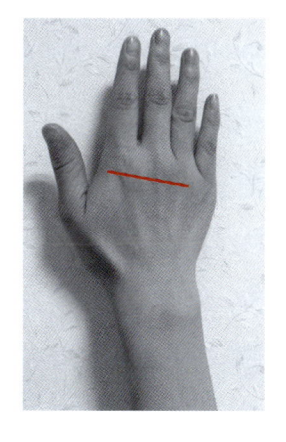

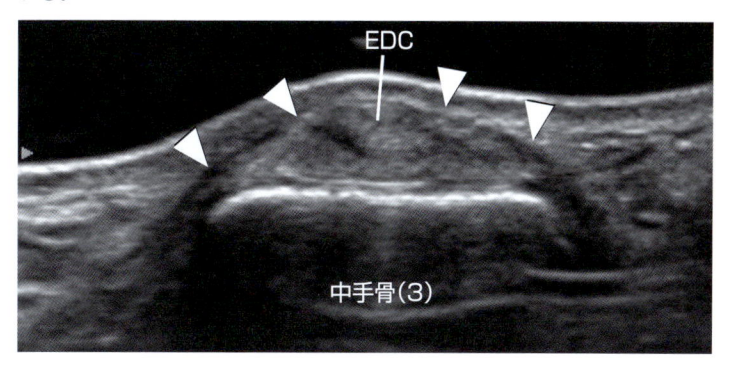

c：MP関節レベル
伸筋腱はMP関節から遠位では薄く，静止画像では周囲組織と識別しにくいため，指を動かしながら観察する。

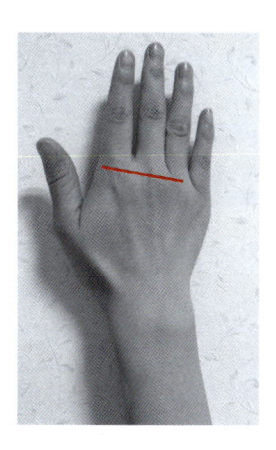

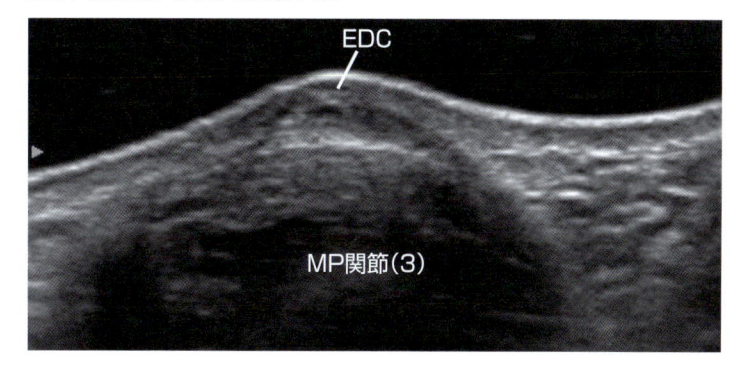

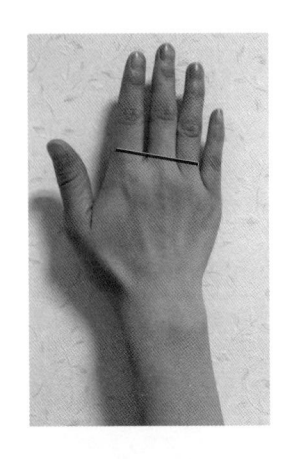

d：MP関節遠位レベル
薄くなった伸筋腱は，側索同士を指背で連結する骨間筋腱帽（白矢印）によって包まれている。

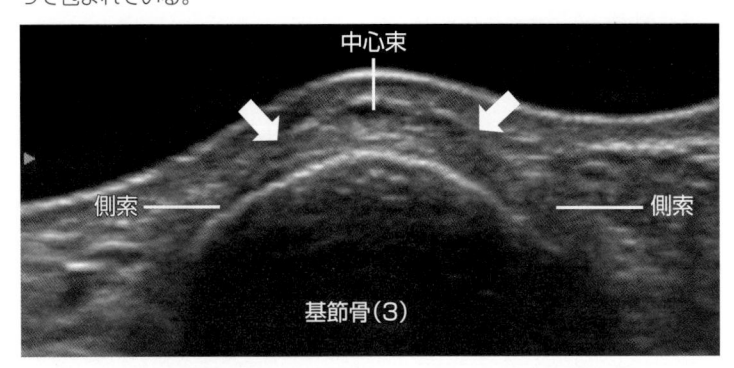

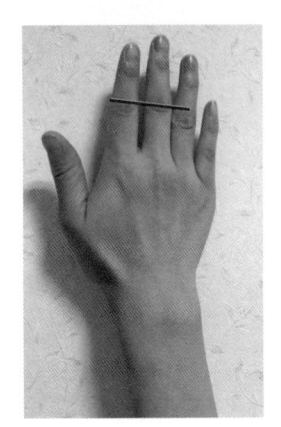

中心束
側索
側索
基節骨(3)

e：PIP関節レベル
薄い中心束が指背中央に位置している。

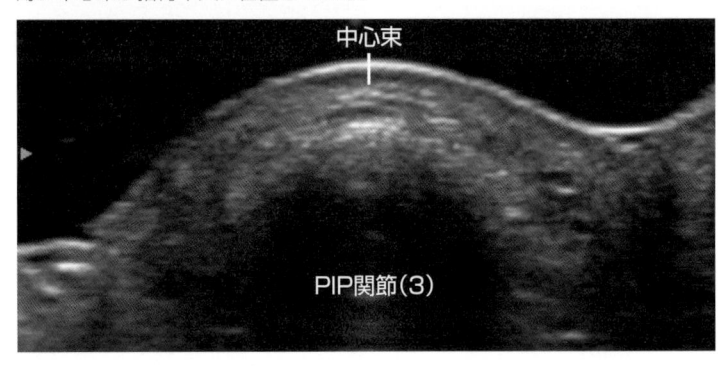

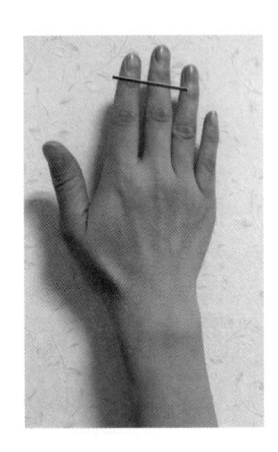

中心束
PIP関節(3)

f：DIP関節レベル
薄い終止伸筋腱が指背中央に位置している。

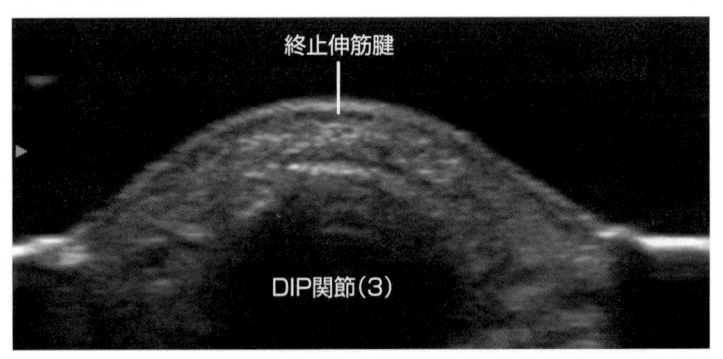

終止伸筋腱
DIP関節(3)

Q MP関節レベルで生じる伸筋腱脱臼の原因を教えてください

MP関節では，主に尺側への伸筋腱脱臼を観察する **A**

関節リウマチによるものが大半であるが，外傷性ではMP関節屈曲位での直達外力によるものが多い。

関節リウマチ（尺側変位）
関節リウマチに生じやすい尺側変位は，MP関節レベルで伸筋腱が尺側へ脱臼することで生じる（赤矢印）。進行例では基節骨の掌側脱臼を伴う。

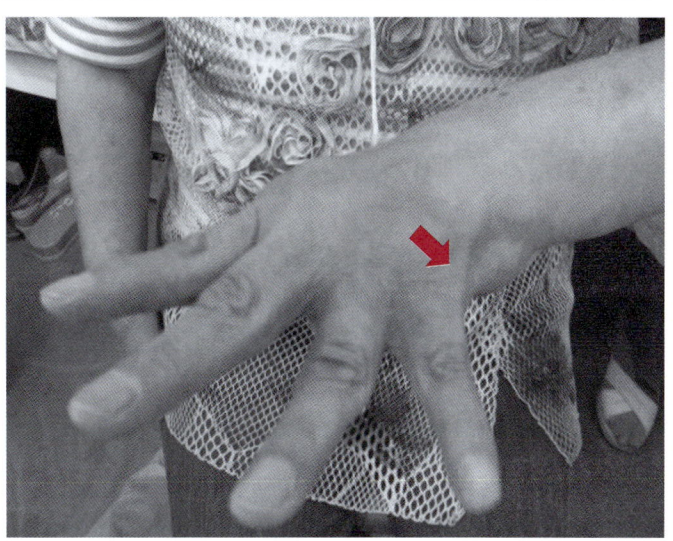

Q 外傷性伸筋腱脱臼のエコー像の特徴を教えてください

外傷性伸筋腱脱臼はボクシングや空手のパンチ動作で生じることが多く，boxer's knuckleともよばれる。橈側の矢状索，骨間筋腱帽が断裂して生じる **A**

尺側矢状索の肥厚と橈側矢状索の消失が特徴的で，MP関節を屈曲，尺屈することで誘発される脱臼を動的に観察する。

伸筋腱脱臼（boxer's knuckle）
a：外観
MP関節を屈曲，尺屈すると伸筋腱が尺側へ脱臼する（矢印）。

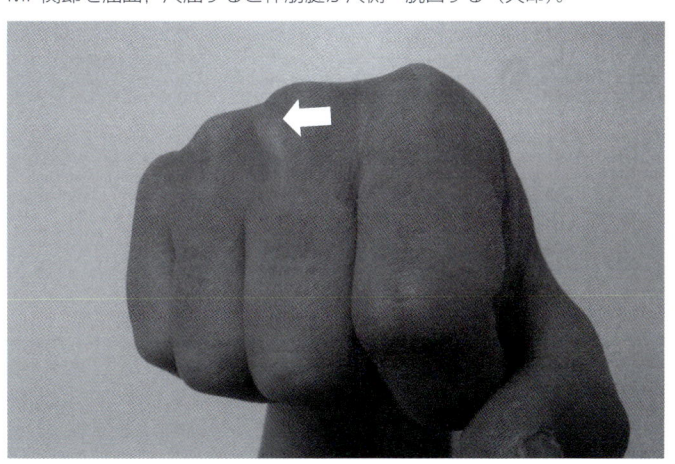

b：中指MP関節短軸像
健側の伸筋腱は矢状索（白矢頭）によって包まれるが，患側では尺側矢状索が肥厚し橈側矢状索が消失している（＊）。

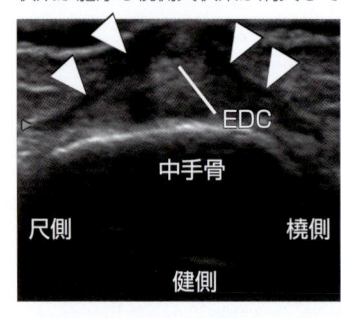

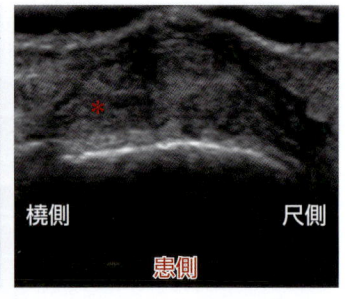

c：中指MP関節短軸像
MP関節伸展位では整復位をとるが，MP関節を屈曲，尺屈すると容易に脱臼が誘発される。

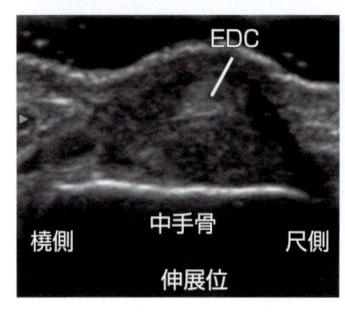

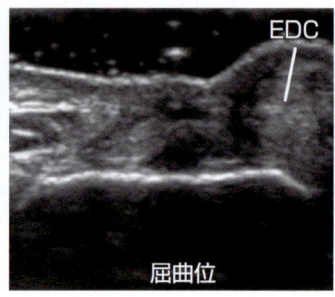

Q 突然MP関節付近の腫脹，疼痛が生じました。考慮すべき疾患は何でしょうか？

A 中年女性に突然生じるMP関節の腫脹，疼痛では，矢状索に石灰沈着を認めることがある

Calcifying aponeurotic fibroma
a：外観
左示指，中指間のMP関節が腫脹している（赤矢印）。

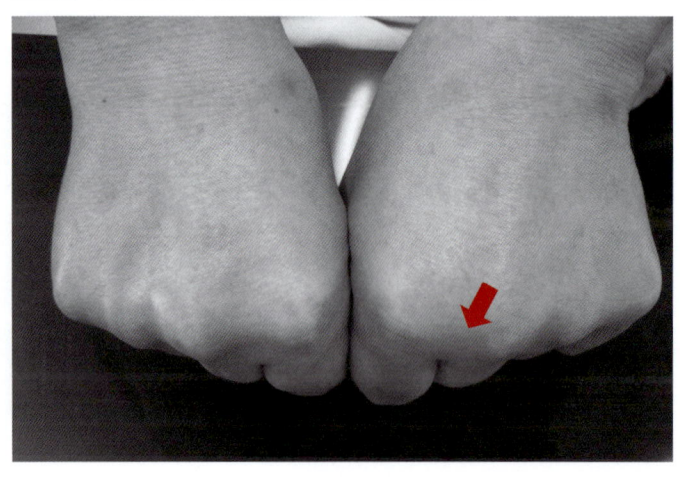

b：中指MP関節短軸像
中指中手骨頭の橈側に石灰沈着を認め（白矢印），矢状索が全体に肥厚し低エコー像を示している。

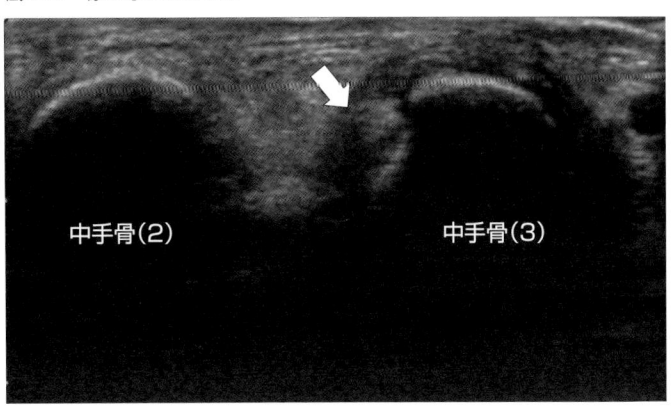

c：単純X線像
中指中手骨頭の橈側に石灰沈着を認める。

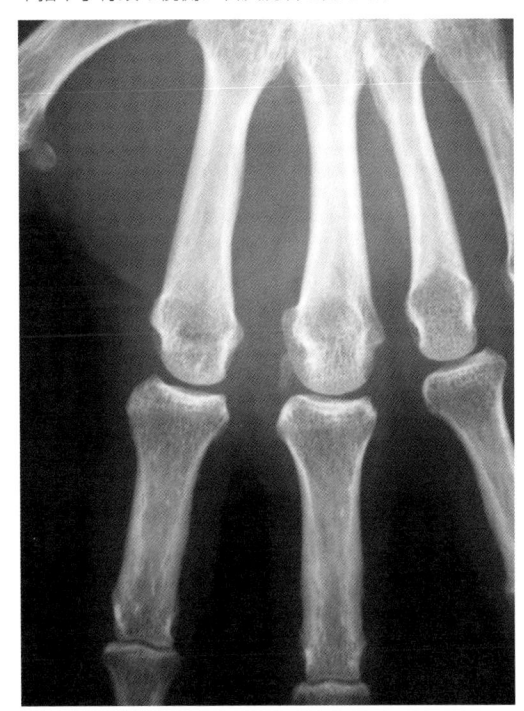

Step 2　伸筋腱長軸像の観察

プローブの動き
指背側中央に長軸方向へプローブをあてる。

背側操作のプローブのあて方（長軸像）

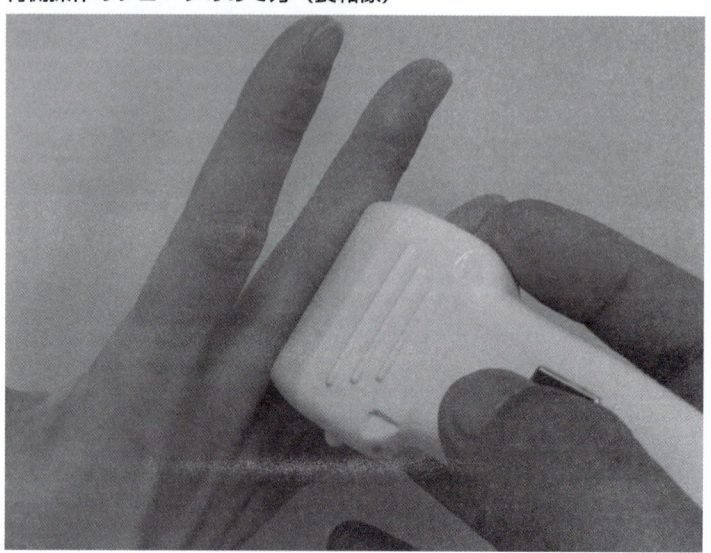

プローブの動き
PIP関節，DIP関節と末梢へ向かって中央束，終止伸筋腱を観察していく。

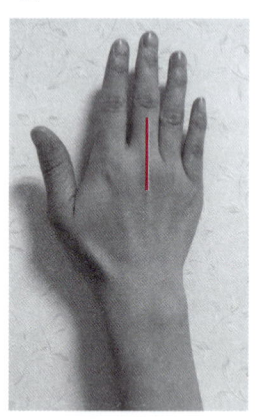

指伸筋腱（長軸像）
a：MP関節レベル
骨表面にはfibrillar patternを示すEDC（白矢印）が観察できる。

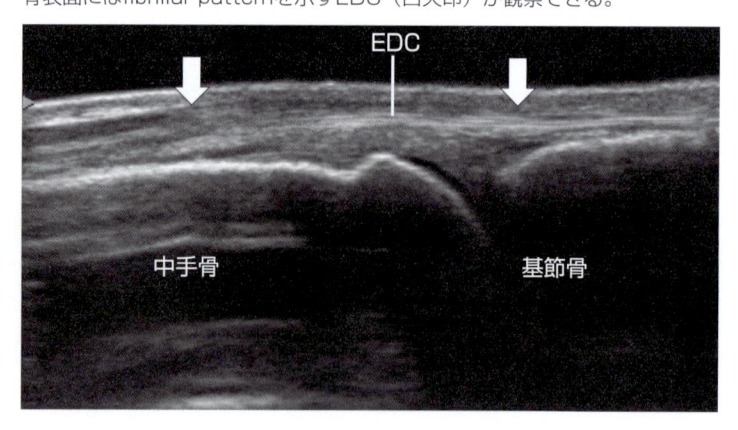

EDC
中手骨　　基節骨

b：PIP関節レベル
PIP関節背側では，中央束（白矢印），終止伸筋腱（赤矢印）ともに薄いため指を動かしながら観察する。

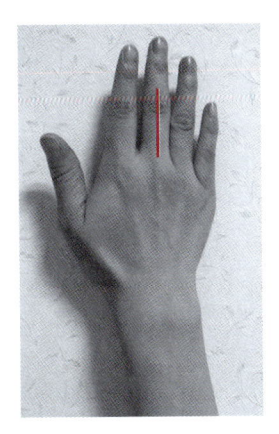

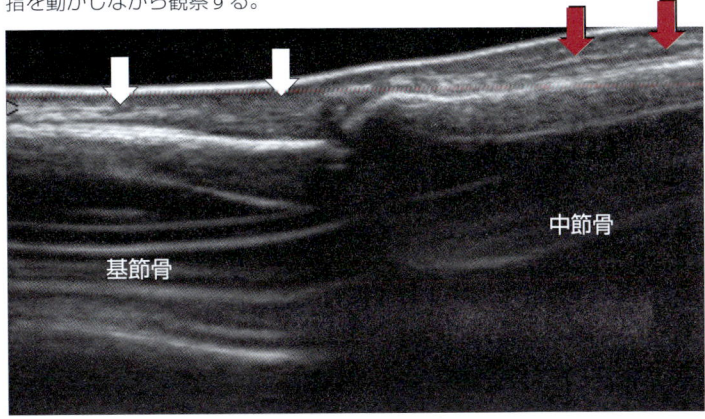

c：DIP関節レベル
終止伸筋腱（赤矢印）が末節骨底へ付着している。

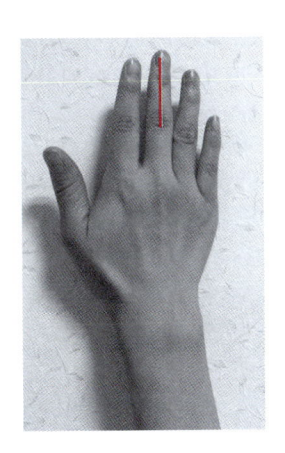

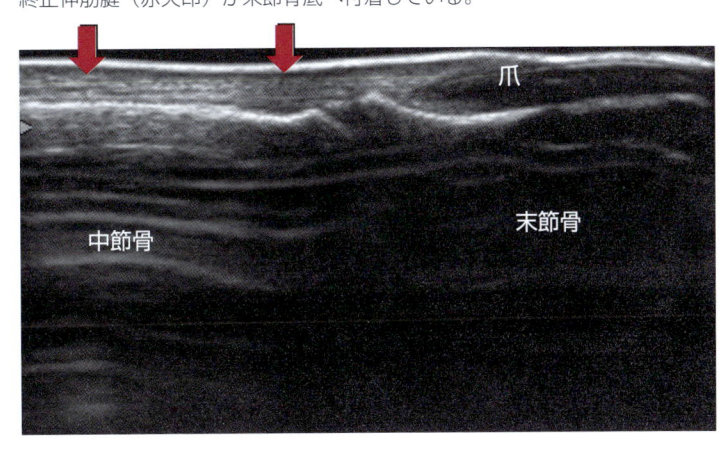

Q 伸筋腱断裂のエコー像の特徴を教えてください

手背に直達外力を受けると伸筋腱が断裂することがある **A**

伸筋腱断裂（中手骨レベル長軸像）
健側のEDUは連続性あるfibrillar patternを示す。一方，患側では断端（白矢印）が肥大し，断裂部にはfibrillar patternを認めない。

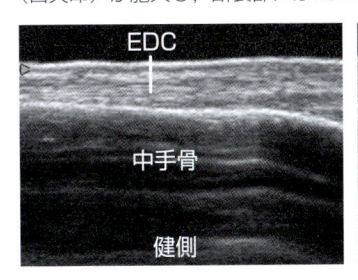

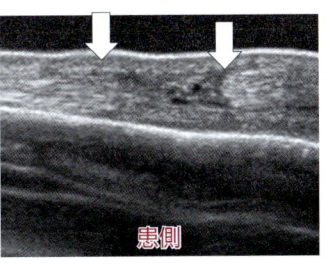

Q 伸筋腱腱鞘炎のエコー像の特徴を教えてください

MP関節レベルでは，中央束の変性肥大や周囲の滑膜増生を認めることがある **A**

伸筋腱腱鞘炎のMP関節レベル長軸像
中央束はfibrillar patternを示すが，周囲に低エコー像の滑膜増生と無エコー像の水腫を認める。

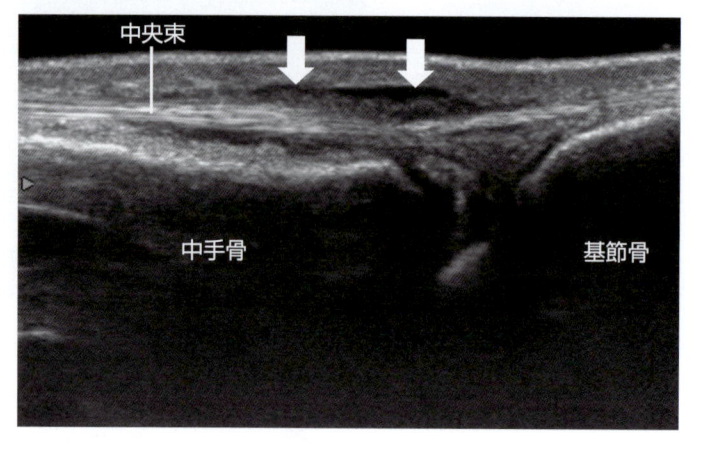

Q 関節リウマチのエコー像で気をつけることは何でしょうか？

PIP関節レベルでは，関節リウマチに特徴的な骨破壊や滑膜増生ばかりでなく，パンヌスの有無をドプラ画像で確認する **A**

関節リウマチ（PIP関節レベル長軸像）
活動性が高い関節リウマチでは，骨びらんに侵入する増殖滑膜，いわゆるパンヌスが観察できる（白矢印）。

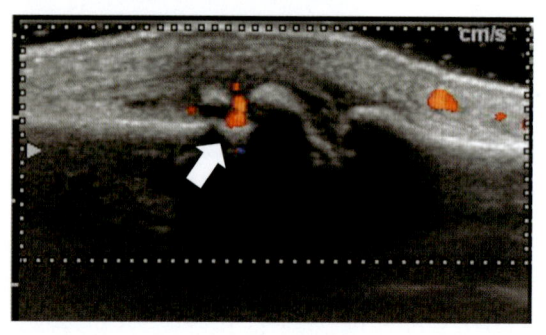

進行した関節リウマチでは，中央束が断裂し，PIP関節が屈曲位，DIP関節が過伸展位のボタン穴変形をきたす。

ボタン穴変形
長期にわたるPIP関節の炎症によって，中央束を含む指背腱膜に開いた穴からPIP関節が飛び出す。指背腱膜の穴がボタンの穴のようにみえることから名付けられている。

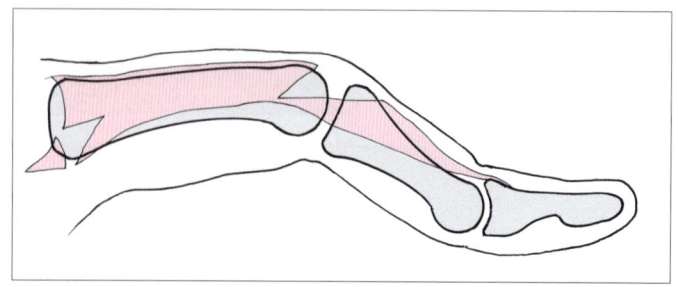

Q DIP関節レベルの観察で気をつけることは何でしょうか？

DIP関節レベルでは，DIP関節が屈曲位となる槌指を主に観察する A

槌指
DIP関節屈曲位で伸展不能になった状態を槌指とよぶ。

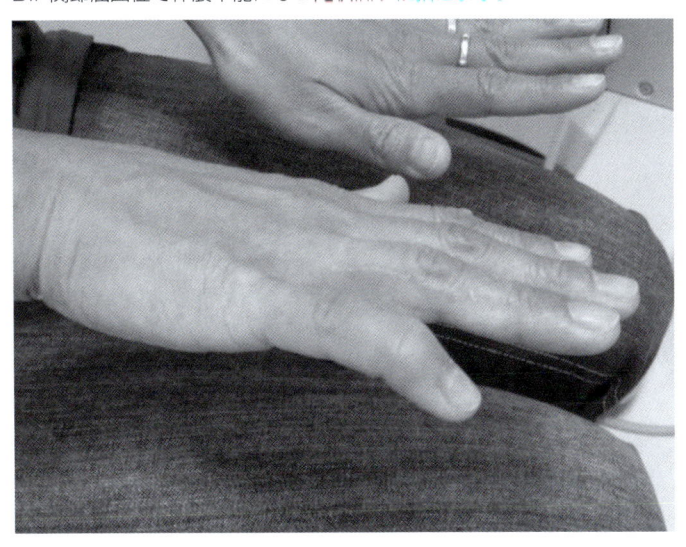

末節骨付着部における終止伸筋腱の断裂を腱性槌指，末節骨の裂離骨折を骨性槌指という。

槌指（DIP関節レベル長軸像）
a：腱性槌指
断裂した終止伸筋腱が腫脹していれば観察しやすい（白矢印）。しかし，細くて観察できない場合はDIP関節を屈曲伸展させ，末節骨上での終止伸筋腱の連動から損傷部位を判断する。

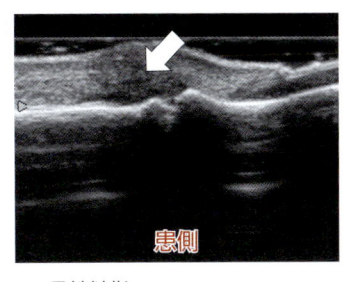

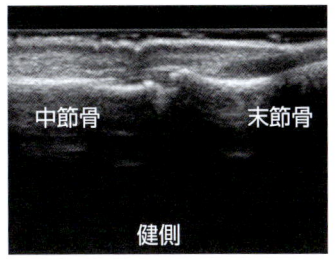

b：骨性槌指
DIP関節を屈曲伸展させ，末節骨上での適合性と安定性を確認する。

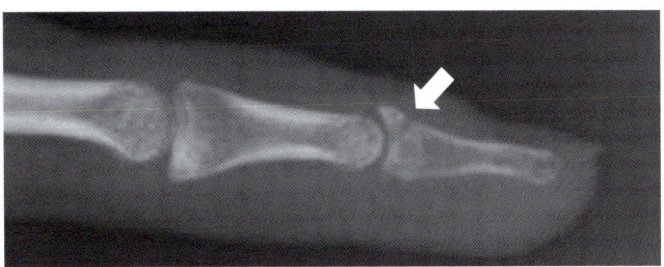

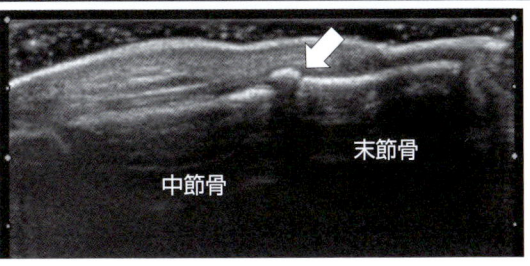

時間が経過した槌指はスワンネック変形に進行する。

スワンネック変形
槌指が放置されると，側索がPIP関節の背側にずれ，PIP関節が過伸展位，DIP関節が屈曲位へと進行する。

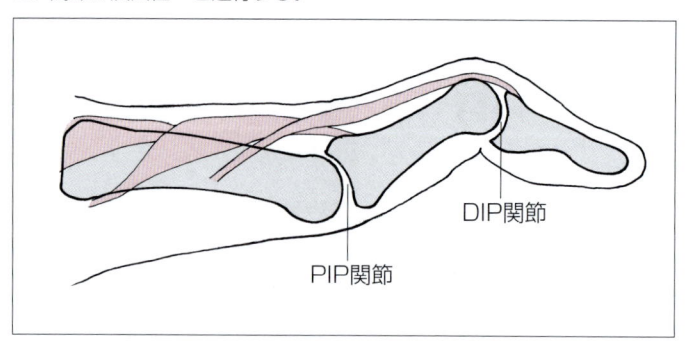

DIP関節
PIP関節

剥離骨折と裂離骨折

剥離骨折とは直達外力，裂離骨折とは筋，腱，靱帯などの牽引による介達外力で生じた骨折を意味する。一般には同義に用いられる場合が多い。

エコー anatomy　　手指

掌側操作

1 母指屈筋腱と腱鞘

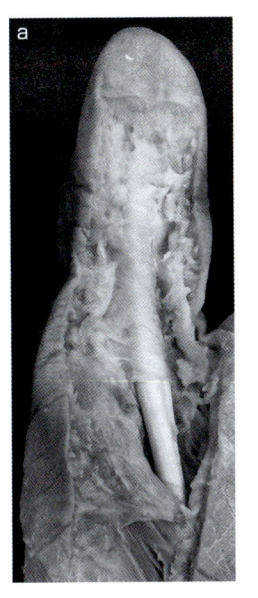

b：FPLあり
FPLが末節骨近位掌側に付着している。

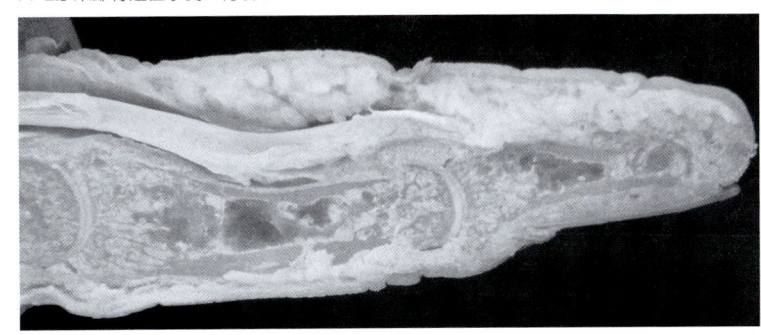

c：FPL除去
FPLは、A1 pulley（黒矢頭）、oblique pulley（白矢印）、A2 pulley（黒矢印）によって包まれる。

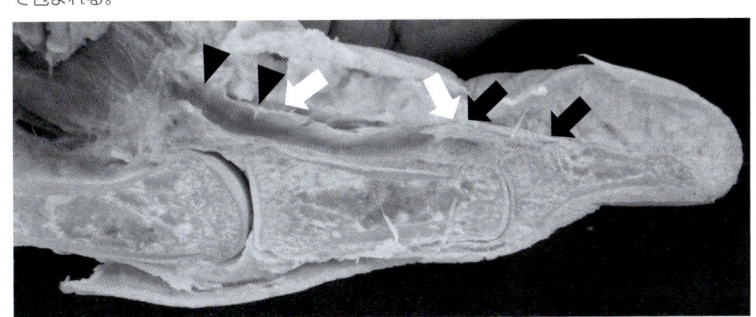

母指の屈筋腱と腱鞘
- エコー像では、A1 pulleyとMP関節の位置関係をイメージしながら描出していくことが重要である（p.25参照）。

示指から小指の屈筋腱腱鞘
- 示指から小指の屈筋腱を包む腱鞘には、柔らかい滑膜性腱鞘と腱を骨に固定する靱帯性腱鞘がある。靱帯性腱鞘は5つのannular pulley（A1～A5）と3つのcruciate pulley（C1～C3）からなり、腱の浮き上がりを抑える役目を果たす。
- annular pulleyのうち、A1、A2、A3が掌側板と連結するのに対し、A2、A4は骨幹部と連結する。
- cruciate pulleyはA2-A3間（C1）、A3-A4間（C2）、A4-A5間（C3）に位置する。

2 示指から小指の屈筋腱腱鞘
a：解剖（左中指）

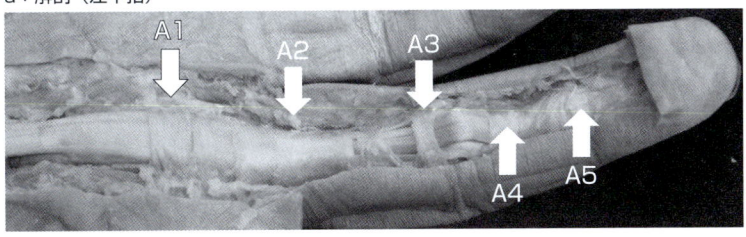

b：解剖（左中指長軸断面）

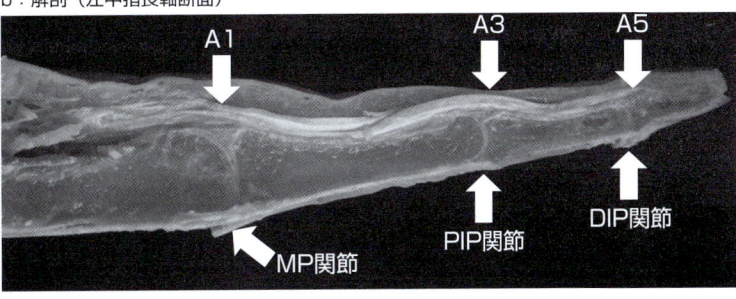

- エコー像では，A1 pulley と MP関節，A3 pulley と PIP関節，A5 pulley と DIP関節の位置関係をイメージしながら描出していくことが重要である（p.30〜31参照）。

（2 示指から小指の屈筋腱腱鞘のつづき）

掌側板（volar plate）

- 掌側板は，手指関節包の掌面，かつ指屈筋腱の底面を形成する線維軟骨で，関節の接触面積を増やし，応力を分散する作用がある。遠位部が厚く硬い板状なのに対し，近位側は薄く柔らかい膜状である。
- 掌側板損傷のエコー像は，掌側板が付着する中節骨底部，掌側板が覆う基節骨頭部の骨輪郭をイメージしながら観察する（p.32参照）。

3　PIP関節断面
a：FDS・FDPあり　　　b：FDS・FDP除去

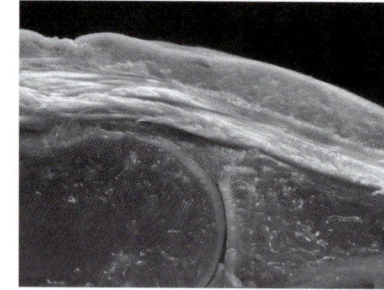

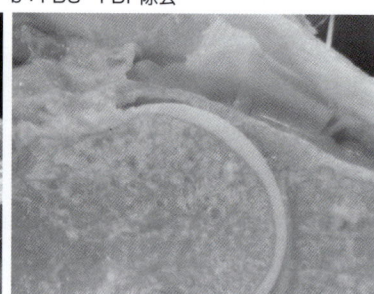

橈側・尺側操作

母指内転筋腱膜（adductor aponeurosis）

- 母指内転筋（ADP）は，主に母指尺側種子骨，母指基節骨底へ付着するが，膜状になって母指MP関節尺側を包み込む。母指MP関節の尺側側副靱帯は，母指内転筋腱膜の直下に位置する。
- Stener病変では，母指MP関節の尺側側副靱帯断端が母指内転筋腱膜の近位に位置する（p.50参照）。

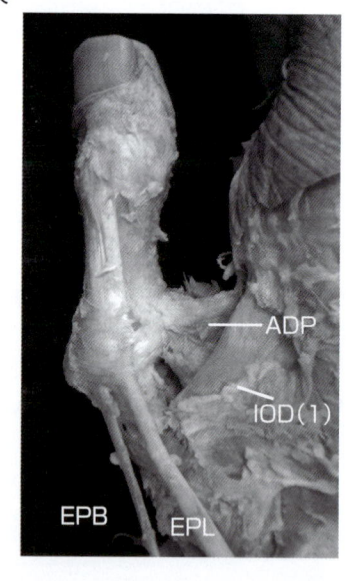

4　母指内転筋腱膜

ADP
IOD(1)
EPB　EPL

側副靱帯付着面

- MP関節，PIP関節，DIP関節の側副靱帯付着部は，近位側が骨隆起の遠位斜面，遠位側が平面である。再現性ある画像描出の骨性ランドマークとなる（p.50参照）。

5　側副靱帯付着面

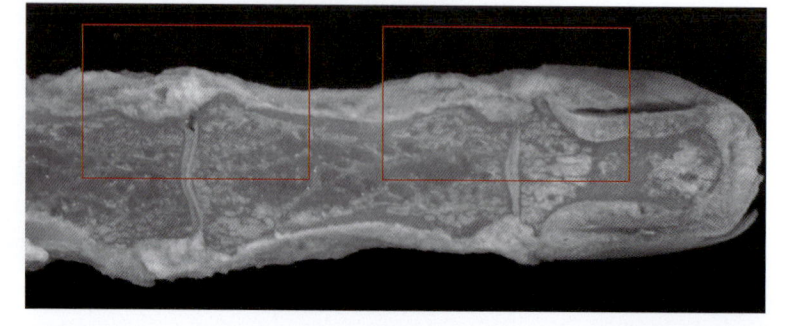

超音波で診る**上肢**

手関節

手関節の超音波検査では，掌側，背側，橈側，尺側の4方向からこれらが観察できる。

掌側

① 手根管：
- 正中神経
- 長母指屈筋（FPL）
- 浅指屈筋（FDS）
- 深指屈筋（FDP）

② Guyon管：
- 尺骨神経（UN）
- 尺骨動脈（UA）

③ 長掌筋腱（PL）
④ 橈側手根屈筋腱（FCR）
⑤ 尺側手根屈筋腱（FCU）

橈側

① 伸筋腱第1区画
- 長母指外転筋（APL）
- 短母指伸筋（EPB）

背側

① 伸筋腱第2区画
- 長橈側手根伸筋（ECRL）
- 短橈側手根伸筋（ECRB）

② 伸筋腱第3区画
  長母指伸筋（EPL）

③ 伸筋腱第4区画
- 総指伸筋（EDC）
- 固有示指伸筋（EIP）

④ 伸筋腱第5区画
- 固有小指伸筋（EDQ）

尺側

① 伸筋腱第6区画
- 尺側手根伸筋（ECU）

② 三角線維軟骨複合体（TFCC）

手関節

Basic Information

- 手関節は，橈骨，尺骨，8つの手根骨から構成されている。
- DRUJ（遠位橈尺関節）は前腕の回内外運動，RCJ（橈骨手根関節）とMCJ（手根中央関節）は手関節の掌背屈運動と橈尺屈運動に作用する。
- RCJとMCJは手関節の掌背屈では5：5，橈尺屈運動で4：6の割合で関節運動に寄与する。

手関節の構造

近位手根列：舟状骨（S），月状骨（L），三角骨（T），豆状骨（P）。
遠位手根列：大菱形骨（Tm），小菱形骨（Td），有頭骨（C），有鉤骨（H）。

橈骨‐尺骨間：遠位橈尺関節（DRUJ）。
橈骨‐手根骨間：橈骨手根関節（RCJ）。
近位‐遠位手根列間：手根中央関節（MCJ）。

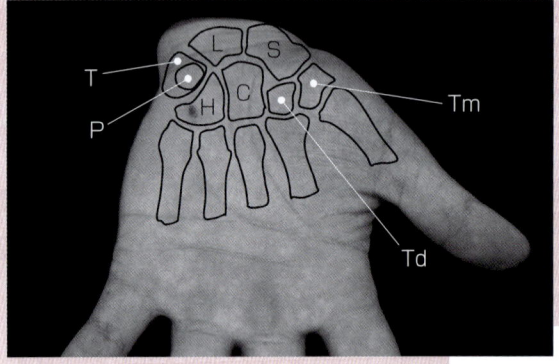

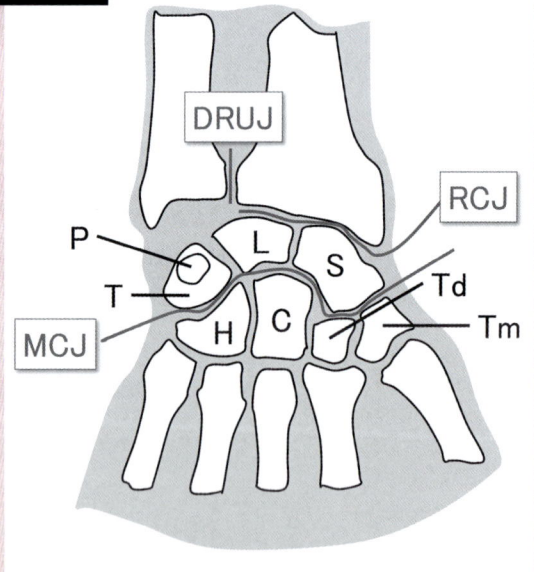

掌側操作

> **Master Point** 掌側操作では，指屈筋腱，絞扼性末梢神経障害が生じやすい正中神経と尺骨神経が観察できる。

検査肢位

体位・肢位 患者を座位，前腕回外位とする。

プローブの動き

手関節掌側の短軸方向にプローブをあて，近位，遠位方向へプローブを平行移動し，手根管，Guyon管を観察する。

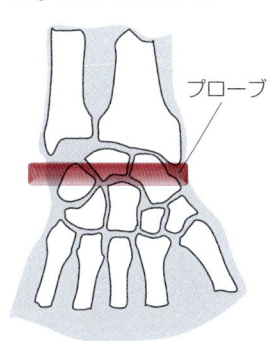

短軸方向の検査肢位

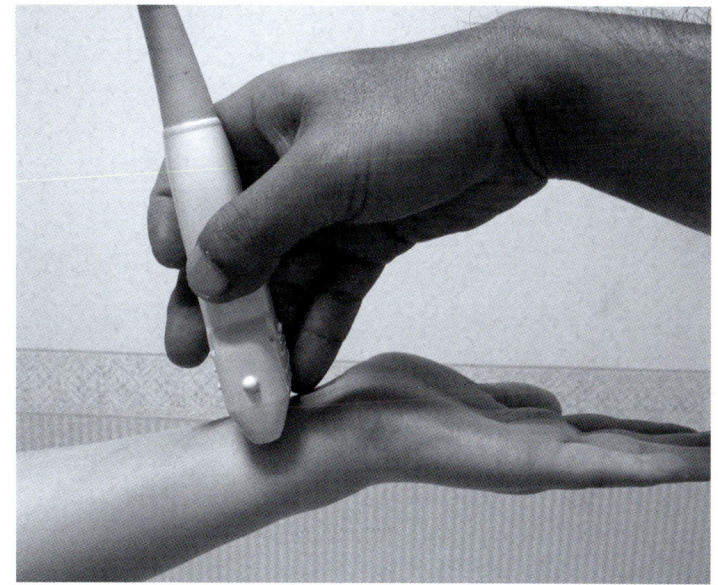

橈尺側へ平行移動し，正中神経，尺骨神経，指屈筋腱を観察する。

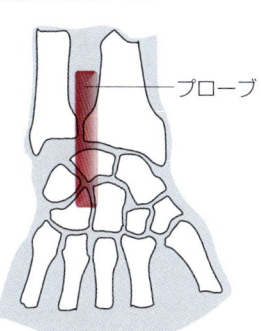

長軸方向の検査肢位

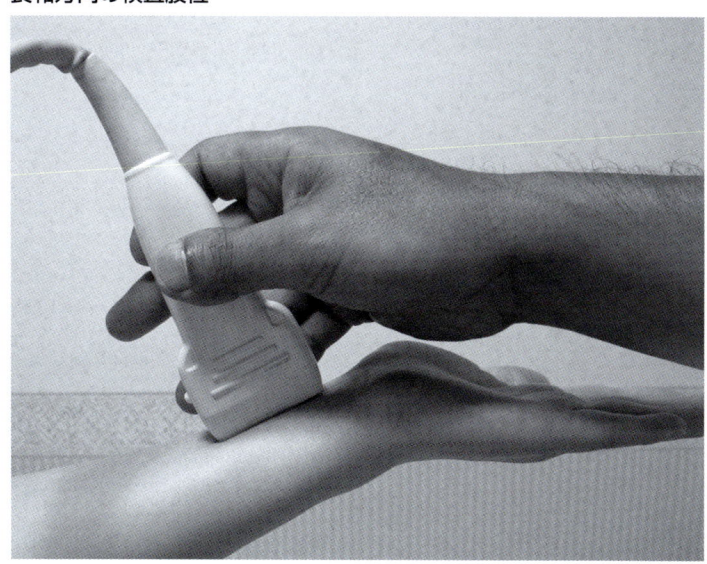

検査手順

手根管入口部の描出

Step 1　豆状骨，舟状骨結節の観察

プローブの動き

体表から触知できる豆状骨（P）と舟状骨結節を結ぶようにプローブをあてる。

豆状骨，舟状骨結節の触診

掌側手首皮線の遠位に触れる2つの骨性隆起のうち，尺側が豆状骨（P），橈側が舟状骨結節である。

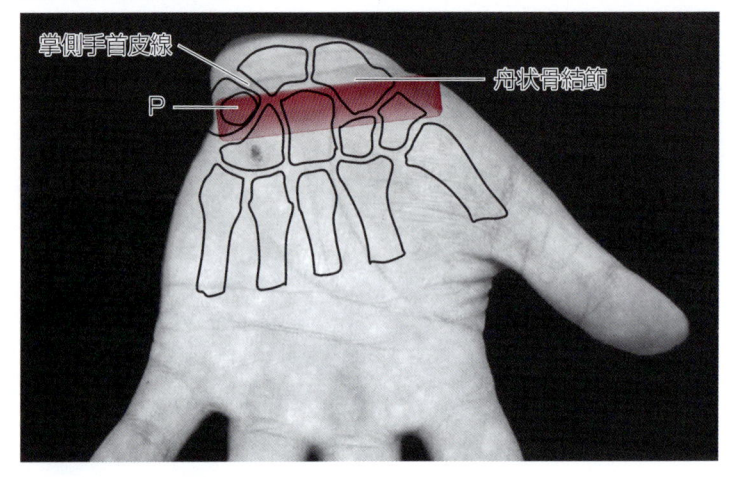

Step 2　屈筋腱，横手根靱帯，正中神経の観察

プローブの動き

手根管内の腱が卵円形高エコー像となるようにプローブの方向を微調整する。

横手根靱帯，正中神経の観察

半円形高エコー像に描出される豆状骨（P）
半円形高エコー像に描出される舟状骨結節（S）
Pの橈側とSの頂点を結ぶ線状高エコー像（赤矢頭）が横手根靱帯
横手根靱帯直下に楕円形低エコー像として描出される正中神経（赤矢印）

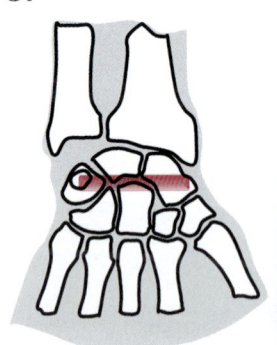

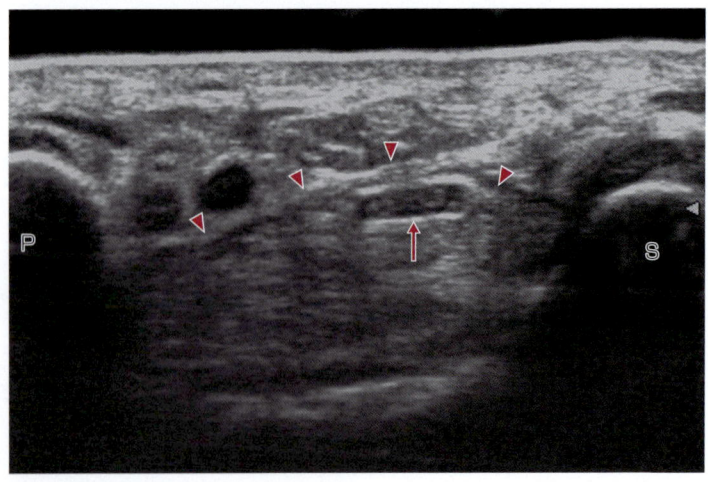

Step 3　Guyon管の観察［尺骨神経（UN），尺骨動脈（UA）］

▶ プローブの動き

プローブを手根管の短軸方向にあて，横手根靱帯直上に拍動する円形低エコー像（尺骨動脈）を確認する。

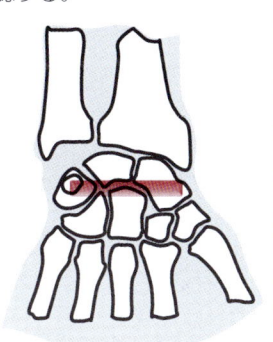

尺骨動脈と尺骨神経の描出

横手根靱帯（赤矢頭）の尺側直上に尺骨動脈（UA）と尺骨神経（UN）が描出されている。UAと豆状骨（P）との間の円形低エコー像がUNである。

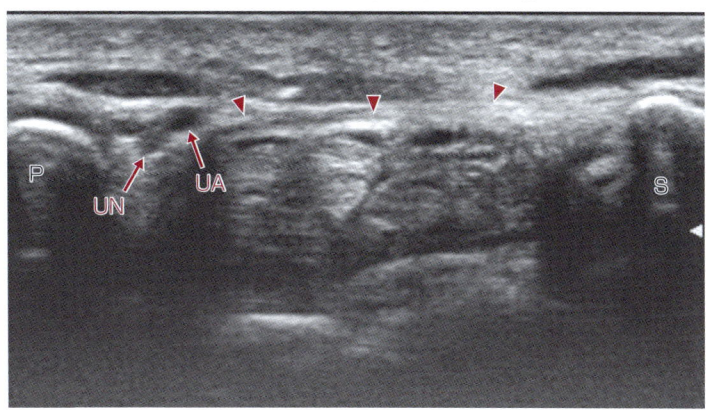

Guyon管のMRI

手掌腱膜（赤矢頭），横手根靱帯（白矢頭），豆状骨（P）に囲まれた部分をGuyon管とよび，中を尺骨動脈（UA，白矢印）、と尺骨神経（UN，赤矢印）が通過している。

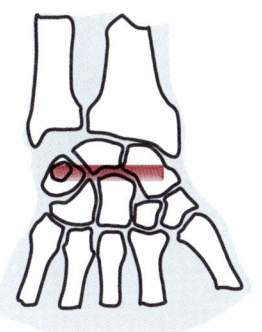

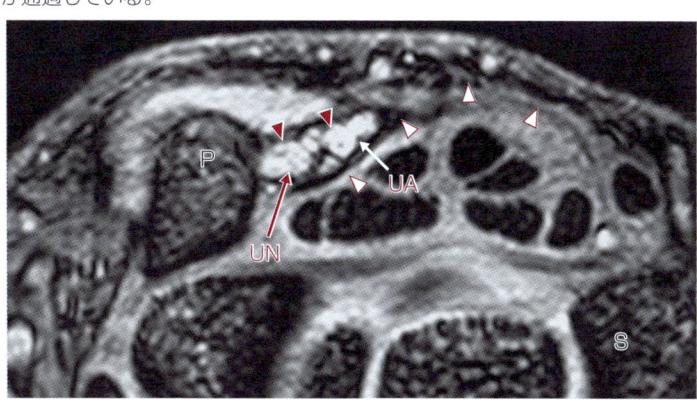

Q　Guyon管症候群に特徴的な所見は？

Guyon管での絞扼性末梢神経障害をGuyon管症候群という。原因としてはガングリオンによるものが圧倒的に多く，尺骨神経を圧排する低エコー像（＊）に注意する　**A**

豆状骨（P）の橈側にガングリオンを示唆する低エコー像を認め（＊），尺骨動脈（UA），尺骨神経（UN）が圧排されている。

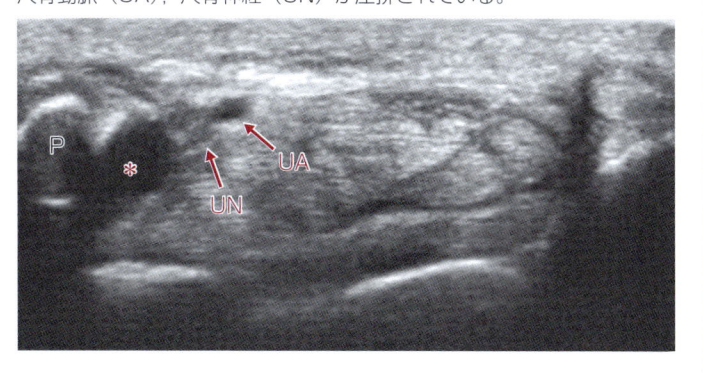

手関節

69

エコーanatomy Guyon管

- Guyon管とは，床側が横手根靭帯（TCL）と豆状有鉤靭帯（PHL），尺側壁が豆状骨（P）と付着部線維，橈側壁は有鉤骨鉤（H），天井側が手掌腱膜に囲まれた長さ約4cmのトンネルである。
- 尺骨動脈（UA，橈側）と尺骨神経（UN，尺側）が通過する。
- UNはH直上付近で浅枝（知覚枝）と深枝（運動枝）に分岐する。

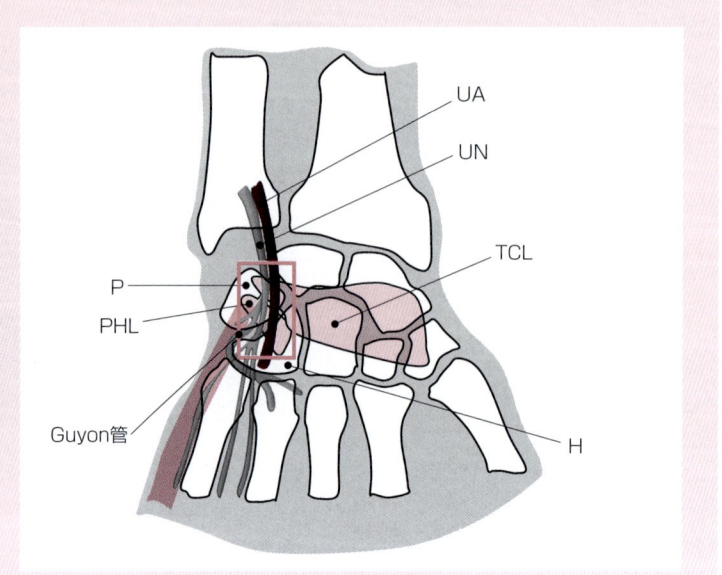

長母指屈筋（FPL），浅指屈筋（FDS），深指屈筋（FDP）の位置関係

- 尺骨表面にFDP，橈骨表面にFPL，FDP表層にFDSが位置する。
- FDPとFDSとの間を正中神経が走行する。

長母指屈筋

- 橈骨骨幹部と骨間膜から起始し，手根管を通り，母指末節骨底掌側に停止する。
- 正中神経支配で，母指のIPを屈曲する作用がある。

浅指屈筋

- 上腕骨，尺骨，橈骨の3つから起始し，手根管を通り，橈尺側二股に分かれて中節骨掌側に停止する。分岐したFDSの間を深指屈筋（FDP）が通過する。
- 正中神経支配で，示指から小指のPIPを屈曲する作用がある。

深指屈筋

- 尺骨骨幹部と骨間膜から起始し，浅指屈筋（FDS）の腱裂孔，さらに手根管を通り，示指から小指の末節骨底掌側に停止する。
- 示指，中指に向かう筋は正中神経支配，環指，小指に向かう筋は尺骨神経支配で，示指から小指までのDIPを屈曲する作用がある。

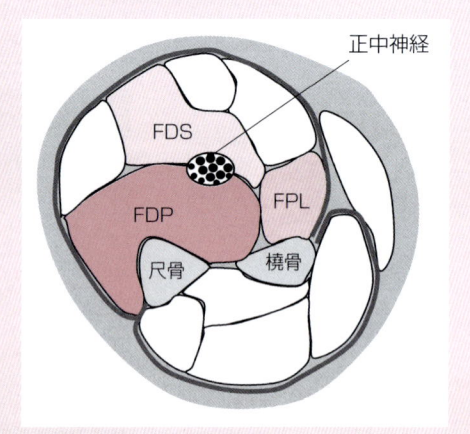

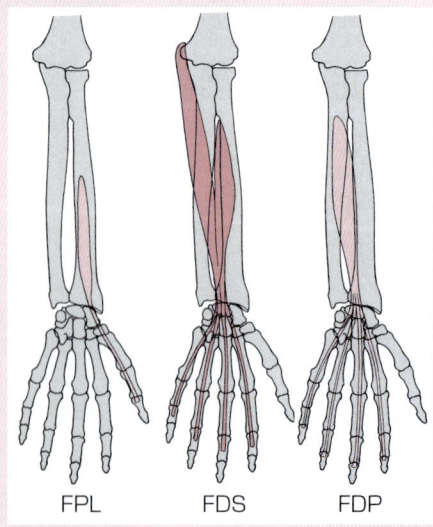

（林 典雄：運動療法のための機能解剖学的触診技術 上肢，2005．より）

手根管近位部の描出

Step 1　正中神経短軸像の観察

プローブの動き

正中神経を観察しながら、プローブを手根管近位に移動する。

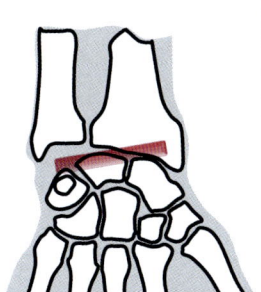

正中神経の短軸像（手根管より近位部）

半円形高エコー像の月状骨（L）が描出されている。Lは、手根管入口部（白線：赤矢印）のやや近位に位置している。

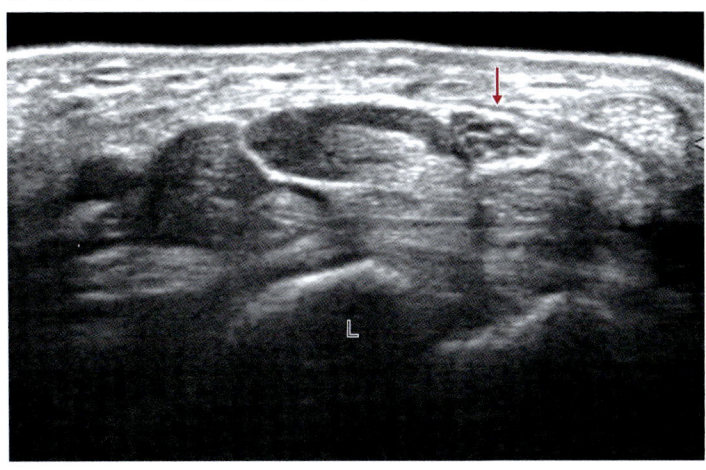

Q 偽神経腫がみつかりません

手根管入口部での圧迫による正中神経麻痺を手根管症候群（carpal tunnel syndrome）という。圧迫が長期間に及ぶと圧迫部近位での変性肥大、いわゆる偽神経腫（pseudoneuroma）が生じる。手根管症候群に伴う偽神経腫は、手根管よりも近位に生じるため、月状骨を骨性ランドマークとして正中神経の太さの左右差を評価する **A**

Kienböck病、月状骨脱臼などでも手根管症候群が生じることがある。

手根管入口部の近位に生じた偽神経腫は、2画面表示による短軸像での健側比較が異常所見の判断に役立つ（赤矢印：正中神経、L：月状骨）。

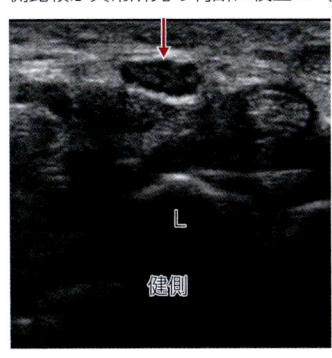

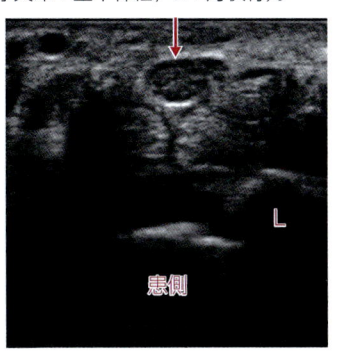

Step 2　正中神経長軸像の観察

プローブの動き

正中神経を画面中心に保持しながら，プローブを90°回転して長軸像を描出する。

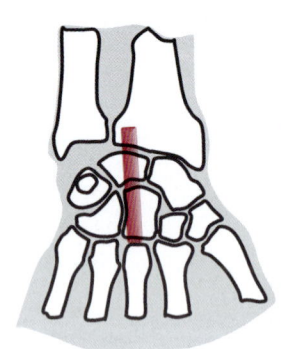

正中神経の長軸像

正中神経（赤矢印）は横手根靱帯（赤矢頭）の入口部で深部へと方向を変えている。正中神経の厚みはほぼ一定である。

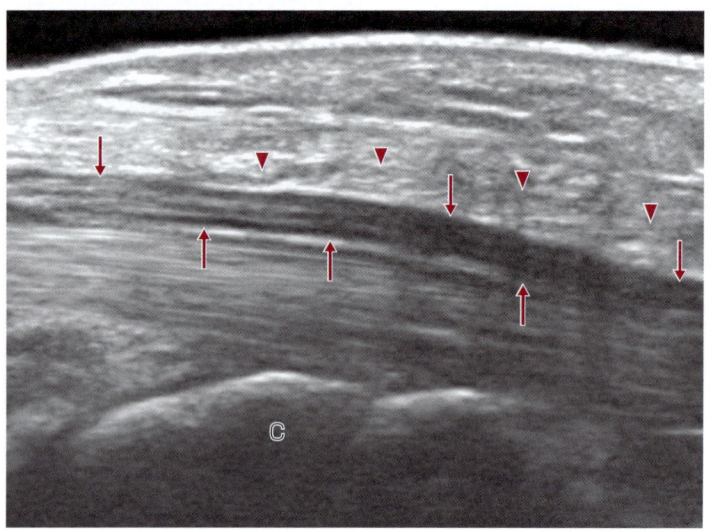

Q　正中神経の長軸像で何がわかりますか？

A 長軸像では，横手根靱帯の厚さ，月状骨の異常所見（骨輪郭の不整，途絶，位置異常）が観察できる。圧迫が長期間に及ぶ手根管症候群では横手根靱帯の近位に偽神経腫をとらえることができる。

横手根靱帯（赤矢頭）で圧迫された正中神経（赤矢印）が，横手根靱帯入口部より近位で偽神経腫（＊）を形成している。

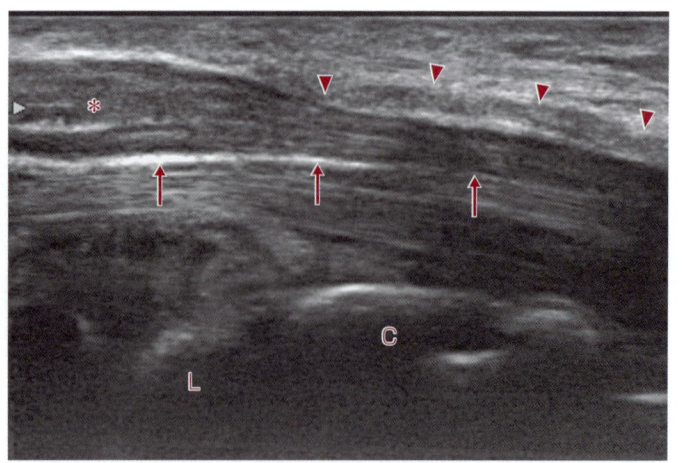

手根管遠位部の描出

Step 1　手根管遠位部の観察

プローブの動き

体表から触知できる有鉤骨鉤と大菱形骨結節を結ぶようにプローブをあてる。

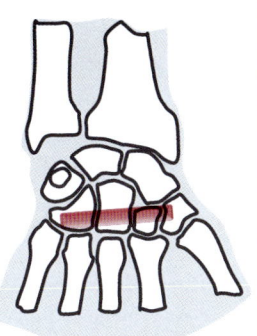

手根管遠位部の短軸像

有鉤骨鉤（H）と大菱形骨結節（Tm）の頂点を連結する横手根靱帯（赤矢頭）直下に正中神経（赤矢印）が観察できる。

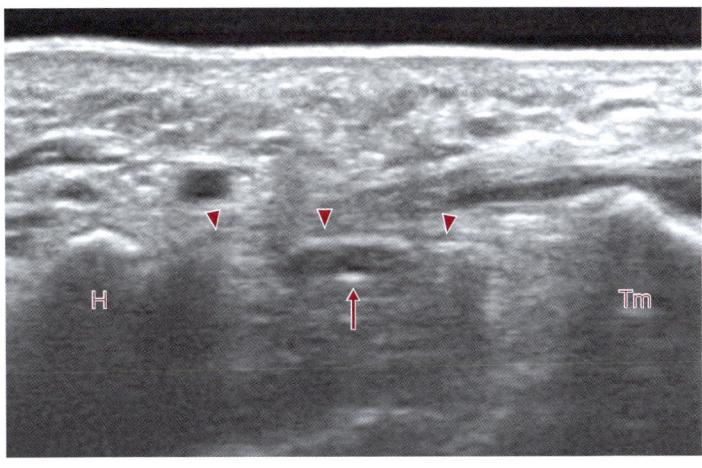

橈側操作

Master Point　手関節橈側操作では，伸筋腱第1区画を走行する長母指外転筋と短母指伸筋が主に描出できる。
伸筋腱は皮膚直下に位置するため，ゼリーを多めに使用するか，シリコンパッドを用いる。

検査肢位

体位・肢位　患者を座位，前腕中間位とする。

プローブの動き

手関節橈側の短軸方向にプローブをあて，近位，遠位方向へプローブを平行移動し，伸筋腱第1区画を観察する。

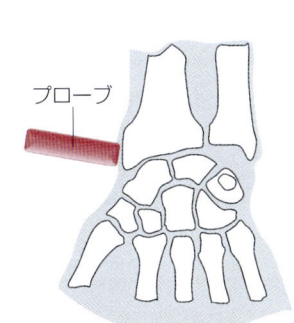

短軸方向の検査肢位

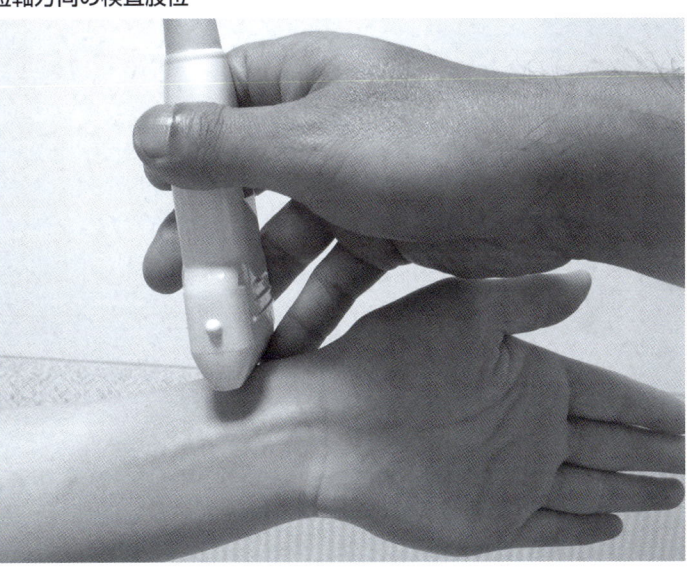

検査手順

Step 1　伸筋腱第1区画の観察［長母指外転筋（APL），短母指伸筋（EPB）］

エコー anatomy

長母指外転筋（APL）
- 尺骨・橈骨の骨幹背側および前腕骨間膜から起始し，母指中手骨底掌側に停止する。
- 橈骨神経支配で，母指CM関節の掌側外転，手関節掌屈に作用する。

短母指伸筋（EPB）
- 橈骨の骨幹背側と骨間膜から起始し，母指基節骨底背側に停止する。
- 橈骨神経支配で，母指CM関節の橈側外転に作用する。

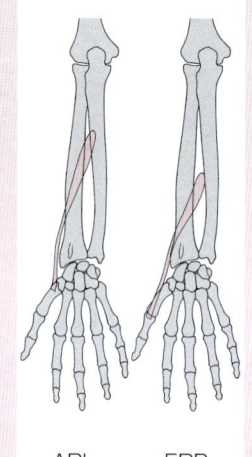

(林　典雄：運動療法のための機能解剖学的触診技術　上肢，2005.より)

手関節背側の骨性ランドマーク

手関節背側で伸筋腱の観察を行う場合，橈骨茎状突起（橈骨先端部），尺骨茎状突起（尺骨先端部），Lister結節が骨性ランドマークになる。
橈骨茎状突起上に伸筋腱第1区画がある

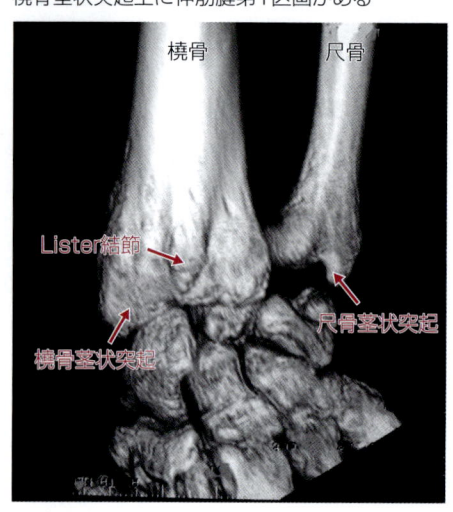

プローブの動き

橈骨茎状突起の骨表面を観察しながら，プローブを橈骨の骨輪郭がみえなくなる末梢側から近位側へと移動する。

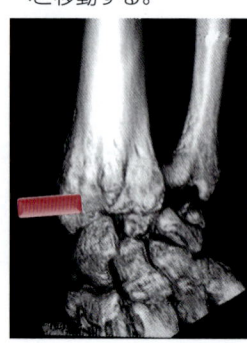

伸筋腱第1区画の短軸像

伸筋腱第1区画では，掌側をAPL，背側をEPBが走行する。APLは太い楕円形高エコー像，EPBは小さな円形高エコー像，周囲を取り囲む腱鞘は線状低エコー像に描出される（矢印）。

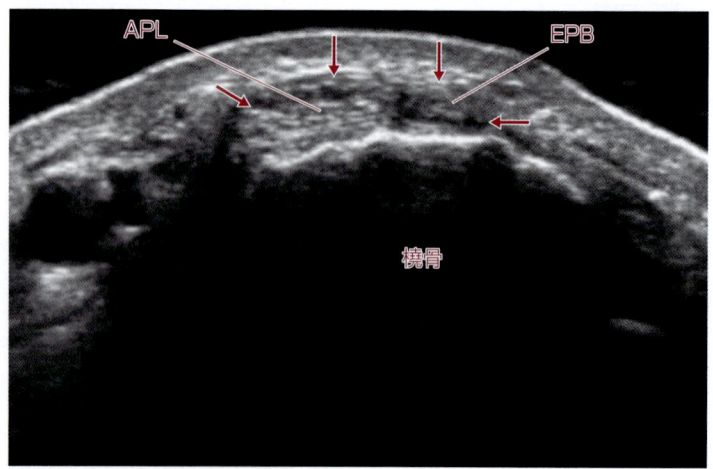

エコー anatomy

伸筋腱第1区画の隔壁

- 伸筋腱第1区画の60%に長母指外転筋（APL）と短母指伸筋（EPB）を完全に分離する隔壁がある。
- 隔壁がある症例では，隔壁部分に一致した床側の骨隆起（＊）が特徴である。
- 伸筋腱第1区画の狭窄性腱鞘炎，いわゆるde Quervain病では，隔壁がないものに比べ，隔壁があるもののほうが保存療法に抵抗しやすい。

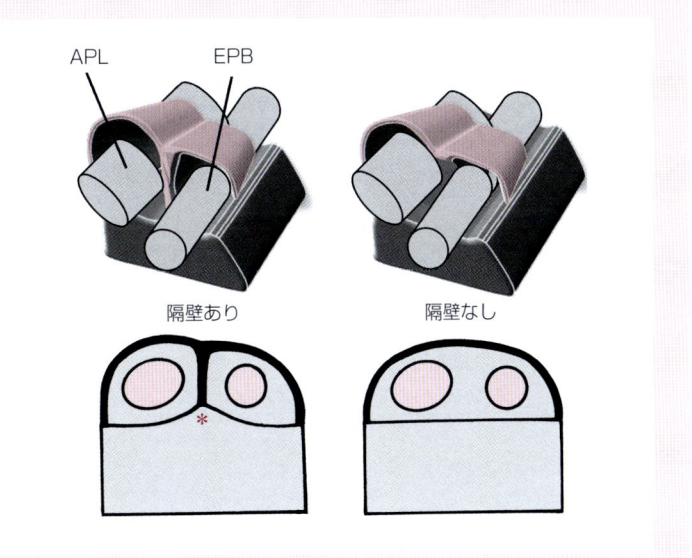

Q エコー像でわかるde Quervain病の特徴は何でしょうか？

de Quervain病の腱鞘は，健側に比べ，線状低エコー像を示す部分が肥厚し，APL周囲よりEPB周囲のほうが厚いという特徴がある **A**

ほとんどが腱鞘肥厚に腱肥大を伴う。

隔壁の有無も必ず確認することが大切である。

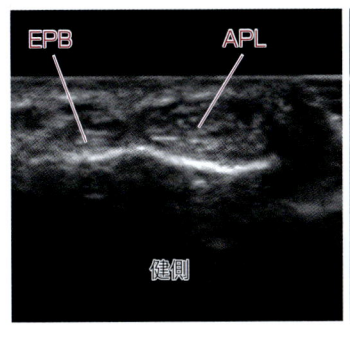

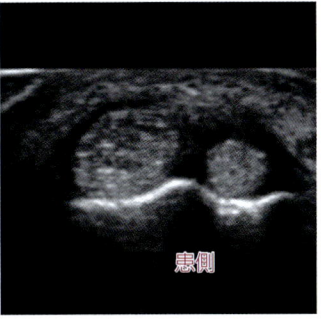

背 側 操 作

Master Point 手関節背側操作では，伸筋腱第2〜5区画を走行する腱と腱鞘，橈骨遠位端，さらに遠位橈尺関節が描出できる。
伸筋腱は皮膚直下に位置するため，ゼリーを多めに使用するか，シリコンパッドを用いる。

検 査 肢 位

体位・肢位 患者を座位，前腕回内位とする。

プローブの動き
手関節背側の短軸方向にプローブをあて，橈側から尺側へプローブを移動し，伸筋腱第2〜5区画を観察する。

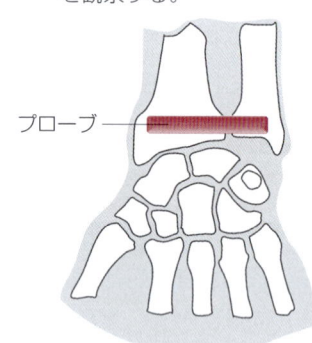

プローブ

短軸方向の検査肢位

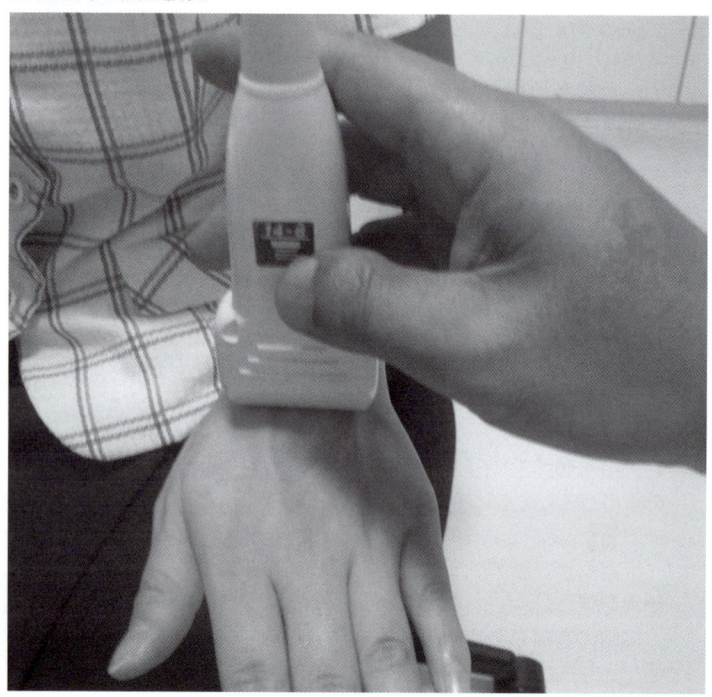

エコーanatomy

長橈側手根伸筋（ECRL）
- 上腕骨外側上顆の上方から起始し，示指の中手骨底背側に停止する．
- 橈骨神経支配で，手関節を背屈，橈屈する．

短橈側手根伸筋（ECRB）
- 上腕骨外側上顆から起始し，中指の中手骨底背側に停止する．
- 橈骨神経支配で，手関節を背屈，橈屈する．

（林 典雄：運動療法のための機能解剖学的触診技術 上肢, 2005. より）

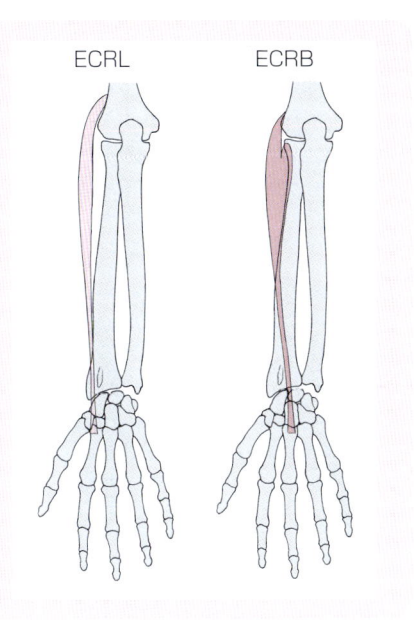

検 査 手 順

Step 1　伸筋腱第2区画の観察［長橈側手根伸筋（ECRL），短橈側手根伸筋（ECRB）］

プローブの動き

骨輪郭が鮮明で，ECRL，ECRBが異方性の影響で黒く描出されないようにプローブ方向を微調整する．

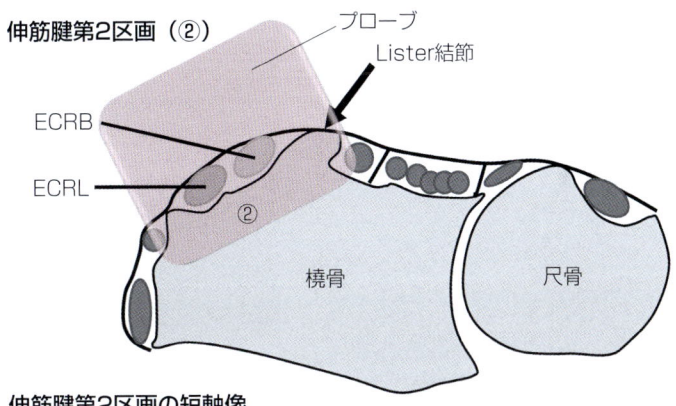

伸筋腱第2区画（②）

プローブ／Lister結節／ECRB／ECRL／②／橈骨／尺骨

プローブの動き

伸筋腱第1区画の背尺側にプローブを移動し，伸筋腱第2区画を描出する．

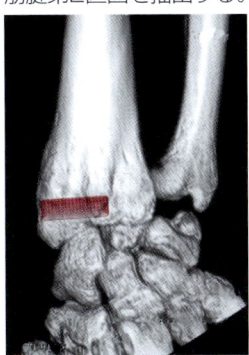

伸筋腱第2区画の短軸像

2つの卵円形高エコー像のうち，橈側がECRL，尺側がECRB，腱周囲の低エコー像が腱鞘である．

ECRL　ECRB　Lister結節

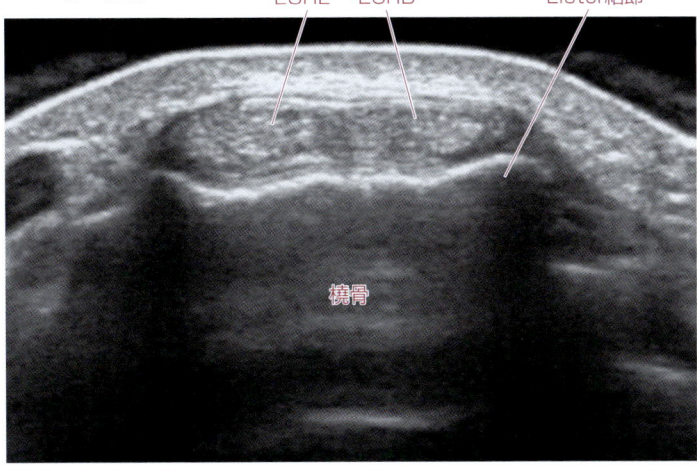

橈骨

手関節

Q intersectionがみつかりません

ECRL, ECRBの腱は，ほぼ同じ太さの卵円形高エコー像として描出される。プローブを遠位方向（a）から近位方向（d）へ平行移動していくと，手関節の近位約5cmの部位で APLとEPBが，ECRL, ECRBの腱の上を斜めに乗り越える。この部位をとくにintersectionという（赤丸部分） **A** intersectionで動作時の握雪音，疼痛を生じたものがintersection syndromeである。

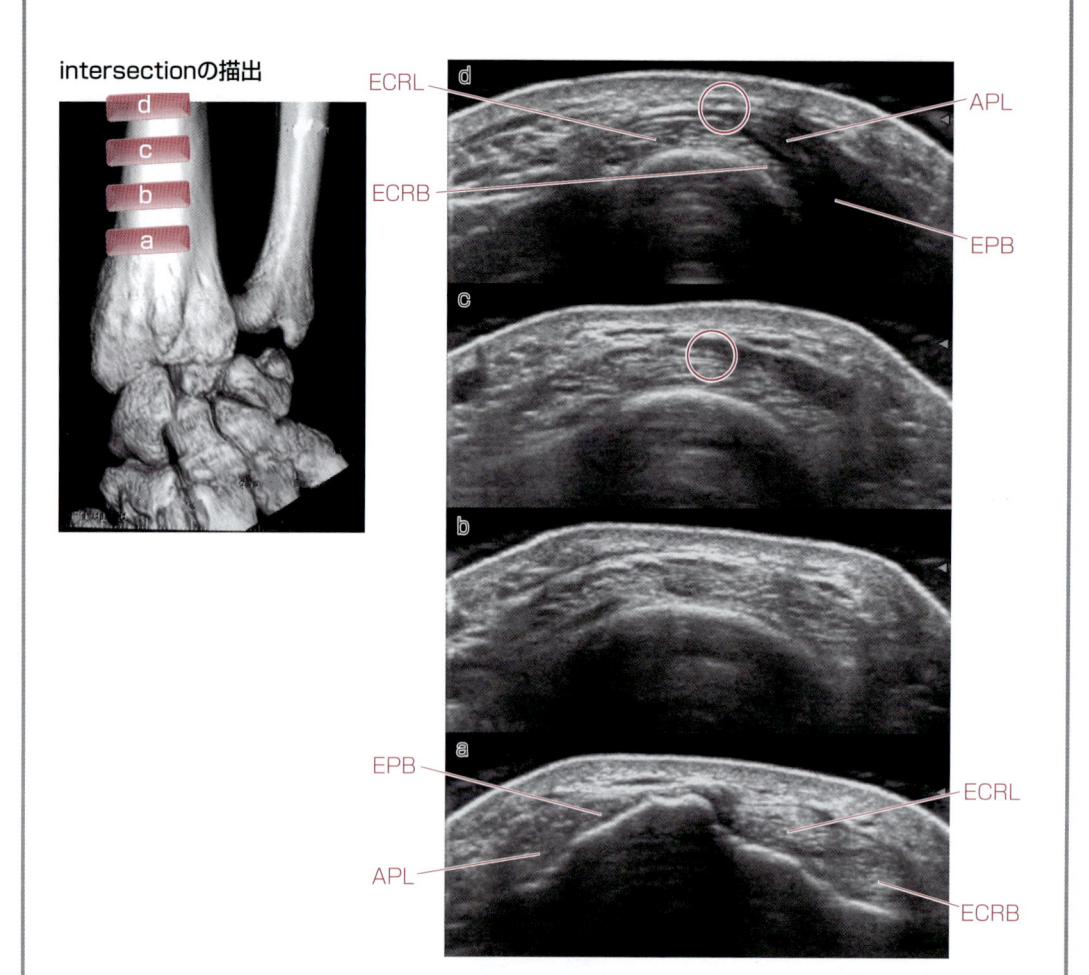

intersectionの描出

intersection syndrome

外観
右手関節の近位約5°の部位が腫脹している（赤矢印）。手関節背屈時に「ぎーぎー」という握雪音が生じるのが特徴である。

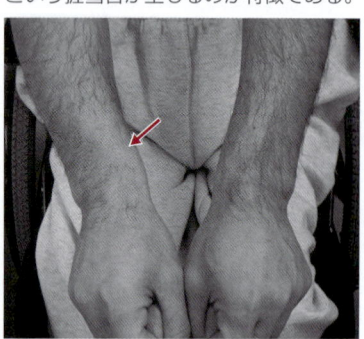

健側に比べ，患側では交差部でAPL, EPB さらにECRL, ECRBが腫脹している。

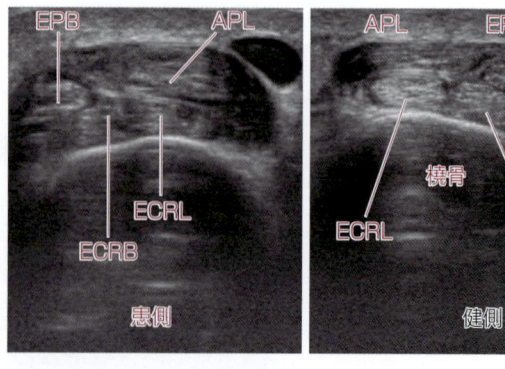

Step 2　伸筋腱第3区画の観察［長母指伸筋（EPL）］

Lister結節

ECRL，ECRBの尺側にあり，伸筋腱第2区画（②）と第3区画（③）の間にある堤防状の骨隆起がLister結節（＊）である。

エコーanatomy

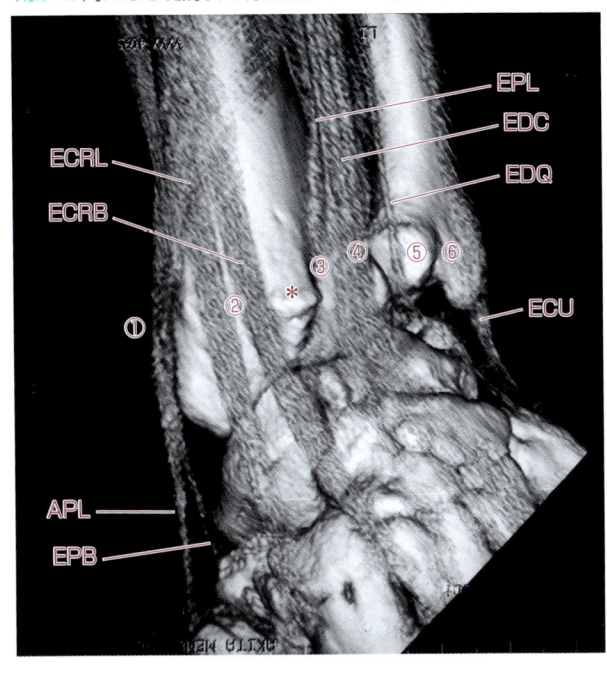

長母指伸筋（EPL）

- 尺骨の骨幹背側から起始し，Lister結節尺側で方向を変えて母指末節骨底背側に停止する。
- 橈骨神経支配で，母指IP，MP関節とCM関節を伸展する。

（林　典雄：運動療法のための機能解剖学的触診技術 上肢, 2005. より）

伸筋腱第3区画の短軸像

短軸像でLister結節（＊）の尺側に接して存在する円形高エコー像がEPLである。

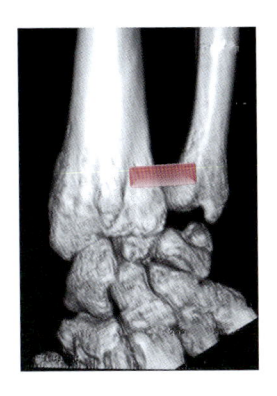

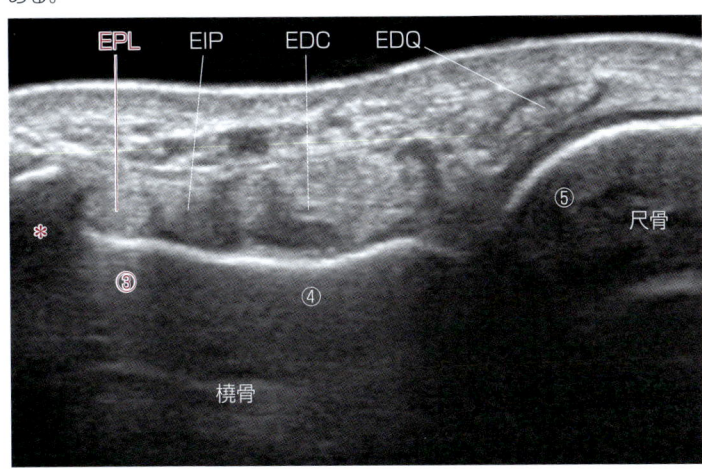

> **プローブの動き**
> EPLを画面中央に保持したままプローブを90°回転して長軸像で観察する。

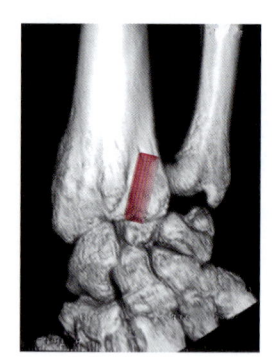

伸筋腱第3区画の長軸像
伸筋腱第3区画の背側であるEPLの橈骨表面は，平坦で滑らかな表面形状を示す。

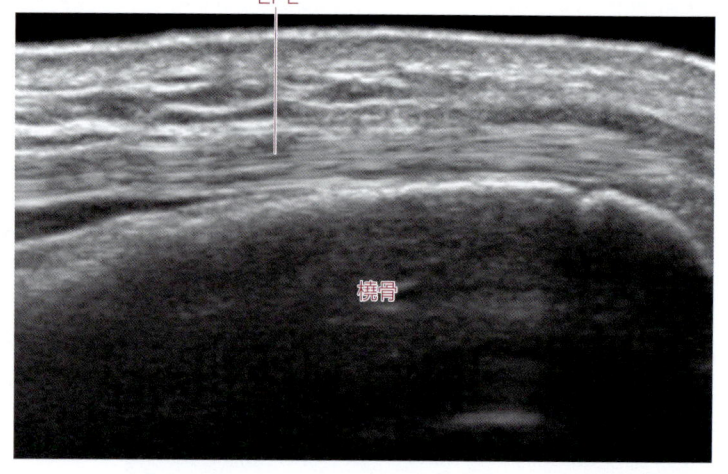

Q 橈骨遠位端骨折の転位が少ない例ではエコー像にどのような特徴があるでしょうか？

転位が少ない橈骨遠位端骨折後，数カ月して突然母指IP，CM関節の伸展障害が生じることがある。これはEPL断裂が原因で，エコー像では伸筋腱第2区画の腱欠損像が認められる。**A**

転位が少ない橈骨遠位端骨折では仮骨が堤防上に突出するため，この骨棘によるEPLの摩耗が断裂の原因と考えられている。

a. 転位例
通常仮骨は骨膜に沿って形成されるため，伸筋腱との接触面は平滑である（仮骨：赤矢印）。

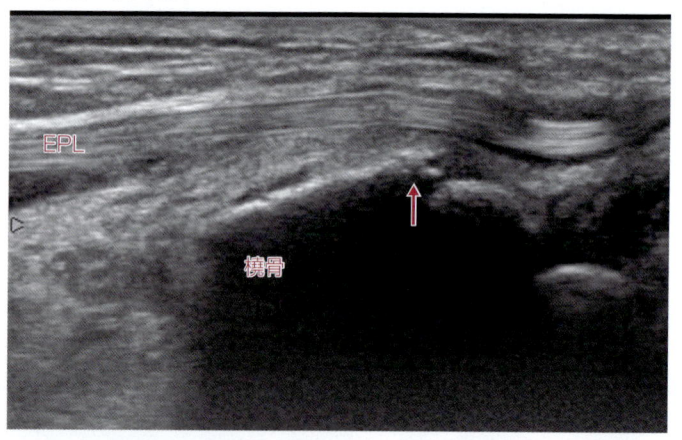

b. 転位がない例
転位がない例に生じた仮骨は堤防状に突出している（仮骨：赤矢印）。

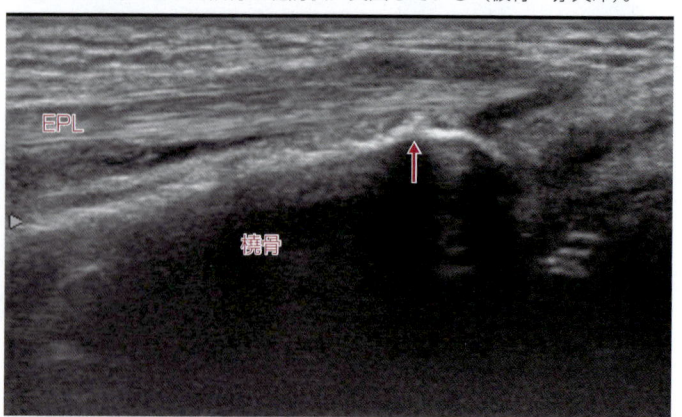

Step 3 伸筋腱第4区画の観察［総指伸筋（EDC），固有示指伸筋（EIP）］

プローブの動き
異方性の影響で伸筋腱が黒く抜けないよう，プローブ方向を微調整する。

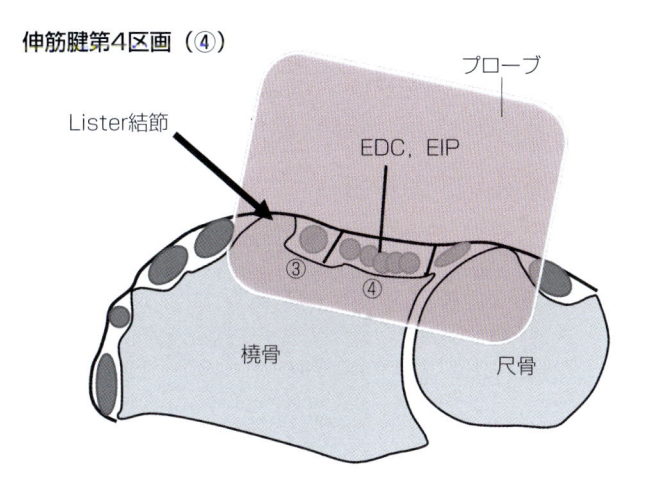

伸筋腱第4区画（④）

プローブの動き
プローブを短軸方向でEPL尺側にある伸筋腱第4区画を描出する。

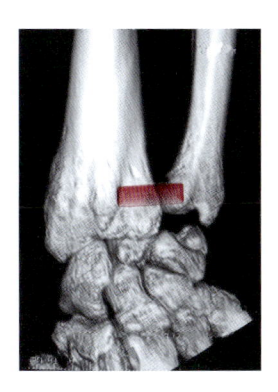

伸筋腱第4区画の短軸像
Lister結節（＊）尺側の第3区画（③）と尺骨との間が第4区画で，EDCとEIPが走行する。EDCの腱4本とEIPの腱1本が一塊となって描出されている（④）。

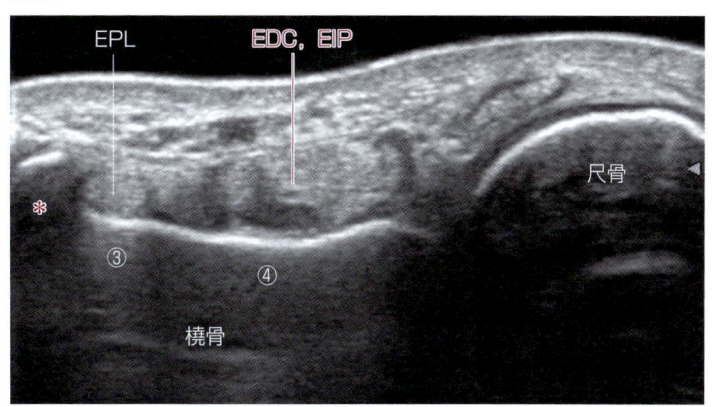

プローブの動き
プローブを90°回転して長軸像を観察する。

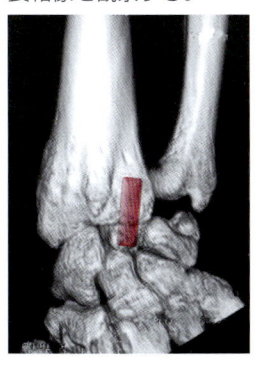

伸筋腱第4区画の長軸像
EDCはfibrillar patternを示し，橈骨背側表面を走行している。

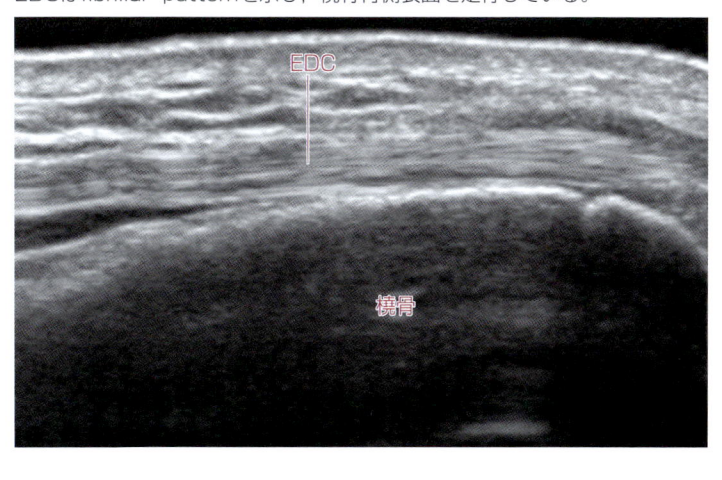

Q 下垂指のエコー像で何がわかりますか？

下垂指のエコー像は病態把握，すなわちEDC断裂と神経麻痺の鑑別に有用である **A**

下垂指

指の伸展障害は，EDC断裂でも橈骨神経麻痺（後骨間神経麻痺）でも生じるため正確な鑑別診断をする必要がある。

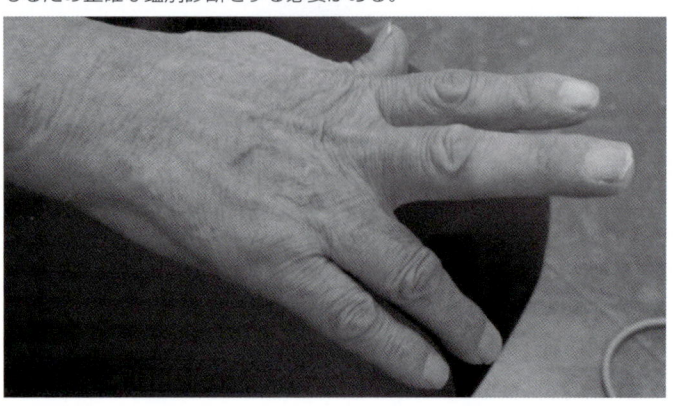

EDC断裂は，短軸像でのEDC欠損像が特徴的で，多くは遠位橈尺関節障害（＊）に伴っている。

断裂は小指，環指，中指の順番に断裂が進行し，断裂腱の再建にはEIPが用いられることが多い。

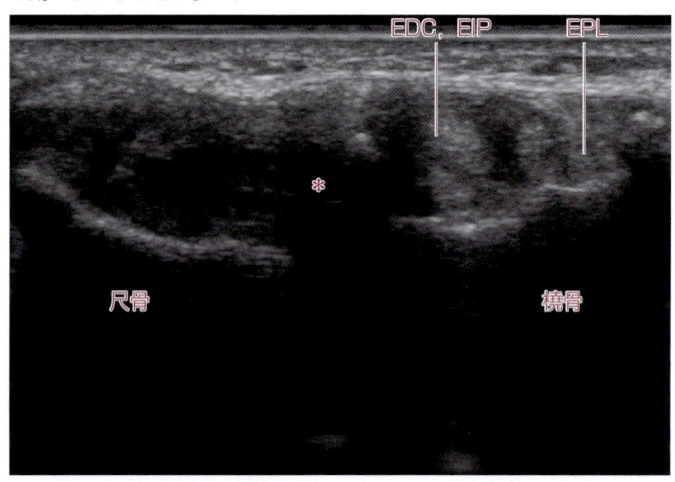

後骨幹神経麻痺（橈骨神経麻痺）

下垂指は橈骨神経麻痺（とくに後骨間神経麻痺）でも生じ，多くの場合は下垂手を同時に伴っている。下垂指で正常伸筋腱が存在するときは本麻痺を考える。

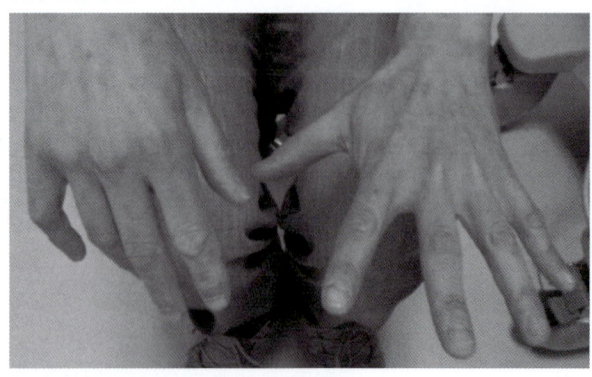

EDCの腱鞘炎では，健側に比べて腱周囲の低エコー像が厚くなる．2画面表示による健側との比較で病変の有無が判断できる．

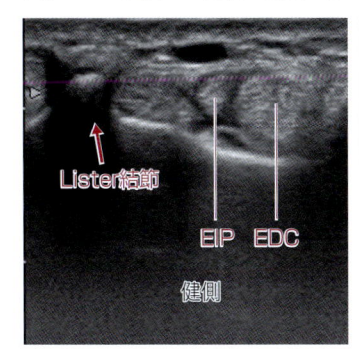

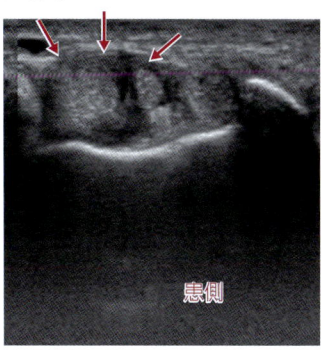

Lister結節　EIP　EDC　健側　患側

エコー anatomy

総指伸筋（EDC）
- 上腕骨外側上顆から起始し，それぞれの腱は基節骨底で3つに分かれ，中心束は中節骨底，外側束は末節骨底に停止する．
- 橈骨神経深枝（後骨間神経）支配で，示指から小指のPIP，DIP，MP関節を伸展する．

固有示指伸筋（EIP）
- 尺骨と骨間膜から起始し，示指末節骨底に停止する．
- 橈骨神経深枝（後骨間神経）支配で，示指MP，PIP，DIP関節を伸展する．

固有小指伸筋（EDQ）
- 上腕骨外側上顆から起始し，小指末節骨底に停止する．
- 橈骨神経深枝（後骨間神経）支配で，小指MP，PIP，DIP関節を伸展する．

EDC　EIP　EDQ

（林 典雄：運動療法のための機能解剖学的触診技術 上肢，2005．より）

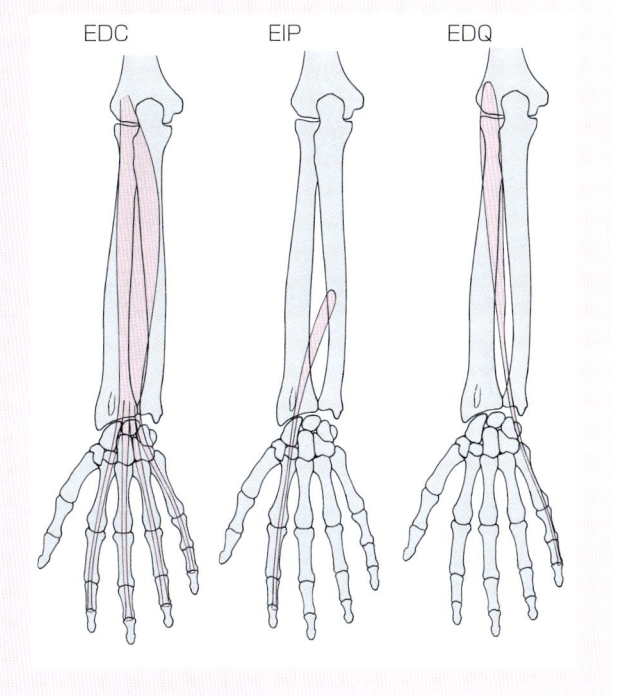

手関節

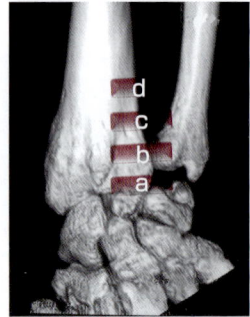

EDC ⅡとEIPの識別

伸筋腱第4区画の近位では，EDCが表層，EIP（尺側）とEPL（橈側）が深層を走行する。EDCに比べ低エコー像を示すEIP，EPLの筋線維はEDCの筋線維より末梢に付着している。

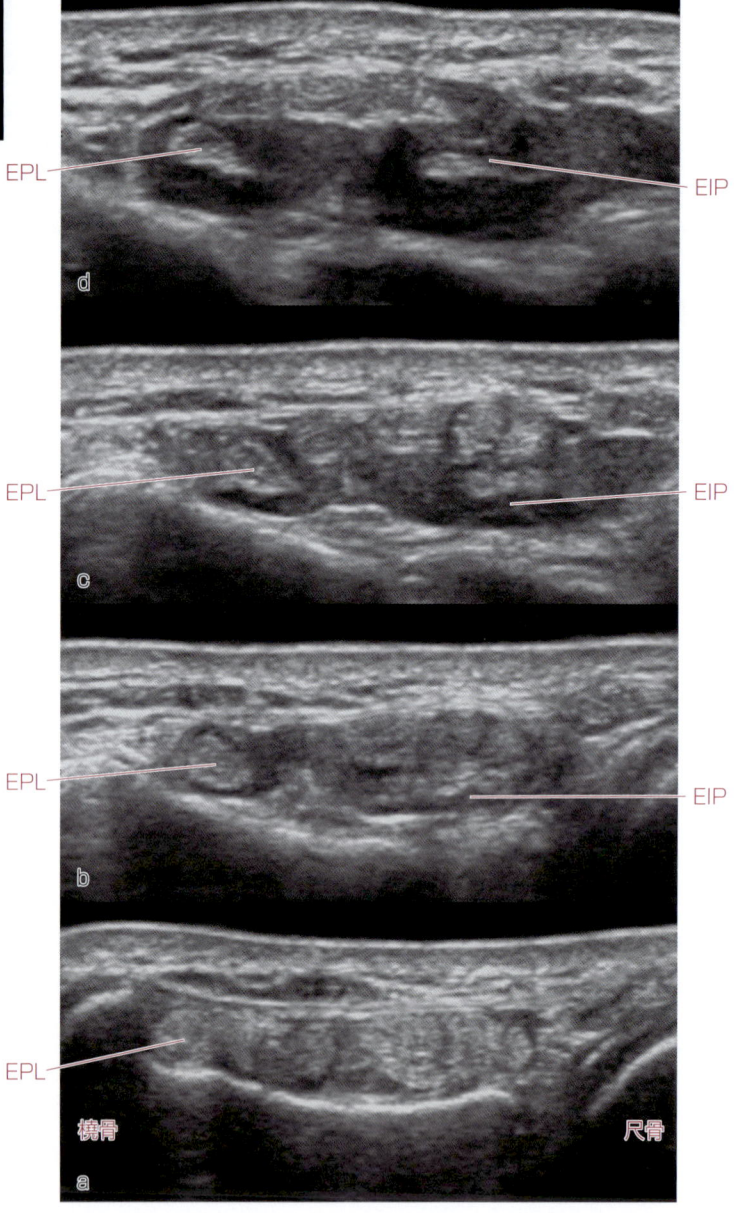

Step 4　伸筋腱第5区画の観察［固有小指伸筋（EDQ）］

プローブの動き

DRUJ背側にプローブをあて，EDQが高エコー像に描出されるようにプローブの傾きを微調整する。

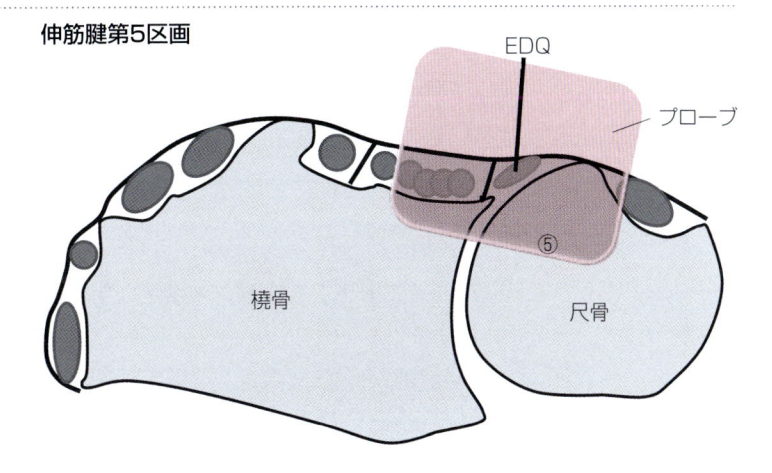

伸筋腱第5区画

プローブの動き

プローブを短軸像で遠位橈尺関節背側の伸筋腱第5区画を描出する。

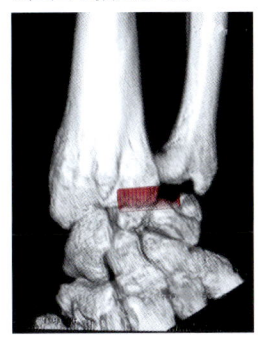

伸筋腱第5区画の短軸像

扁平楕円形高エコー像に描出されるEDQが尺骨直上を走行している。そのためEDQは遠位橈尺関節障害に伴う骨変形や滑膜炎の影響を受けやすい。

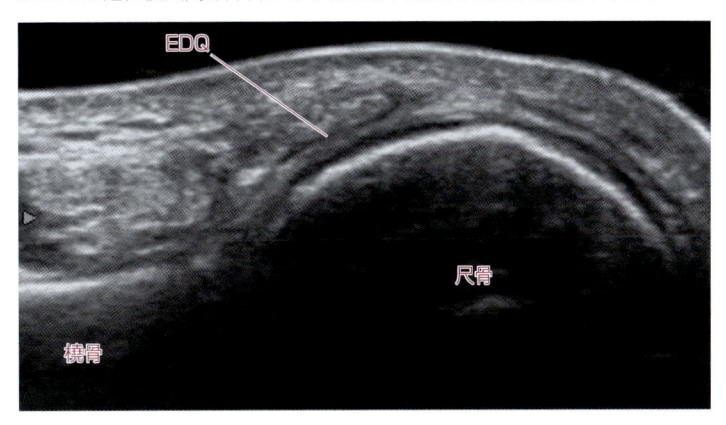

プローブの動き

長軸像を描出し，EDQの全長にわたって描出されるようにプローブ方向を微調整する。

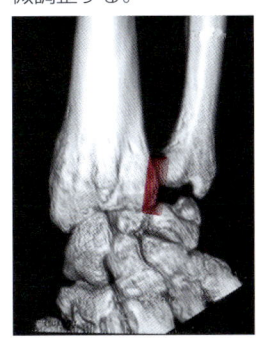

伸筋腱第5区画の長軸像

固有小指伸筋（EDQ）は尺骨直上を乗り上げるように蛇行している。

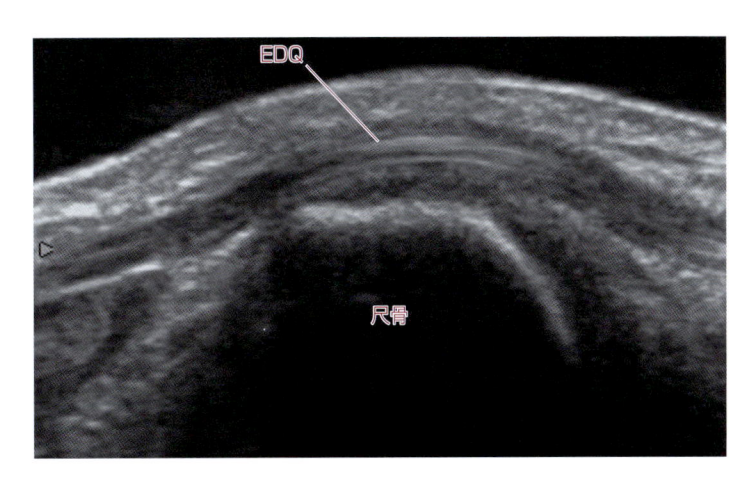

Q 固有小指伸筋（EDQ）断裂の原因を教えて下さい

関節リウマチでは，遠位橈尺関節に炎症性滑膜増殖がみられやすく，その直上のEDQがしばしば断裂する **A**

多くは尺骨頭の背側脱臼に伴う。EDQの断裂が必ずしも機能障害に結びつくわけではないが，放置していると環指，中指，ときに示指へと断裂が波及することがある。

尺 側 操 作

Master Point 手関節尺側操作では，尺側手根伸筋（ECU），三角線維軟骨複合体（TFCC）が描出できる。

検 査 肢 位

体位・肢位 患者を座位，回内位とする。

プローブの動き

手関節尺側へプローブをあて，ECUは短軸方向，TFCCは長軸方向で観察する。

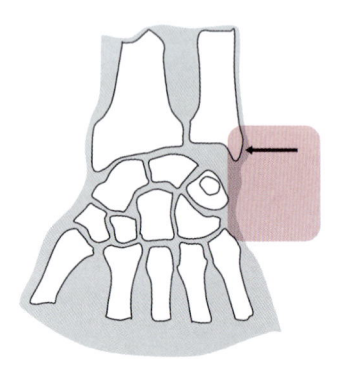

尺側操作の検査肢位（長軸操作）

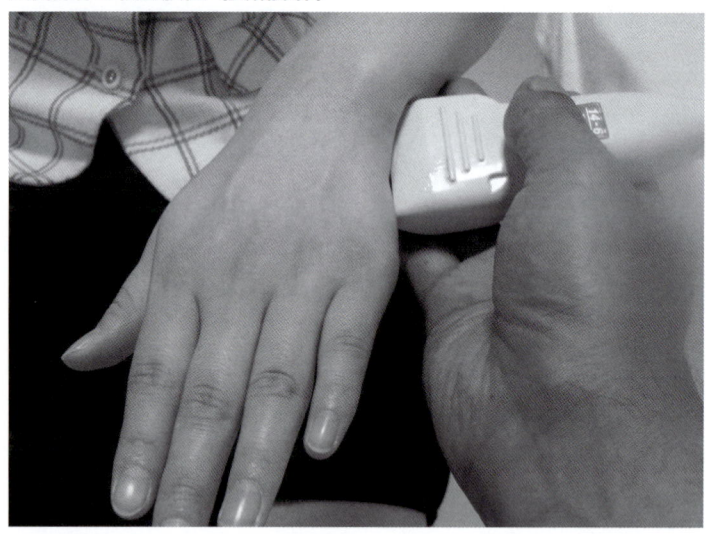

検査手順

Step 1　伸筋腱第6区画の観察［尺側手根伸筋（ECU）］

伸筋腱第6区画の骨性ランドマーク（3D CT）
伸筋腱第6区画の観察では，ECU腱溝と尺骨茎状突起が骨性のランドマークになる。

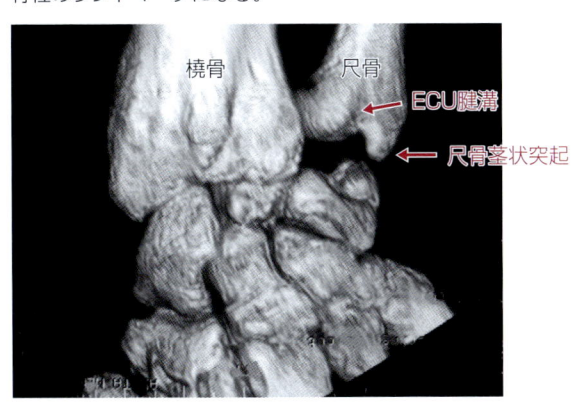

橈骨　尺骨
← ECU腱溝
← 尺骨茎状突起

ECUのMRI
ECUは尺骨茎状突起（＊）の背側に位置する。

a：ECUのやや背側レベル　b：ECUレベル　c：ECUのやや掌側レベル

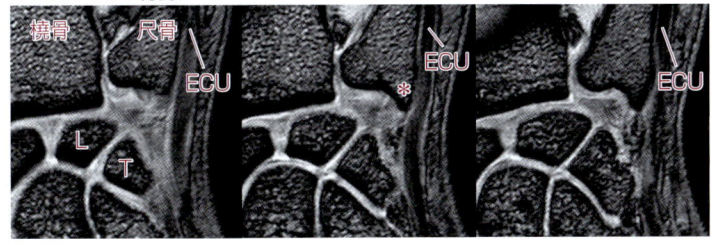

橈骨　尺骨　ECU
L
T
＊ ECU
ECU

エコーanatomy
尺側手根伸筋（ECU）

- 上腕骨外側上顆と尺骨後面から起始し，第5中手骨底背面に停止する。
- 橈骨神経深枝支配で手関節の尺屈運動に関与する（手根伸筋とよばれるが，手関節背屈作用はほとんどない）。

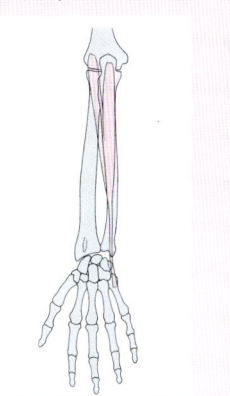

（林　典雄：運動療法のための機能解剖学的触診技術　上肢，2005.より）

プローブの動き
ECUが高エコー像に描出されるようにプローブ方向を微調整する。

プローブの動き
プローブをECU腱溝と伸筋支帯で囲まれた伸筋腱第6区画にあてる。この区画にECUは走行している。

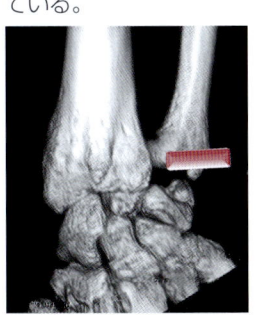

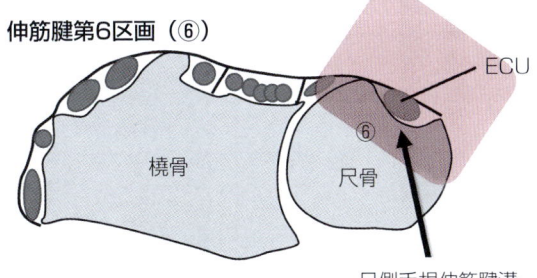

伸筋腱第6区画（⑥）
橈骨　尺骨　ECU　⑥
尺側手根伸筋腱溝

伸筋腱第6区画の短軸像
短軸像では，尺骨頭の溝に卵円形高エコー像のECUが描出される。

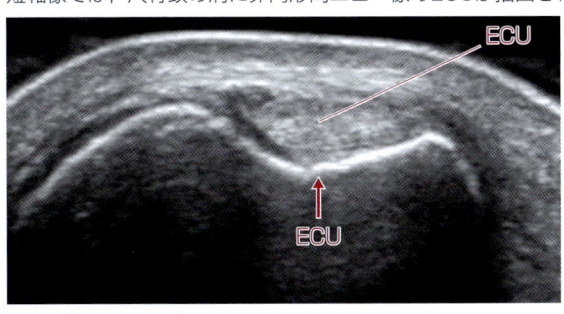

ECU
↑ ECU

手関節

プローブの動き

プローブを回内外しながらECU腱溝とECUの位置関係を観察する。

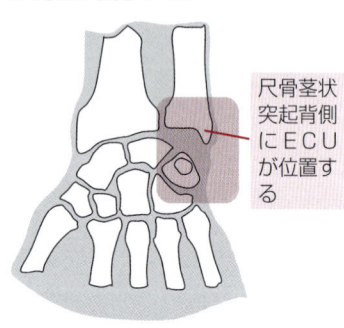

尺骨茎状突起背側にECUが位置する

伸筋腱第6区画の短軸像

ECUは回内位で尺側，回外位で背側に位置する（＊）。

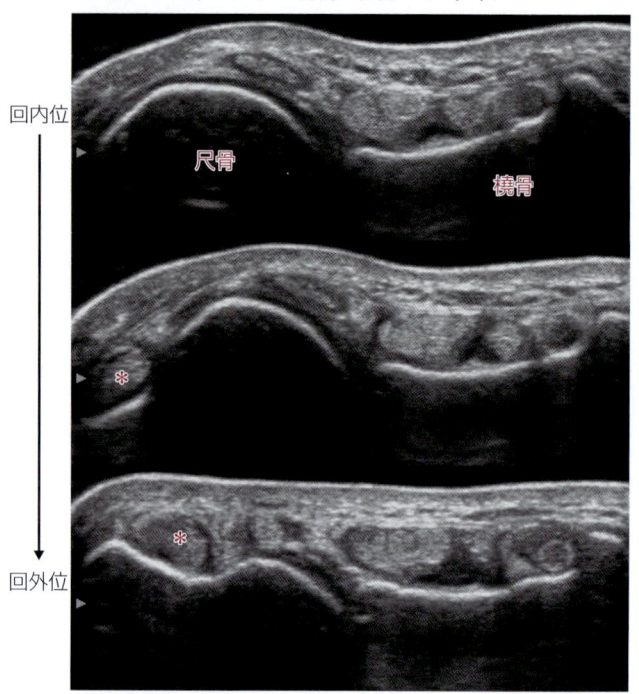

回内位

尺骨　橈骨

回外位

プローブの動き

プローブを90°回転して長軸像で描出し，プローブを掌側に並行移動する。

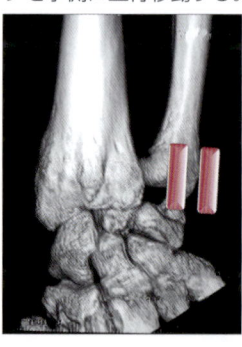

伸筋腱第6区画の長軸像

ECUはfibrillar patternを示し，掌側にプローブを平行移動すると尺骨茎状突起（SP）が描出される。

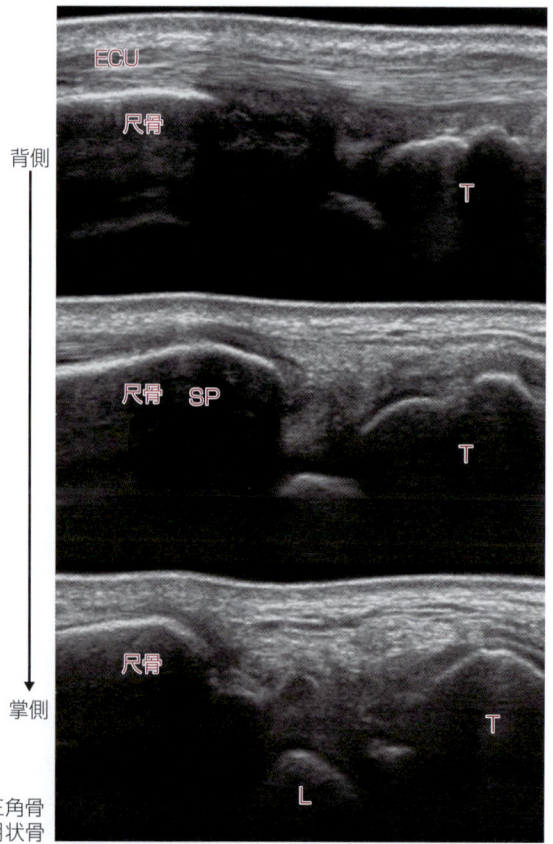

背側

ECU
尺骨
T

尺骨　SP
T

尺骨
T
L

掌側

T：三角骨
L：月状骨

Q ECU脱臼や尺骨茎状突起骨折はエコー像でどのように確認できるのでしょうか？

ECU脱臼が，手関節背屈・回外での運動を繰り返す職業やスポーツに関連して発生することがある。ECUの腱炎，腱消炎は，TFCC損傷との鑑別が問題になる。超音波ガイド下の局麻薬によるブロックテストが診断確定に役立つ **A**

回内位で尺側にあるECUが回外位でECU腱溝から逸脱する（＊）のが短軸像で動的に観察できる。

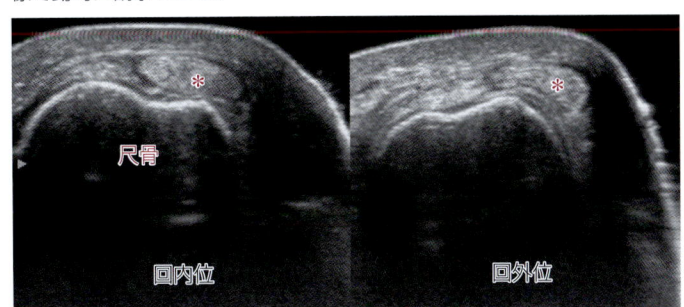

尺骨茎状突起骨折が，しばしば橈骨遠位端骨折に合併する。単純X線像で見落とすこともあるが（白矢印），エコー像ではより正確に診断できる（赤矢印）。

尺骨茎状突起骨折のX線像

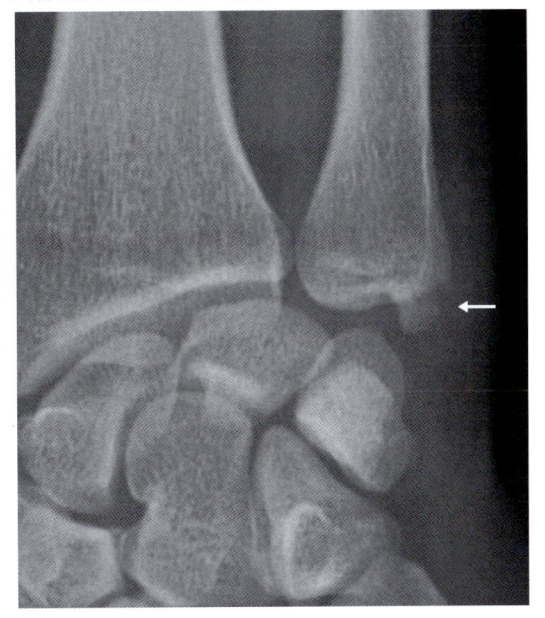

骨折は線状高エコー像の不連続像として長軸像で容易にとらえることができる（赤矢印）。尺骨茎状突起は，TFCC運動の支点となるため骨癒合しにくい。

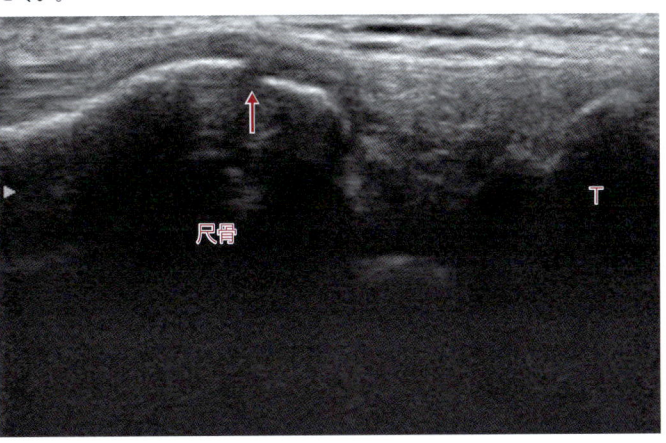

手関節

Step 2　TFCCの観察

TFCはmeniscus homologueの深部，かつ尺骨と月状骨（L）との間に存在するため観察が困難である。

TFCCの解剖

尺骨と手根骨（三角骨，月状骨）との間に介在する線維軟骨組織を総称して三角線維軟骨複合体（triangular fibrocartilage complex；TFCC）という。TFCCは，三角線維軟骨（TFC）と，この周囲を包みこむ尺側側副靱帯，三角靱帯，掌側・背側橈尺靱帯から構成される。TFCCは，手関節の可動性と支持性，荷重の伝達，吸収，分散の役割を果たす。

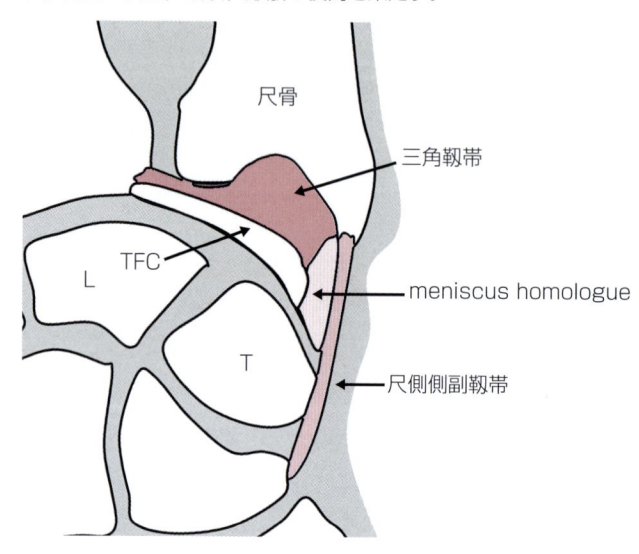

プローブの動き

手関節尺側へ長軸方向にプローブをあて，ECUを基準に掌背側方向へ移動する。

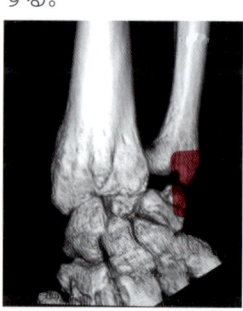

TFCCの観察

尺側側副靱帯とmeniscus homologueは，尺骨と三角骨（T）との間で高エコー像を示している。TFCはmeniscus homologueの深部，かつ尺骨と月状骨（L）との間に存在している。

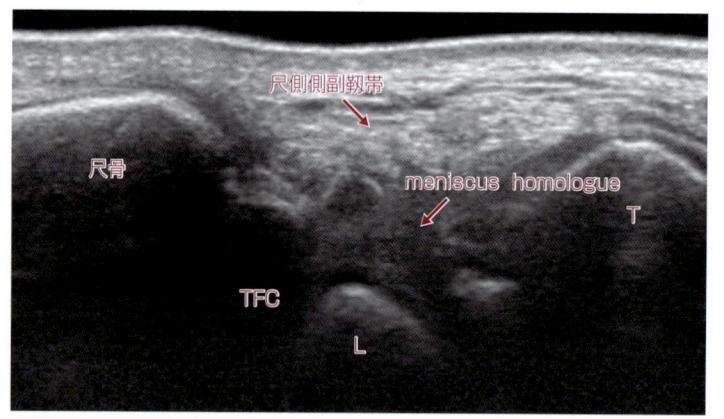

Q 超音波でTFCCの損傷評価はできますか？

TFCCの厚みは正常2.5mm以上とされるが，現時点では超音波画像による詳細な損傷評価は困難である A

◆参考文献

1) 中村俊康：手関節三角線維軟骨複合体の機能解剖学および組織学的検討．日整会誌，69：168-180，1995．
2) Chiou HJ, et al：Triangular fibrocartilage of wrist: presentation on high resolution ultrasonography. J ultrasound Med, 17：41-8, 19
3) 清水弘之，ほか：de Quervain病の治療成績に影響する因子について．日本手の外科学会雑誌，21：224-227，2004．
4) Nagaoka M, et al：Ultrasonographic examination of de Quervain's disease. J Orthop Sci, 5：96-99, 2000.

エコー-anatomy　　手関節

掌側操作

手根管（carpal tunnel）
- 手根管（赤矢印）とは，手根骨と横手根靱帯（TCL）によって作られた長さ約2cmのトンネルであり，正中神経と9本の指屈筋腱（長母指屈筋腱，Ⅱ～Ⅴ浅指屈筋腱，Ⅱ～Ⅴ深指屈筋）が通過する。
- 手根管内の腱鞘炎（関節リウマチ，透析など）や手根管内の占拠性病変の存在（Kienböck病，月状骨脱臼など）が原因で生じる正中神経の絞扼性神経障害を総称して手根管症候群という。

P：豆状骨　　H：有鉤骨
S：舟状骨　　Tm：大菱形骨

1 手根管

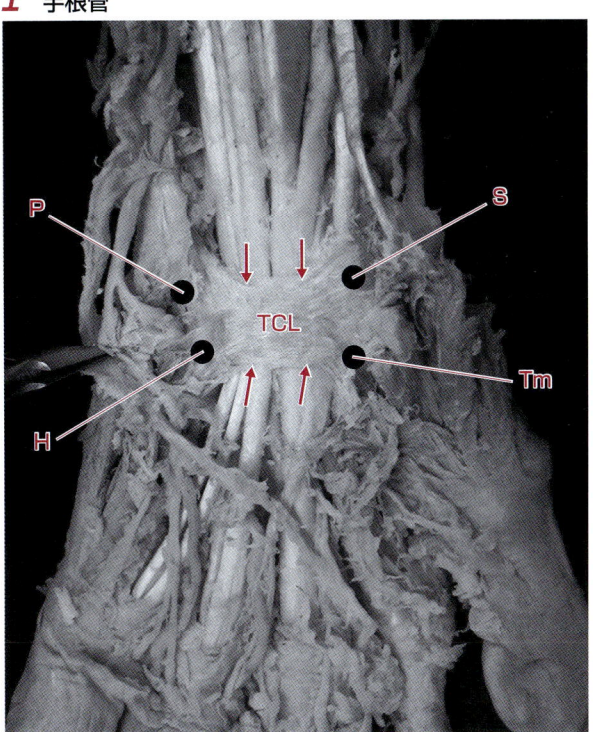

Guyon管
- エコー像では，TCL直上の尺側で，Pと拍動するUAとの間にやや高エコー像のUNを見つけることができる（p.69参照）。

2 Guyon管

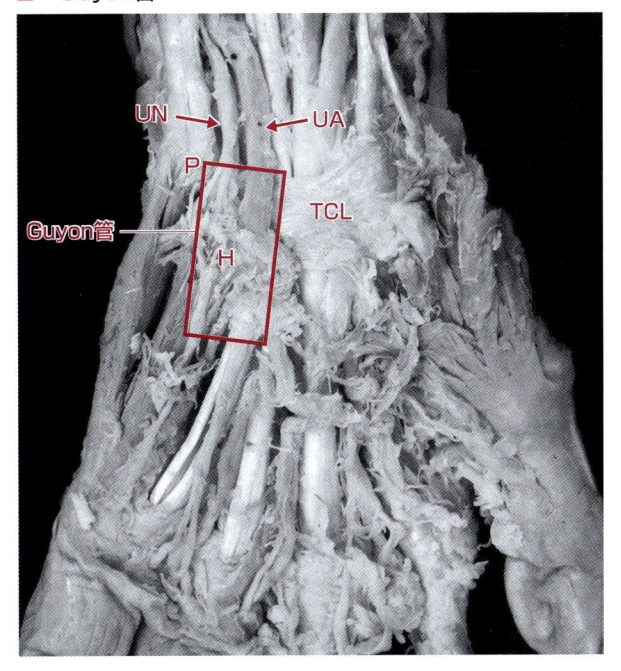

横手根靱帯
（transverse carpal ligament；TCL）

- TCLの近位側は豆状骨（P）の橈側中央と舟状骨（S）結節の頂点［**3**の赤矢頭］、遠位側は有鉤骨鉤（H）の頂点と大菱形骨結節（Tm）の頂点［**4**の赤矢頭］を連結する膜様の靱帯で、近位側が遠位側よりも厚い。
- 正中神経（赤矢印）はTCL直下に位置し、長母指屈筋腱が橈側（＊＊）、その尺側に浅指屈筋腱4本と深指屈筋腱4本が配列する。
- 手根管入口部、出口部のエコー像は、右写真の骨輪郭をイメージしながら描出していくことが重要である（p.68、73参照）。

3 手根管入口部の断面

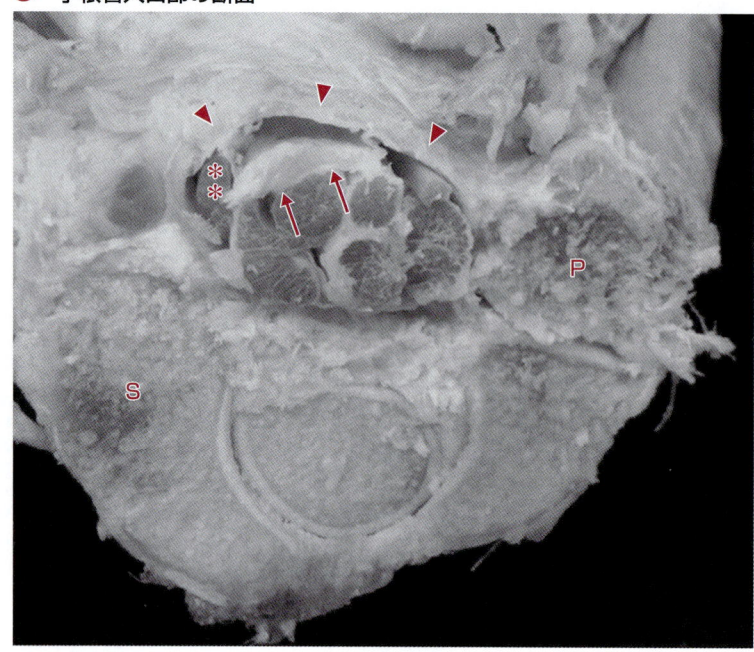

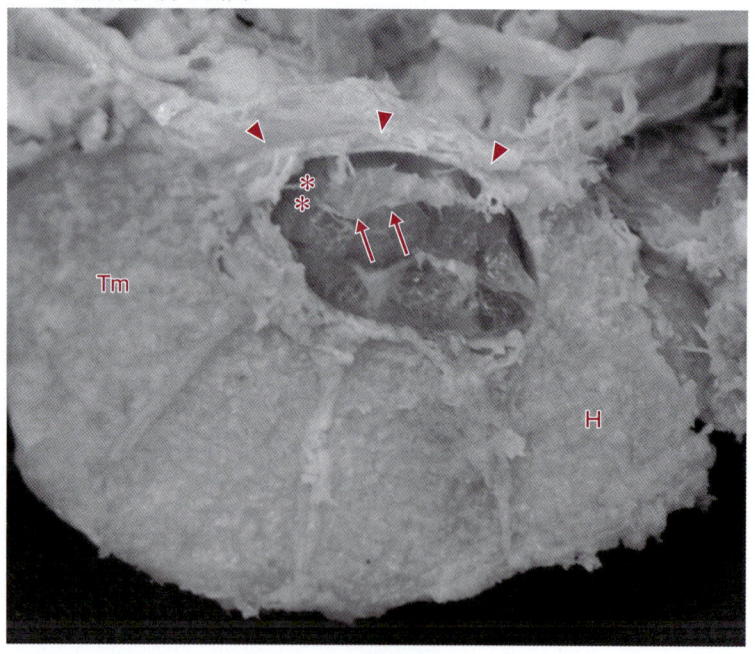

4 手根管出口部の断面

橈側操作

伸筋腱の6区画
- 手関節と手指の伸筋腱は，橈骨，尺骨遠位端と伸筋支帯で作られる6つの区画内を走行する。
- 橈骨橈側に第1区画（①），橈骨背側に第2区画（②），第3区画（③），第4区画（④）がある。
- 第2区画と第3区画の間にある骨性隆起をLister結節といい，よい画像を得るためのランドマークになる。
- 尺骨背側に第5区画（⑤），尺骨尺側に第6区画（⑥）がある。

伸筋腱第1区画
- 長母指外転（abductor pollicis longus；APL）
- 短母指伸筋（extensor pollicis brevis；EPB）

伸筋腱第2区画
- 長橈側手根伸筋（extensor carpi radialis longus；ECRL）
- 短橈側手根伸筋（extensor carpi radialis brevis；ECRB）

伸筋腱第3区画
- 長母指伸筋（extensor pollicis longus；EPL）

伸筋腱第4区画
- 総指伸筋（extensor digitorum communis；EDC）
- 固有示指伸筋（extensor indicis proprius；EIP）

伸筋腱第5区画
- 固有小指伸筋（extensor digiti quinti proprius；EDQ）

伸筋腱第6区画
- 尺側手根伸筋（extensor carpi ulnaris；ECU）

5 伸筋腱の走行

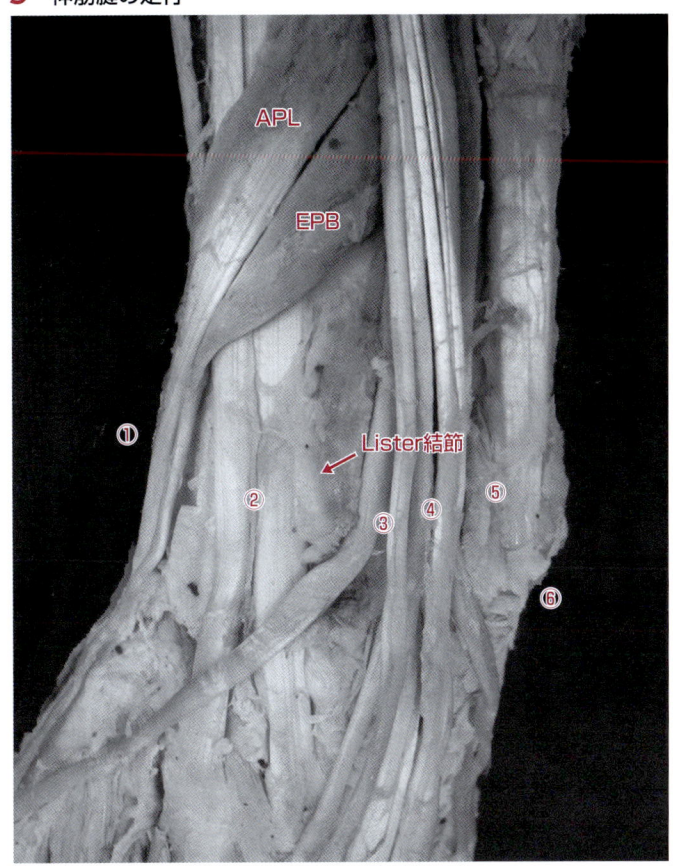

6 伸筋腱の6区画（断面）

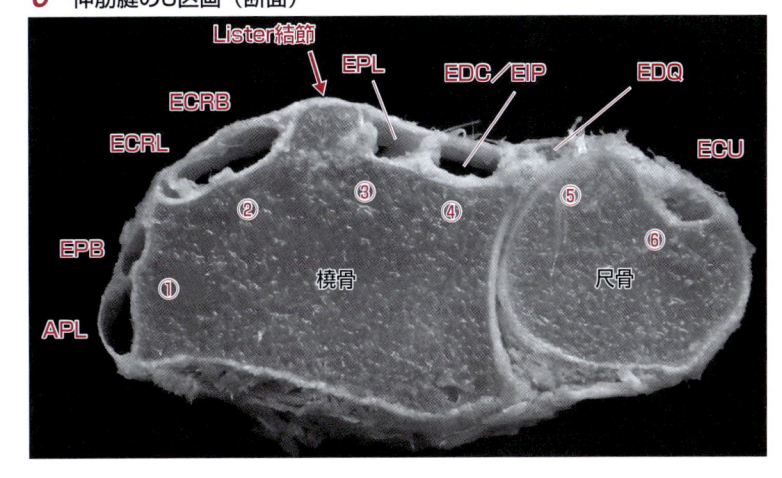

背側操作

intersection

- 手関節の近位約5cmの部位で長母指外転筋（APL），短母指伸筋（EPB）（伸筋腱第1区画：①）が，長橈側手根伸筋（ECRL），短橈側手根伸筋（ECRB）（伸筋腱第2区画：②）を斜めに乗り越える。この交差部をintersection（＊）という。
- エコー像では，APL，EPBとECRL，ECRBの走行をイメージしながら描出していくことが重要である（p.78参照）。

7 intersection

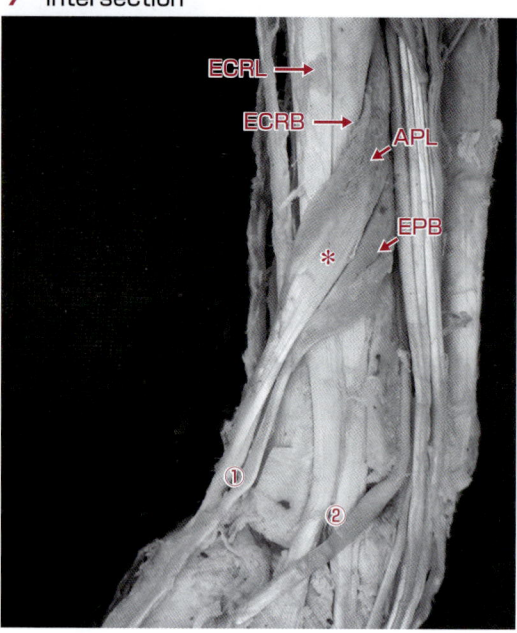

総指伸筋（EDC）Ⅱと固有示指伸筋（EIP）の識別

- 伸筋腱第4区画の近位では，EDCが表層，EIP（尺側）とEPL（橈側）が深層を走行する。
- EDCⅡ，EIPいずれも羽状筋であるが，筋線維の付着がEIPのほうがより末梢である。
- プローブを近位方向に移動すればEDCⅡとEIPは識別できる。

8 EDCⅡとEIPの識別

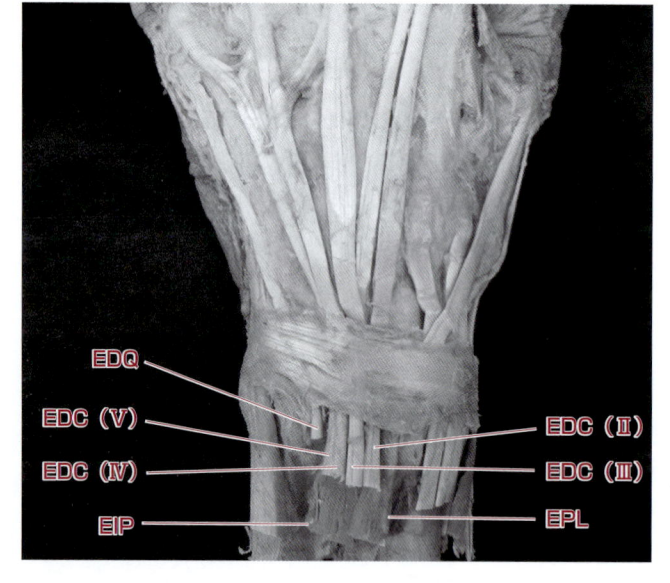

解剖学的嗅ぎ煙草入れ
（anatomical snuff box）
- 母指を最大伸展したとき、長母指伸筋（EPL）と短母指伸筋（EPB）で作られる窪みを解剖学的嗅ぎ煙草入れ（＊）という。親指を反らせてできる窪みに嗅ぎタバコ（snuff）の粉末を乗せ、鼻から吸い込んだことが名前の由来である。
- この部分では橈骨動脈、cephalic vein、橈骨神経の知覚枝、さらに深部には舟状骨が観察できる。

9 解剖学的嗅ぎ煙草入れ

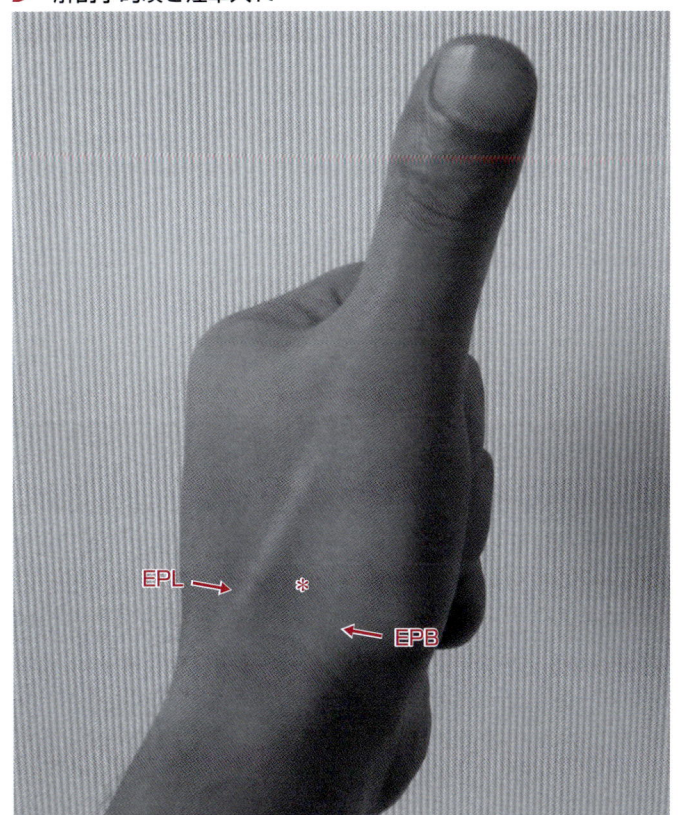

尺骨茎状突起
- 尺骨茎状突起（＊）には、三角骨（T）、有鈎骨（H）と連結する尺側側副靱帯、橈骨月状関節面の尺側縁を連結する遠位橈尺靱帯（掌側、背側）が付着する。
- TFCC運動の支点となる。

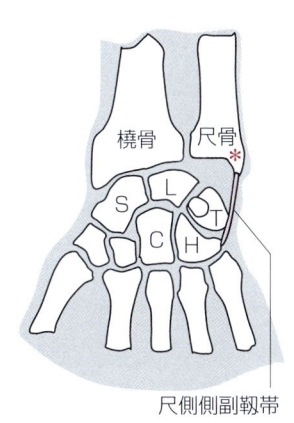

10 尺骨茎状突起

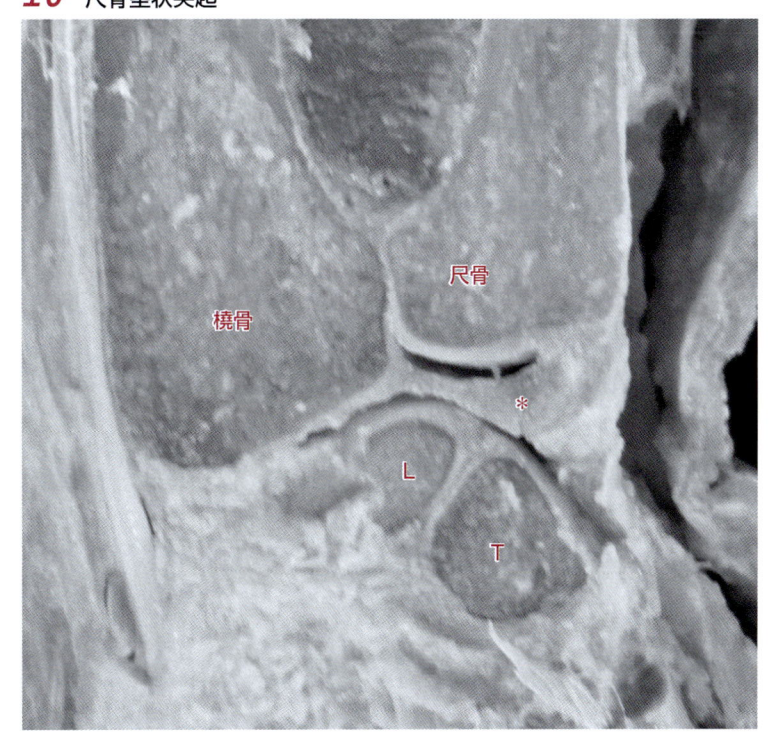

尺側側副靱帯

手関節

尺側側副靱帯（UCL）

- UCLの背側を尺側手根伸筋（ECU）腱鞘床が補強しているため，機能的に両者を総称してUCLということがある。
- UCLの肥厚部は，とくにmeniscus homologue（＊印：homologue：対応物の意味）とよばれる。

11 尺側側副靱帯

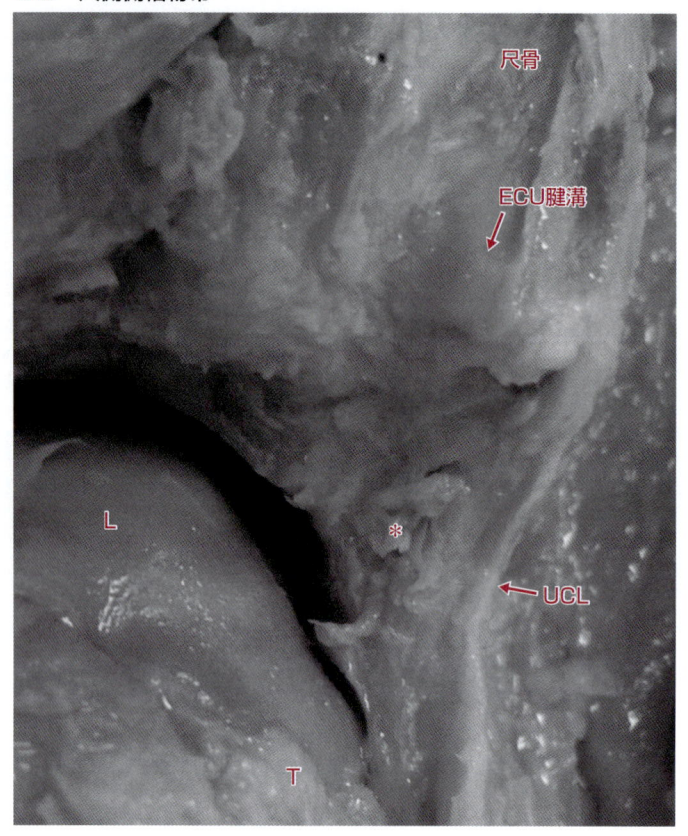

三角線維軟骨（TFC）
関節円板（disc proper）と三角靱帯

- TFC（＊印）は，尺側がmeniscus homologue，橈側が橈骨月状関節面の尺側縁に連続する。
- エコー像では，meniscus homologueとTFCの位置関係をイメージしながら描出していくことが重要である（p.90参照）。
- TFCを尺骨小窩と連結するのが三角靱帯（＊＊印）である。
- 三角靱帯は，TFCとともに遠位橈尺関節腔と橈骨手根関節腔とを境界する（加齢変化で40％に交通が生じる）。

12 TFCと三角靱帯

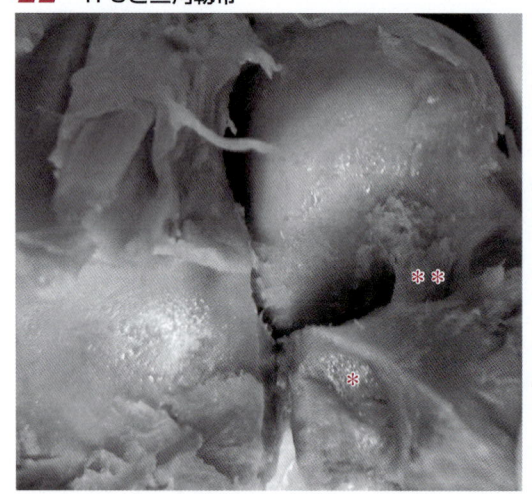

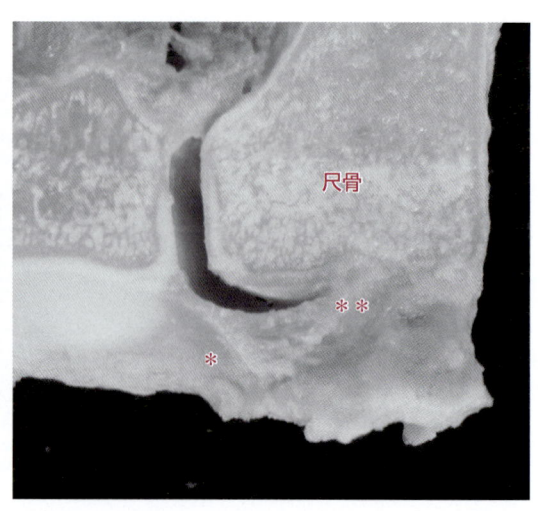

遠位橈尺靱帯
- 遠位橈尺靱帯は，尺骨茎状突起と橈骨月状関節面の尺側縁を連結する。
- 掌側遠位橈尺靱帯と背側遠位橈尺靱帯に分かれる。
- 掌側遠位橈尺靱帯と背側遠位橈尺靱帯がTFC（＊印）を掌側，背側から支持する。
- 前腕の回内外運動では，TFCは橈骨月状関節面と一体になって動かない。

13 遠位橈尺靱帯

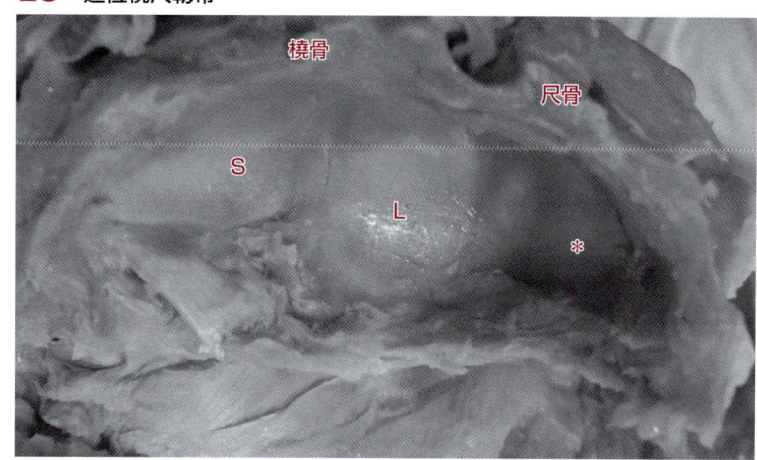

14 遠位橈尺靱帯（手根骨を除去し，末梢側からみた状態）

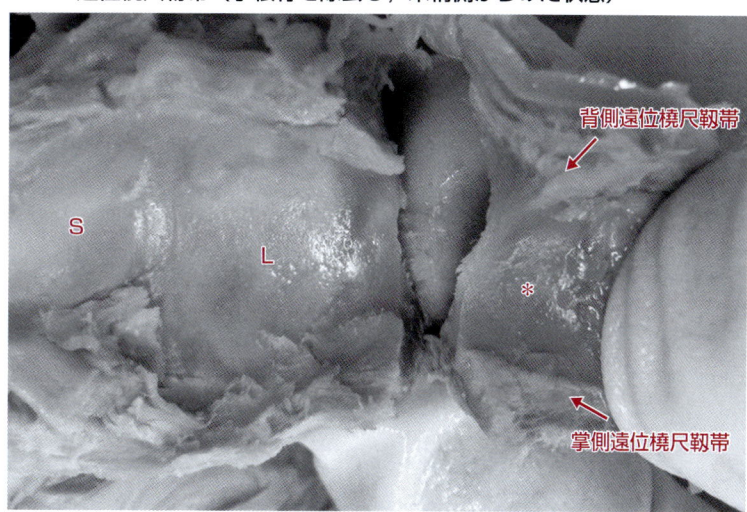

手関節

超音波で診る**上肢**

肘関節

肘関節の超音波検査では，前方，内側，外側，後方の4方向からこれらが観察できる。

前方
①腕橈関節
②腕尺関節
③上腕二頭筋腱
④上腕動脈
⑤正中神経
⑥橈骨神経

外側
①滑膜ひだ
②外側上顆
　（ECRB，EDC）

後方
①肘頭窩
②肘頭
③上腕骨小頭

内側
①内側側副靱帯前斜走線維
②尺骨神経

*超音波で診る*上肢

肘関節

Basic Information

- 肘関節は3つの関節，すなわち腕橈関節，腕尺関節，近位橈尺関節から構成され，1つの関節包で包まれている。
- 腕橈関節は，上腕骨小頭と橈骨頭窩で構成される球関節で，肘関節の屈伸と前腕の回内・回外に関与する。
- 腕尺関節は，上腕骨滑車と尺骨滑車切痕で構成される蝶番関節で，肘関節の屈伸に関与する。
- 近位橈尺関節は，橈骨の関節環状面と尺骨の橈骨切痕で構成される車軸関節で前腕の回内・回外に関与する。
- 検査肢位を変えることで肘関節を構成する3つの関節，すなわち腕橈関節，腕尺関節，近位橈尺関節，さらに内・外側側副靱帯，肘関節周囲筋群，前腕から手を支配する末梢神経などほとんどすべてを観察できる。
- 肘痛は軟部組織に由来する場合が多いため，病態把握，正確な診断に超音波検査が威力を発揮する。

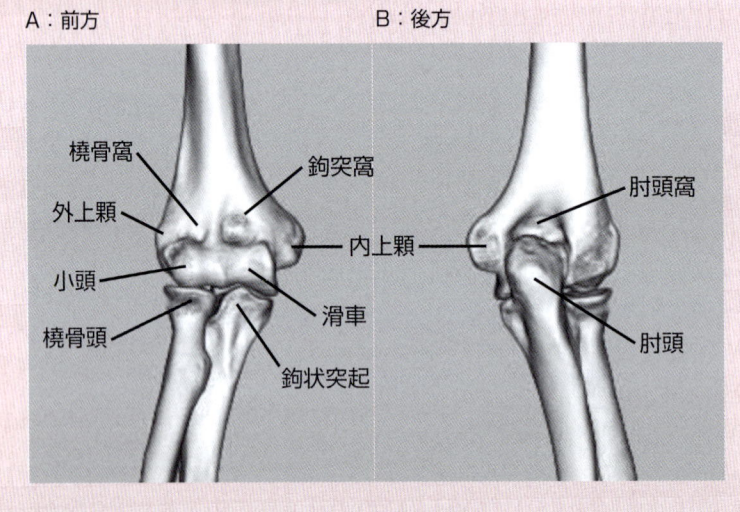

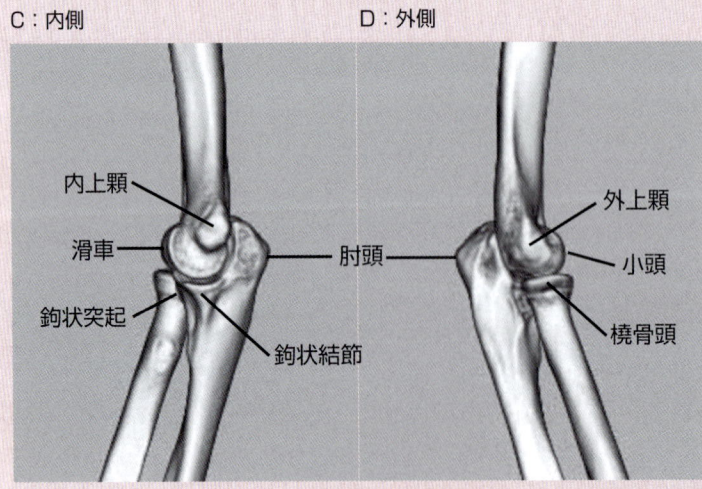

A：前方

B：後方

C：内側

D：外側

前方操作

> **Master Point** 前方操作では，腕橈関節，腕尺関節のほか，肘関節前方を走行する上腕二頭筋腱，上腕動脈，正中神経，橈骨神経が観察できる。

検査肢位

体位・肢位 患者を座位，肘伸展位とする。

前方操作の検査肢位

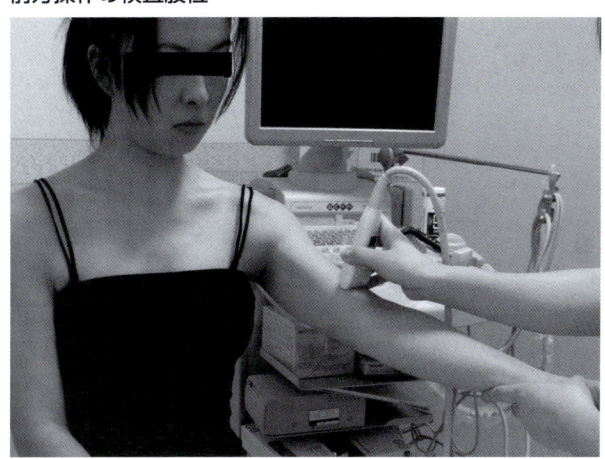

検査手順

■上腕骨遠位部の描出

Step 1　上腕骨骨幹部の観察

プローブの動き
上腕骨遠位骨幹部へ前方から短軸方向にプローブをあてる。

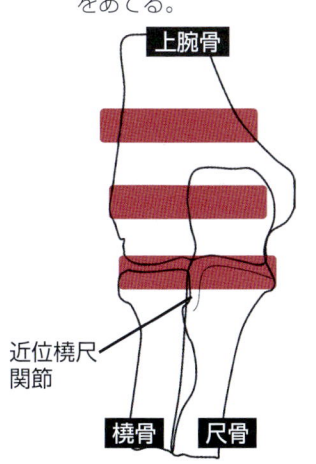

上腕骨
近位橈尺関節
橈骨　尺骨

上腕骨遠位骨幹部のプローブ位置

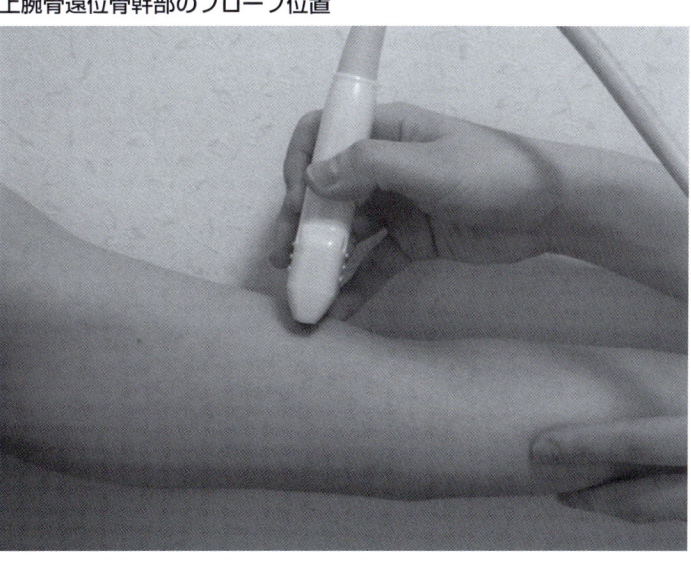

肘関節

> **プローブの動き**
> 肘前方から上腕の短軸方向にプローブをあてる。

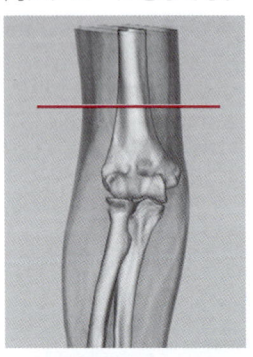

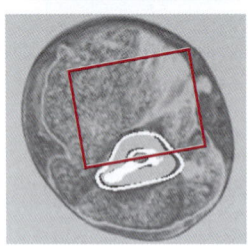

上腕骨骨幹部
半円形高エコー像が上腕骨骨幹部である。

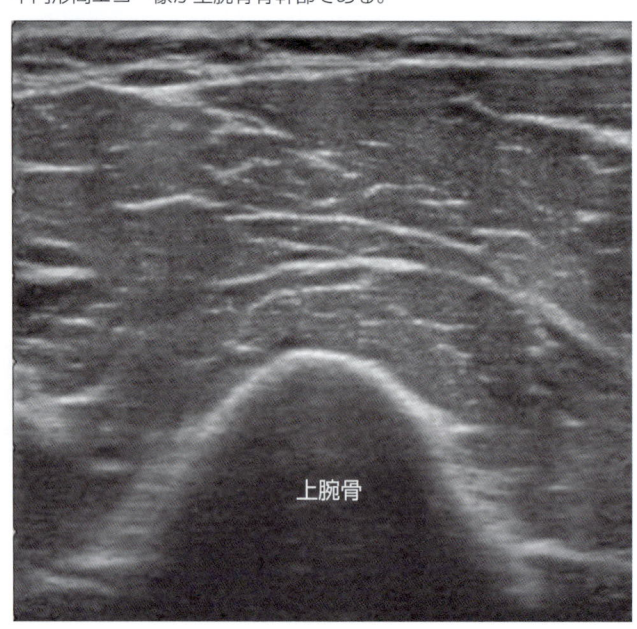

上腕骨

Step 2　橈骨窩，鉤突窩の観察

> **プローブの動き**
> プローブを遠位側に平行移動する。

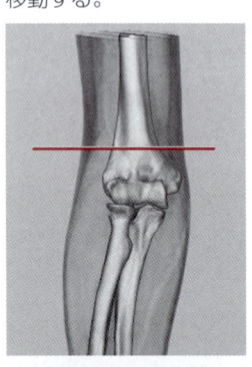

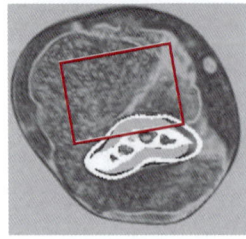

上腕骨遠位骨幹端部
末梢にいくに従い半円形高エコー像の幅（骨表面の幅）が広くなる。

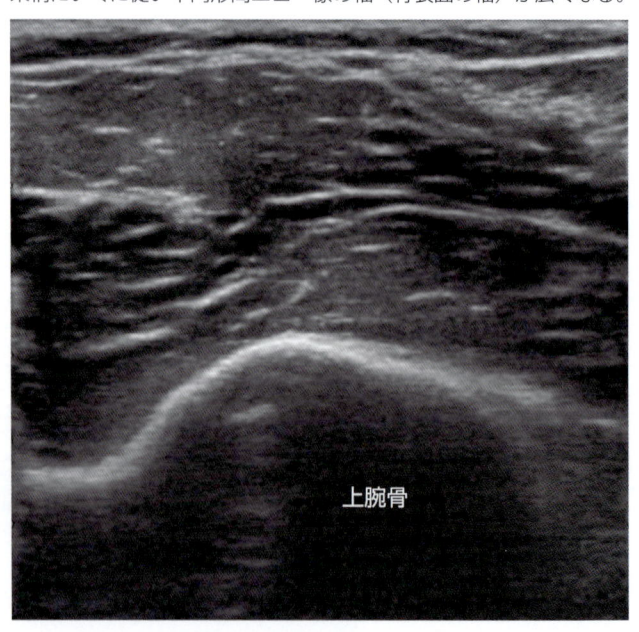

上腕骨

プローブの動き

骨表面に陥凹がみられる位置までプローブを遠位へ平行移動する。

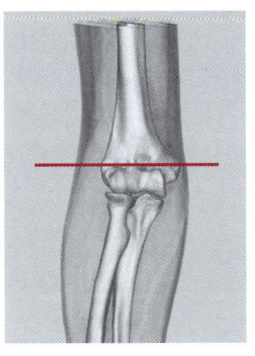

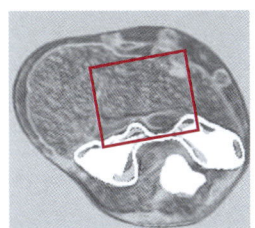

橈骨窩，鉤突窩

中央寄りのみに隆起がある溝が橈骨窩，2つの隆起に囲まれた溝が鉤突窩で，両者は高エコー像の脂肪体によって覆われる。

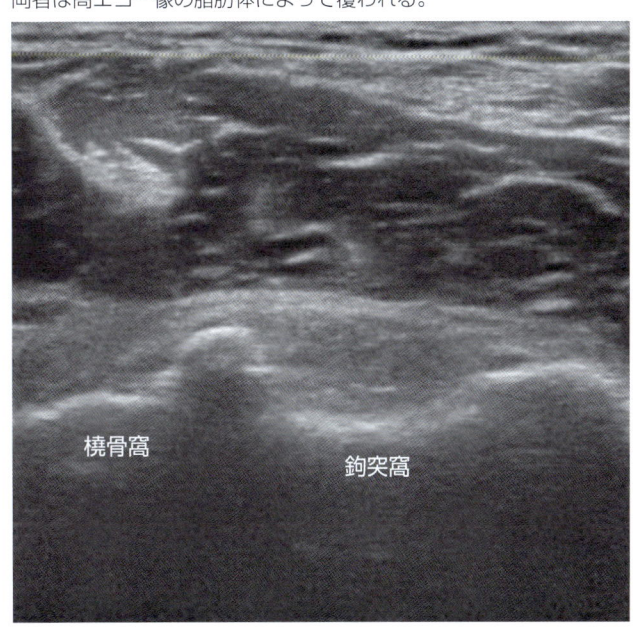

Step 3　小頭，滑車の観察

プローブの動き

プローブを橈骨窩，鉤突窩から，さらに遠位へ平行移動する。

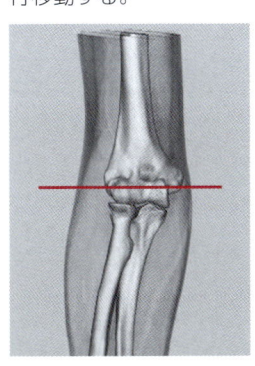

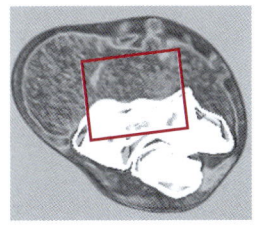

小頭，滑車

外側の隆起が小頭，内側の陥凹が滑車。両者の表面を帯状低エコー像の関節軟骨が覆っている。

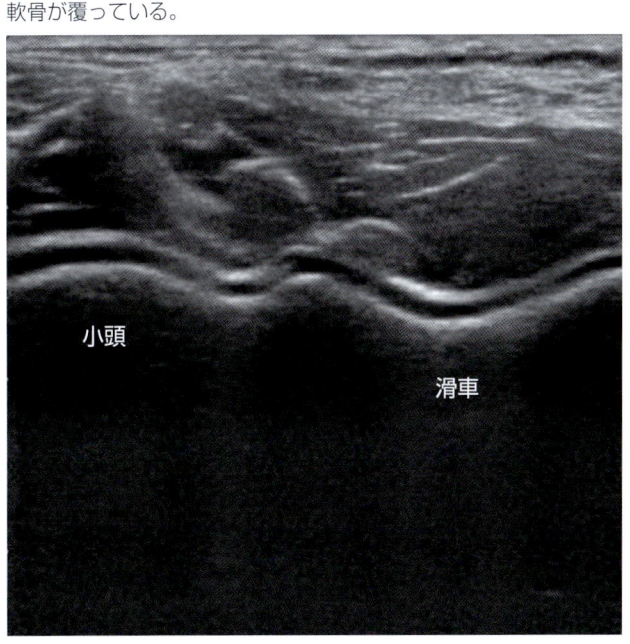

肘関節

Q 関節水腫，血腫はどのように見分ければよいでしょうか？

関節水腫は，橈骨窩，鉤突窩における低エコー像の存在で容易に判断できる．骨折に伴う血腫は，やや高エコー像を示す A

水腫，血腫は鉤突窩，橈骨窩の骨表面と脂肪体との間に貯留するため，脂肪体が相対的に浮き上がる．脂肪体の浮き上がりは単純X線像でfat pad signとして知られる．

関節水腫

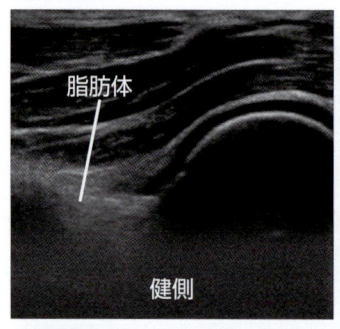

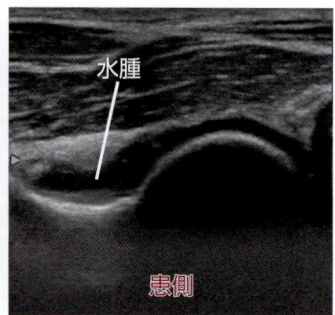

脂肪体 / 健側　　水腫 / 患側

関節血腫

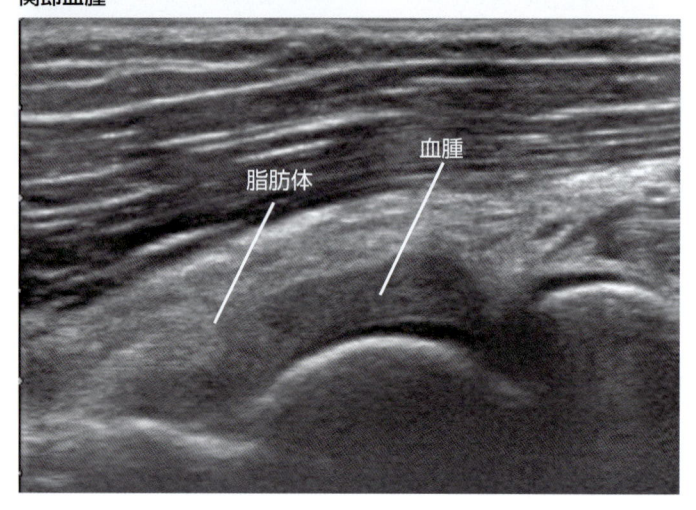

脂肪体　血腫

Q 野球肘はどう観察すればよいでしょうか？

小学生野球選手の約2％に生じる外側型野球肘の好発部が上腕骨小頭である．小頭外側から発生して中央へ進展し，外側から中央に向かって修復していく．初期例では小頭外側を見落としなく観察することが重要である A

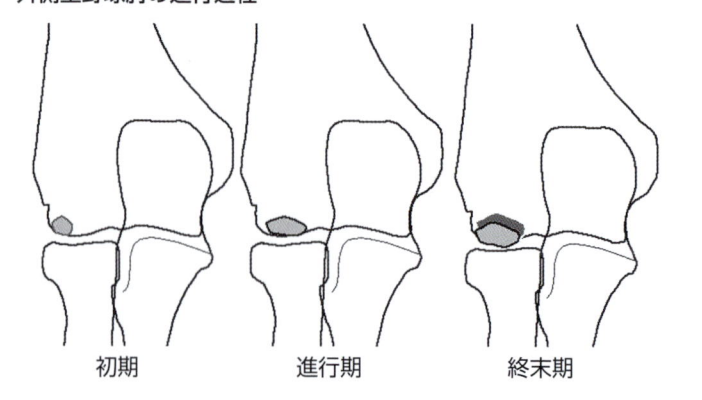

外側型野球肘の進行過程

初期　　進行期　　終末期

初期
小頭骨輪郭の不整像と軟骨の肥厚に注意する（白矢印）。

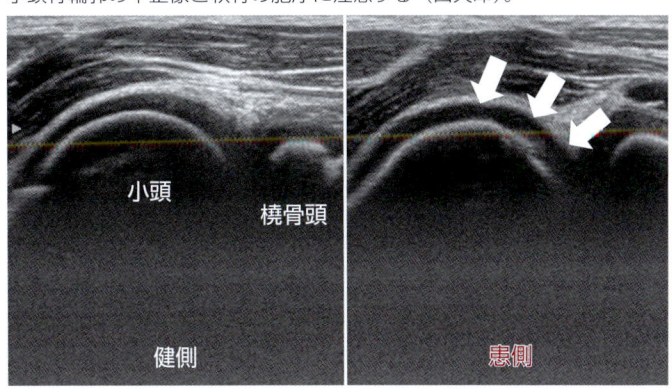

健側　　　　　　　患側

進行期
小頭線状高エコー像の途絶に注意する（白矢印）。

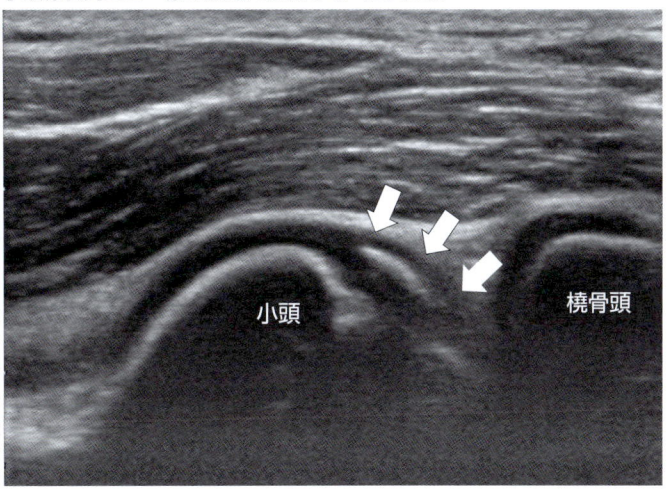

終末期
小頭線状高エコー像の途絶と軟骨表面の段差に注意する（白矢印）。

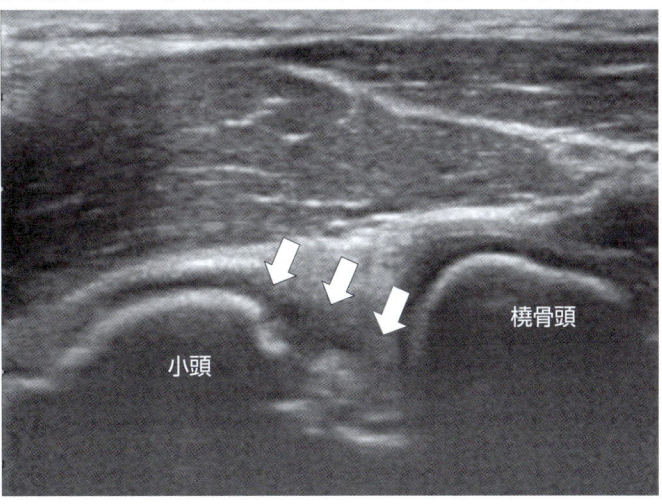

肘関節

Q 前方操作ではどのように軟部組織が観察されるのでしょうか？

小頭，滑車の前方を覆うのが上腕筋，上腕筋と外側の腕橈骨筋との間には橈骨神経の運動枝と知覚枝，上腕筋前方には外側から上腕二頭筋腱，上腕動脈，正中神経が整列している **A**

前方アプローチで観察できる軟部組織

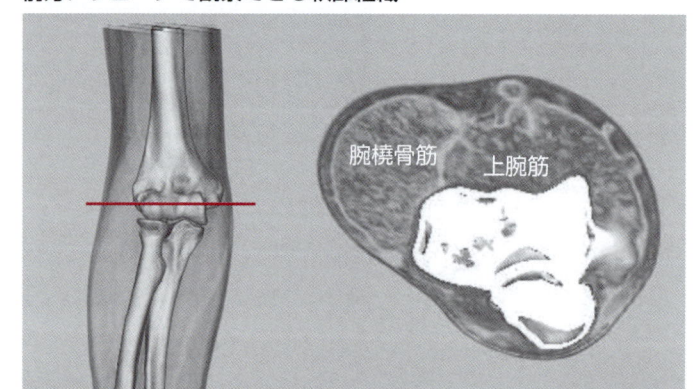

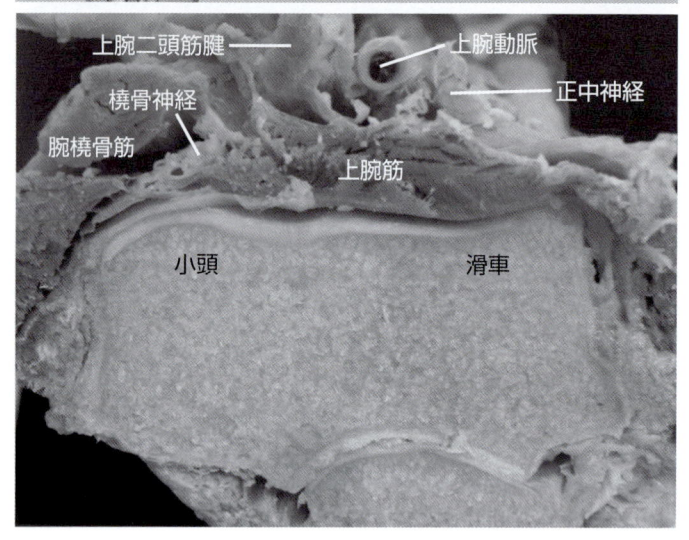

腕橈骨筋　上腕筋

上腕二頭筋腱　上腕動脈
橈骨神経　　　　　　正中神経
腕橈骨筋　上腕筋
小頭　　　　　滑車

腕橈関節の描出

Step 1　腕橈関節長軸像の観察

プローブの動き
プローブを90°回転し，腕橈関節長軸像を観察する。

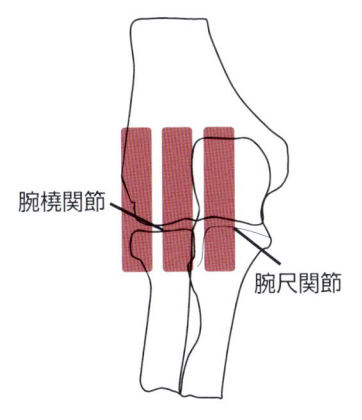

腕橈関節
腕尺関節

プローブのあて方
腕橈関節は，上腕骨と橈骨によって構成され正中より外側に位置する。

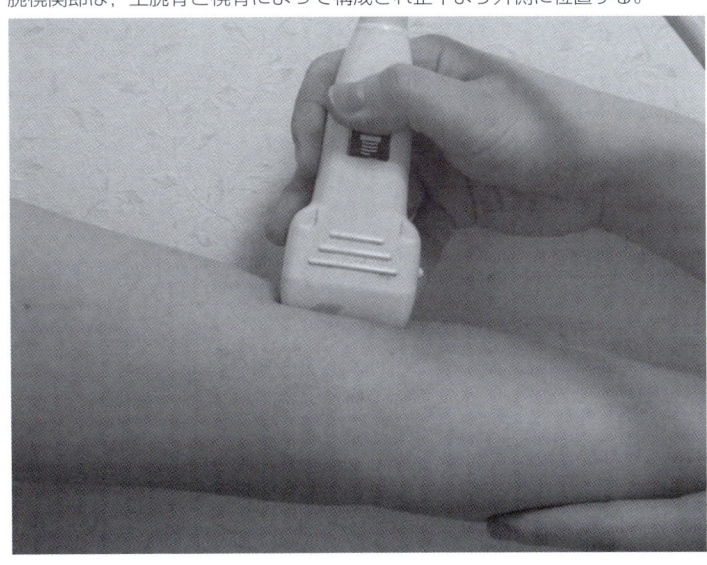

プローブの動き
小頭（近位側）を画面左，橈骨頭（遠位側）を画面右に描出する。

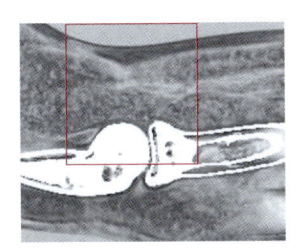

腕橈関節の長軸像
橈骨頭周囲は低エコー像の軟骨で覆われ，その周囲を高エコー像の輪状靱帯が覆う。滑膜ひだが異なる曲率の小頭と橈骨頭の間を埋める。橈骨窩の脂肪体は，関節包内，滑膜外組織である。

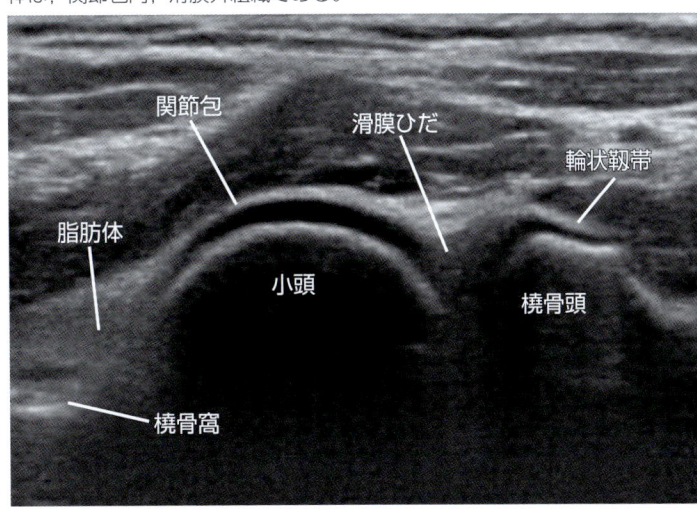

関節包　滑膜ひだ　輪状靱帯
脂肪体　小頭　橈骨頭
橈骨窩

肘関節

107

Q 外側型野球肘の観察の際の注意点は何でしょうか？

外側型野球肘（離断性骨軟骨炎）の好発部が上腕骨小頭遠位前方であるため、前方アプローチでは肘の伸展制限がある場合、意識して観察しなければ見落とす可能性がある **A**

外側型野球肘（離断性骨軟骨炎）の好発部位

上腕骨小頭は上腕骨軸に対して約45°前傾しており、小頭障害は小頭軸の頂点を中心に生じる特徴がある。したがって、伸展制限をきたしやすい小頭障害では、前方アプローチの場合、病変部が橈骨頭によって隠れてしまう場合が少なくない。

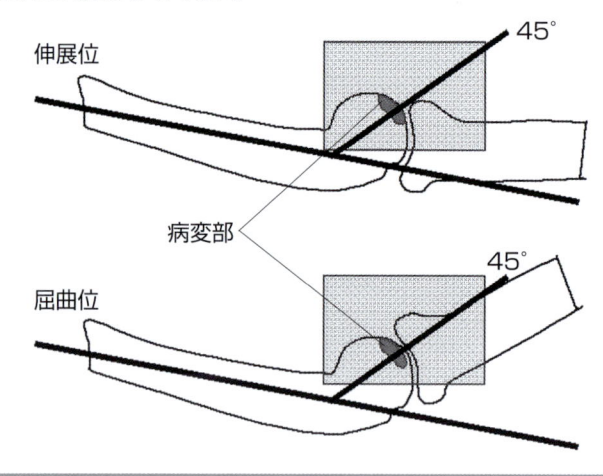

Step 2　腕橈関節近位部の観察

プローブの動き

プローブを近位方向へ移動し、橈骨窩を観察する。

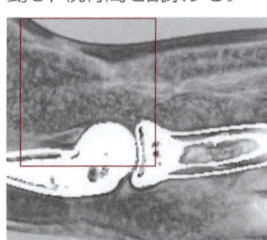

橈骨窩

橈骨窩は、肘最大屈曲位で橈骨頭が入り込む溝をいう。橈骨窩と関節包との間に介在するのが脂肪体である。

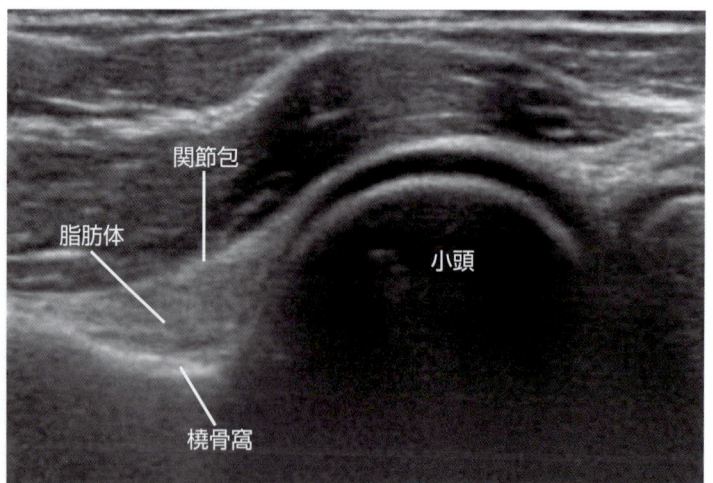

Q 関節水腫のエコー像の特徴を教えてください

A 関節水腫がある例では，橈骨窩と脂肪体との間に低エコー像が観察できる

関節水腫
正常では，線状高エコー像を示す橈骨窩と関節包との間は高エコー像を示す脂肪体のみが観察できる。関節水腫がある症例では，橈骨窩と脂肪体との間に低エコー領域が観察できる（白矢頭）。

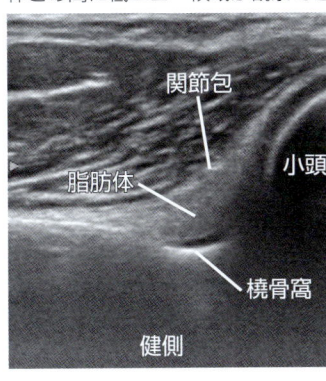

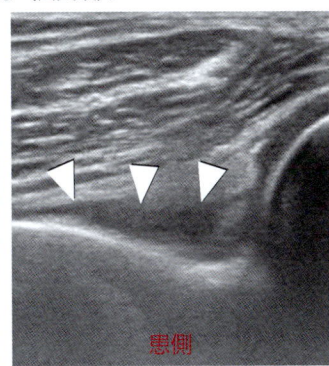

Q 肘関節内遊離体のエコー像の特徴を教えてください

A 野球肘症例でしばしば認められる橈骨窩内の遊離体は骨が高エコー像，軟骨が低エコー像として観察できる

関節内遊離体
骨成分の高エコー像と軟骨成分の低エコー像が描出されている（白矢頭）。骨成分が大きいと音響陰影の影響でその後方成分が観察できなくなる（白矢印）。

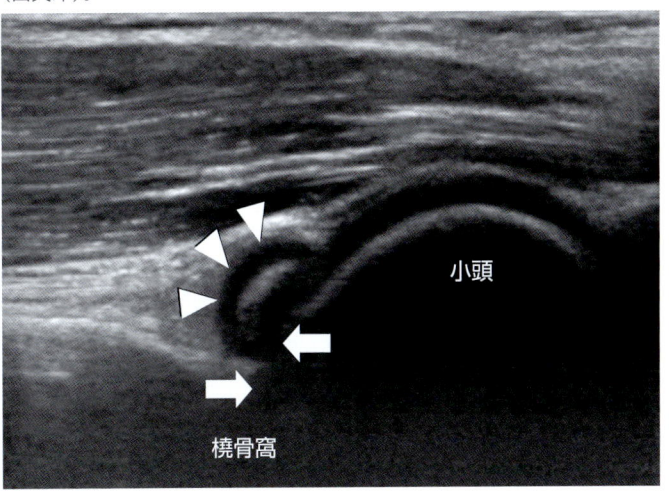

肘関節

Step 3　腕橈関節遠位部の観察

プローブの動き
プローブを遠位方向へ移動し，橈骨を観察する。

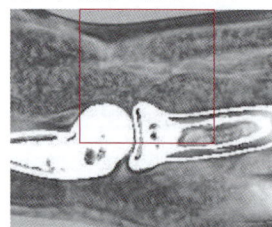

腕橈関節遠位部
橈骨頭周囲には線状高エコー像を示す輪状靱帯，その深層に低エコー像を示す関節軟骨が認められる。輪状靱帯と橈骨近位部から回外筋が起始している。

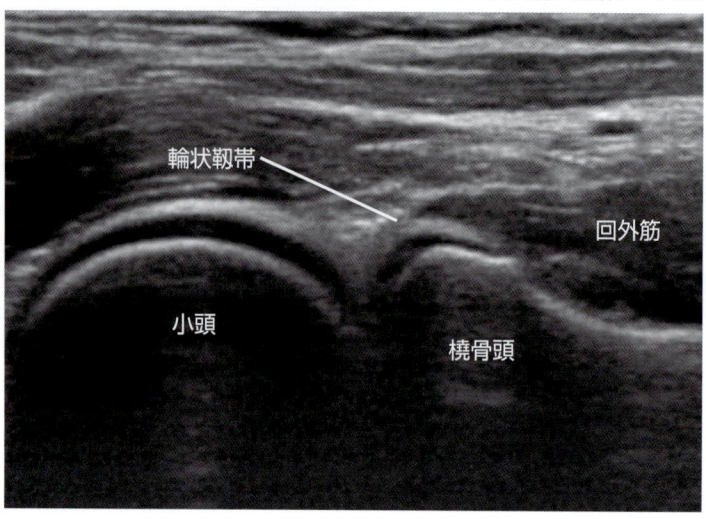

輪状靱帯
回外筋
小頭
橈骨頭

Q 関節水腫，関節血腫は腕橈関節遠位部ではどのようなエコー像が観察されますか？

関節水腫，血腫では，輪状靱帯遠位の囊状陥凹内に低エコー像を認める。正常では囊状陥凹内に水腫は認めない **A**

囊状陥凹
輪状靱帯の遠位に囊状陥凹内の低エコー像を認める。

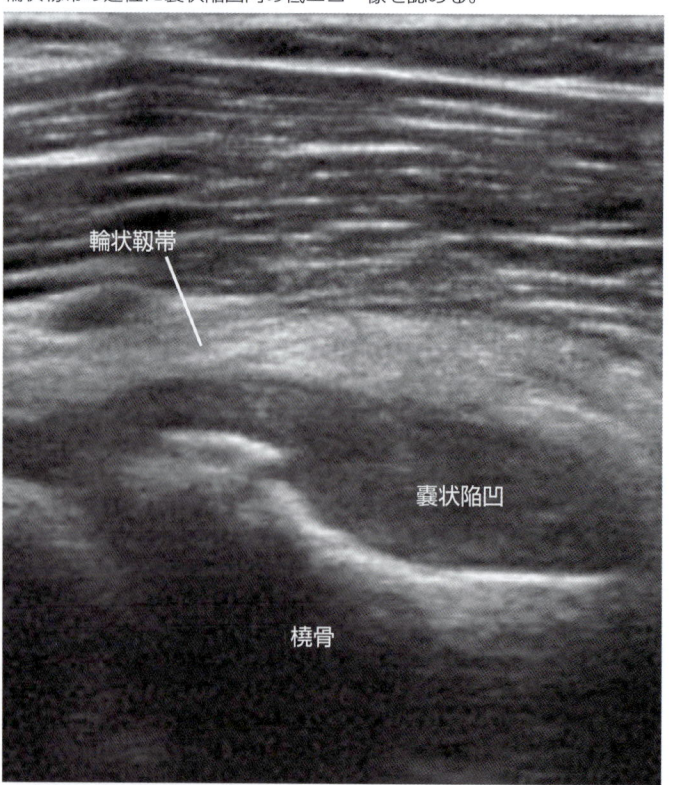

輪状靱帯
囊状陥凹
橈骨

Q 肘内障のエコー像の特徴を教えてください

肘内障では，腕橈関節内に輪状靱帯と一緒に回外筋が引き込まれる特徴がある **A**

肘内障
腕橈関節内に輪状靱帯と一緒に回外筋が引き込まれている像が確認できる（白矢印）。

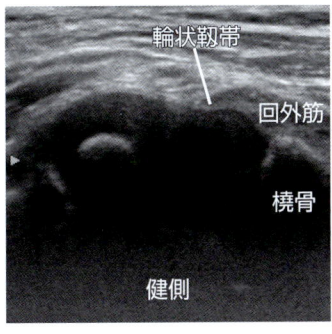

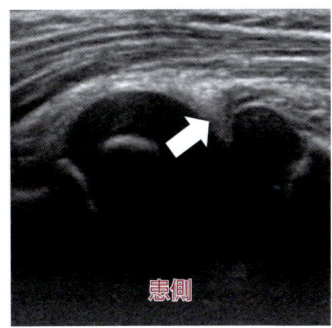

受傷から整復まで長時間を要した例では，回外筋の腫脹と高エコー変化が整復後にも残存する **A**

肘内障整復後
肘内障整復後でも，回外筋の腫脹と高エコー変化を認める（白矢印）。

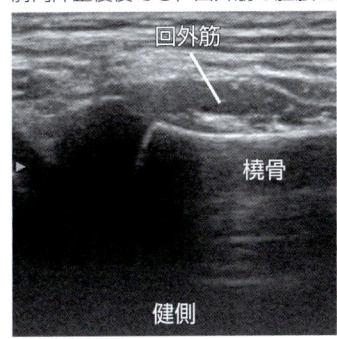

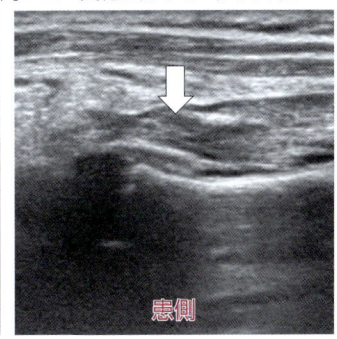

Q Frohse's arcadeってどういうものですか？

　回外筋への橈骨神経入口部をFrohse's arcadeとよび，同部における橈骨神経運動枝の絞扼性末梢神経障害を後骨間神経麻痺（回外筋症候群）とよぶ。
　超音波では，神経周囲の圧迫要素，さらに神経そのものの「くびれ」も観察できる（p.146の2参照）**A**

プローブの動き

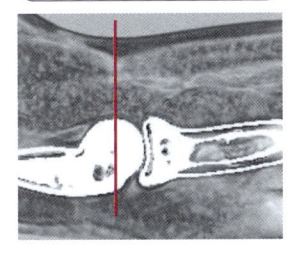

小頭直上に短軸方向へプローブをあてる。

橈骨神経運動枝（白矢印）
a：橈骨神経短軸像（上腕骨小頭直上レベル）

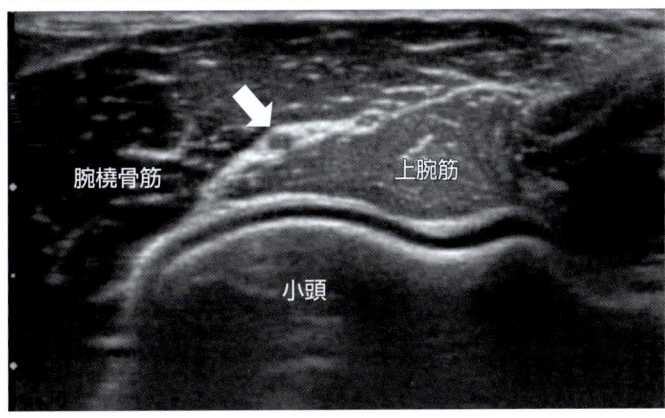

肘関節

| プローブの動き | b：橈骨神経短軸像（上腕骨小頭末梢レベル） |

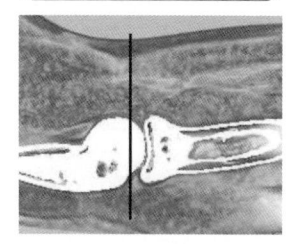

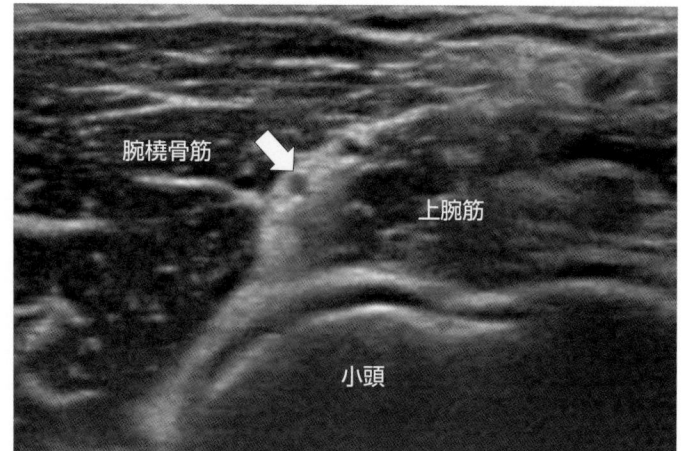

上腕筋と腕橈骨筋との間にある円形低エコー像（外側が橈骨神経運動枝，内側が橈骨神経知覚枝）を観察しながらプローブを末梢側へ平行移動する。

腕橈骨筋　上腕筋　小頭

| プローブの動き | c：橈骨神経運動枝の短軸像（回外筋入口部レベル） |

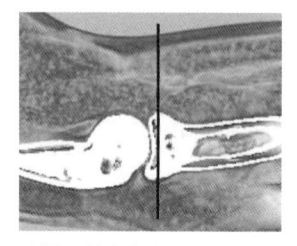

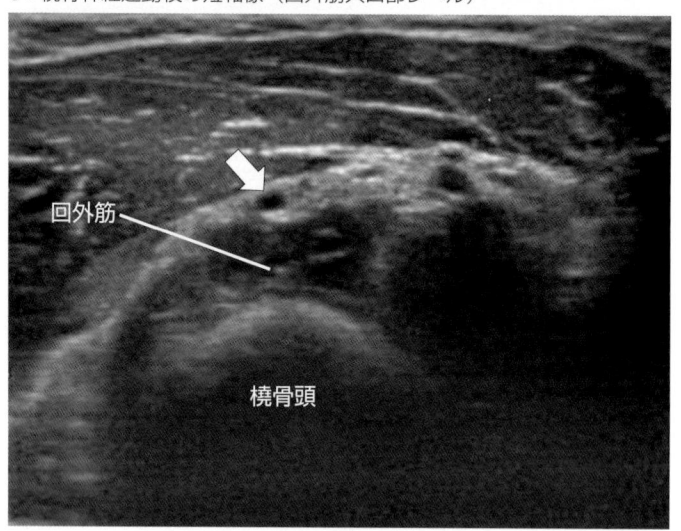

腕橈関節を超え，橈骨頭のレベルまでプローブを平行移動する。

回外筋　橈骨頭

| プローブの動き | d：橈骨神経運動枝の短軸像（回外筋レベル） |

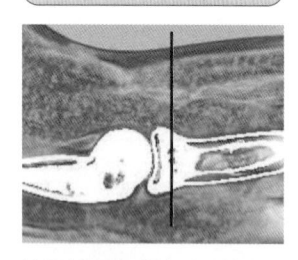

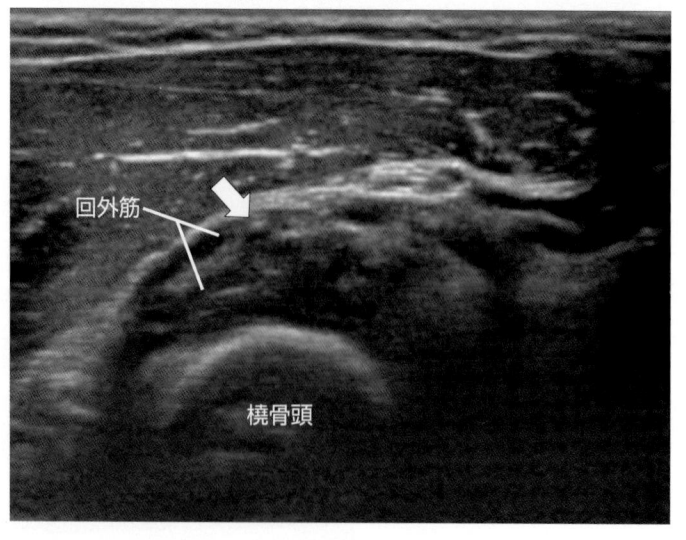

橈骨神経運動枝が回外筋表層と深層との間に入り込む位置までプローブを平行移動する。

回外筋　橈骨頭

プローブの動き

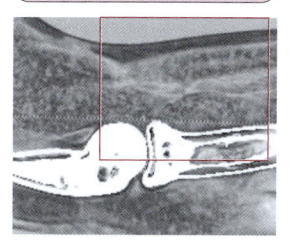

橈骨神経運動枝を画面中央に保持したままプローブを90°回転する。

e：橈骨神経運動枝の長軸像

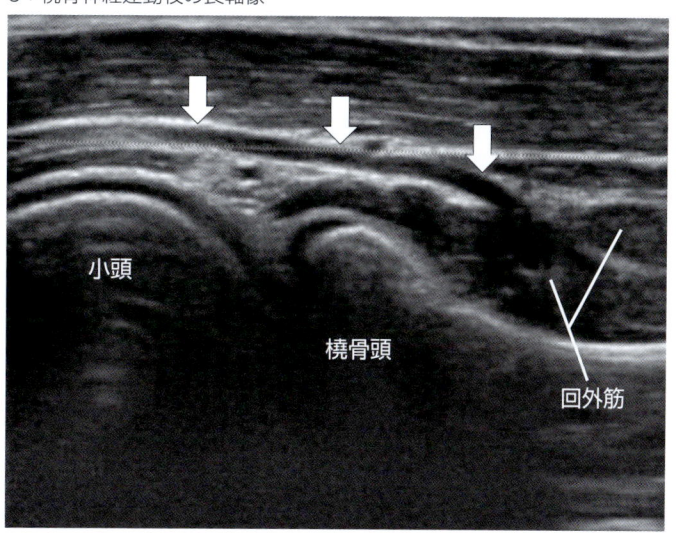

小頭
橈骨頭
回外筋

腕尺関節の描出

Step 1　腕尺関節長軸像の観察

プローブの動き

プローブを内側へ平行移動し、腕尺関節長軸像を観察する。
滑車（近位側）を画面左、鉤状突起（遠位側）を画面右に描出する。

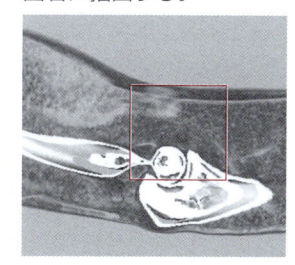

腕尺関節の長軸像

腕尺関節を包む関節包は線状高エコー像として描出されている。関節包表層には上腕筋が走行し、鉤状突起遠位側に付着する。

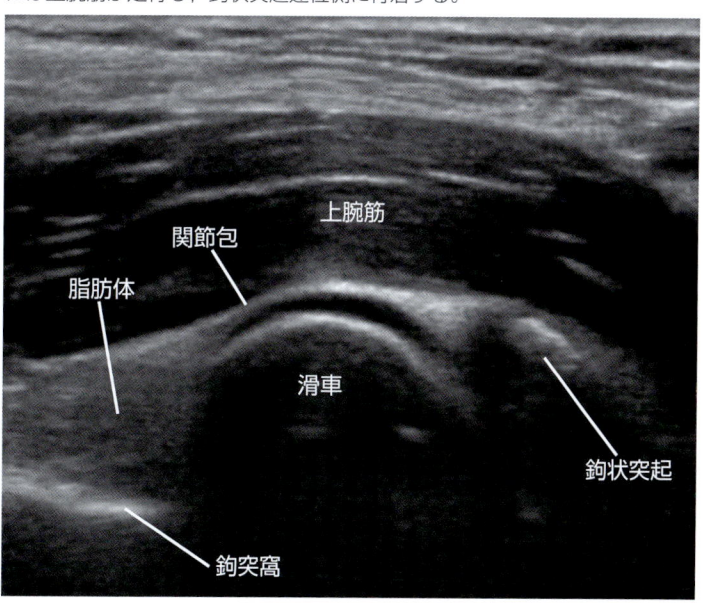

上腕筋
関節包
脂肪体
滑車
鉤状突起
鉤突窩

肘関節

113

Step 2　腕尺関節近位部の観察

プローブの動き
プローブを近位方向へ移動し，鉤突窩を描出する。

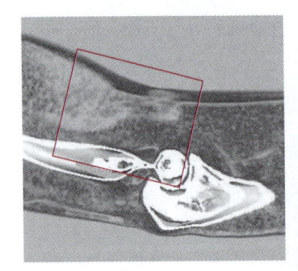

腕尺関節近位部
線状高エコー像を示す関節包と鉤突窩との間には，高エコー領域の脂肪体が介在している。

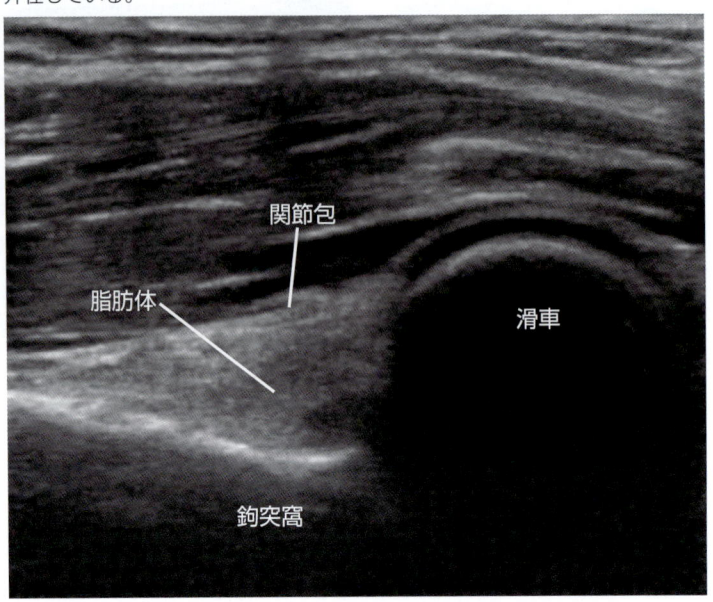

（図中ラベル：関節包，脂肪体，滑車，鉤突窩）

Q 腕尺関節に水腫があるとどのようなエコー像が観察されますか？

A 関節水腫がある例では，鉤突窩と脂肪体との間に低エコー像が観察できる。新鮮出血では高エコー像となる

関節血腫
鉤突窩と脂肪体との間に高エコー像を示す血腫が観察できる。

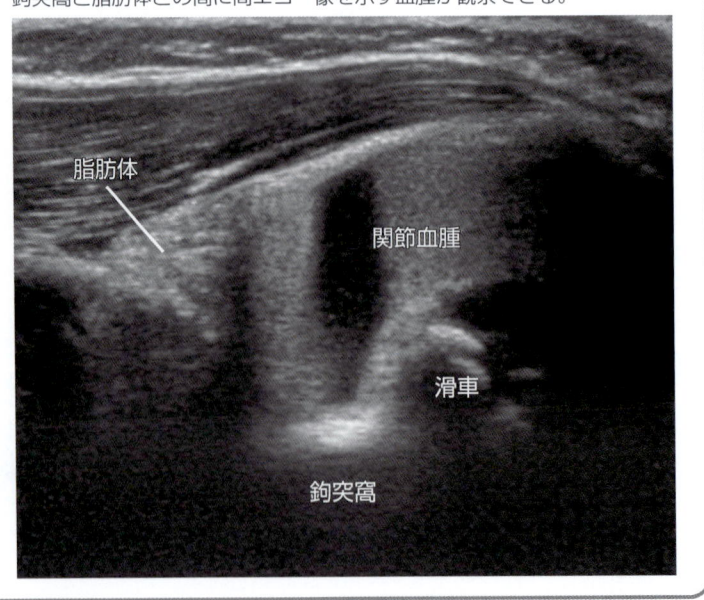

（図中ラベル：脂肪体，関節血腫，滑車，鉤突窩）

Step 3　腕尺関節遠位部の観察

プローブの動き

プローブを遠位方向へ移動し，鉤状突起を描出する。超音波ビームが鉤状突起に垂直にあたるようにプローブの手元を下げ気味にする。

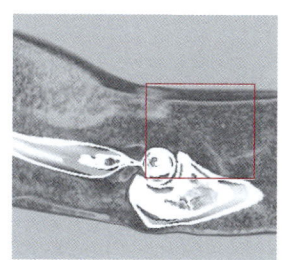

腕尺関節遠位部

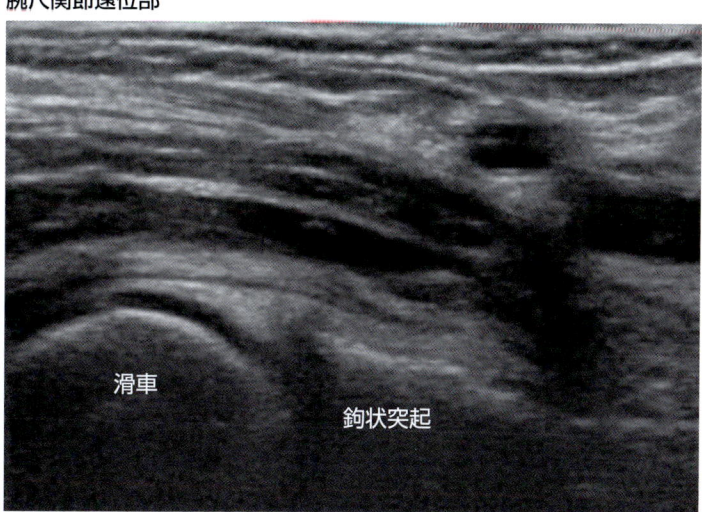

滑車　　　鉤状突起

Q 鉤状突起骨折ではどのようなエコー像が観察されますか？

関節水腫がある例では滑車前方に低エコー像，骨折に伴う新鮮出血では高エコー像が観察できる **A**

肘関節後方脱臼例では，しばしば鉤状突起骨折を認める。

鉤状突起骨折（腕尺関節の長軸像）
鉤状突起の不連続性（白矢印）と骨折に伴う高エコー像の関節血腫を脂肪体と鉤突窩の間に認める（白矢頭）。肘関節後方脱臼に伴うことが多い。

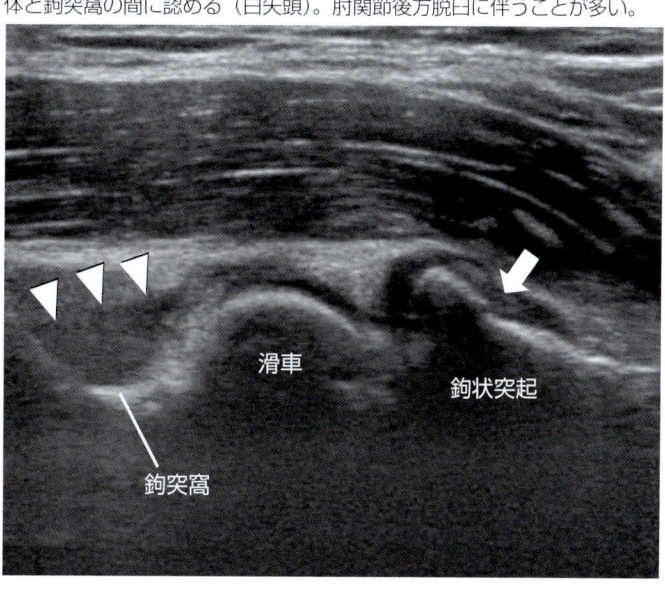

滑車　　　鉤状突起
鉤突窩

肘関節

⚠ 異常所見

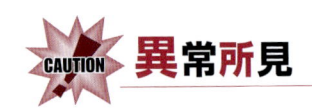

◆小頭骨表面の不整像

正常では連続性のある線状高エコー像として描出されるが，不整像が認められる場合は，小頭の離断性骨軟骨炎の存在を示唆している。

腕橈関節の長軸像

> 円形の高エコー像を示すべき小頭表面に輪郭不整像を認める（白矢印）。離断性骨軟骨炎の所見である。

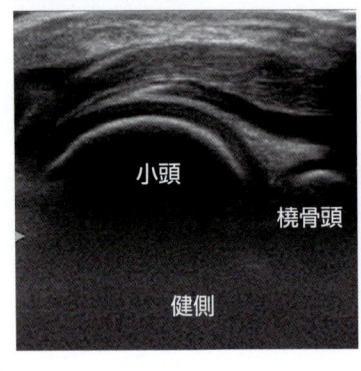

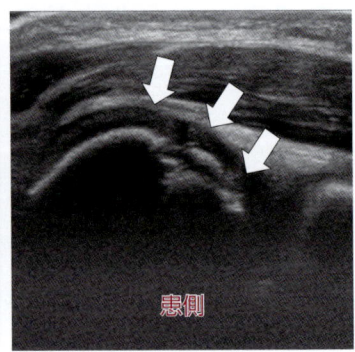

健側 / 患側
小頭　橈骨頭

◆音響陰影を伴う高エコー像

腕橈，腕尺関節前方と高エコーを示す関節包との間に存在する音響陰影を伴う高エコー像は関節内遊離体の所見である。

腕橈関節の長軸像

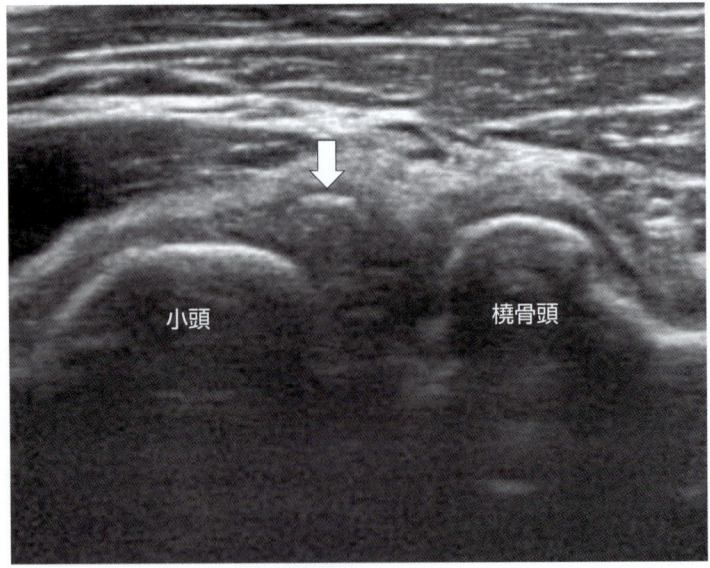

> 音響陰影を伴う関節内遊離体が，腕橈関節前方と関節包との間に存在する（白矢印）。

小頭　橈骨頭

◆上腕筋前方の低エコー像

　肘関節前方の腫脹と回外時の疼痛を主訴とする症例で，しばしば上腕筋前方に水腫を認める場合がある。内部に上腕二頭筋腱を認めるのが特徴で，とくにbicipital radial bursitisとよばれる。超音波ガイド下の穿刺吸引とステロイド注入が著効する。

拍動する上腕動脈外側に水腫を認める（白矢頭）。内部に高エコー像を示す上腕二頭筋腱を認める。bicipital radial bursitisの所見。

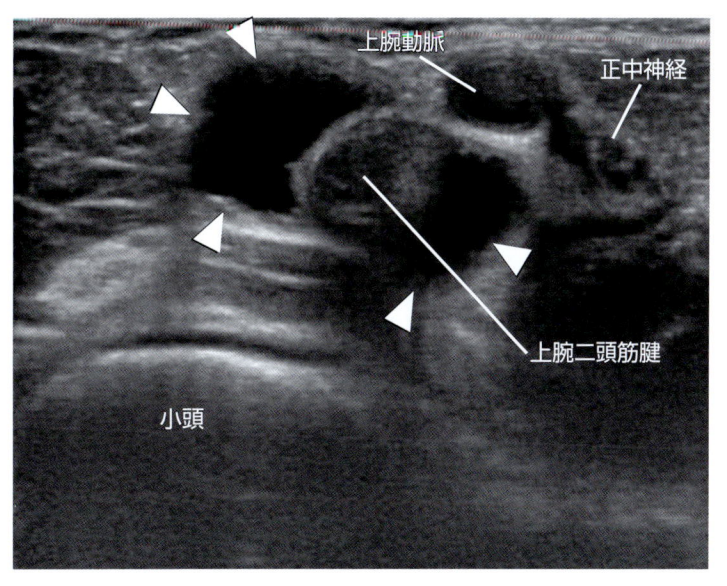

上腕動脈　正中神経　上腕二頭筋腱　小頭

内側操作

Master Point　内側操作では，投球障害や外傷で問題となる内側側副靱帯（MCL）の前斜走線維（AOL），絞扼性末梢神経障害を生じやすい肘部管（尺骨神経）が主に観察できる。

検査肢位

体位・肢位　検者は被検者の正面に座り，被検者の肘関節を90°屈曲位として肘関節内側にプローブをあてる。

右肘　　左肘

内側操作の検査肢位
右肘の観察は右手にプローブ，左肘の観察は左手にプローブを持つ。

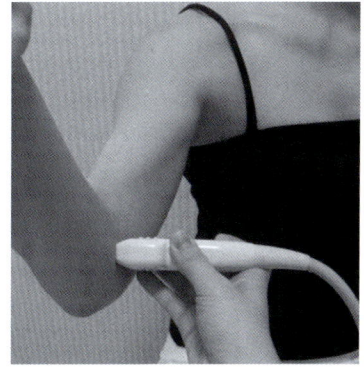

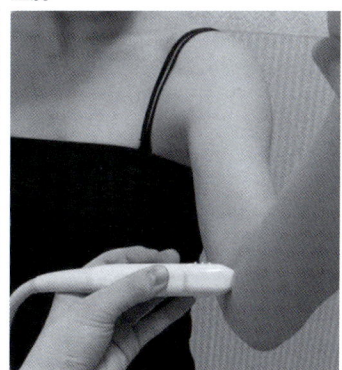

肘関節

117

検査手順

Step 1　前斜走線維（AOL）長軸像の観察

プローブの動き

靱帯描出は，靱帯そのものでなく，靱帯付着部となる骨を描出するのが基本である。靱帯そのものを描出しようとすると再現性ある画像が得られず，また靱帯欠損例を評価できないため，はじめに体表から触知しやすい一方の靱帯骨付着部（内側上顆）を描出する。

AOLの長軸像

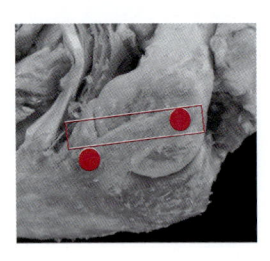

内側上顆の描出
AOLが付着する内側上顆は，右下がりのわずかに凸の線状高エコー像の斜面として描出される。

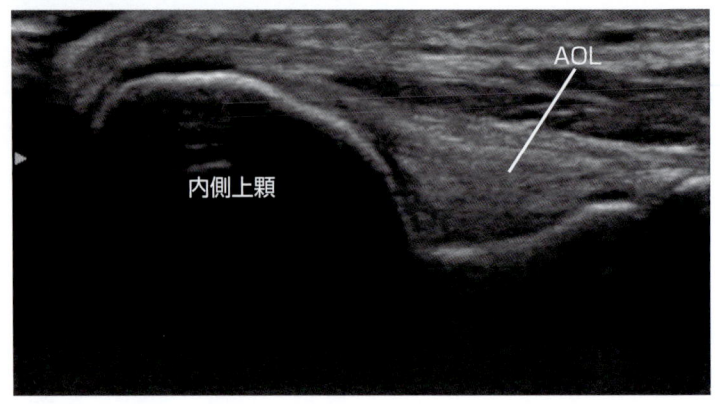

プローブの動き

靱帯の骨付着部の画像（内側上顆の斜面）を保持しながらプローブを扇状に回転し，もう一方の靱帯骨付着部（鉤状結節）を描出する。

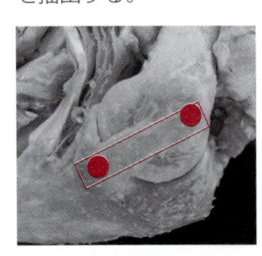

鉤状結節
AOLが付着する鉤状結節が，わずかに凸の線状高エコー像の隆起として描出されている。

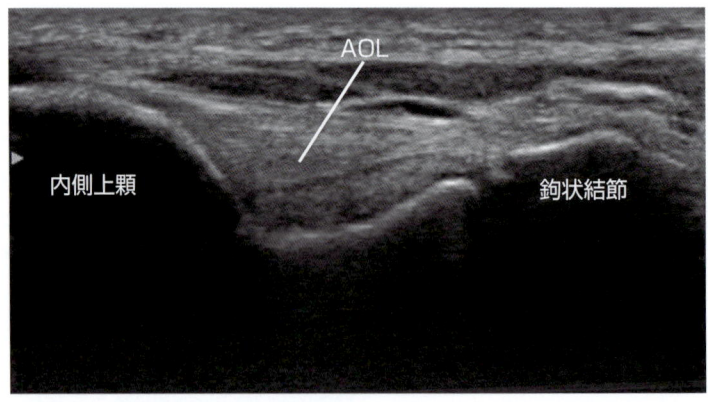

エコーanatomy 肘内側側副靱帯（MCL）

- 肘内側側副靱帯は，前斜走線維（AOL），後斜走線維（POL），横靱帯（TL）の3つから構成される。このうち肘関節外反ストレスに抵抗する最も重要な部分がAOLである。
- AOLは内側上顆の前下方と鉤状突起の側壁にある骨隆起（鉤状結節）とを連結する。

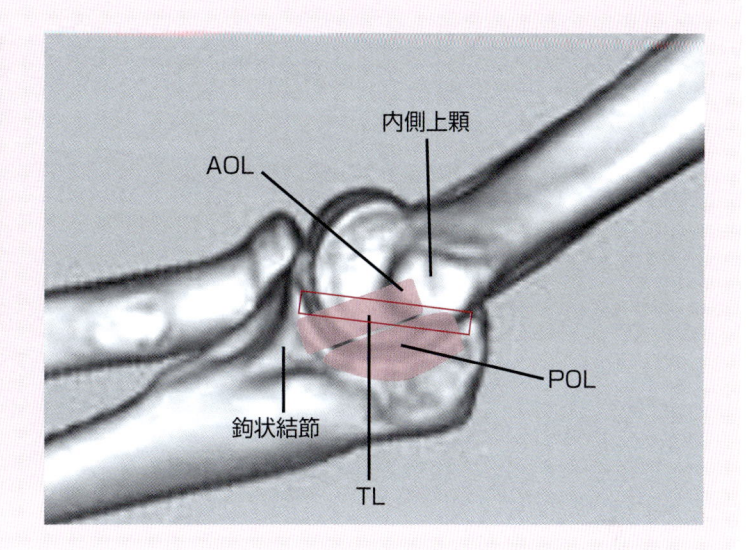

Q 肘内側側副靱帯損傷のエコー像の特徴を教えてください

正常な靱帯は，内側上顆を底辺とする三角形の高エコー像を示す。

新鮮損傷例の場合，断裂部がfibrillar patternの途絶として明瞭に描出され，正常に比べ厚みが増加した低エコー像を示す **A**

肘MCL損傷（成人）
成人では靱帯実質部の損傷が多い。内側上顆側の断裂部が低エコー像に描出されている（白矢印）。

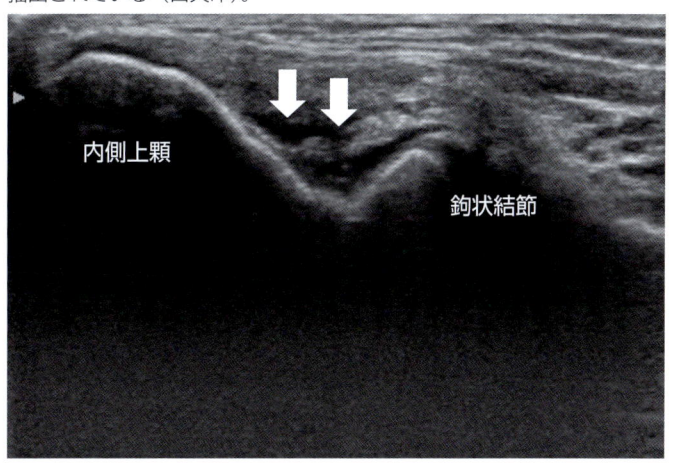

Q 小児の場合，成人のエコー像と異なる点はありますか？

成人では靱帯実質部の損傷が多いのに対し，成長期の内側型野球肘は，ほとんどが靱帯付着部の内側上顆の裂離骨折であるため，音響陰影を伴う骨片が描出される **A**

小児の肘MCL損傷
音響陰影を伴う骨片が描出されている（白矢印）。

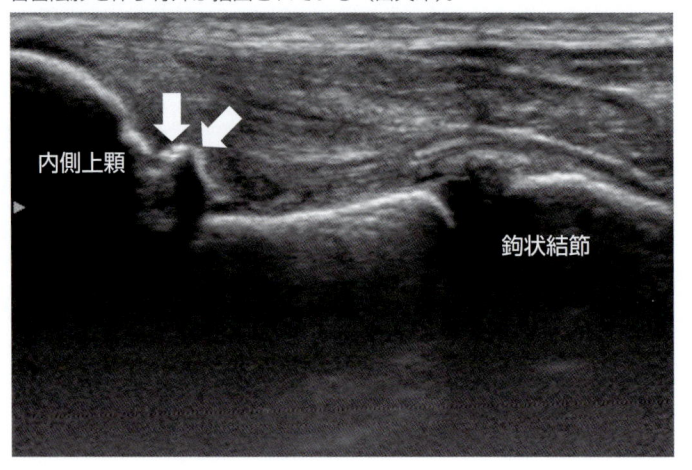

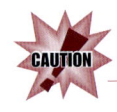

CAUTION 異常所見

◆内側上顆の線状高エコー像の不連続像

小学生野球選手の約4割に認める異常所見である。音響陰影を伴わない薄い骨片は，1回の投球で瞬間的に生じた裂離骨折，音響陰影を伴う豆状の骨片は時間が経過した陳旧例と考えられる。一般に予後良好といわれるが，不安定性がある症例では外側障害，後方障害への進行が危惧される。

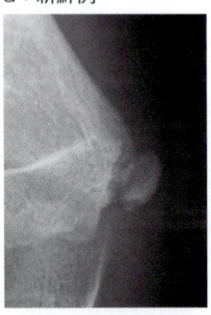

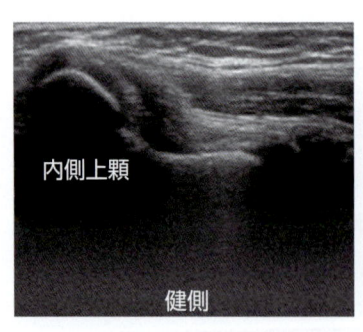

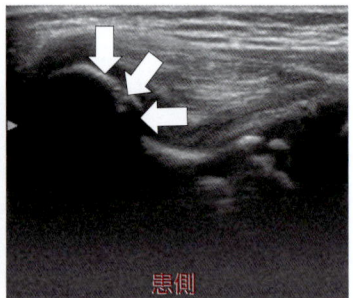

内側上顆の線状高エコー像の不連続像
a：新鮮例
b：陳旧例

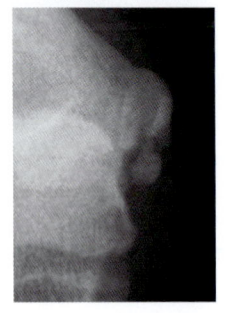

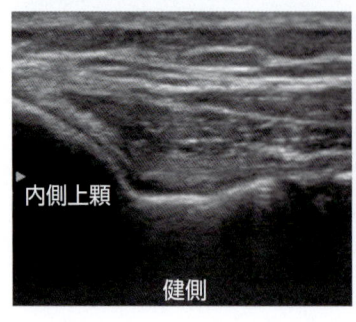

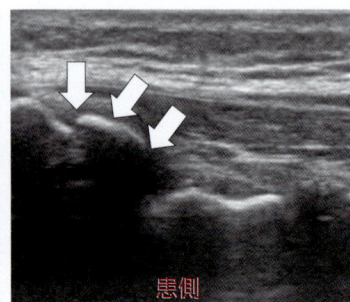

◆鉤状結節の線状高エコー像の不連続像

　AOLが付着する鉤状結節側での裂離骨折が生じる場合があるが，内側上顆側に比べると頻度はまれである。

鉤状結節の線状高エコー像の不連続像
AOLが付着する鉤状結節側での裂離骨折（白矢印）

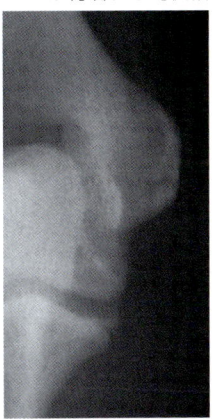

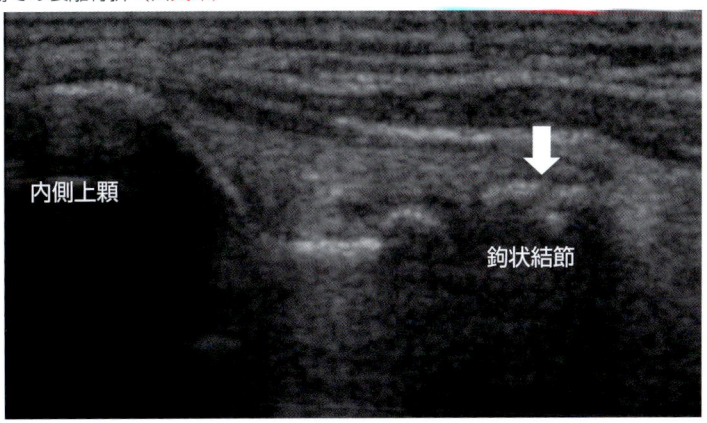

◆内側上顆前下方の骨隆起

　肘の骨化が完成した高校生以上の選手では，しばしば内側上顆前下方に骨隆起を認める。これは，成長期の内側型野球肘によって生じた骨片が変形治癒したもので，小学校高学年での内側型野球肘の既往を示唆する所見である。投球フォームの悪さ，股関節や足関節の可動域不良が潜在的に存在する可能性を示唆する所見でもある。

内側上顆前下方の骨隆起
小学校高学年での内側型野球肘の既往が示唆される（白矢印）

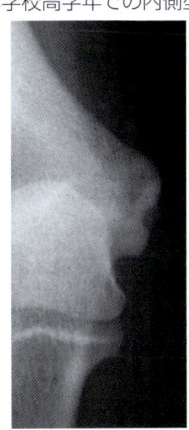

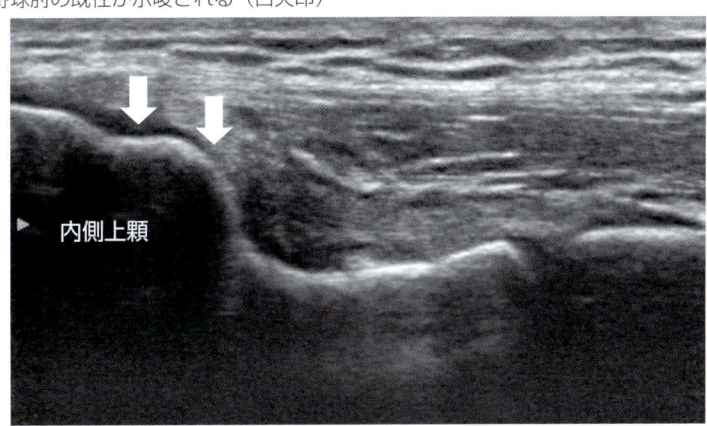

肘関節

◆**靱帯が健側より厚く，低エコー像**
　慢性的にAOLに加わった過負荷によって生じた靱帯損傷を示唆する所見と考えられる。靱帯が太くてもfibrillar patternが不明瞭になって低エコー像を示すことから，靱帯実質は変性し，単位面積当たりの力学的強度は低下している。靱帯実質の厚さ，信号変化は，2画面表示による健側（非投球側）との比較で判断する。

慢性的にAOLに加わった過負荷によって生じた靱帯損傷が示唆される（白矢印）。

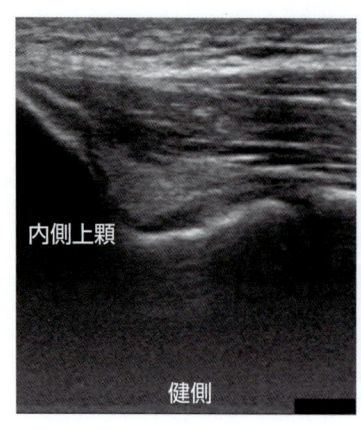

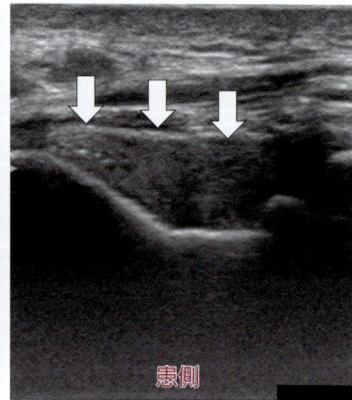

Step 2　肘部管の観察

プローブの動き

肘関節のやや遠位内側にプローブをあてる。

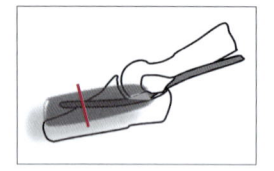

尺側手根屈筋（FCU）の短軸像

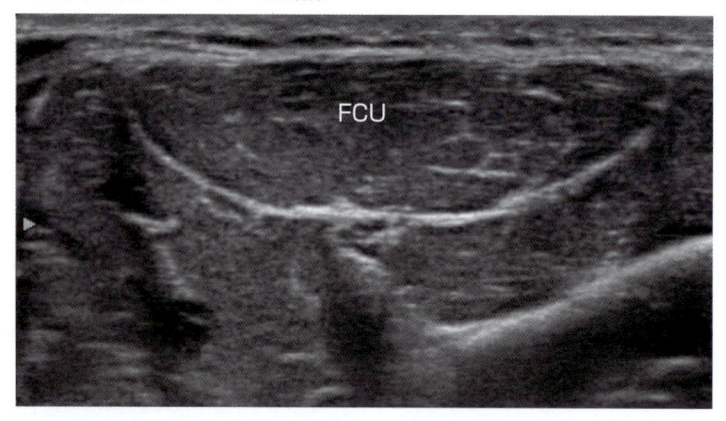

プローブの動き

FCUの中央深層に尺骨神経がくるようプローブ位置を調整する。プローブを近位側へ移動すると，尺骨神経を中心にFCUが深層から陥凹し始める。

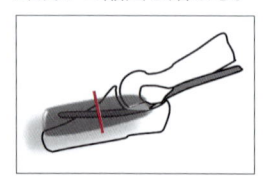

FCUの陥凹

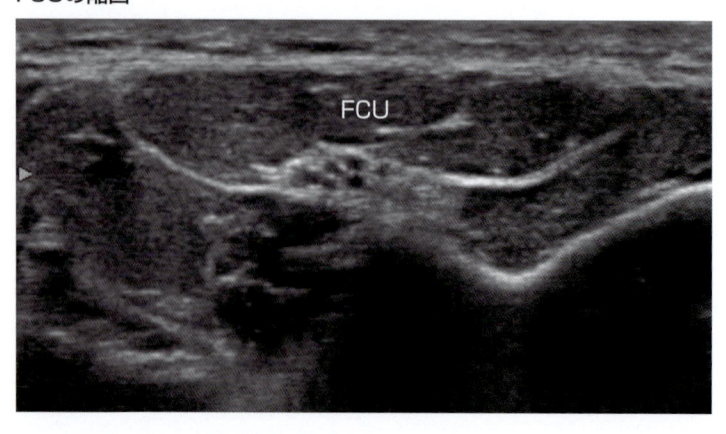

プローブの動き

プローブをさらに近位側へ移動すると，FCUが2つの筋腹へ分離していく。

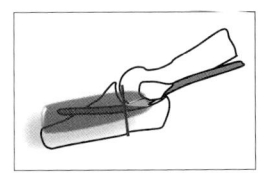

FCUの分離

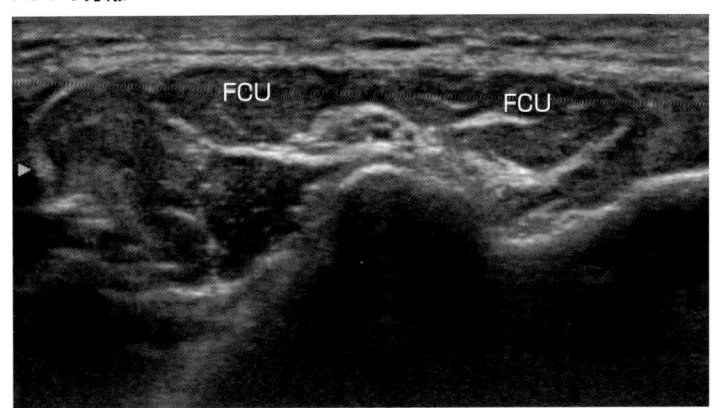

プローブの動き

完全に分離した一方の筋腹がFCUの上腕頭，もう一方が尺骨頭で，両者の表面を結ぶ線状高エコー像がOsborne靱帯である。

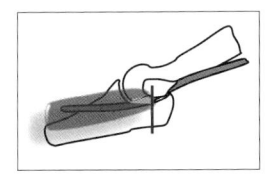

FCU上腕頭，尺骨頭，Osborne靱帯
Osborne靱帯は尺骨神経の生理的絞扼組織である。

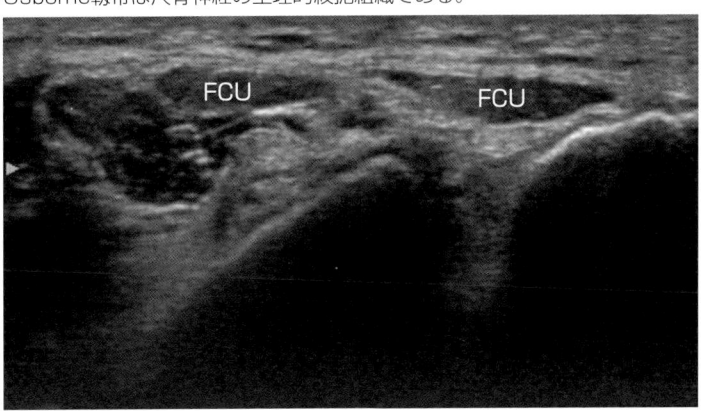

プローブの動き

尺骨神経を画面中央に保持しながら，さらに近位側へプローブを移動すると，上腕骨内側上顆が描出される。

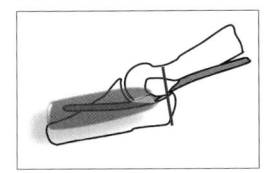

上腕骨内側上顆

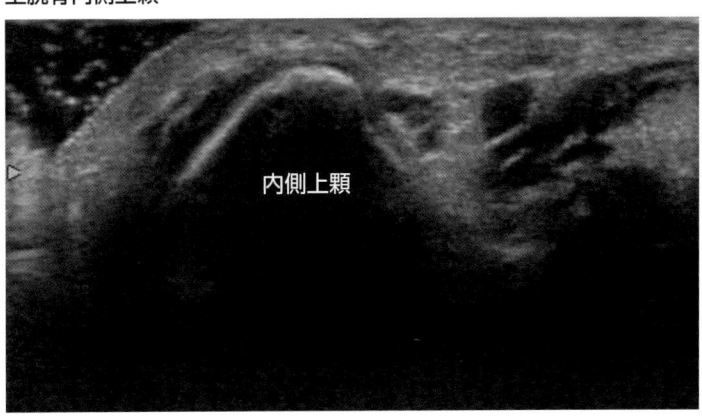

肘関節

> **プローブの動き**

尺骨神経は内側上顆の斜面中央に位置する。内側上顆の形態を変えないようにプローブ位置を調整しながら肘関節を深屈曲させると尺骨神経の脱臼の有無が観察できる。

尺骨神経の動的観察

尺骨神経は，上腕骨内側上顆後方を走行する。肘関節の屈曲角度が大きくなると，2割が前方脱臼，3割が前方亜脱臼となる。前方脱臼例はしばしば尺骨神経麻痺の原因となる。

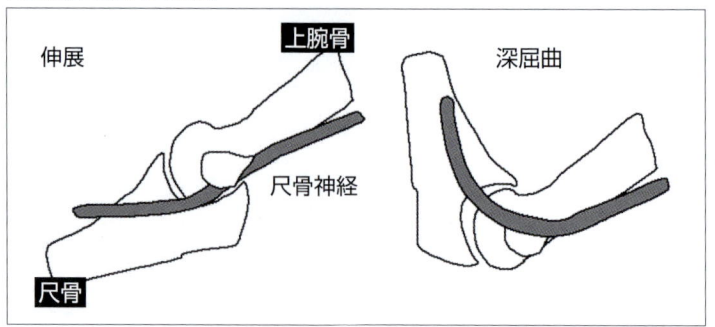

Q 末梢神経に肥大が生じています。これは何でしょうか？

末梢神経圧迫部ではなく，その近位に生じた変性肥大部はとくに偽神経腫とよばれている **A**

長期間の圧迫症例に生じ，発症まもない症例では明らかでない場合が多い。連続的に末梢から尺骨神経を短軸像で観察すると，Osborne靱帯を越えた部分で尺骨神経の断面積が急激に大きくなることで判断できる。内側上顆の形状を一致させた部位における2画面表示での健側比較，長軸像での偽神経腫の描出が評価に役立つ。

偽神経腫
a：短軸像の尺骨神経（白矢頭）

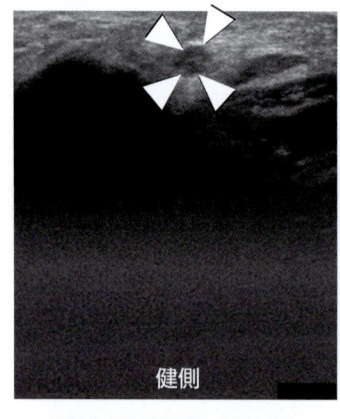

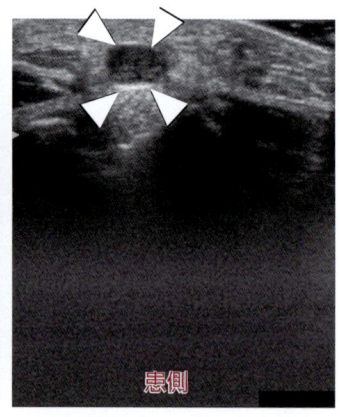

b：長軸像の尺骨神経（白矢印）

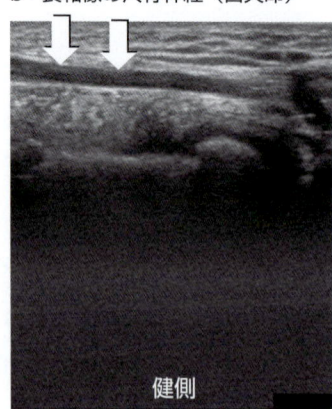

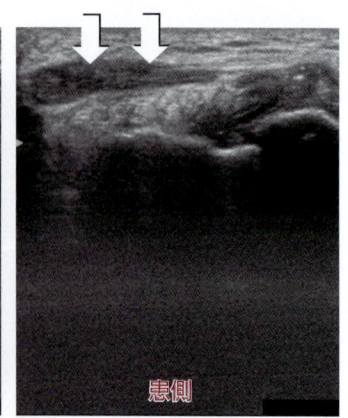

Q 神経障害の診断において超音波が有用なのはどんな点でしょうか？

神経障害の有無は，神経伝導速度による質評価が基本である．超音波画像診断がとくに威力を発揮するのは，神経の圧迫病変，すなわち骨棘やガングリオンの有無を迅速かつ容易に描出できる点にある **A**

圧迫病変
a：変形性肘関節症に伴う骨棘（白矢印）

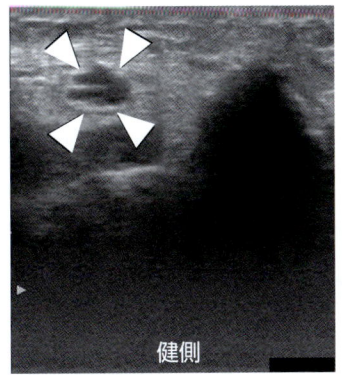

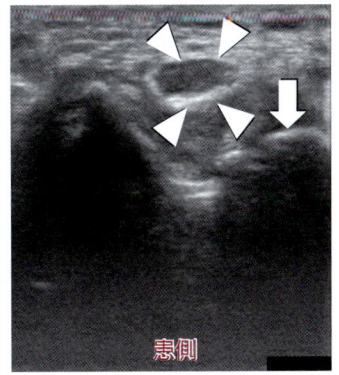

健側　患側

b：ガングリオン（白矢印）

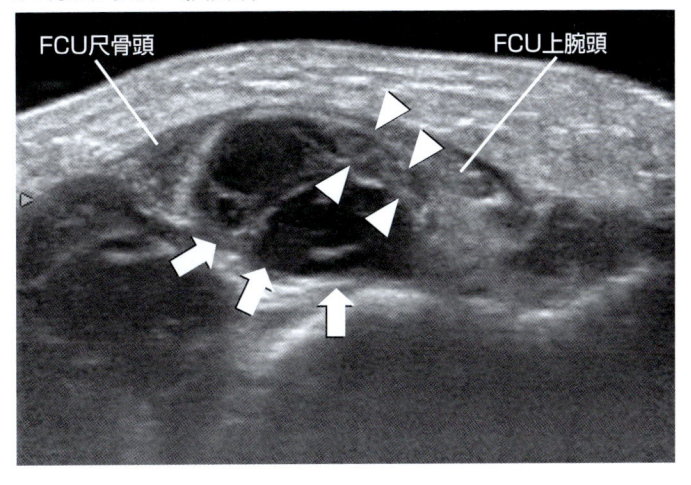

FCU尺骨頭　FCU上腕頭

エコーanatomy 肘部管

- 内側上顆の後壁と腕尺関節，さらに尺側手根屈筋の上腕頭と尺骨頭にまたがる筋膜（Osborne靱帯）に囲まれたトンネルを肘部管という．

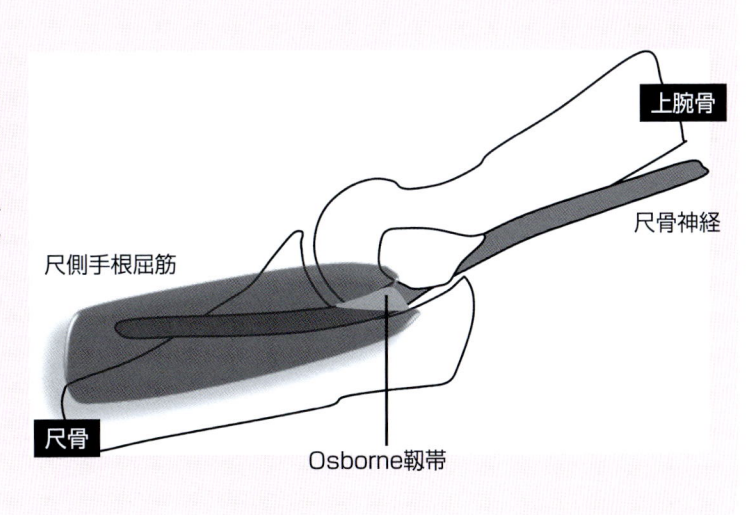

上腕骨
尺骨神経
尺側手根屈筋
尺骨
Osborne靱帯

肘関節

Q 圧迫以外に尺骨神経はどういうときに障害されるのでしょうか？

尺骨神経の障害は圧迫ばかりでなく，肘関節屈曲に伴う尺骨神経の脱臼，亜脱臼によっても生じる A

プローブの圧迫が強いと脱臼が観察できないため，動的観察ではシリコンパッドを用いるか，ゼリーをたっぷり塗ってプローブを軽めに押し当て観察する。

尺骨神経の脱臼，亜脱臼
肘関節を伸展位から屈曲位にもっていったとき，尺骨神経（白矢印）が内側上顆の山に乗り上げないもの（正常，a）が5割，山の上に乗り上げるが乗り越えないもの（亜脱臼，b）が3割，完全に乗り越えるもの（脱臼，c）が2割ある。乗り越えるものでは，肘屈伸動作での反復刺激で尺骨神経麻痺を生じることがある。

a：正常

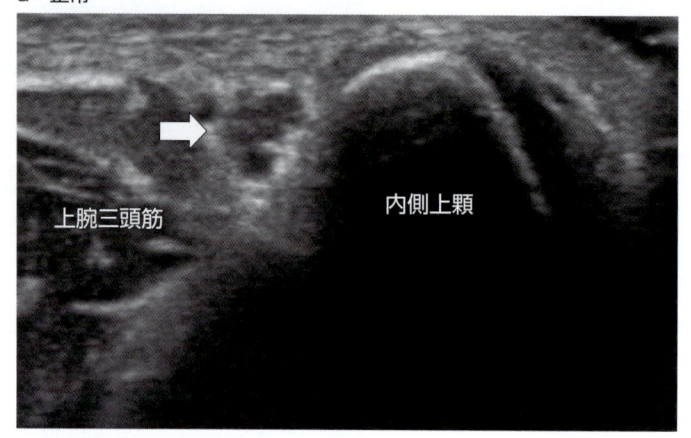

b：亜脱臼

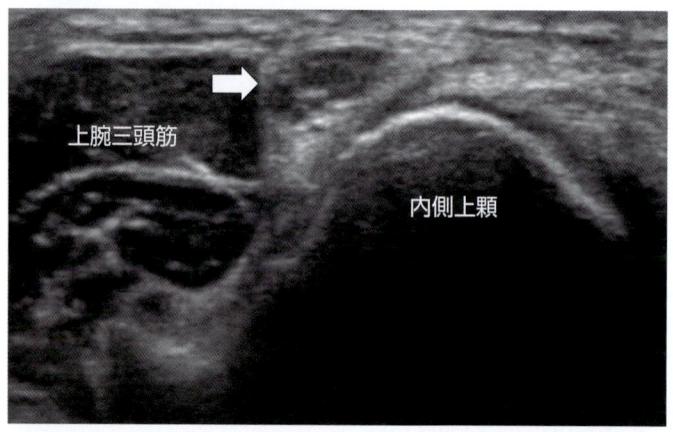

c：脱臼

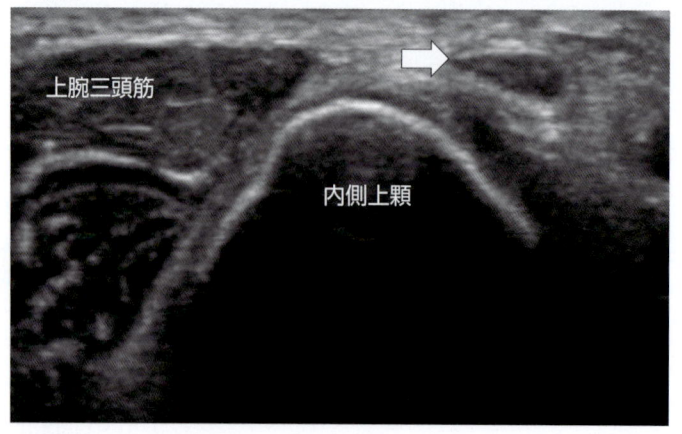

CAUTION 異常所見

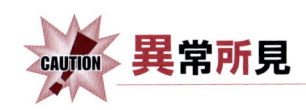

◆肘部管内の骨棘

肘部管症候群では変形性肘関節症を伴う例が多い。深層の骨棘による肘部管の狭窄が神経圧迫の原因となる。

尺骨神経（赤矢頭）が滑車と肘頭の関節面（白矢印）から伸びた骨棘（白矢頭）によって床側から押し上げられている。

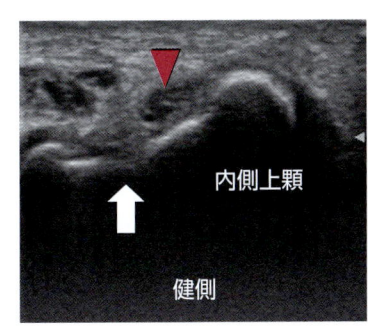

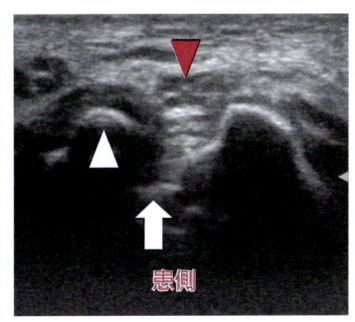

◆肘部管内のガングリオン

急速に症状や所見が悪化する症例ではガングリオンによる神経圧迫を考える。ガングリオンは変形性肘関節症に伴い，関節内と交通する場合が多い。

低エコー像を示すガングリオン（白矢印）が床側から尺骨神経（白矢頭）を押し上げている。

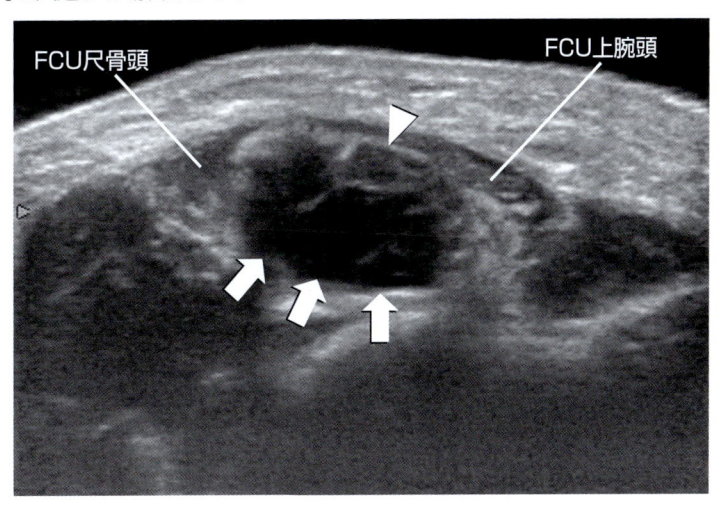

外側操作

> ***Master Point*** 外側操作では，外側上顆と外側上顆に付着する短橈側手根伸筋腱（ECRB），総指伸筋腱（EDC），さらに滑膜ひだが主に観察できる。

検査肢位

体位・肢位　検者は被検者の検査側に座る。

プローブの動き
被検者の肘関節を屈曲位として肘外側にプローブをあてる。

外側操作の検査肢位

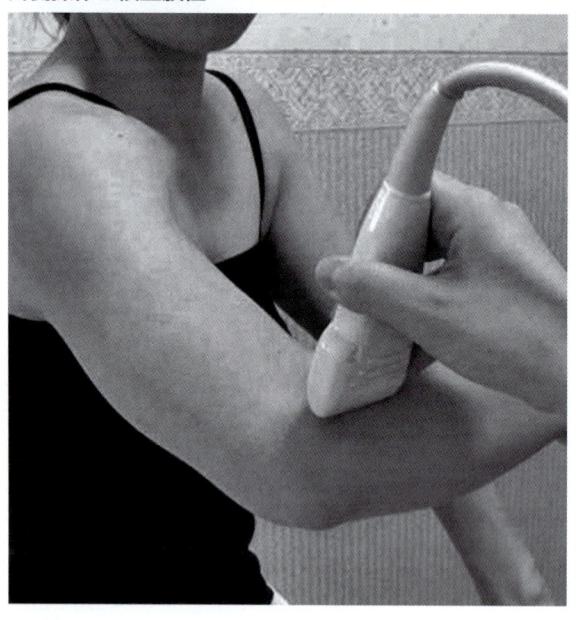

検査手順

Step 1　長軸像の観察

プローブの動き

外側上顆が画面左に描出されるようにプローブ位置を決める。プローブの末梢側は，体表から触知できる筋腹の走行に沿って，または手関節部のLister結節よりやや橈側（伸筋腱第2区画）に合わせる。

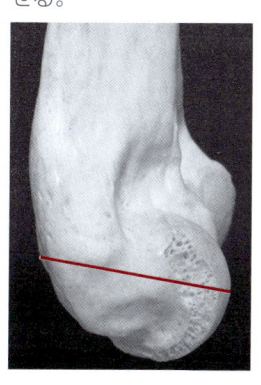

ECRBの長軸像

外側上顆付近で，EDCの筋膜下層でfibrillar patternを示すECRBが走行している。ECRBは外側上顆から橈骨頭付近まで腱性の組織のみであるのに対し，EDCは外側上顆付着部まで筋成分を有する特徴がある。

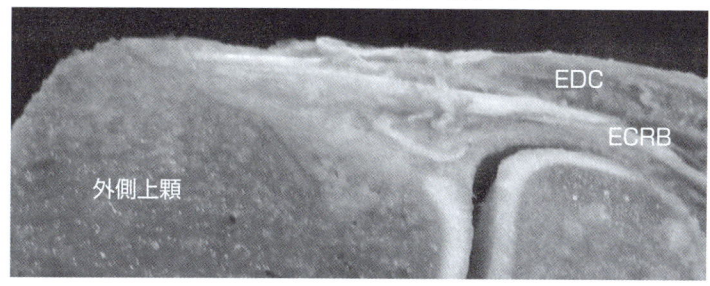

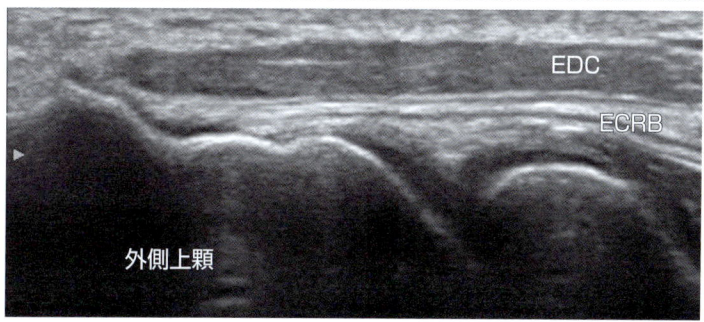

Step 2　短軸像の観察

プローブの動き

プローブを短軸方向に90°回転させる（a）。さらに近位側へ移動していく。ECRBが腱性分のみとなってEDC（白矢頭）の深層を走行する（b〜e）。
外側上顆の頂点付近で，ECRBとEDCが共同腱となる（f）。

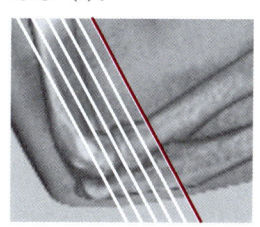

ECRBの短軸像

a：橈骨骨幹部の近位では，橈骨周囲に回外筋，その表層に尺側からECRL，ECRB，EDCが配列する。
ECRL：長橈側手根伸筋
ECRB：短橈側手根伸筋
EDC：総指伸筋
Sp：回外筋

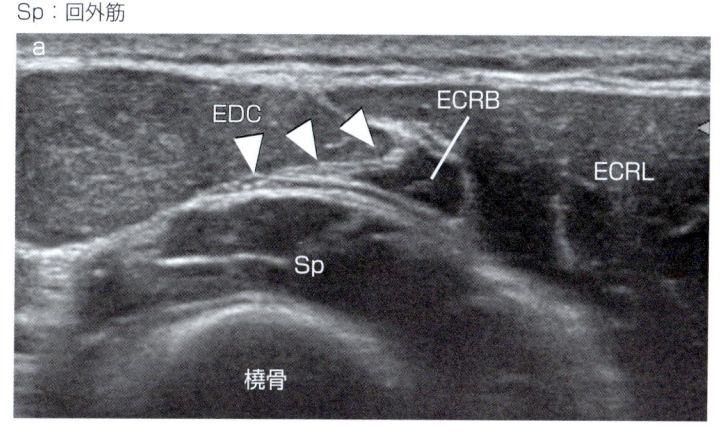

b～e：ECRBの筋腹はECRLの深層を走行するが，より近位では膜状の腱性
　　　分となり，EDC筋腹の深層を走行している。

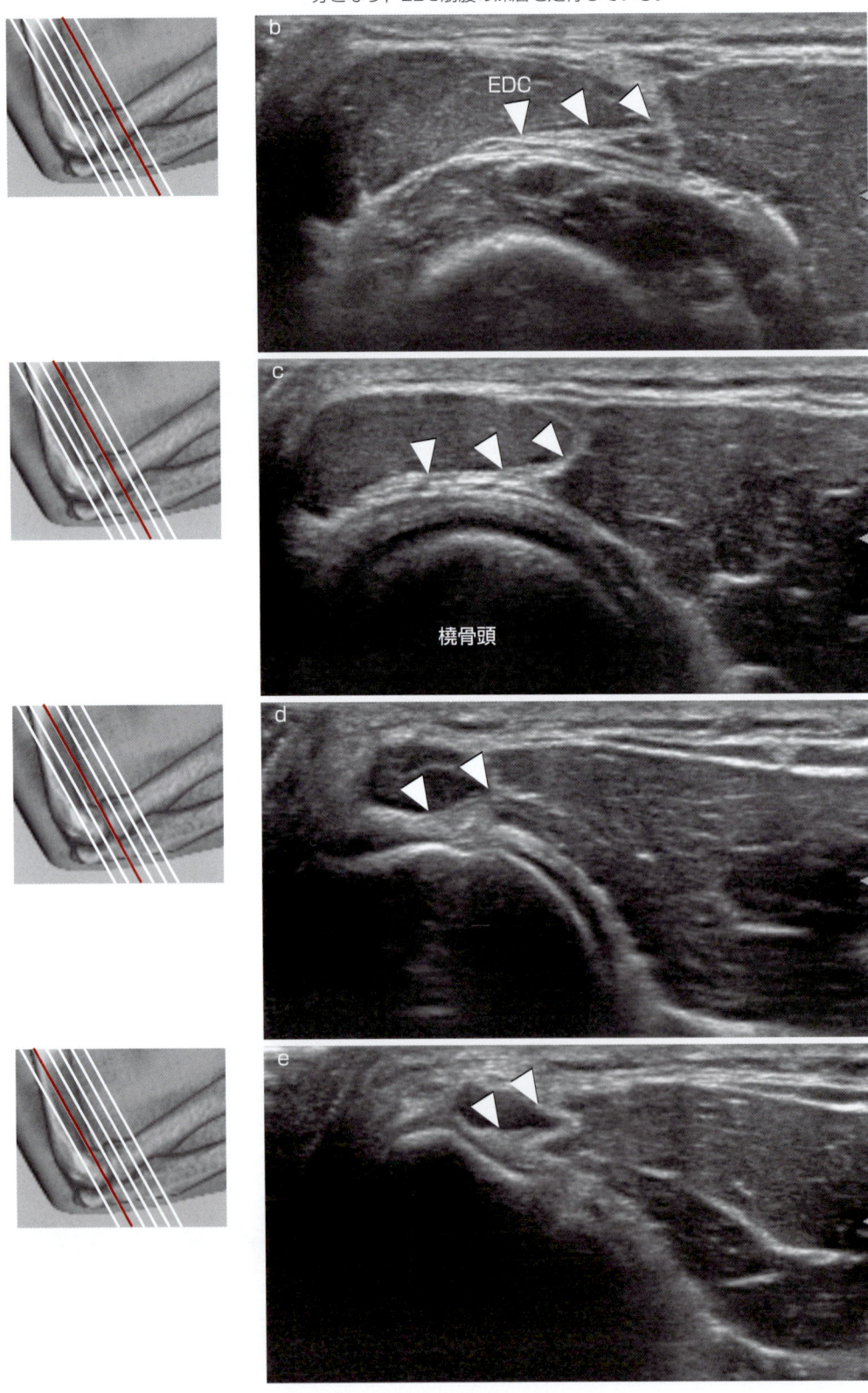

b EDC

c 橈骨頭

d

e

f：ECRBの膜状の腱性分はEDCと共同腱（白矢頭）となっている。

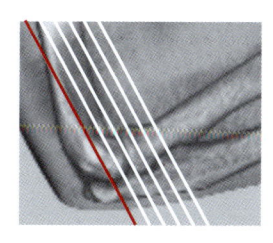

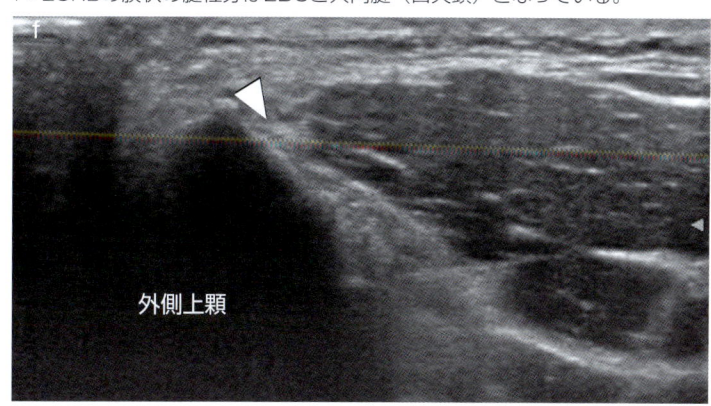

エコーanatomy　ECRBとEDC

- ECRBは近位へ行くにしたがいECRL，EDCの深層を走行する。

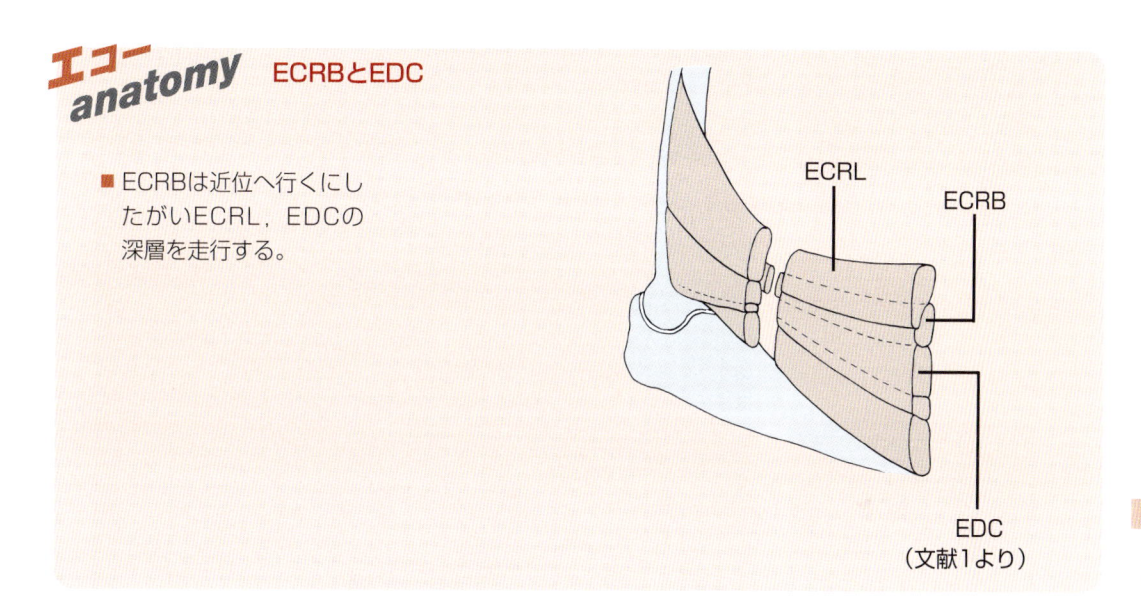

ECRL
ECRB
EDC
（文献1より）

肘関節

Q テニス肘の特徴を教えてください

正常では，緩やかな傾斜の内側上顆の斜面に，高エコー像を示すfibrillar patternを伴ったEDC，ECRBの共同腱が観察できる **A**

いわゆるテニス肘では，共同腱の厚みが増し，fibrillar patternが不明瞭となり，エコー輝度が低下する特徴がある。共同腱は関節包とも一体となっている。

上腕骨外側上顆炎（テニス肘）の長軸像
ECRBの腱性部分のエコー輝度が一部低下し，健側に比べ患側の厚みが増している。

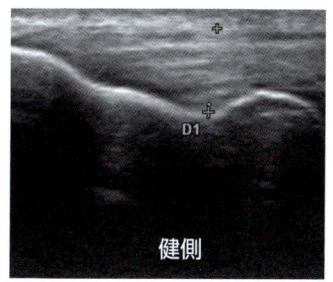

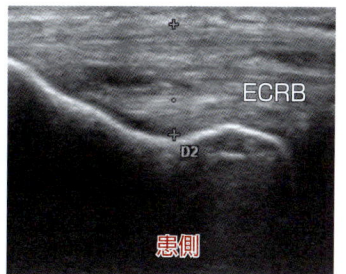

健側　　患側

上腕骨外側上顆炎（テニス肘）の短軸像
遠位側（a）から近位側（f）に向かって，ECRBから連続する腱のエコー輝度が低下し，厚みが増している（白矢頭）。

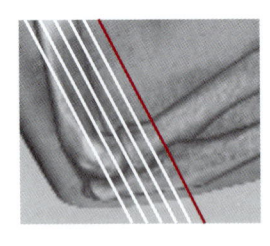

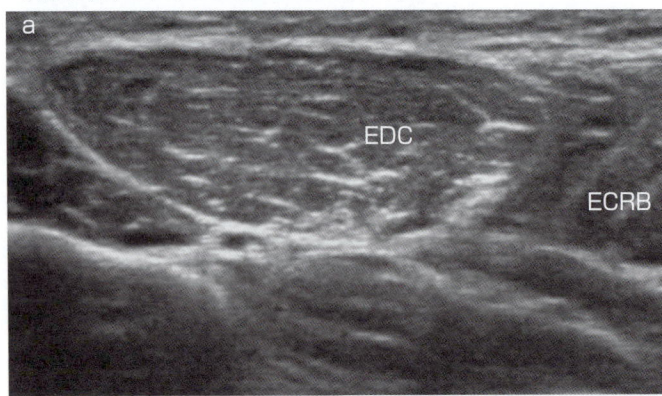

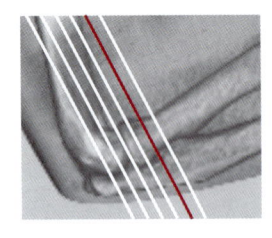

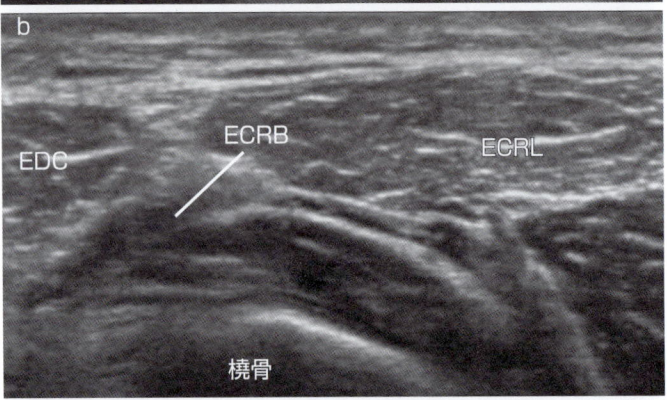

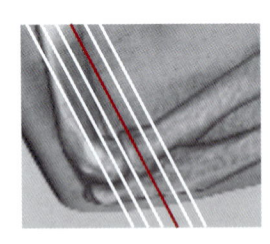

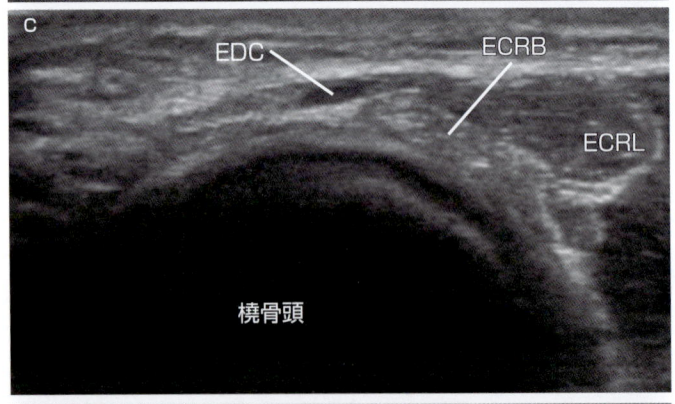

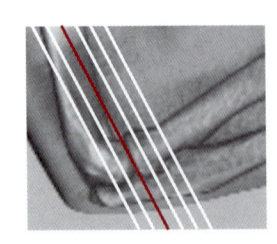

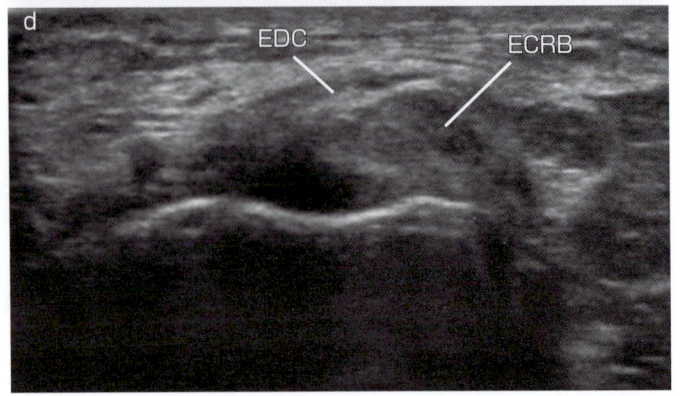

a — EDC, ECRB

b — EDC, ECRB, ECRL / 橈骨

c — EDC, ECRB, ECRL / 橈骨頭

d — EDC, ECRB

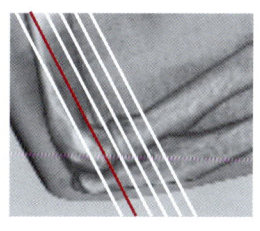

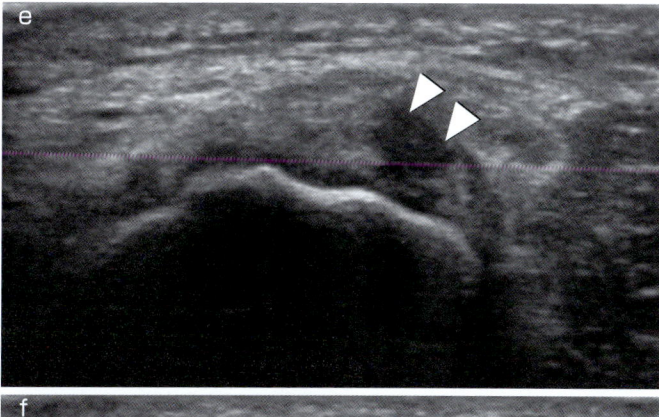

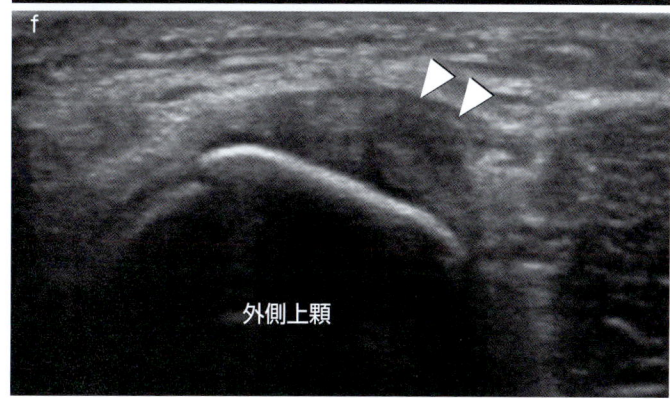

白矢頭：ECRBとEDCの共同腱

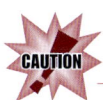

⚠ 異常所見

◆腱内の低エコー変化

　高エコー像を示す腱実質の一部が低エコー像を示し，fibrillar patternが消失している。EDC深層に位置するECRBの変性，断裂を意味する。上腕骨外側上顆炎（テニス肘）に特徴的な所見である。

腱内の低エコー像（白矢印）は，EDC深層に位置するECRBの変性，断裂所見を意味する。

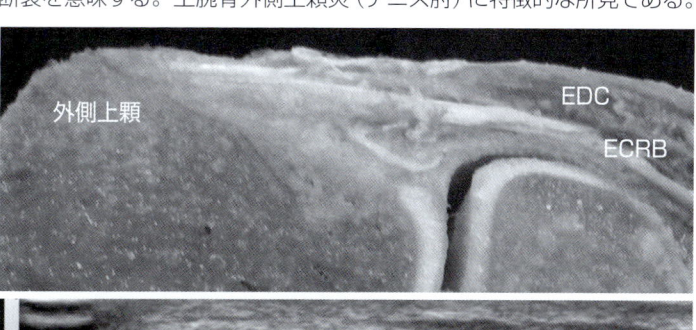

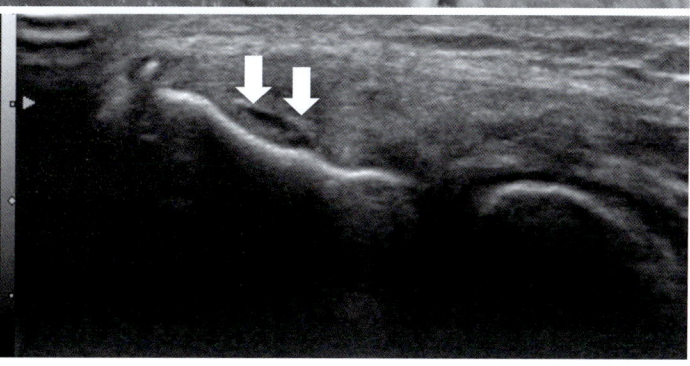

◆ **外側上顆の堤防状骨棘**

外側上顆の頂点に，しばしば腱の走行と異なる堤防上の骨棘を認める。慢性経過を辿る外側上顆炎の6割に存在する所見といわれる。

慢性型のテニス肘では，外側上顆の頂点に堤防状の骨棘（白矢印）を認める場合が多い。

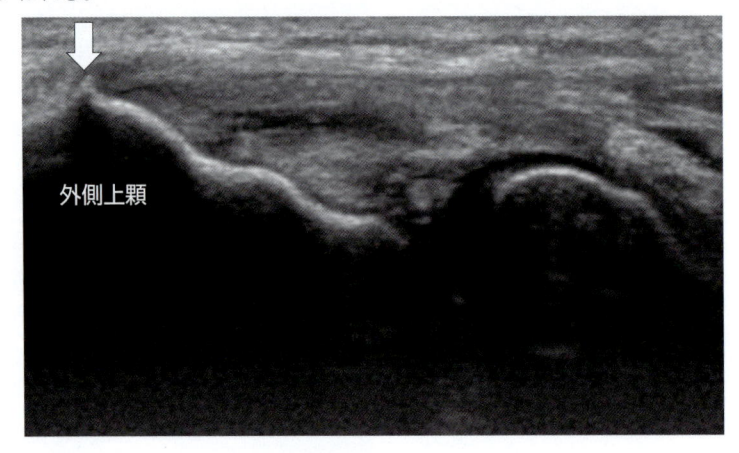

外側上顆

外側上顆の堤防状の骨棘は，C字状に外側上顆の頂点に形成される。

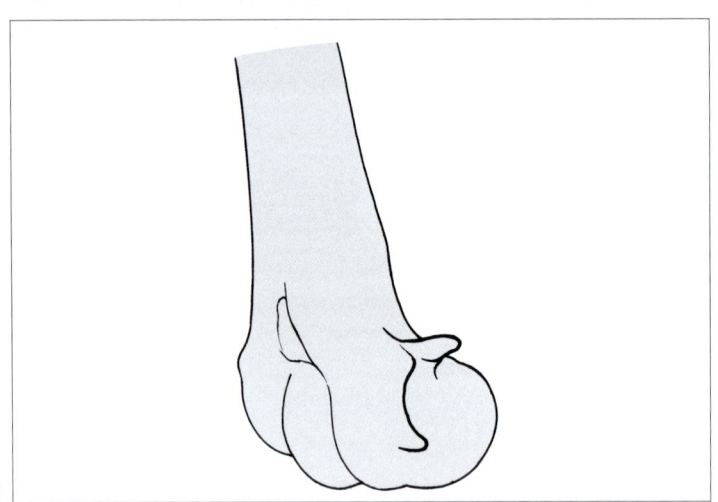

（文献2より）

◆ **外顆の不連続性**

小児の骨折は，しばしば単純X線像で見落とされる。

上腕骨外顆骨折（小児）

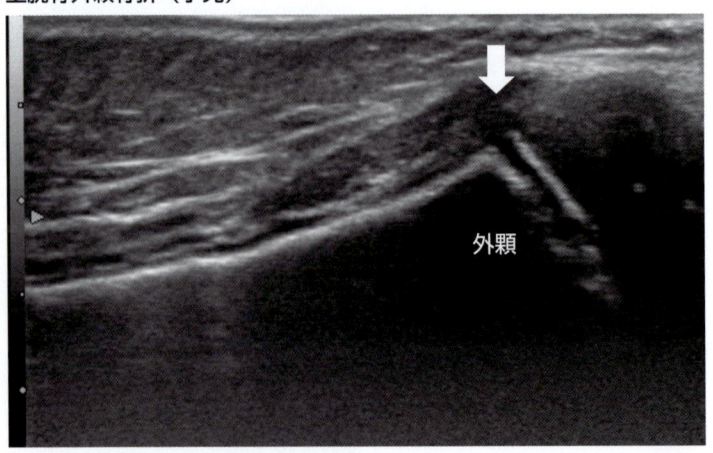

外顆骨折（白矢印）は，超音波検査のほうが単純X線写真よりとらえやすい。

外顆

後方操作

> **Master Point**
> 後方操作では，肘屈曲位で肘頭窩，肘頭，さらに上腕骨小頭が観察できる。
> 重力の影響で最も水腫が観察しやすいため，関節内病変の有無のスクリーニングに役立つ。
> 外側型，後方型野球肘で生じる上腕骨小頭，肘頭病変も，肘屈曲位での後方操作が最も観察しやすい。

検査肢位

体位・肢位

プローブの動き

肘屈曲位で後方からプローブをあてる。検者は患者の正面に座っている。

後方操作の検査肢位

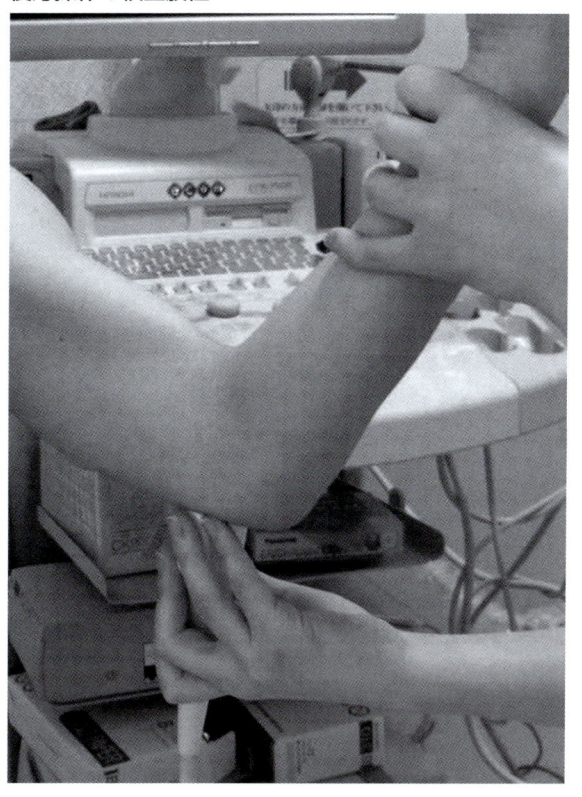

肘関節

> **プローブの動き**
>
> プローブを持たないもう一方の手で患者の手首を握り，肘関節の屈曲角度を変えながら肘頭，肘頭窩を観察する。

肘頭，肘頭窩の検査肢位
a：軽度屈曲位

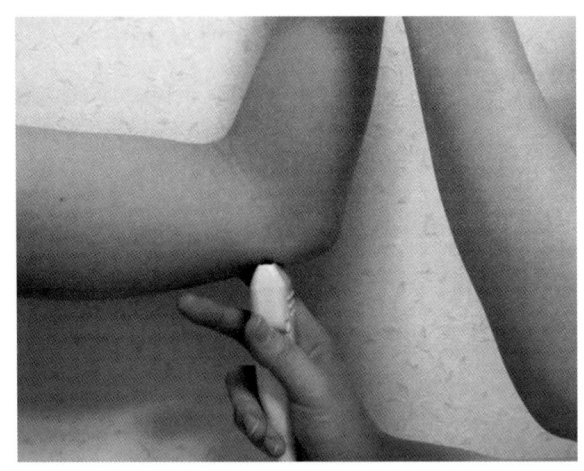

b：最大屈曲位

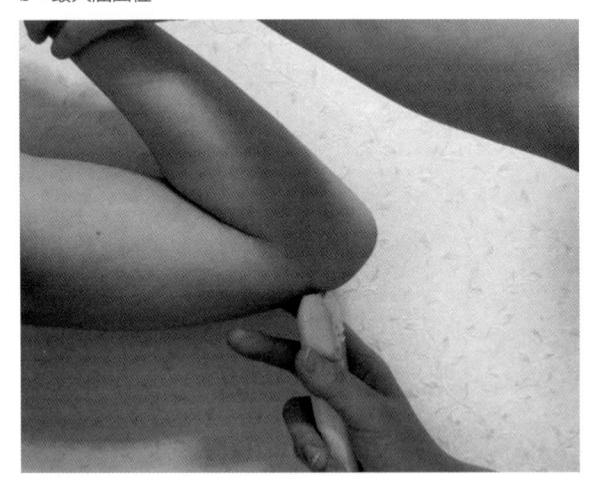

> **プローブの動き**
>
> 上腕骨小頭，肘頭は，肘最大屈曲位として後方からプローブをあて観察する。

上腕骨小頭，肘頭の検査肢位

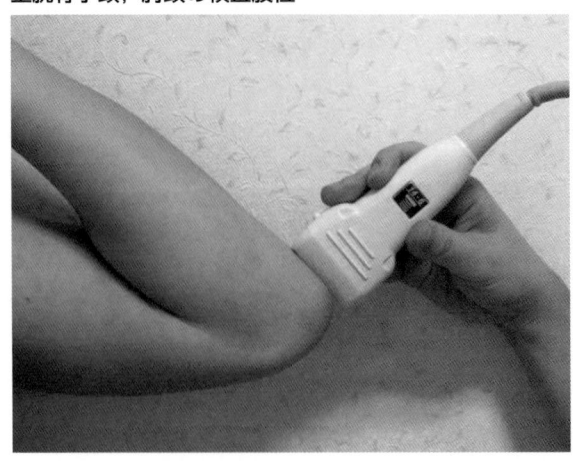

検査手順

Step 1　肘頭窩の観察

プローブの動き
肘最大屈曲位で，上腕骨骨幹部から肘頭窩までを短軸像で観察する。

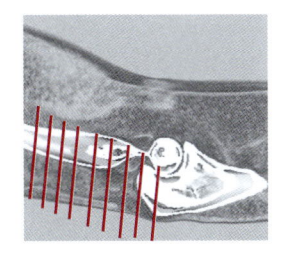

肘頭窩の短軸像

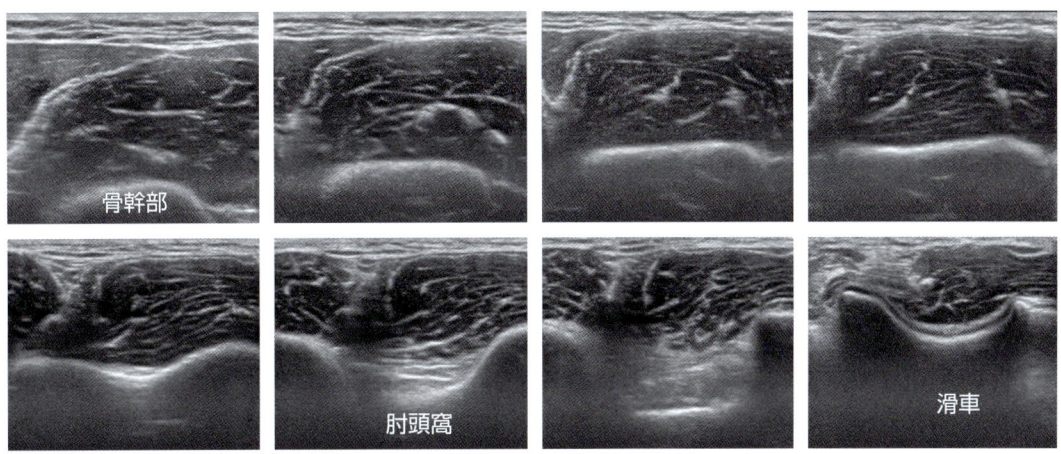

骨幹部

肘頭窩

滑車

プローブの動き
プローブを90°回転させ，長軸像で肘関節の屈曲角度を変えながら肘頭窩を観察する。

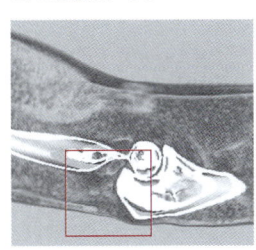

肘頭窩の長軸像

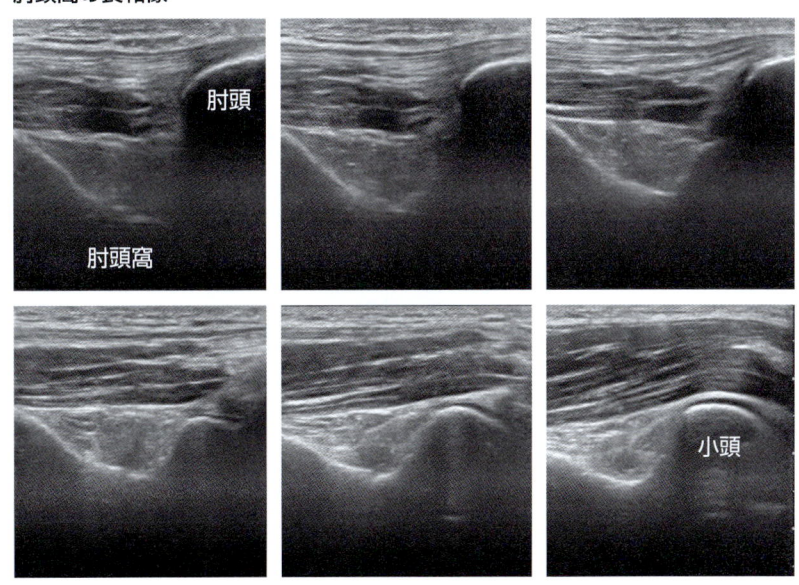

肘頭

肘頭窩

小頭

肘関節

Q 肘頭窩では関節水腫，血腫はどのようにみえますか？

検査肢位と重力との関係から，関節水腫，血腫は肘頭窩で最もみつけやすい。関節水腫は肘頭窩と脂肪体との間の低エコー像，新鮮出血は高エコー像として描出される **A**

関節水腫-1
肘頭窩と脂肪体との間に低エコー像の関節水腫を認める（白矢印）。

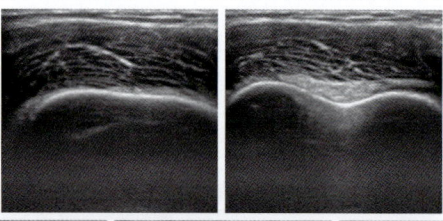

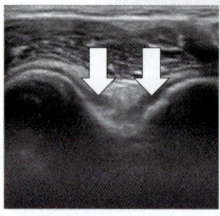

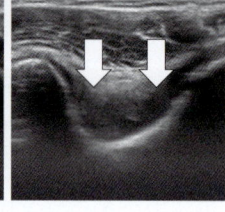

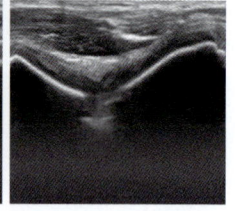

関節水腫-2
肘頭窩と脂肪体との間に低エコー像の関節水腫を認め，内部に高エコー像の遊離体（白矢印）も認める。

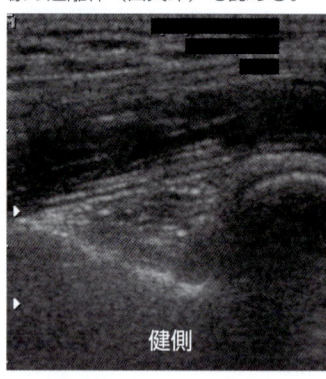

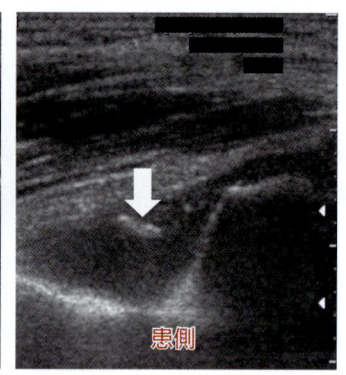

健側　　患側

関節血腫
健側と異なり，患側では肘頭窩と脂肪体との間に高エコー像の関節血腫を認める。

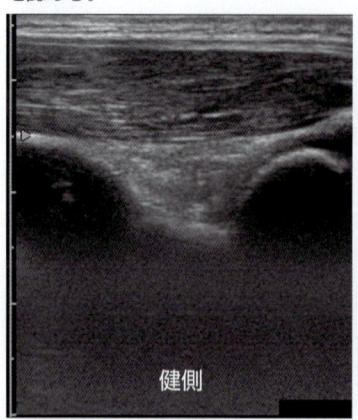

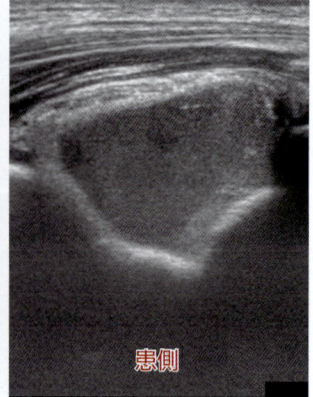

健側　　患側

Q 滑膜の増生はどのようにみえますか？

関節リウマチなどに伴って生じる滑膜増生は，やや高エコー像として描出される **A**

滑膜増生
滑膜増生はやや高エコー像として描出されている。ドプラ画像で増生した滑膜に血流がみられる。

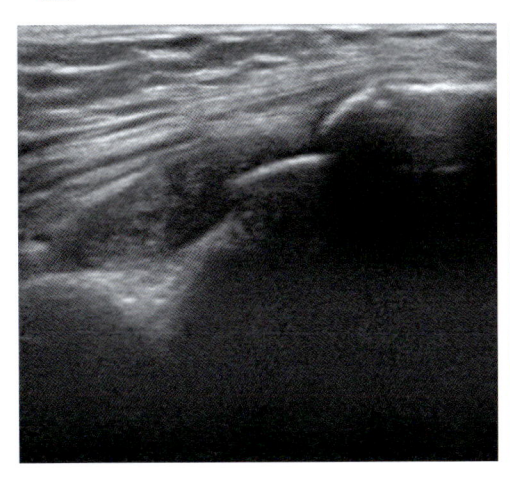

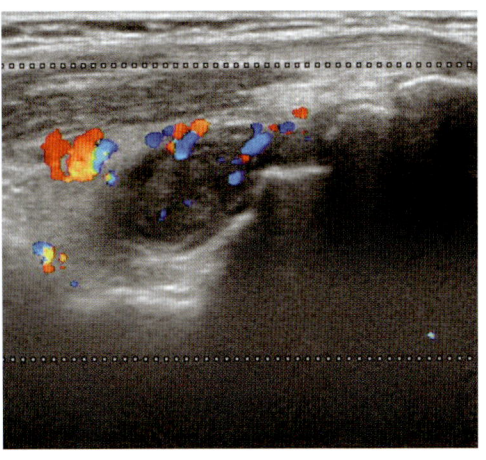

Step 2　肘頭の観察

プローブの動き
肘屈曲位で長軸方向にプローブをあて，肘頭先端，肘頭を観察する。

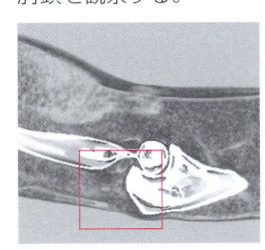

肘頭
肘頭の骨輪郭を鮮明に描出する。

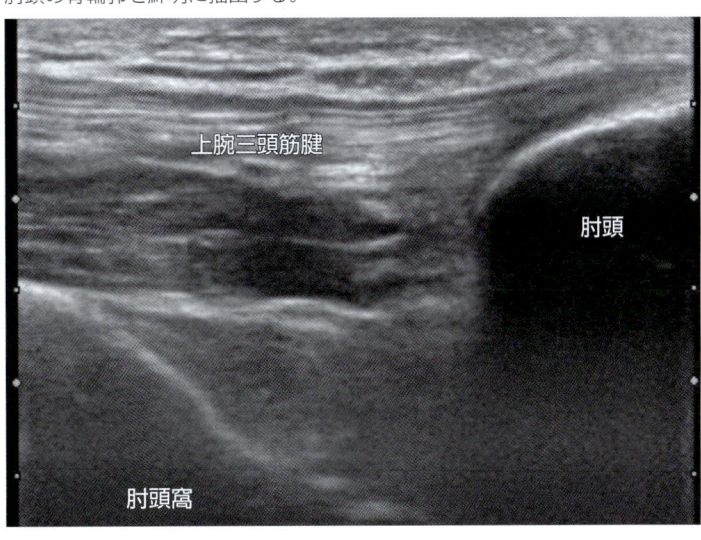

上腕三頭筋腱
肘頭
肘頭窩

肘関節

Q 肘頭障害はどのように発症するのでしょうか？

肘頭障害は，投球動作の外反ストレス時に肘頭内側が肘頭窩内側壁と衝突することで生じる **A**

肘頭先端部障害・肘頭骨折の発生メカニズム

肘伸展位では，肘頭が肘頭窩内に位置する。したがって，この位置で外反ストレスが加わると，肘頭内側と肘頭窩内側壁とが衝突する。

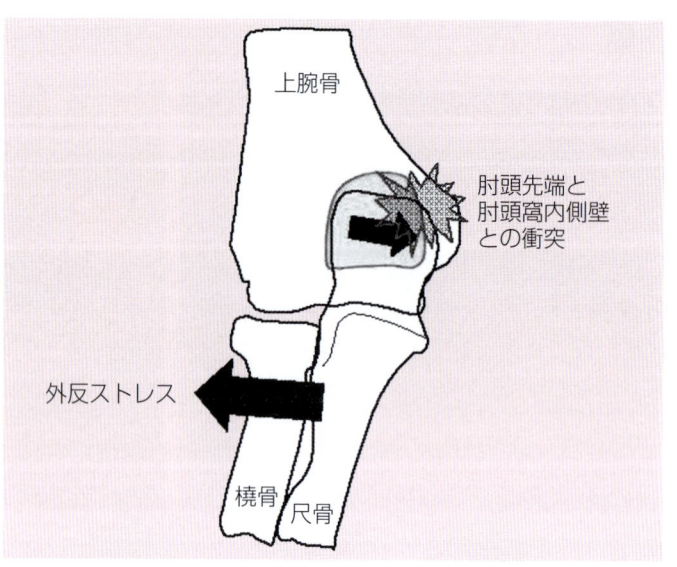

肘頭先端部障害は，単純X線像で肘頭先端の骨融解像，超音波検査で肘頭先端内側の不整，不連続像（白矢印）としてとらえられる **A**

肘頭先端部障害の単純X線像

肘頭先端部障害は，成長期では肘頭骨端核の分離，分節像，骨端線閉鎖後は肘頭先端の骨融解像が特徴である。

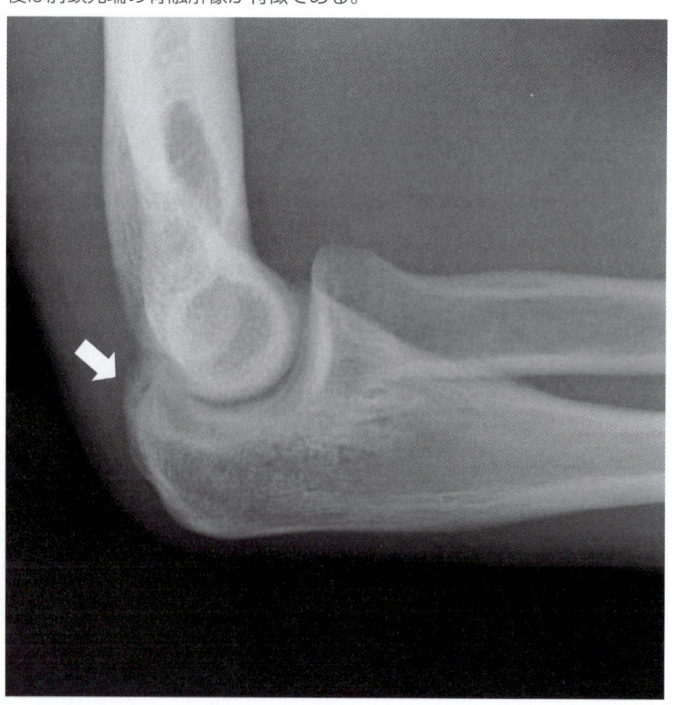

肘頭の疲労骨折や骨端線離開は，肘頭内側近位から外側遠位に至る斜骨折として描出される。必ず健側との比較で評価する A

肘頭先端部障害の長軸像
肘頭の内側先端に骨の不連続性を認める。

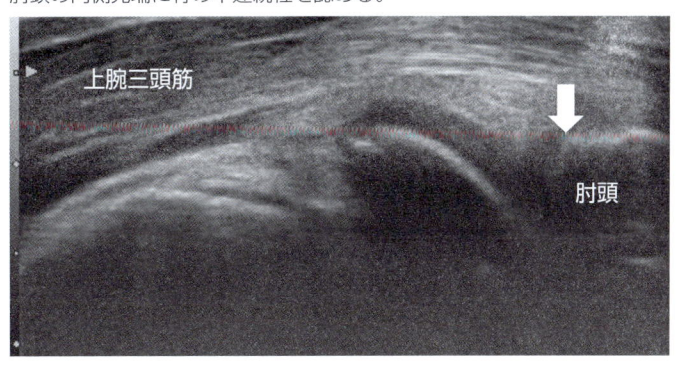

肘頭疲労骨折の単純X線像
健側と異なり，患側では肘頭に骨折線を認める。

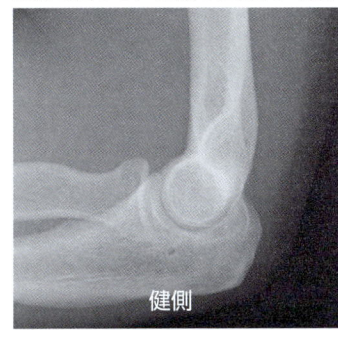

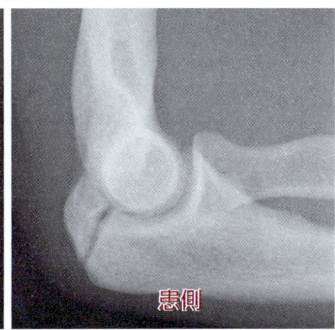

肘頭骨端線離開の単純X線像
肘頭骨端線は，関節面側から順に閉鎖するため，関節面側での離開が初期像の特徴である。

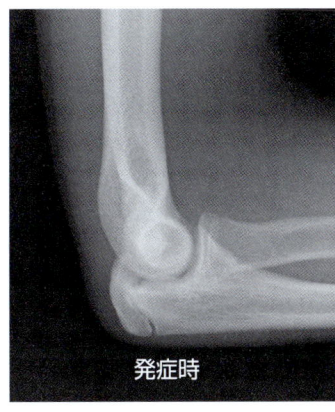

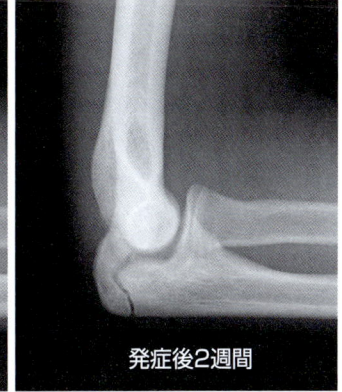

肘頭骨端線離開の長軸像
健側と異なり，患側では肘頭骨端線部の距離が開いている。

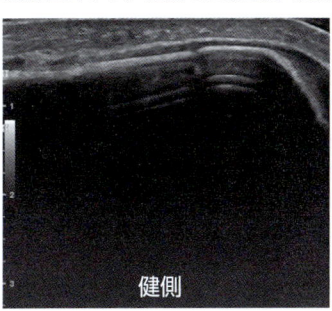

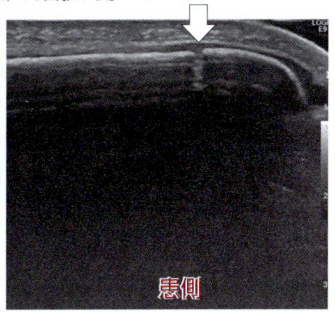

Step 3 上腕骨小頭の観察

プローブの動き
肘最大屈曲位で肘頭外側にプローブをあてる。

プローブのあて方
a：長軸　　　b：短軸

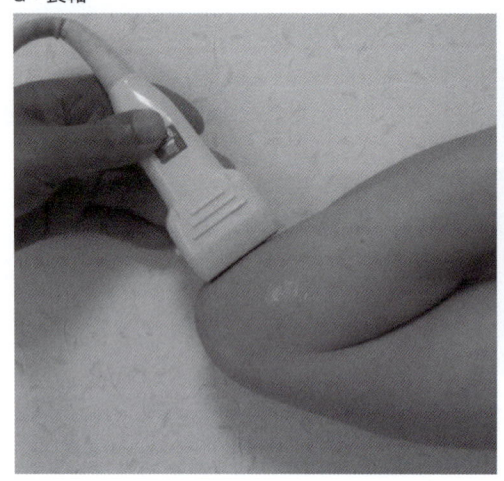

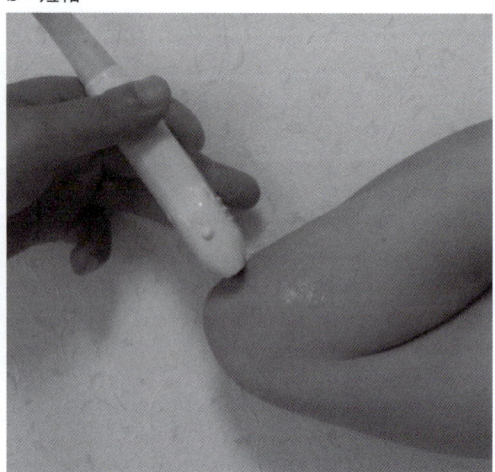

プローブの動き
腕橈関節の長軸像，さらにプローブを90°回転し短軸像を描出する。

後方操作による腕橈関節長軸像，短軸像

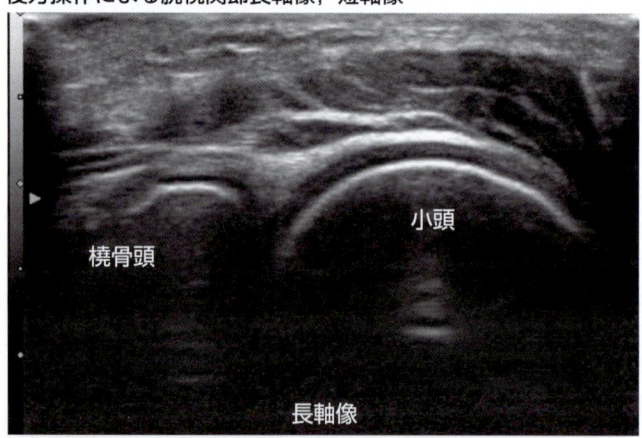

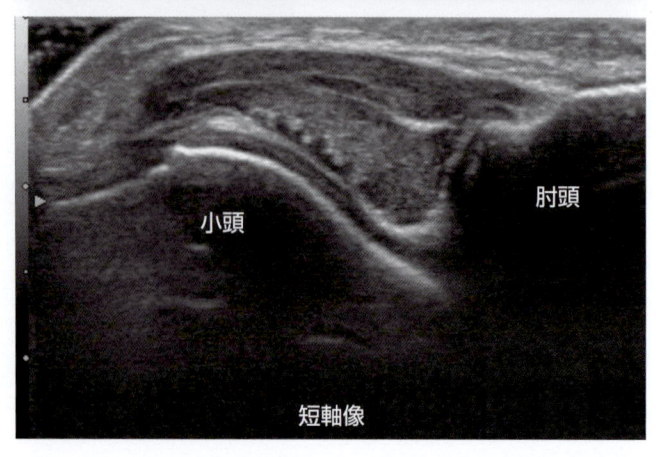

橈骨頭　　小頭
長軸像

小頭　　肘頭
短軸像

Q 上腕骨小頭障害のエコー像の特徴を教えてください

　上腕骨小頭障害は，線状高エコーを示す小頭の骨輪郭と軟骨の厚さ，骨，軟骨の輪郭に注目する。初期では小頭の骨輪郭不整像（a），進行期では小頭の骨輪郭不整，途絶像と軟骨の肥厚（b），そして末期では軟骨の輪郭不整が特徴である（c）**A**

上腕骨小頭障害
a：骨輪郭不整像

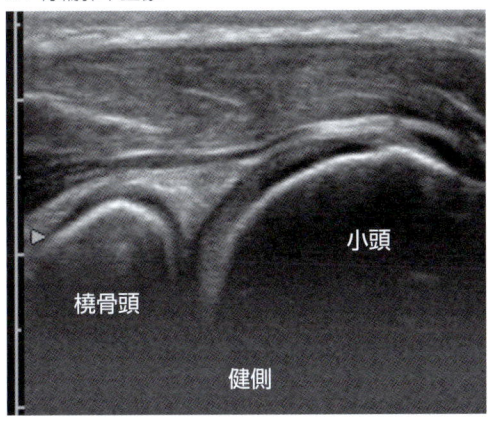

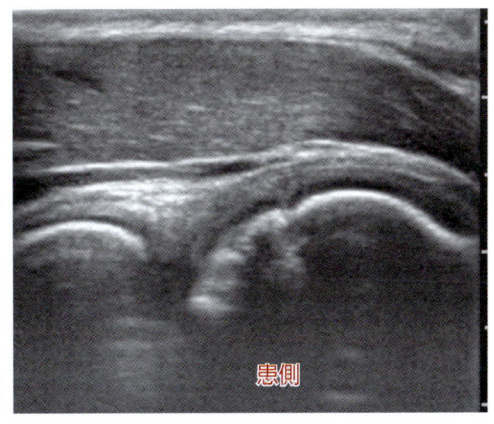

b：骨輪郭不整，途絶像と軟骨の肥厚

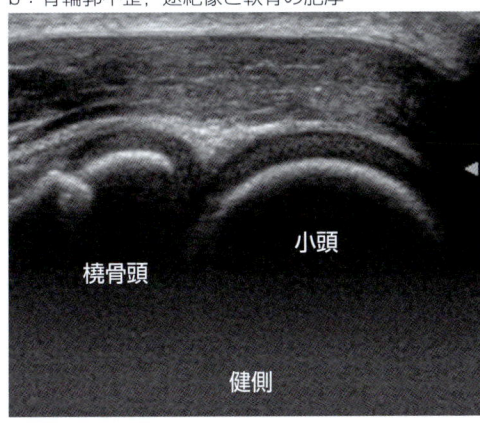

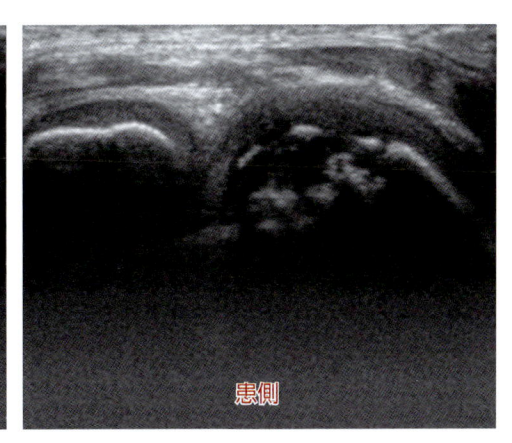

c：軟骨の輪郭不整

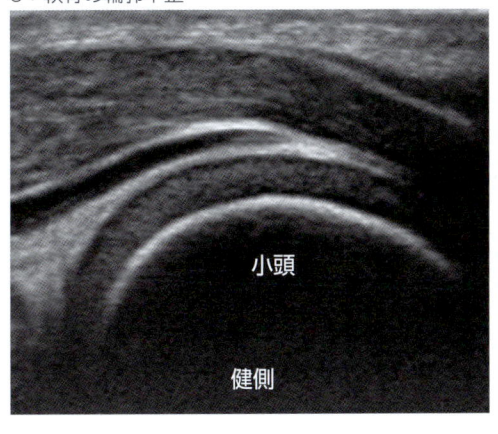

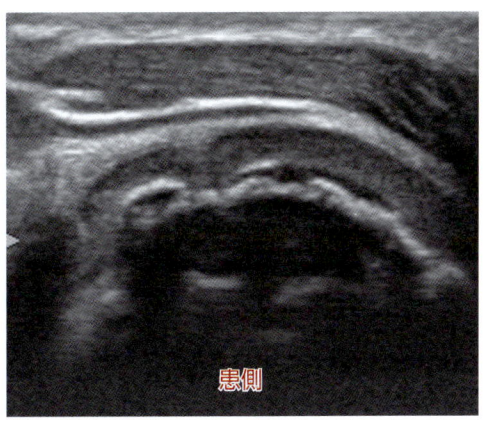

異常所見

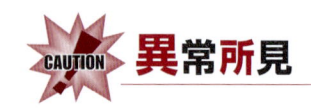

◆肘頭窩の低エコー像
　肘頭窩と脂肪体との間の低エコー像は，関節内に貯留した水腫，すなわち何らかの関節内病変の存在を示唆する。

> 関節内に貯留した水腫は，肘頭窩と脂肪体との間の低エコー像として描出される。

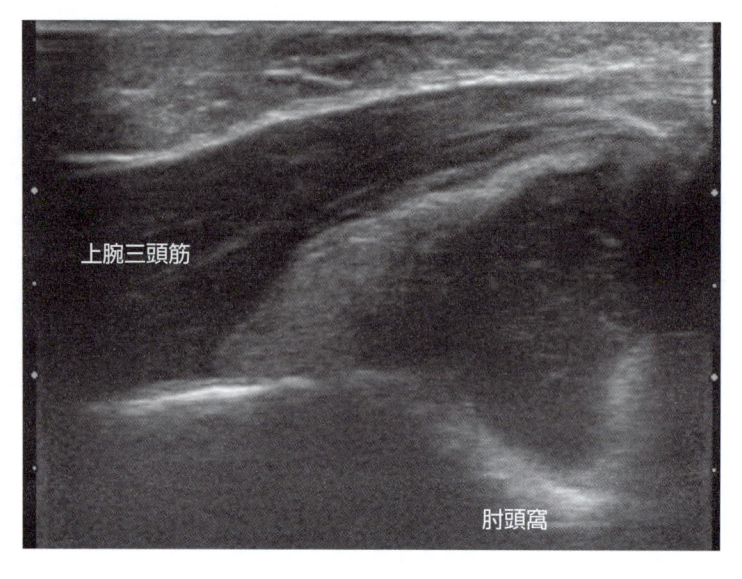

上腕三頭筋

肘頭窩

◆肘頭窩の高エコー像
　肘頭窩と脂肪体との間の高エコー像は，骨折に伴う新鮮出血，あるいは増殖した滑膜を示唆する。骨折に伴う新鮮出血では，通常血液内に多くの脂肪滴を含むため，血液内が不均一になることで高エコー像を示す。対流が観察できることも特徴である。一方，増殖した滑膜はドプラ画像で内部に血流を認め，対流は観察できない。

> 骨折に伴う新鮮出血は，肘頭窩と脂肪体との間の高エコー像として描出される。

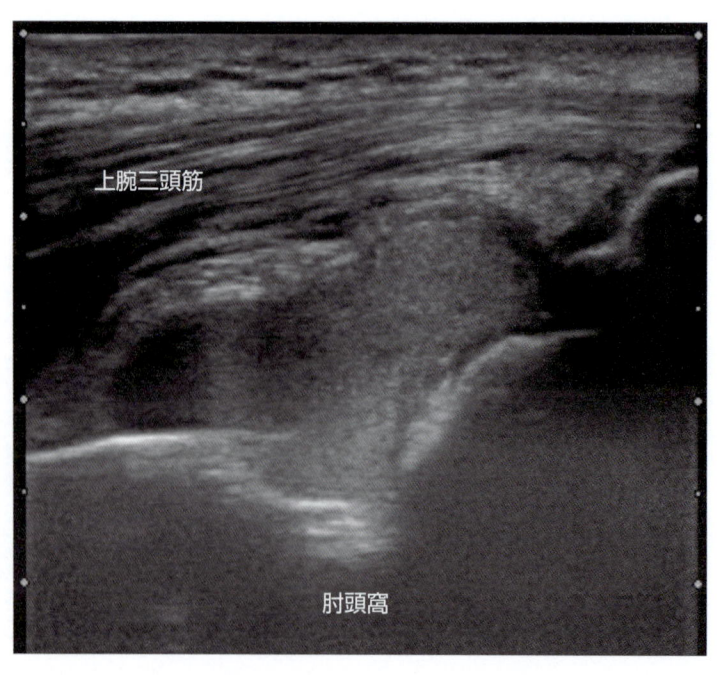

上腕三頭筋

肘頭窩

◆肘頭先端内側の輪郭途絶

　肘頭先端部障害を示唆する所見であり，同部の圧痛，肘伸展時の後方部痛，肘伸展位での外反ストレス痛を確認する必要がある．多くは内側支持機構の破綻による外反動揺性が基盤にある．

> 肘頭先端部障害は，肘頭先端内側の骨輪郭不整，途絶像として描出される．

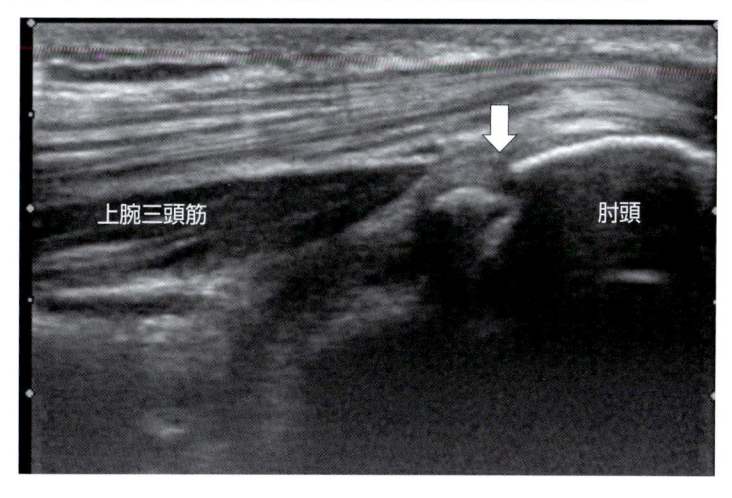

◆小頭の不整像

　上腕骨小頭障害（離断性骨軟骨炎）を示唆する所見で，軟骨厚の増加，軟骨表面の境界不鮮明化，橈骨頭の肥大，早期骨端線閉鎖などの所見を伴うことが多い．

> 上腕骨小頭障害（離断性骨軟骨炎）は，半円形の小頭輪郭が不整像を示す．

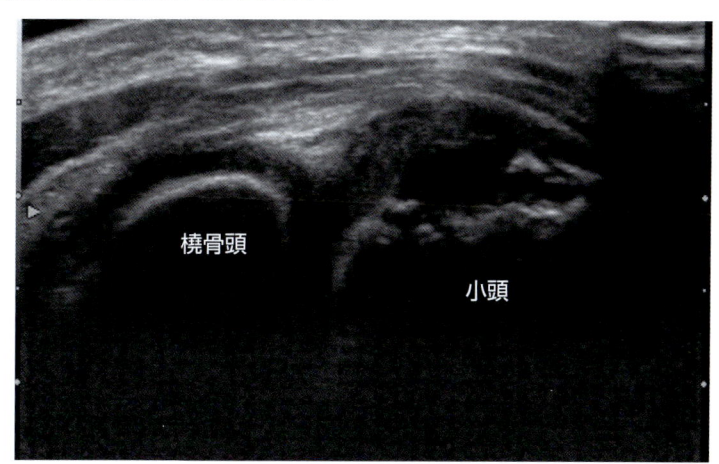

文献

1) Bunata RE, et al：Anatomic Factors Related to the Cause of Tennis Elbow. J Bone Joint Surg, 89-A：1955-1963, 2007.

2) Edelson G, et al：Bony changes at the lateral epicondyle of possible significance in tennis elbow syndrome. J Shoulder Elbow Surg, 10：158-163, 2001.

エコー anatomy 肘関節

前方操作

橈骨窩，鈎突窩

- 腕橈関節は，上腕骨と橈骨によって構成され，上腕骨小頭と橈骨頭窩が関節面をなす。
- 橈骨頭が肘最大屈曲時に入り込む溝を橈骨窩とよぶ。
- 関節を包みこむ関節包は，曲率の異なる小頭と橈骨頭との間に一部入りこみ，滑膜ひだを形成する。
- エコー像では，小頭と橈骨頭の骨輪郭をイメージしながら，周辺組織の輪状靱帯，滑膜ひだ，関節包，脂肪体を同定していく（p.107参照）。

1 橈骨窩，鈎突窩

（脂肪体／関節包／滑膜ひだ／輪状靱帯／小頭／橈骨窩／橈骨頭窩／橈骨頭）

橈骨神経運動枝の走行

- 橈骨神経は，上腕骨骨幹部中央で背側から外側を回り，腕橈骨筋と上腕筋の間を走行し遠位に向かう。
- 上腕骨遠位1/3付近で運動枝と知覚枝に分岐し，運動枝は回外筋の表層と深層との間に入り込む。
- 橈骨神経運動枝の回外筋入口部をFrohse's arcadeとよぶ。
- エコー像では，橈骨神経の走行をイメージしながら観察していくことが大切である（p.111参照）。

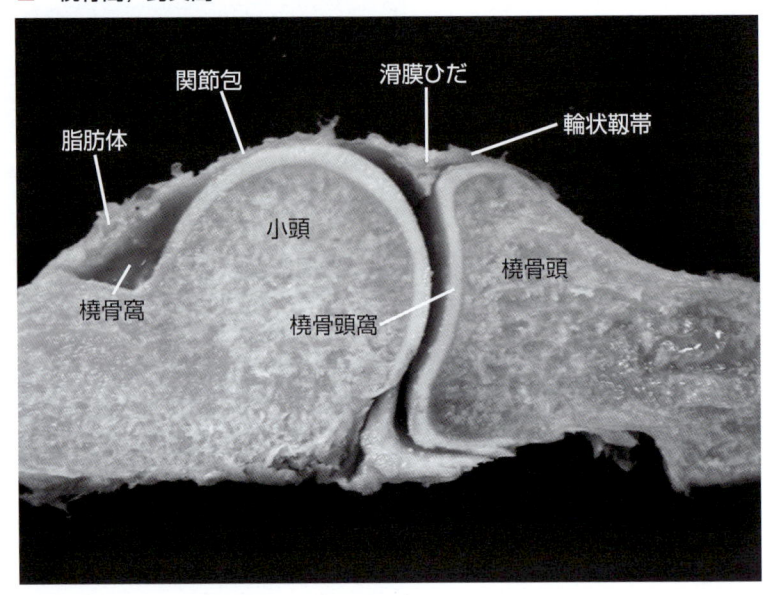

2 橈骨神経運動枝の走行

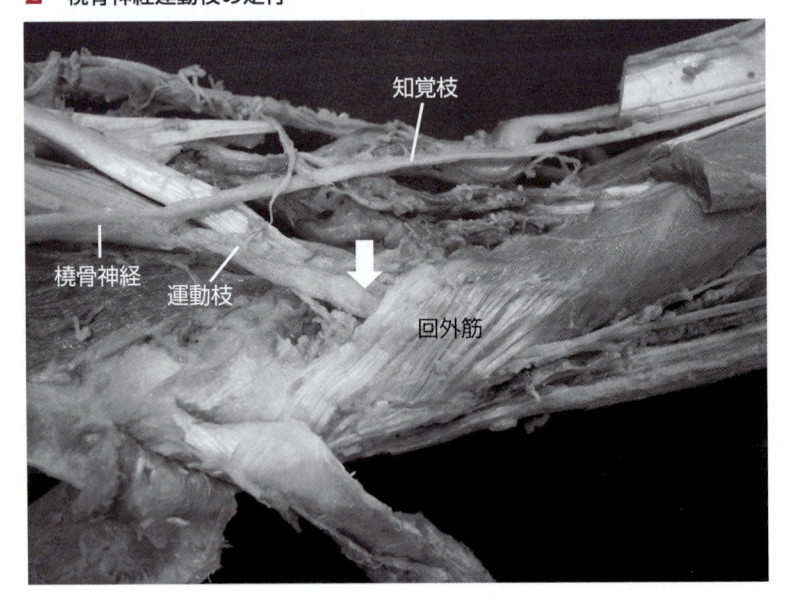

（橈骨神経／運動枝／知覚枝／回外筋）

腕尺関節の長軸断面

- 腕尺関節は，上腕骨と尺骨によって構成される蝶番関節で，上腕骨滑車と尺骨滑車切痕が関節面をなしている。
- 滑車切痕の前方隆起を鉤状突起，後方隆起を肘頭とよぶ。
- 鉤状突起が肘最大屈曲時に入り込む溝を鉤突窩，肘頭が肘最大伸展位に入り込む溝が肘頭窩である。
- エコー像では，滑車と鉤状突起の骨輪郭をイメージしながら，関節包，脂肪体を同定していく（p.113参照）。

3　腕尺関節の長軸断面

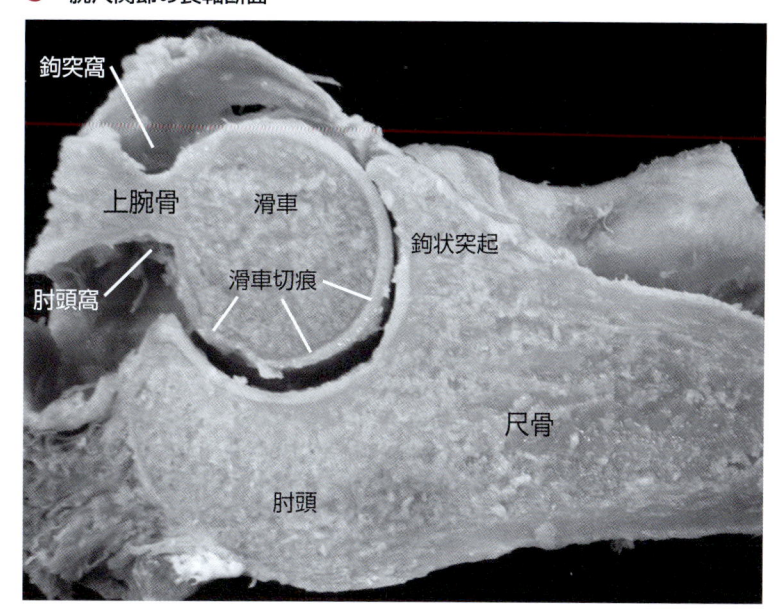

鉤突窩／上腕骨／滑車／鉤状突起／肘頭窩／滑車切痕／尺骨／肘頭

内側操作

AOLの長軸断面

- AOLは内側上顆の遠位側斜面と鉤状結節を連結する。
- 内側上顆の遠位側斜面と鉤状結節の骨輪郭を，解剖断面で見られるとおりに描出することが再現性ある画像を描出するポイントである（p.118参照）。

4　AOLの長軸断面

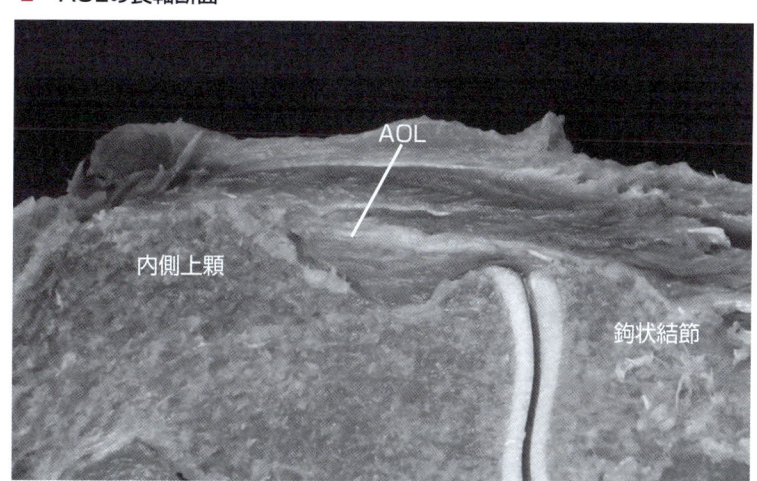

AOL／内側上顆／鉤状結節

肘関節

外側操作

橈骨窩，鈎突窩

- ECRBとEDCは共同腱として外側上顆に付着する。ECRBの筋腹が橈骨頭より末梢であるのに対し，EDCの筋腹は外側上顆付近にまで及ぶ。
  - a：橈骨近位部では，尺側からECRL，ECRB，EDCの順に配列する。
  - b：ECRLを起始部から反転すると，その深層にはECRBの腱性部分が観察できる。
  - c：ECRB，EDCの筋線維は膜状の共同腱に付着し，その深層を回外筋が走行する。
- d：長軸像では，EDC，ECRB，関節包の3層構造をイメージしながら画像を描出する（p.129参照）。
- 短軸像では，ECRL，ECRB，EDC，EDQ，ECUの位置関係を把握しながら観察していくことが重要である（p.129参照）。

Sp：回外筋

5 ECRL，ECRB，EDCの位置関係

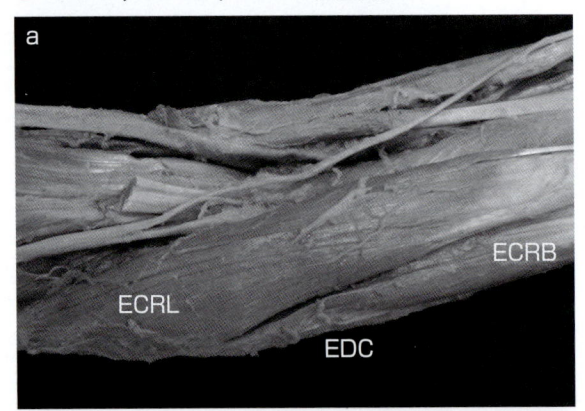

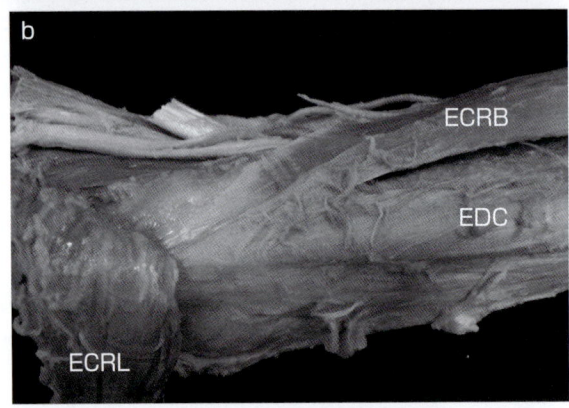

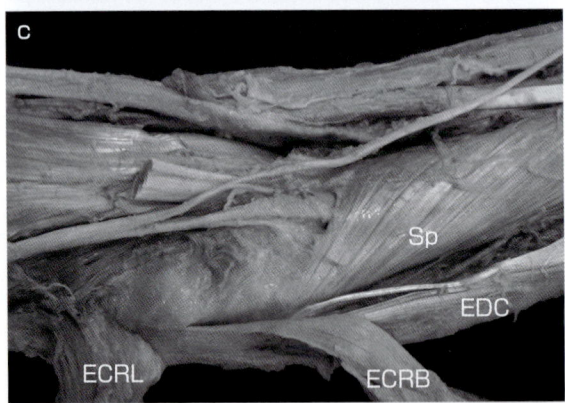

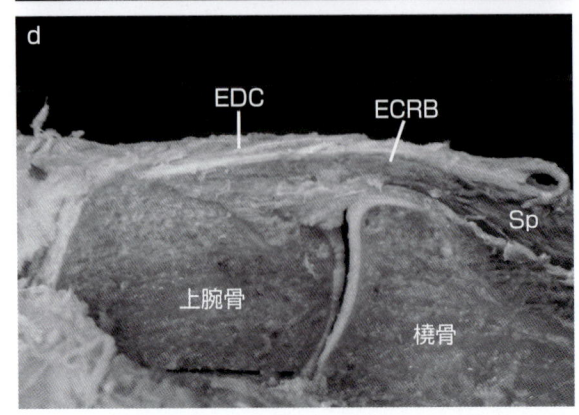

6 ECRL，ECRB，EDCの位置関係

a：橈骨近位部の周囲をSpが取り囲み，その表層を尺側からECRL，ECRB，EDC，EDQ，ECUが順に配列する。

b，c：ECRBの筋腹は近位に行くにつれECRLの深層を走行し，橈骨頭の近位で完全に腱性分となる。

d：ECRBの腱性分は，EDCの深層を走行し，外側上顆付近で共同腱となる。

BR：腕橈骨筋
ECRL：長橈側手根伸筋
ECRB：短橈側手根伸筋
EDC：総指伸筋
EDQ：固有小指伸筋
ECU：尺側手根伸筋
Sp：回外筋

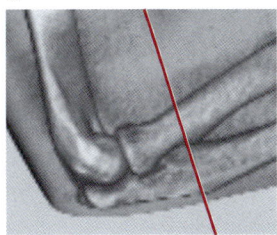

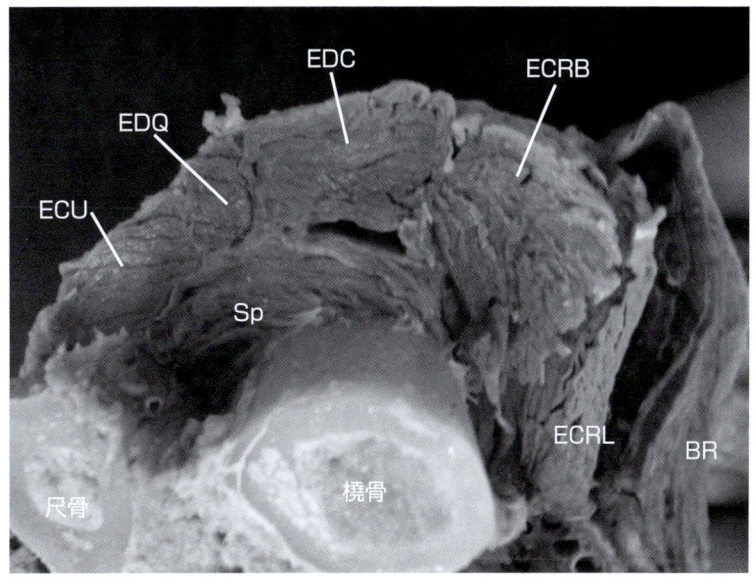

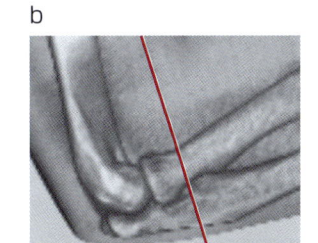

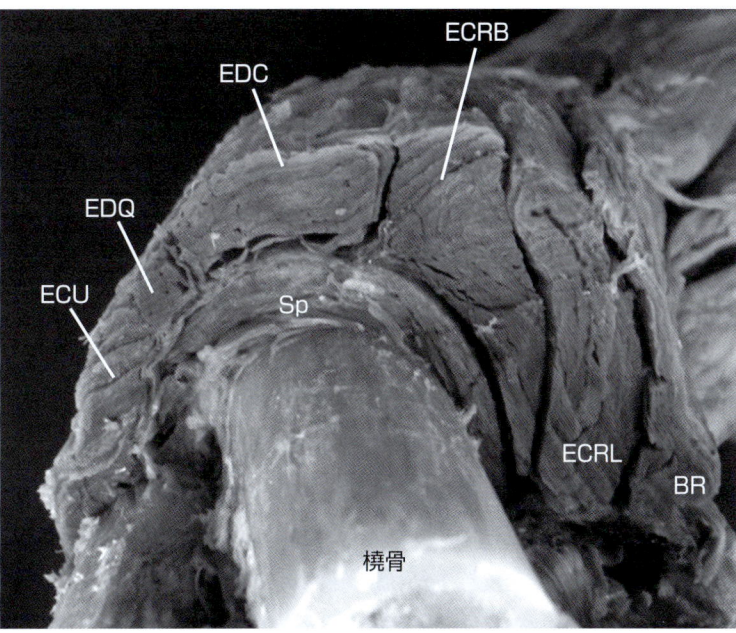

c

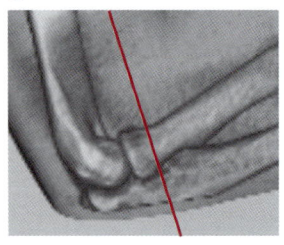

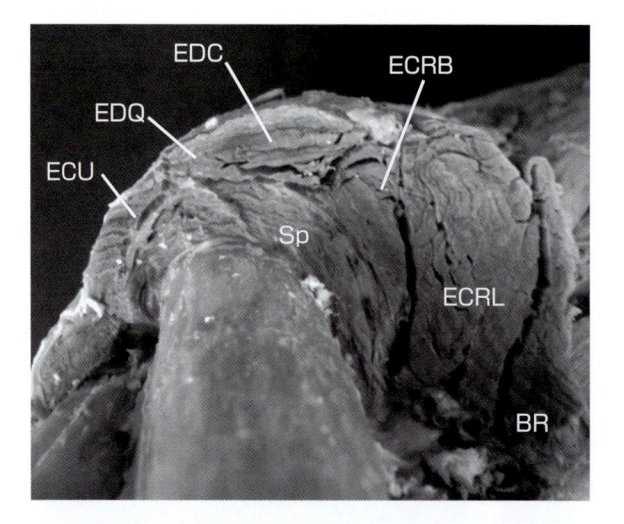

d

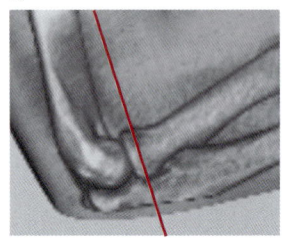

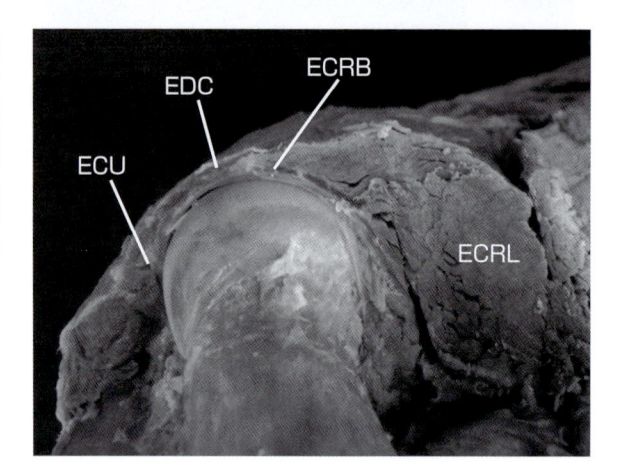

後方操作

上腕骨小頭

- 上腕骨小頭は上腕骨軸に対して45°前方に屈曲した位置にある。上腕骨小頭障害（離断性骨軟骨炎）は，上腕骨小頭の長軸状に発生するため，肘の伸展制限があると前方操作では見落とすことがある。損傷部を描出するには肘屈曲位での後方操作が適している（p.108参照）。

7 上腕骨小頭

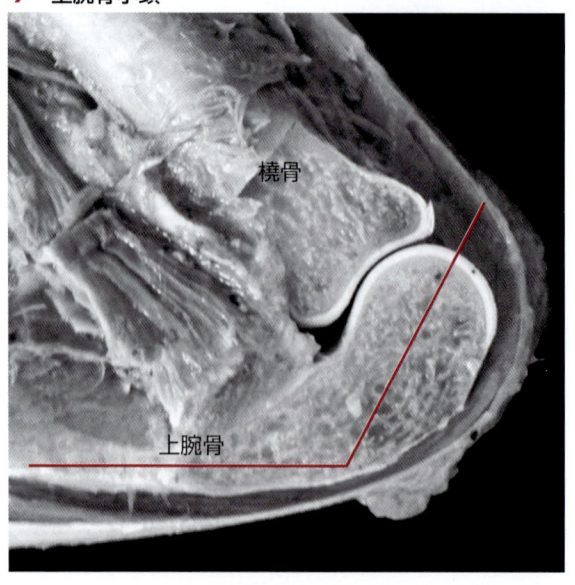

超音波で診る上肢

肩関節

肩関節の超音波検査では，前方，外上方，後方，腋窩，内上方の5方向からこれらが観察できる。

前方
① 上腕二頭筋長頭腱（LHB）
② 肩甲下筋腱
③ 烏口下滑液包

外上方
① 棘上筋腱
② 棘下筋腱
③ 肩峰下滑液包

後方
① 肩関節内病変
- Hill-Sachs lesion
- Bennett lesion

腋窩
① 肩関節内病変
- Bankart lesion

内上方
① 肩関節内病変
- SLAP lesion

超音波で診る **上肢**

肩関節

Basic Information

- 肩の基本骨格は鎖骨，肩甲骨，上腕骨で，体幹と上肢は胸鎖関節，肩鎖関節，肩甲上腕関節（狭義の肩関節）によって連結する。
- 棘上筋，棘下筋，小円筋，肩甲下筋の腱は，肉眼上一塊となって板状にみえることから，とくに腱板rotator cuffとよばれる。

A 前方 — 棘上筋, 肩甲下筋

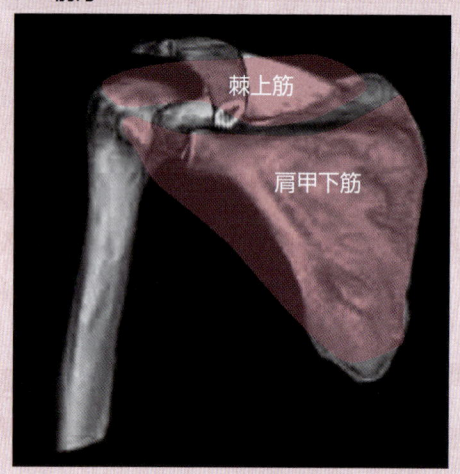

B 後方 — 棘下筋, 小円筋

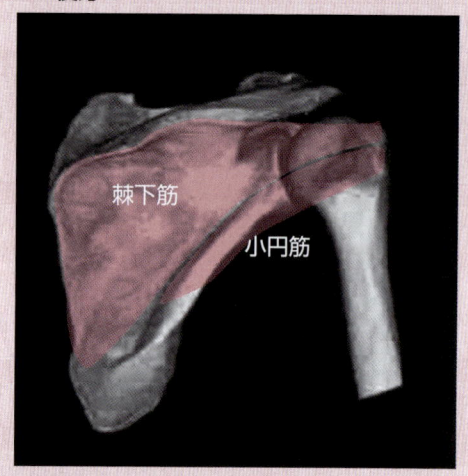

C 上方 — 棘下筋, 肩甲下筋

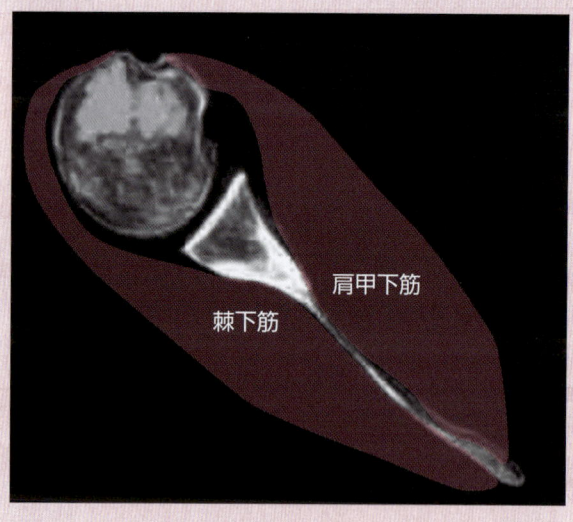

前方操作

Master Point 前方操作では，上腕二頭筋長頭腱病変，肩甲下筋腱病変が観察できる。

検 査 肢 位

体位・肢位 患者を座位，検査側の手を大腿にのせる。

前方操作の検査肢位

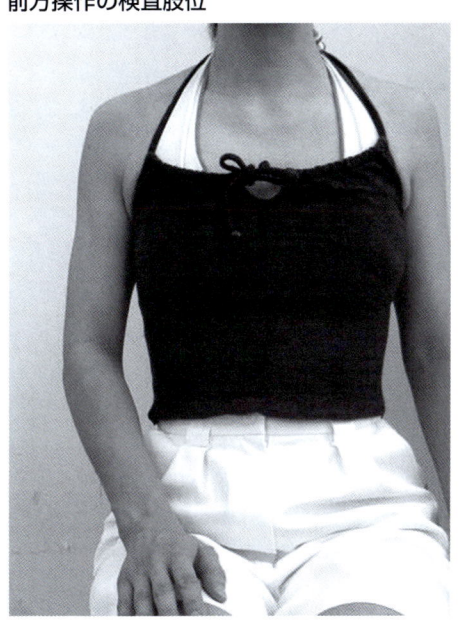

プローブの動き

この状態で肩正面にプローブをあてれば，画面中央に上腕二頭筋長頭腱を描出できる。

上腕二頭筋長頭腱の位置
a：肩関節中間位：上腕二頭筋長頭腱は15°外旋の位置。
b：肩関節15°内旋位（検査側の手を大腿にのせた状態）：上腕二頭筋長頭腱は正面の位置。

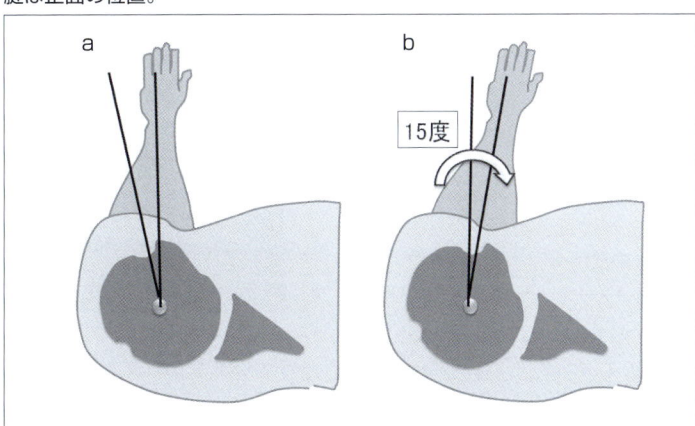

肩関節

検査手順

上腕二頭筋長頭腱の描出

Step 1　上腕二頭筋長頭腱の観察

プローブの動き

肩前方へプローブをあてる。

前方操作のプローブのあて方

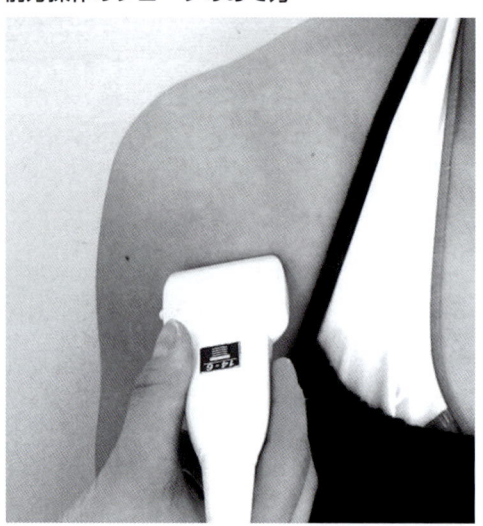

上腕二頭筋長頭腱の短軸像

上腕二頭筋長頭腱は卵円形高エコー像に描出される。

a：肩関節の横断図
大結節と小結節で作られる結節間溝を上腕二頭筋長頭腱（LHB）が通過する。大・小結節の頂点を結ぶのが横靱帯（TL）。

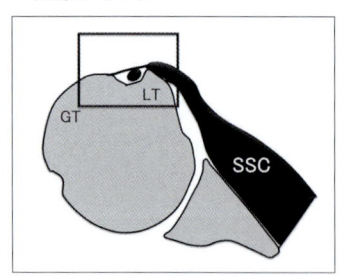

b：上腕二頭筋長頭腱の短軸像
上腕二頭筋長頭腱は，結節間溝内の卵円形高エコー像として描出される。

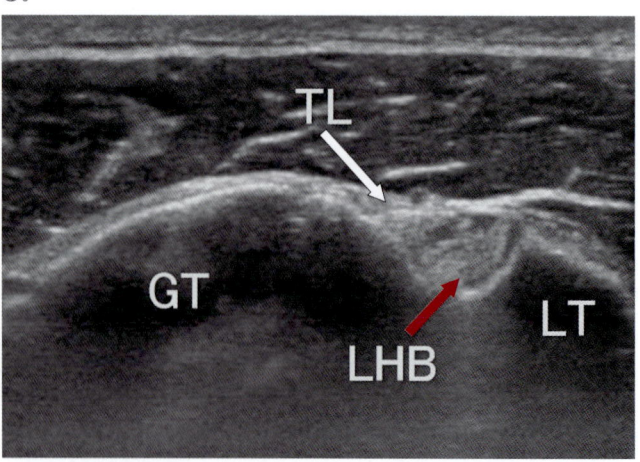

プローブの動き

プローブを移動して関心領域である上腕二頭筋長頭腱（LHB）を画面中央にもってくる。

関心領域の描出

a：左寄り

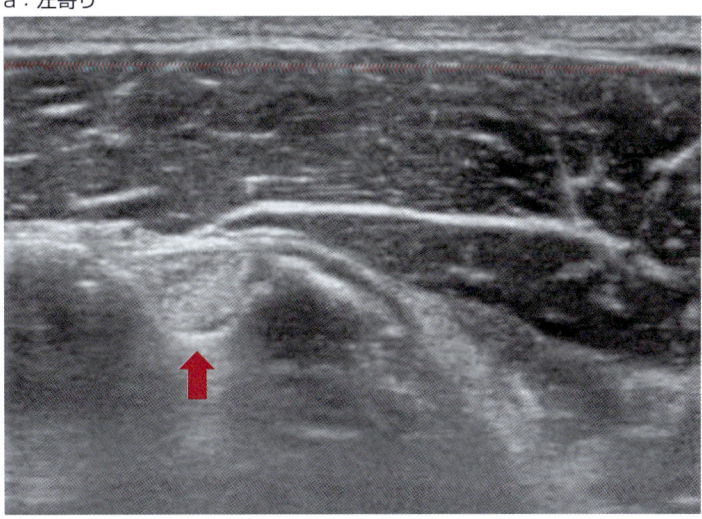

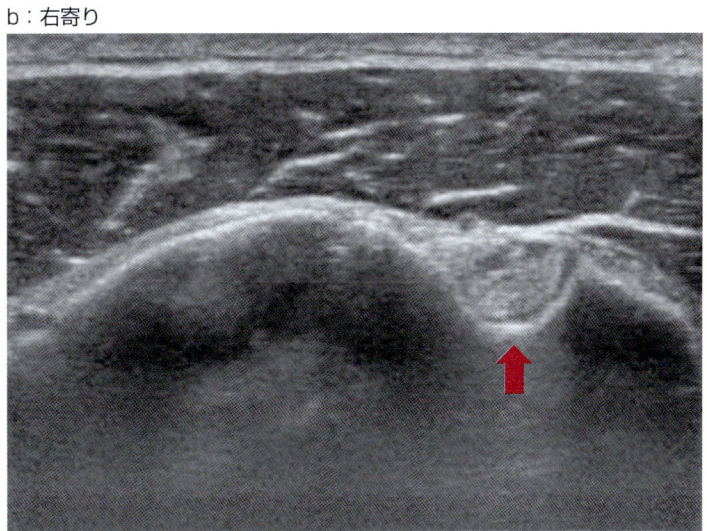

b：右寄り

c：適切な描出位置

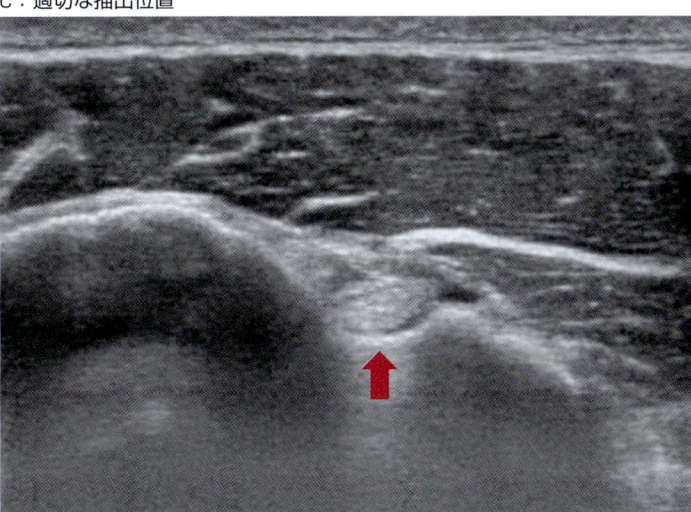

肩関節

異方性
方向が悪いと異方性のため無エコー像に描出される。

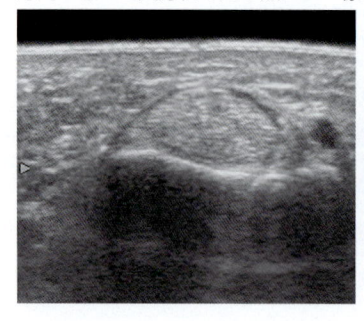

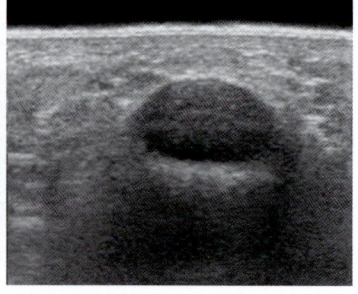

大・小結節の見分け方
大結節表面と異なり，小結節表面には覆いかぶさるように肩甲下筋腱が（赤矢頭）存在する。
超音波ビームがあたる方向に依存してエコー輝度が変化する性質がある。超音波ビームが上腕二頭筋長頭腱へ垂直にあたっていないと低エコー像となる。

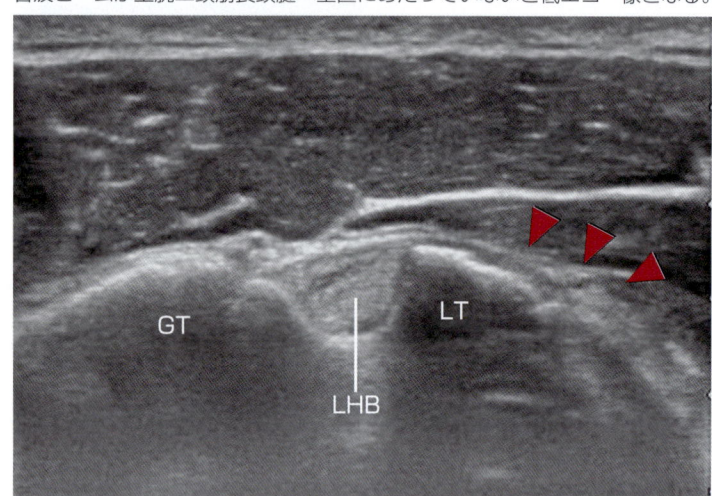

プローブの動き
大・小結節の頂点を揃え，横靱帯をプローブ面と平行にする。

Step 2 短軸像の観察

プローブの動き
a：大・小結節に囲まれた結節間溝を遠位側にプローブを移動する。小結節が消失したところからプローブを中枢側へ移動し観察する。
b：遠位側の小結節（LT）は台形をしている。
c：近位側のLTは三角形で，さらに近位側にいくと消失する。

プローブの位置

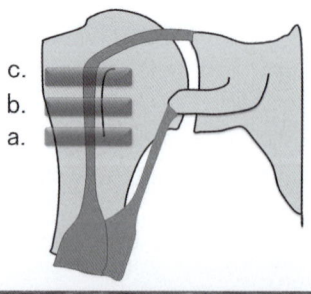

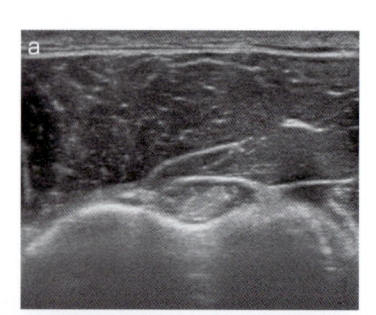

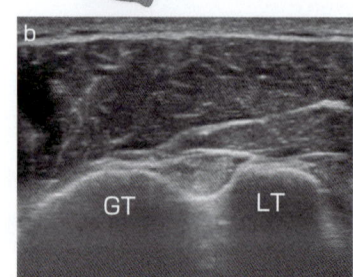

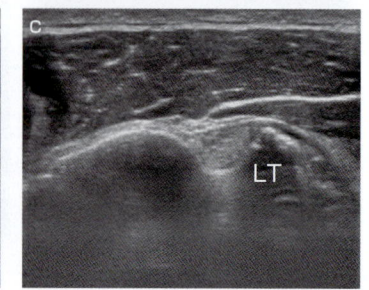

> **Q 短軸方向の観察に際し注意することは何でしょうか？**
>
> 結節間溝の遠位側で上腕二頭筋長頭腱周囲の水腫，結節間溝内で上腕二頭筋長頭腱断裂，近位側で肥大や脱臼・亜脱臼やプローブによる圧迫を緩めながら，大・小結節前方の水腫の有無に注意する（烏口下滑液包内水腫）**A**

Step 3　長軸像の観察

プローブの動き

上腕二頭筋長頭腱を画面中央に保持しながらプローブを90°回転する。

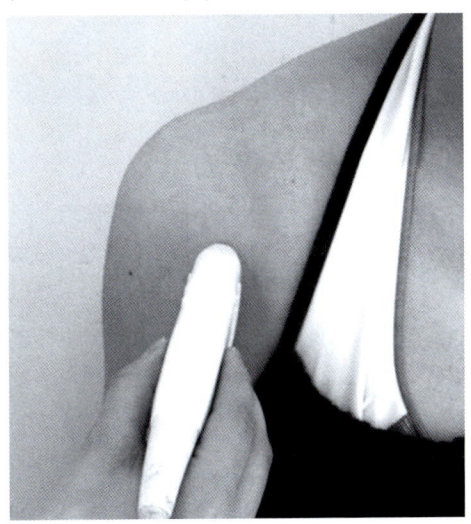

プローブをあてる位置

プローブの動き

a：近位側を画面左，遠位側を画面右に描出する。
b：異方性の影響が少なく，鮮明な画像として描出するため超音波ビームがLHBへ垂直にあたるようプローブ方向を下からあおり気味にする。上腕二頭筋長頭腱をプローブ面と平行にする。

正しいLHB長軸像の描出法

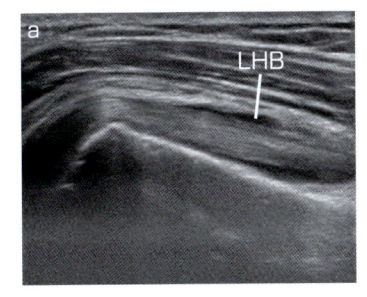

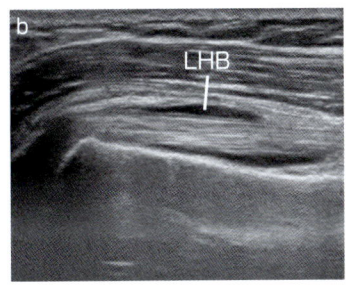

> **Q 上腕二頭筋長頭腱のエコー像の特徴を教えてください**
>
> 上腕二頭筋長頭腱は線状高エコー像が層状配列したfibrillar patternを示す **A**

肩関節

肩甲下筋腱の描出

Step 1　長軸像の観察

> プローブの動き

肩関節を外旋位とする。

肩甲下筋腱の観察
a：前方アプローチの場合，肩内旋位では肩甲下筋の走行がプローブ面に対し斜めになる。
b：肩甲下筋腱を鮮明に描出するには，肩外旋位で観察する必要がある。四角枠が描出範囲。

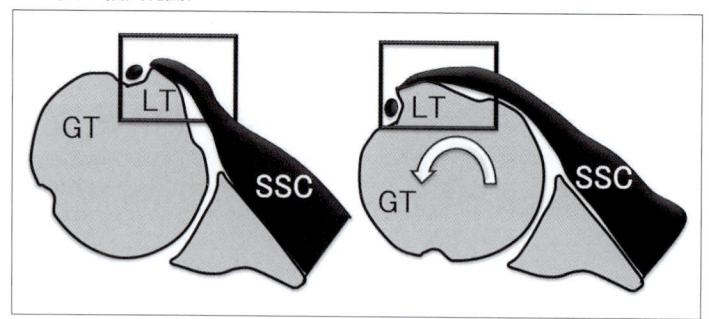

> プローブの動き

肩甲下筋腱が付着する小結節上縁から小結節下方に向けてプローブを動かす。

肩甲下筋腱の長軸像
肩甲下筋腱を高エコー像に描出する。肩内旋位では肩甲下筋腱が低エコー像になってしまうのに対し，外旋位では鮮明な画像が得られる（矢印）。

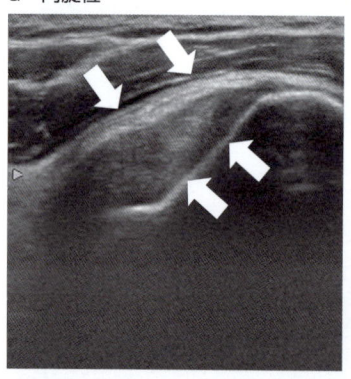

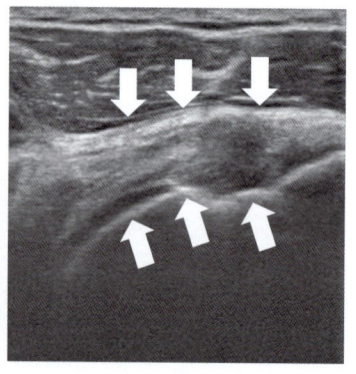

a：内旋位　　　　b：外旋位

Q 肩甲下筋腱のエコー像の特徴を教えてください

　肩甲下筋腱は線状高エコー像が層状配列したfibrillar patternを示し，その表面には線状高エコー像を示すperibursal fatが観察できる **A**
　肩甲下筋腱の深層線維は小結節へ付着し，表層線維は小結節表面をこえて横靱帯へと移行する。したがって，peribursal fatの陥凹，小結節上に覆いかぶさる肩甲下筋腱表層線維の消失は肩甲下筋腱の断裂を意味している。

Q 長軸像，短軸像の意味を教えてください

　肩甲下筋腱の長軸像は起始，停止方向の断面を意味する。まったく同じ断面像でも，上腕に対しては短軸像という表現になる。描出対象をどこに定めるかによって長軸像，短軸像という表現は適宜言い変えられる **A**

Step 2　短軸像の観察

> **プローブの動き**
> 小結節上でプローブを90°回転する。

肩甲下筋腱の短軸像
肩甲下筋腱内には，複数の筋内腱から移行する固有線維束が存在し，肩甲下筋腱内の高エコー像として描出されている。

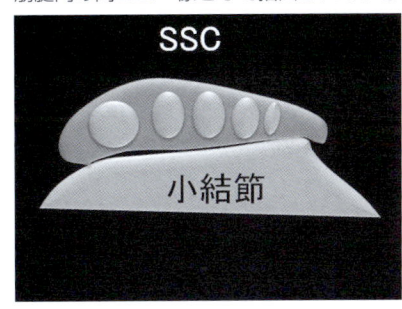

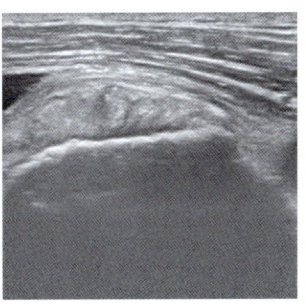

> **プローブの動き**
> プローブによる圧迫を緩め，烏口下滑液包内の水腫の有無を観察する。

烏口下滑液包の水腫
プローブを強く圧迫していると水腫を見逃す可能性がある。プローブの圧迫を緩めながら滑液包内の水腫の有無を評価する。

a：長軸像

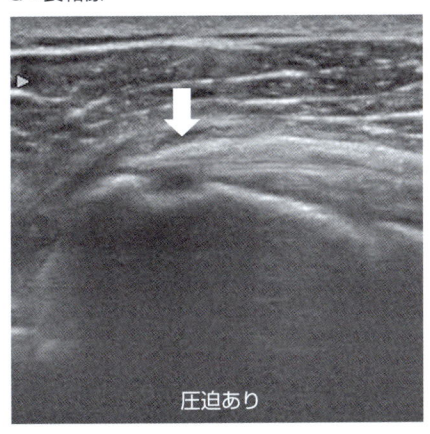

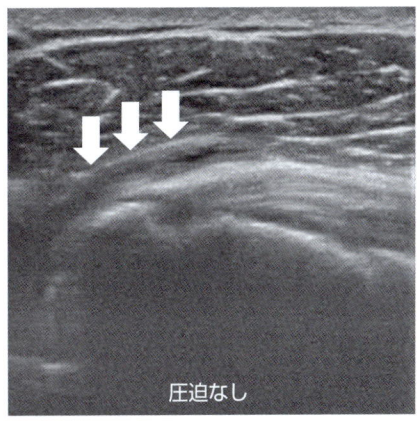

圧迫あり　　　　　圧迫なし

b：短軸像

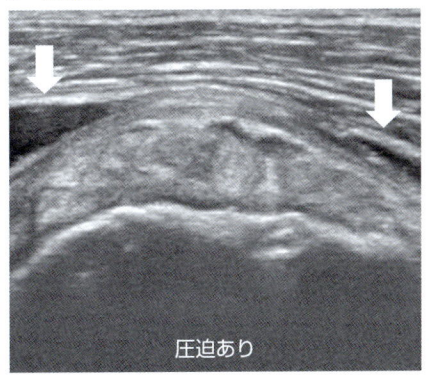

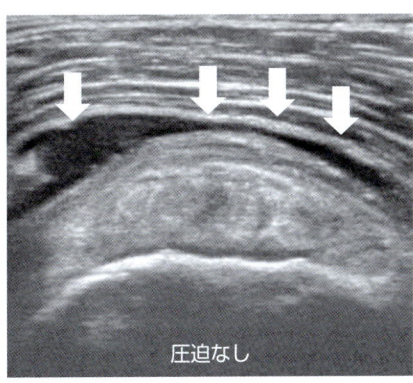

圧迫あり　　　　　圧迫なし

肩関節

エコーanatomy　肩峰下滑液包（SAB）

- 異なる動きをする腱板と三角筋の間には肩峰下滑液包が存在する。滑液包内部の滑液によって，運動時に生じる組織間の摩擦が軽減する。
- 正常例では滑液包，滑液いずれも超音波画像として観察できない。

人体最大の滑液包で，狭義の肩峰下滑液包（a），三角筋下滑液包（b），烏口下滑液包（c）の3つから構成される。狭義の肩峰下滑液包と三角筋下滑液包がほとんど交通しているのに対し，85％の烏口下滑液包は独立している。

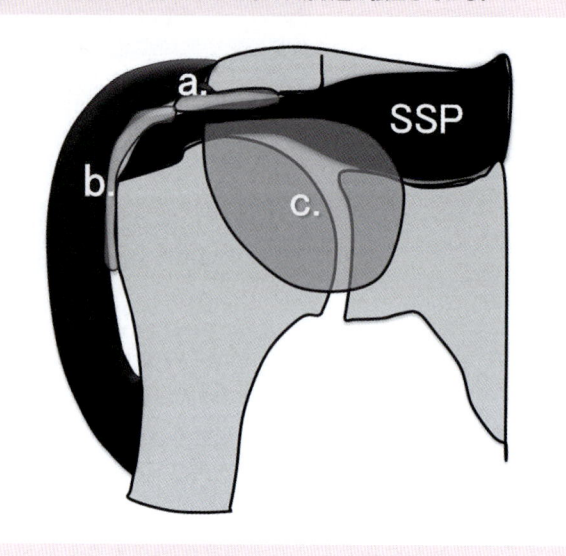

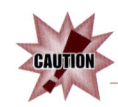

異常所見

◆結節間溝下方における上腕二頭筋長頭腱周囲の低エコー像

上腕二頭筋長頭腱周囲は肩関節包が折り返す部分であるため，上腕二頭筋長頭腱周囲の低エコー像は関節水腫または血腫を意味する所見である。健常者でもしばしば認められるため，必ずしも異常所見とはいえない。

長頭腱周囲には，関節水腫または血腫を示唆する低エコー像を認める（矢印）。遠位側で水腫を認めやすい。

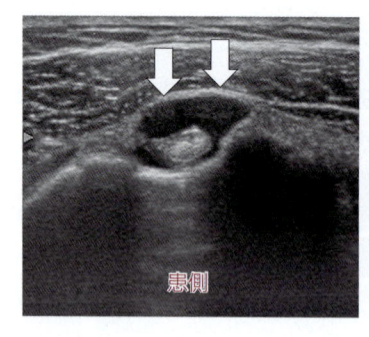

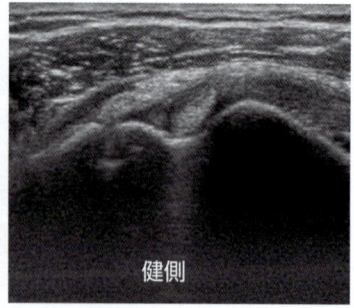

◆結節間溝前方にある低エコー像

　結節間溝，さらに大・小結節の前方には烏口下滑液包がある。上腕二頭筋長頭腱前方の低エコー像（烏口下滑液包内の水腫）と上腕二頭筋長頭腱周囲の低エコー像（関節水腫）が同時に存在する場合は腱板断裂の存在を強く疑う。

結節間溝前方に烏口下滑液包内の水腫または血腫を示唆する低エコー像を認める（矢印）。

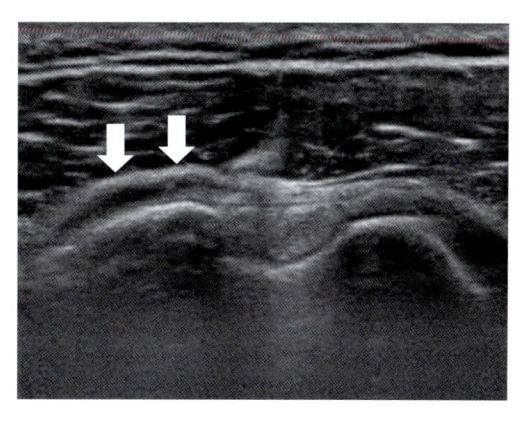

◆結節間溝上方における上腕二頭筋長頭腱の肥大

　上腕二頭筋長頭腱の肥大は腱板断裂に伴う所見として知られる。解剖学的に，長頭腱肥大は結節間溝上方を中心とした局所肥大で長頭腱全体に及ぶ肥大ではない。したがって，腱板機能を補う代償性肥大というより単なる局所のストレスによって生じた変性肥大と解釈できる。

長頭腱が肥大し，結節間溝からはみ出している（矢印）。

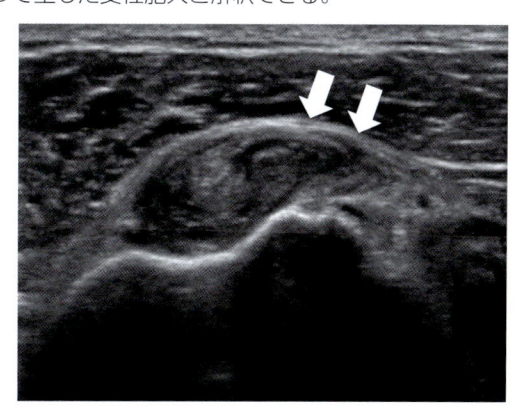

◆結節間溝上方における上腕二頭筋長頭腱亜脱臼

　上腕二頭筋長頭腱の亜脱臼は，ほとんどが上腕二頭筋長頭腱の扁平肥大を伴い，小結節上方の三角形の頂点を超える像としてとらえられる。脱臼とは上腕二頭筋長頭腱が結節間溝外に位置するもの，亜脱臼とは上腕二頭筋長頭腱の一部が結節間溝内にとどまり，一部が結節間溝外に存在する状態と定義されるが，両者の病態はまったく異なると考えられる。臨床的に遭遇するのはほとんどが亜脱臼で，脱臼はきわめてまれである。

長頭腱が扁平肥大し，小結節上方を乗り越えている（矢印）。

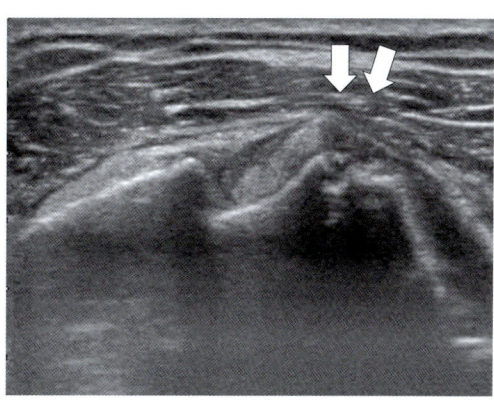

◆結節間溝内における断裂像の特徴

上腕二頭筋長頭腱断裂は，その特徴的な外観から容易に臨床診断できる。

Popeye sign

長頭腱断裂では，筋腹が遠位に垂れ下がった特徴的な外観，いわゆるPopeye signを示す。脱臼例でも同様の外観を呈し，肥満者では外観だけから診断できない場合もあるため，確定診断には超音波検査が不可欠となる。

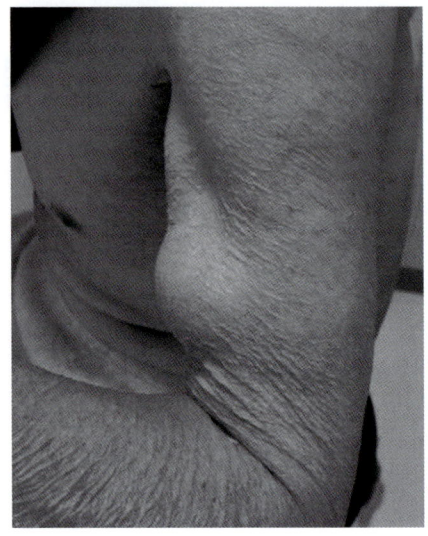

Q 結節間溝に長頭腱が観察できないときはどんな疾患を考えればいいでしょうか？

短軸操作で結節間溝内に卵形高エコー像（上腕二頭筋長頭腱）が観察できない所見をempty grooveという（a）。empty grooveでは，長頭腱断裂と長頭腱脱臼の2つを考える **A**

外観上は，どちらも二頭筋筋腹が遠位に垂れ下がる（Popeye sign）ので，結節間溝より遠位から近位に向かって長頭腱を観察し，両者を鑑別する。

長頭腱断裂では，結節間溝の遠位に断端が存在し（b～e），長頭腱脱臼では，小結節より内側に長頭腱が位置する（f～i）。

a：empty groove
短軸像で結節間溝内に観察できる高エコー像は瘢痕組織（矢印）で正常組織より細く，長軸像ではfibrillar patternが消失している（矢頭）。

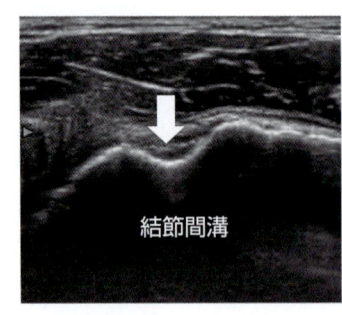

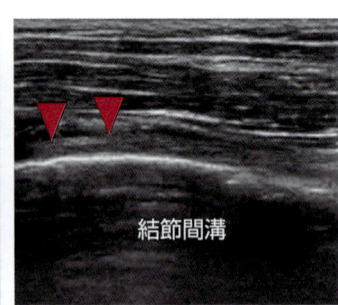

結節間溝　結節間溝

b〜e：上腕二頭筋長頭腱断裂（短軸像）

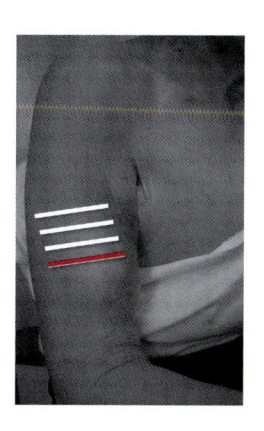

b：長頭筋腹内に卵円形高エコー像の筋内腱が観察できる。

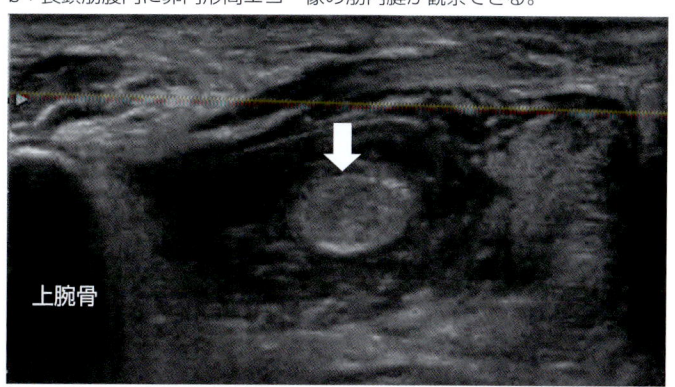

c：近位へいくにしたがい低エコー像の筋腹成分が少なくなる。

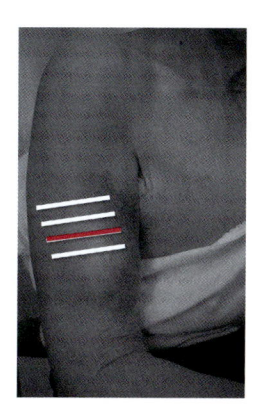

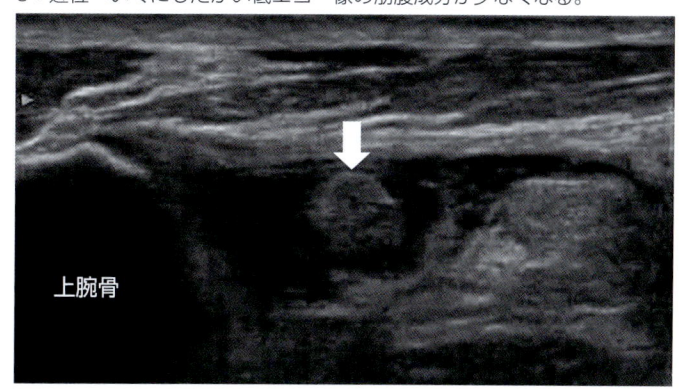

d：遠位腱断端が肥厚している。

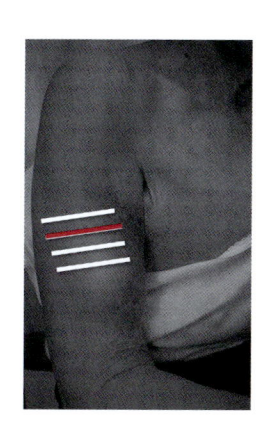

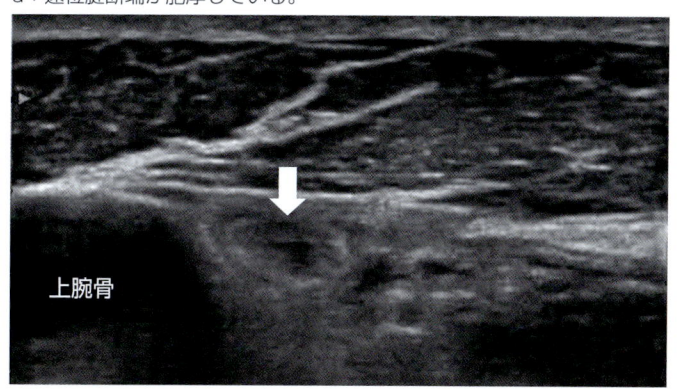

e：遠位腱断端より近位では長頭腱が観察できなくなる。

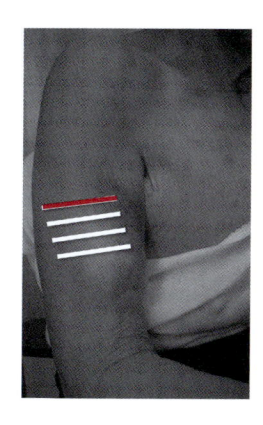

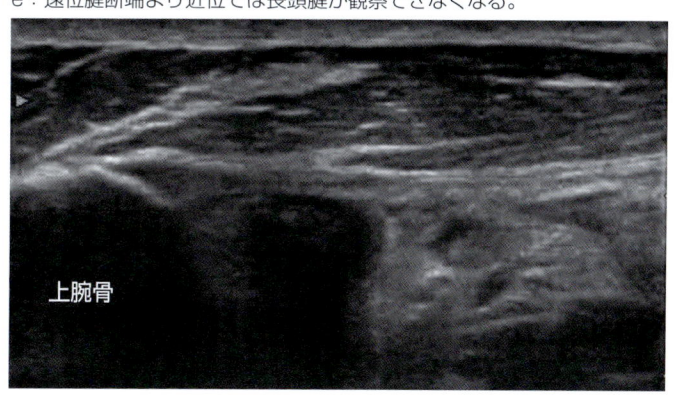

f~i：上腕二頭筋長頭腱脱臼（短軸像）

f：上腕骨直上で卵円形高エコー像の長頭腱が観察できる。

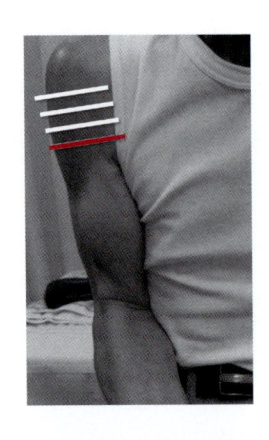

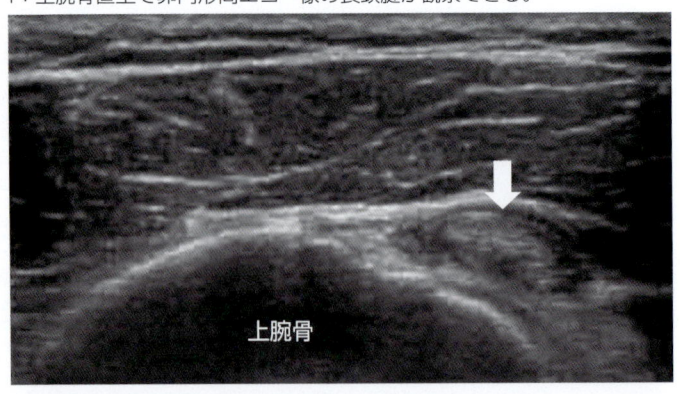

g：結節間溝の遠位で長頭腱が正常より内側を走行している。

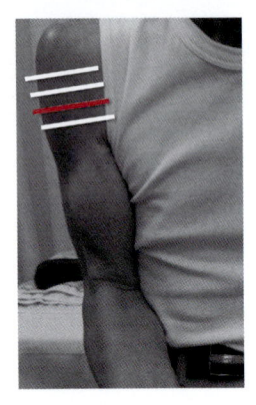

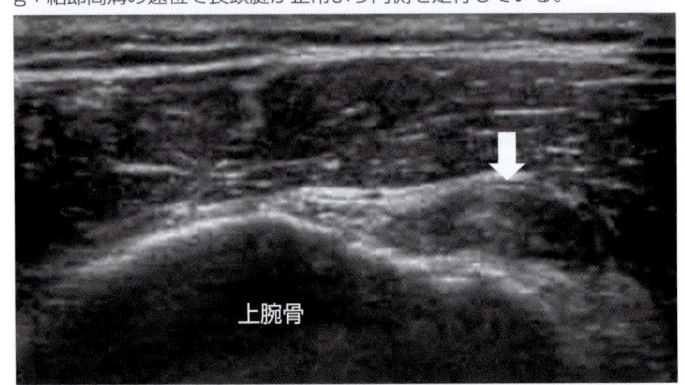

h：長頭腱が小結節より内側を走行している。

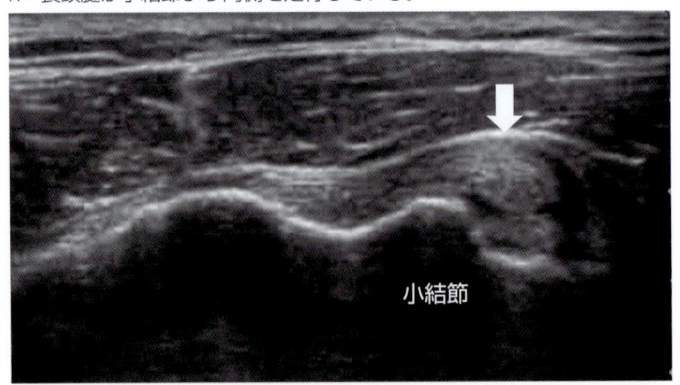

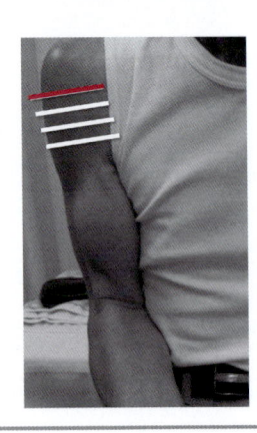

i：結節間溝内はempty grooveを示している。

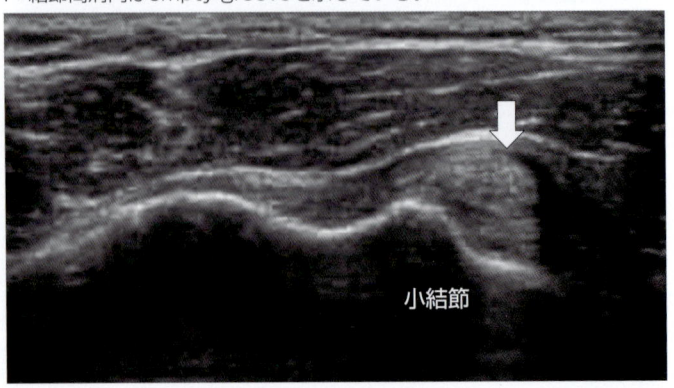

外 上 方 操 作

> **Master Point** 外上方操作では，中高年に多く生じる棘上筋腱病変，上腕骨大結節病変を観察できる。

検 査 肢 位

体位・肢位 患者に腰をしっかり伸ばして胸を張ってもらい，検査側の手を大腿近位外側にあて，肩軽度伸展位とする。

外上方操作の検査肢位

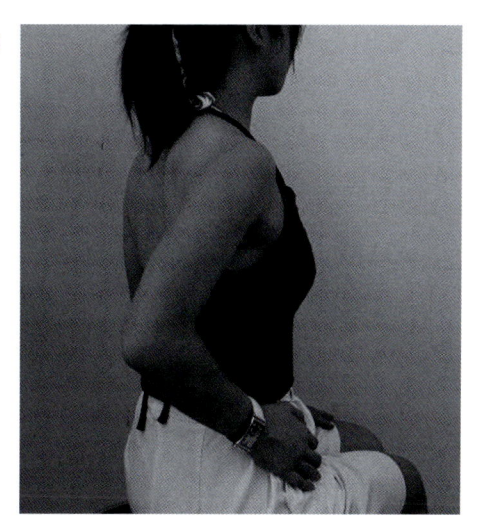

プローブの動き
この状態で肩甲骨面と平行にプローブをあて，棘上筋腱長軸像を描出する。

棘上筋腱の長軸方向
棘上筋の走行は肩甲骨面とほぼ一致する。肩甲骨面は体幹前額面に対して30°前方へ傾いている。

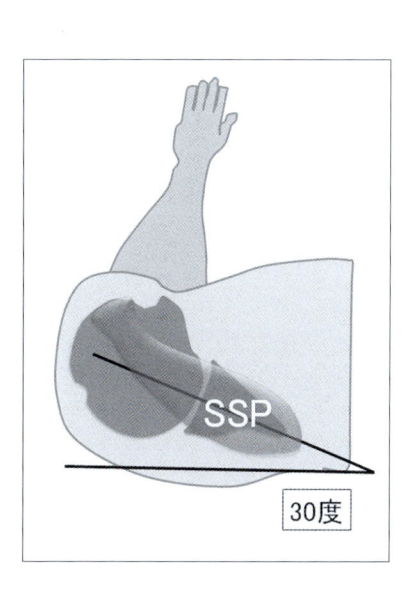

SSP
30度

検査手順

Step 1　腱板長軸像の観察

プローブの動き

肩外上方へプローブをあてる。
大結節と高エコー像の棘上筋腱を描出する。

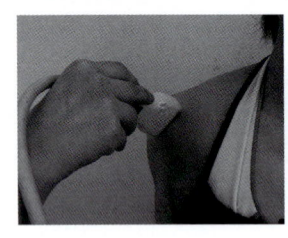

腱板長軸像

腱板表面の線状高エコー像はperibursal fat（肩峰下滑液包の天井にある脂肪層），腱板と骨頭の間にある低エコー像は関節軟骨である。棘上筋腱の第2層がfibrillar patternを示している。

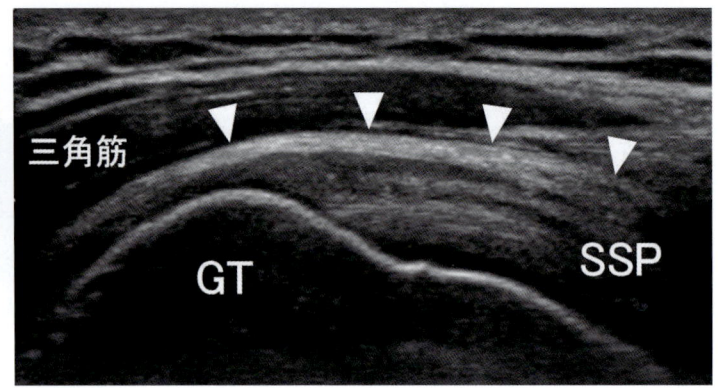

プローブの動き

プローブを大結節が消失するまで前方へ移動し，長頭腱関節内部分の長軸像を描出したところで後方へ平行移動しながら棘上筋腱，棘下筋腱を観察していく。

棘上筋腱，棘下筋腱の観察

superior facet（SF），middle facet（MF）を指標に，棘上筋腱，棘下筋腱を同定する。SFとMFとは，傾きが異なることで識別できる。
a：SFではfacetの傾きが大きい。
b：SFとMFの移行部。
c：MFはSFに比べてfacetの傾きが小さい。

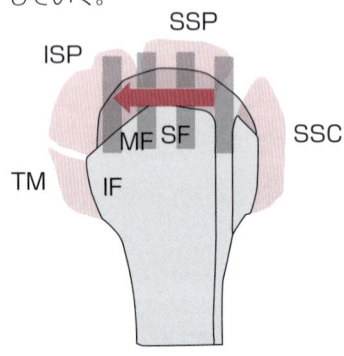

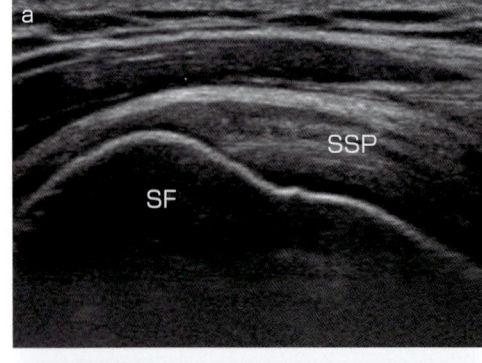

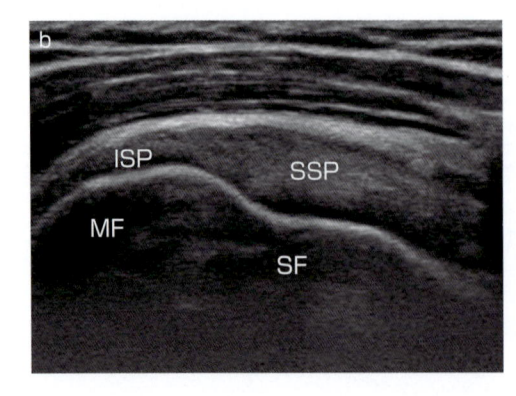

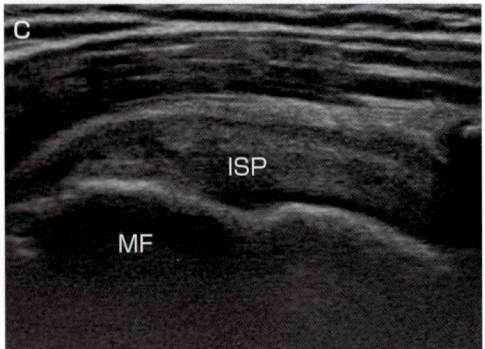

エコーanatomy　3つのfacetと腱板の付着

- 大結節には3つの腱板付着面（facet）があり、それぞれsuperior facet（SF），middle facet（MF），inferior facet（IF）とよぶ。
- SFには棘上筋腱，MFには棘下筋腱，IFには小円筋腱が付着する。これら3つの腱板付着面と腱の位置関係から，腱板断裂部位が評価できる。

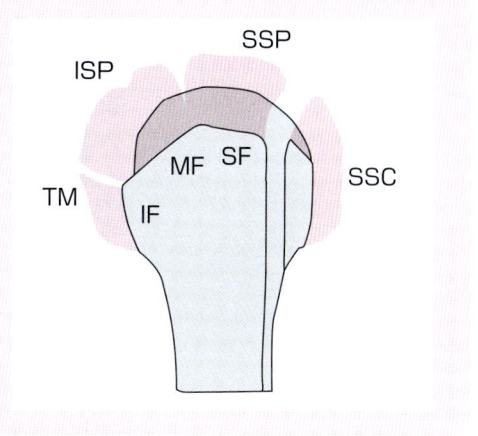

Q 腱板断裂のエコー像の特徴を教えてください

腱板断裂症例では，大結節表面の不整像，腱板実質の欠損や低エコー像，腱板表面を覆うperibursal fatの陥凹や平坦化が特徴的所見となる A
石灰性腱炎では腱板内部に高エコー像を認める。

Q 腱板断裂や石灰性腱炎の好発部位を教えてください

腱板断裂の初期像と考えられる滑液包面不全断裂はSFの後ろ半分の位置，石灰性腱炎の石灰はSFとMFの移行部に認める場合が多い A

Step 2　腱板短軸像の観察

プローブの動き
プローブを90°回転する。
プローブを近位側へ平行移動しながら観察する。

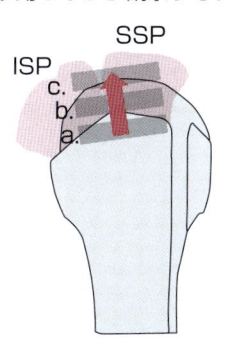

プローブをあてる位置

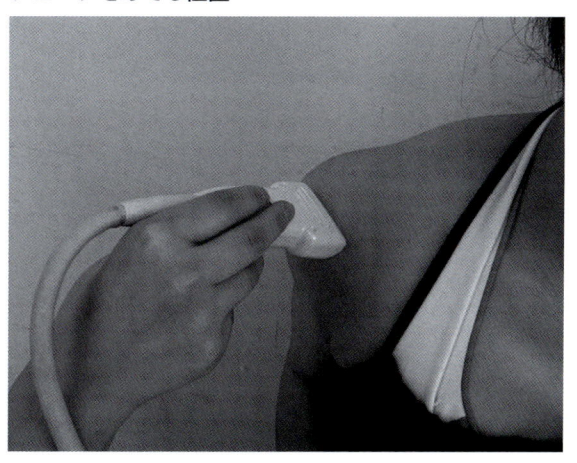

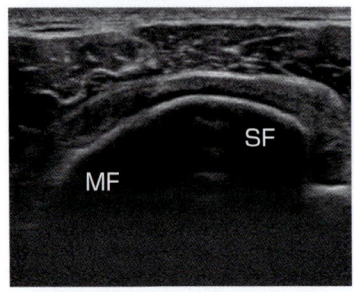

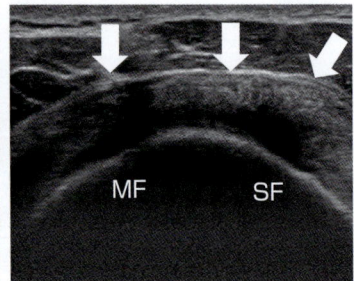

a：大結節のSFとMFのなす角度が45°となる画像である。

b：SF，MF上に腱板（矢印）が付着している。

c：骨頭表面レベルでは低エコー像の軟骨層が観察できる（矢印）。

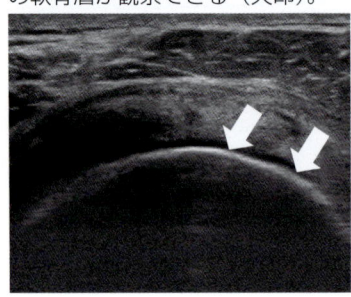

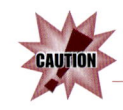

異常所見

◆肩峰下滑液包の低エコー像

外上方操作では，しばしば三角筋と腱板の間に低エコー像を認める。肩峰下滑液包内の水腫を示す所見で，腱板断裂に伴う場合が多い。滑液包内の水腫は無エコー像に近く，新鮮血は水腫よりやや高エコー像，拡散した石灰はさらに高エコー像となる。

a：プローブの圧迫を弱めるとperibursal fatと腱板との間に低エコー像を認める（矢印）。肩峰下滑液包内の水腫を示す所見である。
b：普通に観察すると見落とす可能性がある。

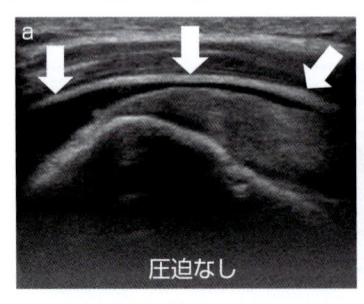

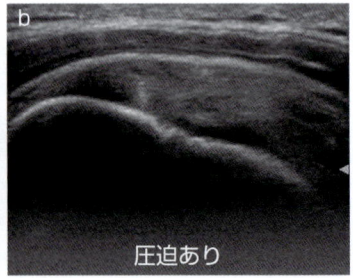

圧迫なし　　圧迫あり

◆peribursal fatの陥凹

peribursal fatとは，肩峰下滑液包の天井側に存在する脂肪層のことである。腱板表層の輪郭を縁取るため，超音波画像上は上方凸の線状高エコー像を示す。腱板断裂がある部位では，腱板欠損部に一致して輪郭線が陥凹する。peribursal fatの陥凹像が認められた場合に腱板が断裂している確率（陽性的中率）は100％である。

peribursal fatは腱板表層の輪郭を縁取るため，陥凹（矢印）は同部における腱板の欠損を示す。

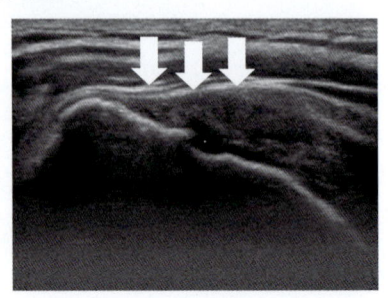

◆peribursal fatの平坦化

　peribursal fatの陥凹像は，滑液包面不全断裂を含む断裂サイズが1cm以下の小断裂に特徴的な所見である．一方，断端が徐々に近位側へ引き込まれて拡大していくと，peribursal fatの形状が徐々に平坦化していく．断裂サイズが大きくなると，peribursal fatと骨頭が接し，腱板の欠損像を呈する．peribursal fatの平坦化が認められた場合の腱板断裂陽性的中率は100%である．

> 断裂した腱板断端が近位側へ引き込まれて拡大すると，peribursal fatは平坦化する（矢印）．腱板断裂サイズが中等度以上であること示す．

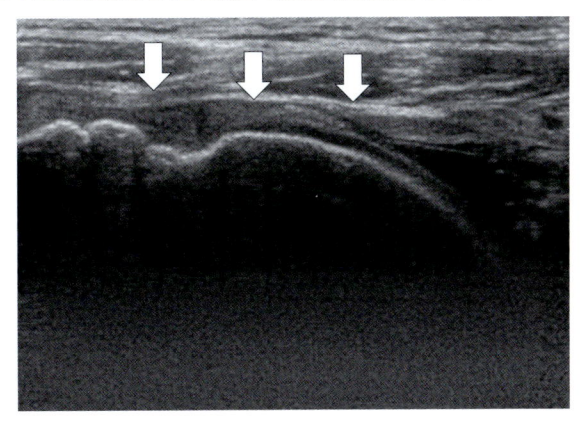

◆腱板付着面（facet）の表面不整像

　腱板断裂例では，腱板断裂部に一致して腱板付着面（facet）の表面不整像を認める．滑液包面不全断裂や小断裂ではfacet上のわずかな不整像であるのに対し，大断裂例ではfacetの部分欠損，または完全欠損を呈することがある．facetの表面不整像が認められた場合の腱板断裂陽性的中率は70%である．

> 腱板付着面（facet）の表面不整像（矢印）は，同部における力の伝達障害を示唆する所見である．

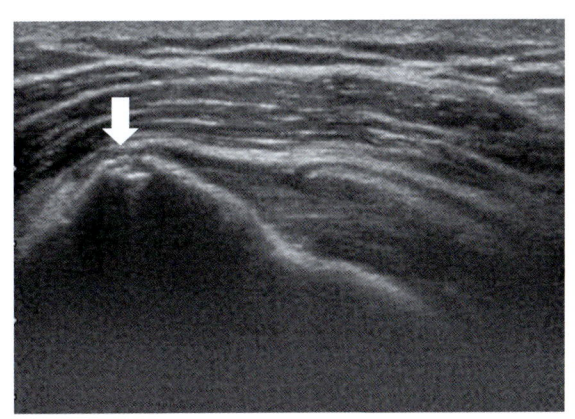

◆腱板内の低エコー像

　腱板断裂例で水腫の量が多い場合，滑液包が膨らみperibursal fatの形状が上方凸となる．一方，腱板欠損部に充満した水腫によって腱板断裂部は低エコー像として描出される．腱板付着部付近は異方性の影響で低エコー像を示すことがあるため，断裂と見誤らないよう注意が必要である．

> 水腫の量が多いと，腱板断裂部は低エコー像を示し，腱板断端の輪郭（＊）が明瞭となる．

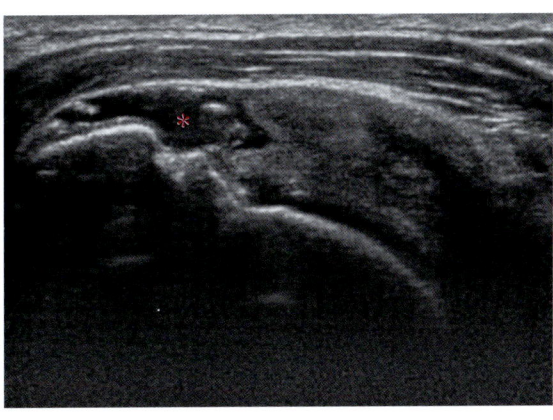

◆ **腱板内の高エコー像**

　腱板内の高エコー像は腱板内に沈着した石灰の存在を示唆する所見である。石灰の多くは棘上筋と棘下筋の移行部に生じやすく，硬く厚みのある石灰は音響陰影を伴う。硬くても薄い石灰，内部が均一でペースト状の石灰は音響陰影を伴わない特徴があり，穿刺吸引の際の目安になる。

腱板への石灰沈着が，音響陰影を伴う高エコー像（矢印）を示している。

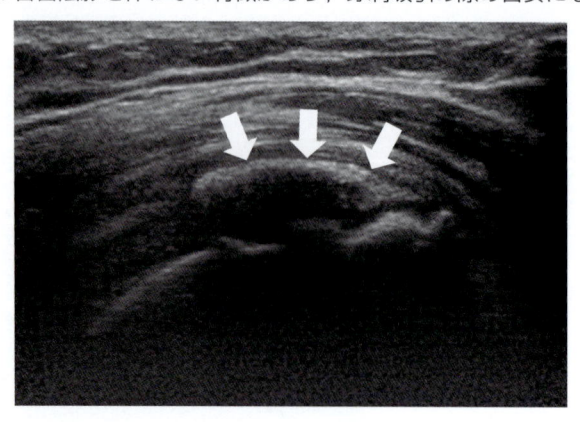

◆ **腱板内部の層構造の不鮮明化**

　正常腱板では，腱板内部の層構造，さらに第2層のfibrillar patternが観察できるのに対し，層構造が不鮮明な腱板の多くは肥厚を伴う。腱板炎tendinopathyに特徴的な所見である。

a：正常腱板では，腱板の層構造が観察できる。
b：腱板炎の症例では，腱板が肥大し，層構造が不鮮明となる。

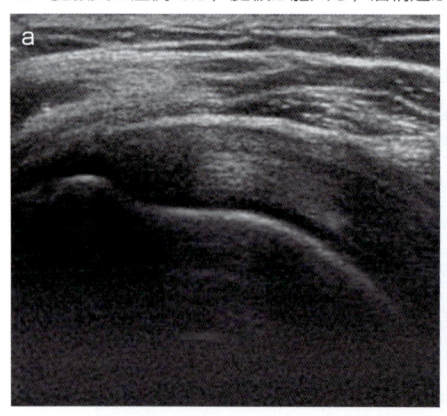

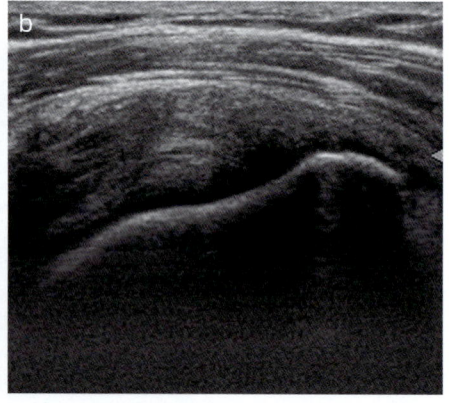

後方操作

> **Master Point**　後方操作では，関節内病変の有無，関節の動きを観察できる。

検査肢位

体位・肢位　再び検査側の手を大腿にのせる。

後方操作の検査肢位

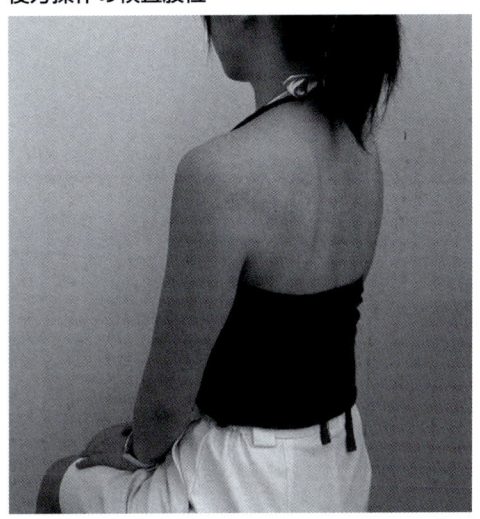

プローブの動き

肩後方からプローブをあてる。

関節裂隙の位置

肩関節裂隙を後方から画面中央に描出するアプローチは，関節鏡を後方から挿入する場合と同じでプローブの中心を肩峰後角の2cm下方，2cm内方にあてればよい。

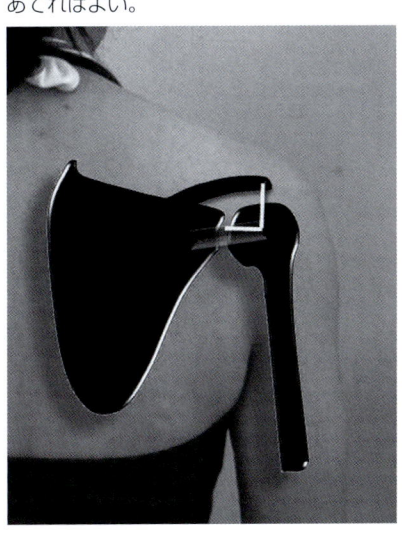

肩関節

検査手順

Step 1　関節裂隙の観察

プローブの動き

a：肩後方へプローブをあてる。
b：骨頭と関節窩が作る関節裂隙を画面中央に描出する。

プローブをあてる位置

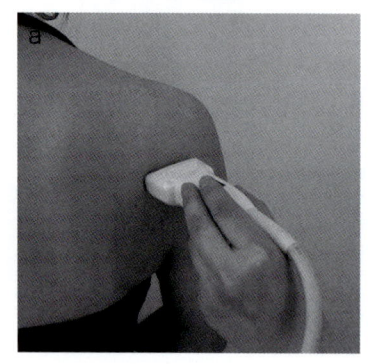

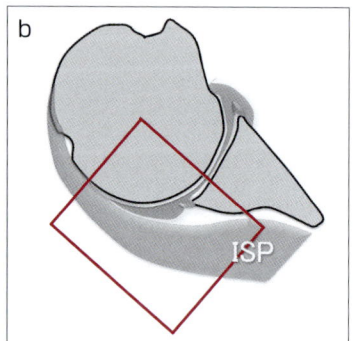

プローブの動き

プローブを上下方向に移動させ，骨頭，骨頭軟骨，関節窩，関節窩軟骨，後方関節唇（＊）が最も鮮明に描出される位置を観察の起点とする。

肩関節の短軸像

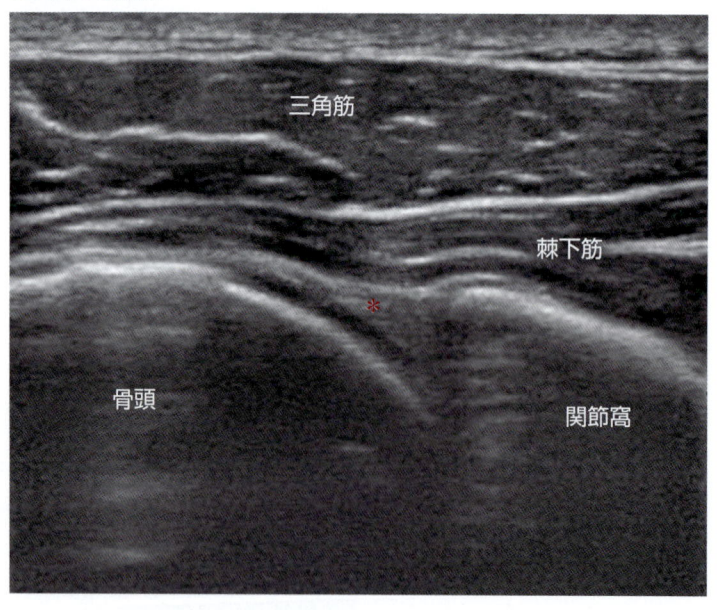

Q 後方操作で観察できる病変のエコー像の特徴を教えてください

変形性関節症では，骨頭，関節窩の骨棘，関節水腫の貯留，ときに関節内遊離体を認める（a）**A**
肩関節脱臼に伴って生じる骨頭の陥没骨折，いわゆるHill-Sachs損傷（b）は骨頭の後上方に投球障害肩の原因となるBennett骨棘（c）は関節窩の後下方に生じる。関節窩や骨頭から生じた骨性隆起，骨性陥凹は，高エコー像を示す棘下筋筋膜の局所的な凹凸が参考になる。

プローブの動き

プローブを上下，左右方向に移動させ，骨頭，関節窩の形状を観察する。

後方操作で観察できる病変

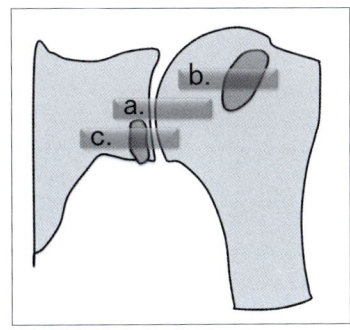

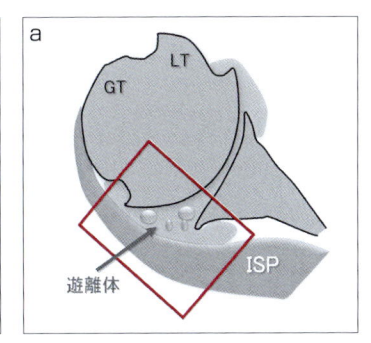

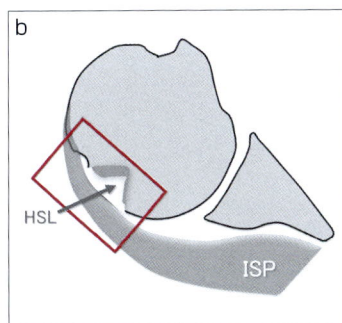

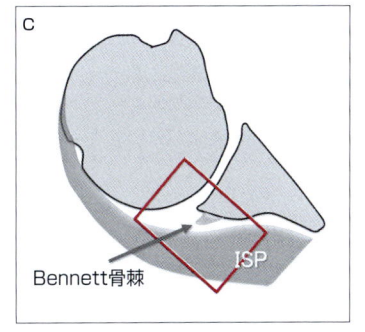

Step 2　内外旋での動的観察

プローブの動き

プローブをもたないもう一方の手で他動的に肩関節を内外旋する。

プローブをあてる位置

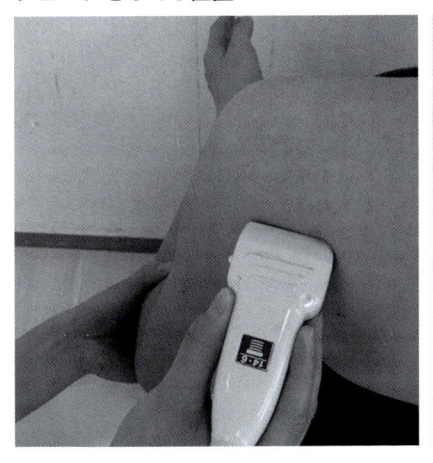

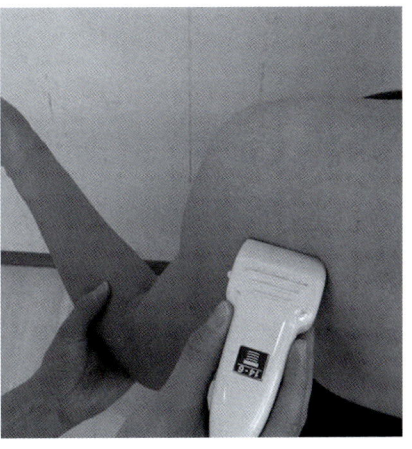

Q 関節水腫，血腫の観察のコツは何でしょうか？

関節水腫，血腫は外旋位でより観察しやすい **A**

外旋位での水腫・血腫の後方移動

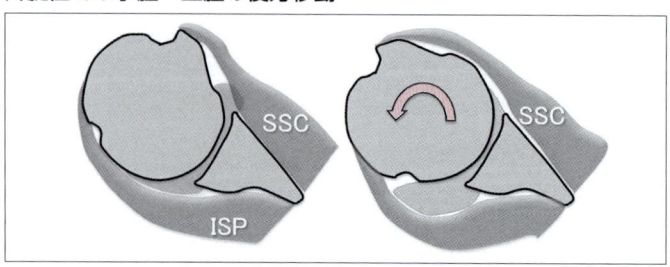

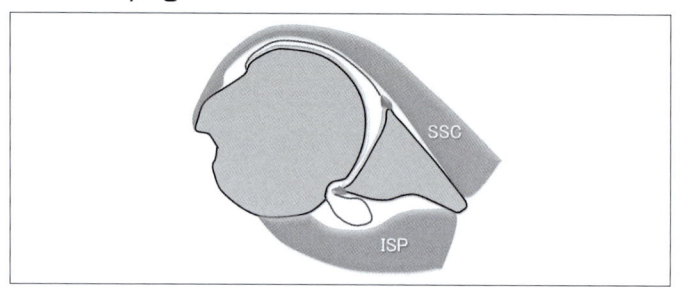

通常，最大外旋したときに後方関節唇が腱板付着部と骨頭との間にある生理的陥凹（normal sulcus）に衝突して限界可動域に達する（internal impingement）。

internal impingement

Q 動的観察のポイントを教えてください

肩関節拘縮（凍結肩）の特徴は，衝突前に外旋が制限されていることである **A**

骨頭の求心位が保たれていない肩関節多方向不安定症では，棘下筋の筋腹が関節内に引き込まれる状態を観察できることがある。

肩関節拘縮

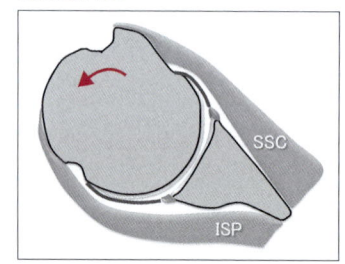

肩関節多方向不安定症

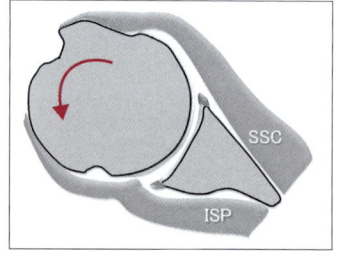

エコー anatomy　上腕骨頭と関節窩

肩関節　　**股関節**

- 同じ球関節である股関節と肩関節を比較すると，大腿骨頭を被覆する臼蓋に比べ，上腕骨頭を被覆する関節窩は非常に小さい。
- 関節窩の表面積は骨頭表面積の1/3しかないが，その分股関節より関節可動域が大きい。

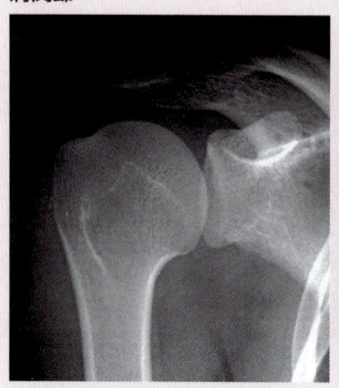

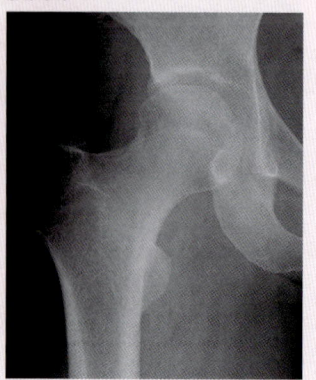

CAUTION 異常所見

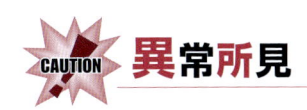

◆**関節内水腫か血腫か？**
水腫はほぼ無エコー像であるが，新鮮な血腫は高エコー像に描出され，血液が対流している状態を観察できる場合が多い。混濁した関節液はやや高エコー像に描出される。

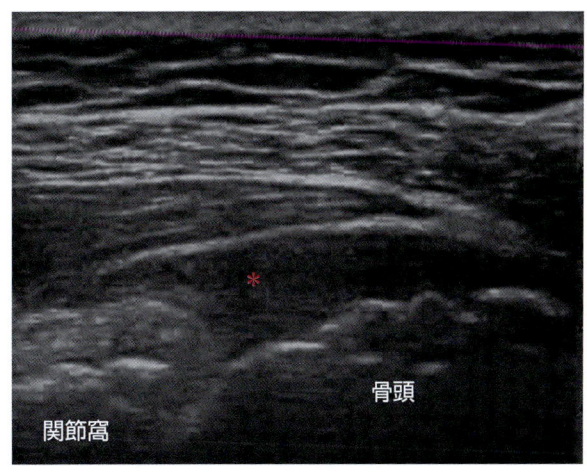

◆**関節内遊離体が複数観察される場合**
肩関節腔内に多数の高エコー像を示す遊離体が観察される場合，変形性関節症に伴う遊離体と滑膜性骨軟骨腫症を考える。

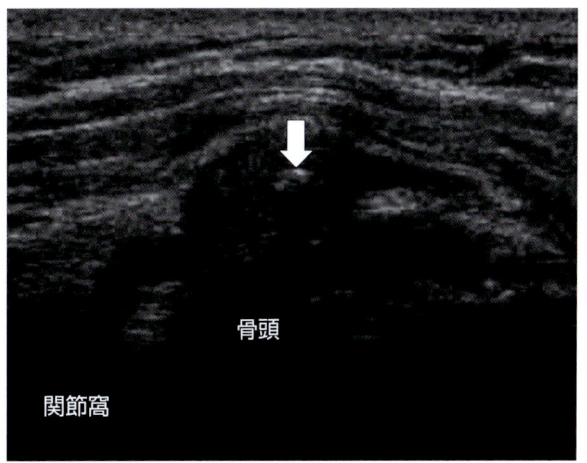

◆**関節窩側の骨性隆起**
野球選手で肩後方を痛がり，関節窩後方に骨性隆起を認める場合にはBennett骨棘を考える。骨の輪郭だけでは骨性隆起があるのか否か判断に迷う場合があるが，骨棘によって押し出された棘下筋筋膜の局所膨隆が参考になる。左右差を2画面表示で確認すればより明らかである。

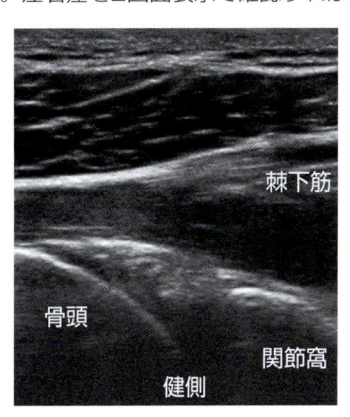

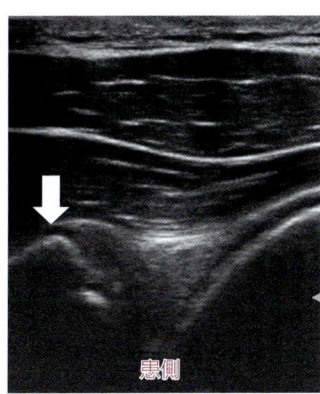

肩関節

◆関節窩側の囊腫像
　野球やバレーボール選手で棘下筋萎縮を認める症例では，ガングリオンによる肩甲上神経麻痺の存在を念頭におく。肩甲上神経が走行する棘上窩，棘下窩の関節窩より近位約1～2cm部分で低エコー像を示す境界明瞭な囊腫像の有無を注意深く観察する。

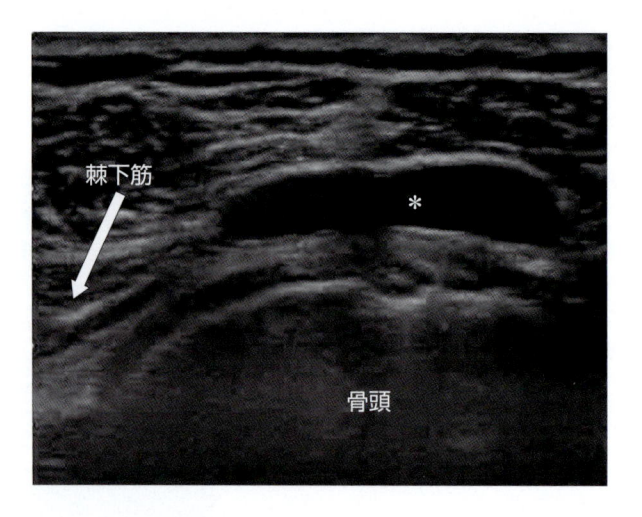

◆骨頭変形
　骨頭の延長上で大きく伸びた骨棘は変形性関節症，骨頭の大結節移行部に生じた陥没は脱臼に伴って生じたHill-Sachs lesionを考える。化膿性関節炎や関節リウマチによる滑膜増殖は骨頭後上方の生理的陥凹部に生じやすく，進行例では同部の骨破壊を認める。

腋窩操作

> **Master Point** 肩関節外転外旋位の限界可動域で最も支持性に寄与するのが下関節上腕靱帯－関節唇複合体である。肩関節前方脱臼によって損傷されやすく，損傷しやすい関節窩からの関節唇剝離をとくにBankart損傷とよぶ。腋窩操作法は，このBankart損傷をみつけることができる操作法である[1]。

検査肢位

体位・肢位　検査側の手を後頭部にあてゼロポジションとする。

腋窩操作の検査肢位

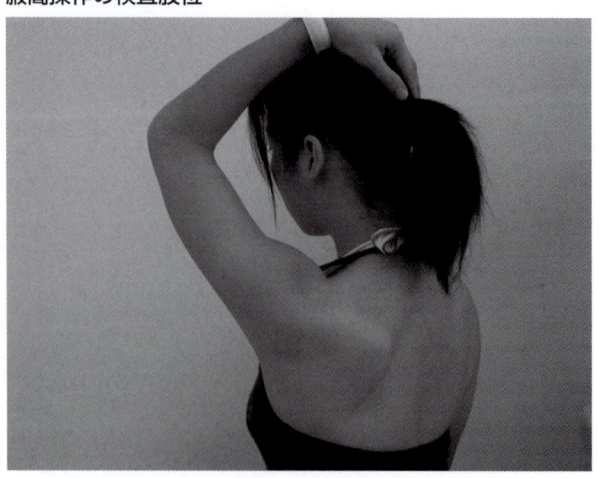

プローブの動き	プローブをあてる位置
腋窩からプローブをあて前下方関節唇を描出する。	

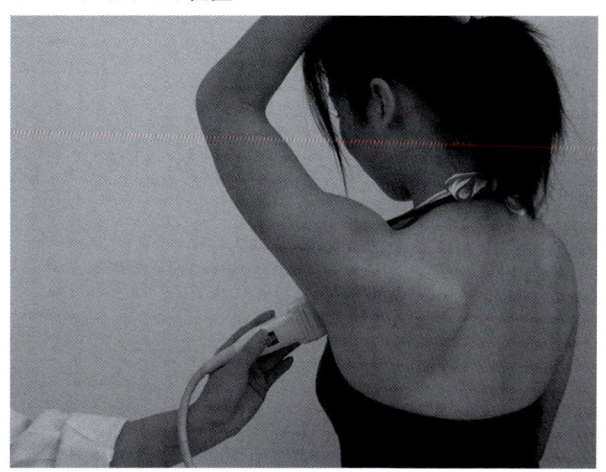

検査手順

Step 1　上腕骨頭の観察

プローブの動き	上腕骨頭の描出
腋窩へプローブをあてる。	ゼロポジションでは上腕骨と関節窩が一直線上に並ぶため，最初に描出しやすい骨頭を含む上腕骨長軸を描出する。 脱臼直後では，痛みのために観察肢位をとれない場合がある。 リニアプローブの代わりに高周波マイクロコンベックスプローブを用いると患者負担が少なく広範囲の観察が可能である。

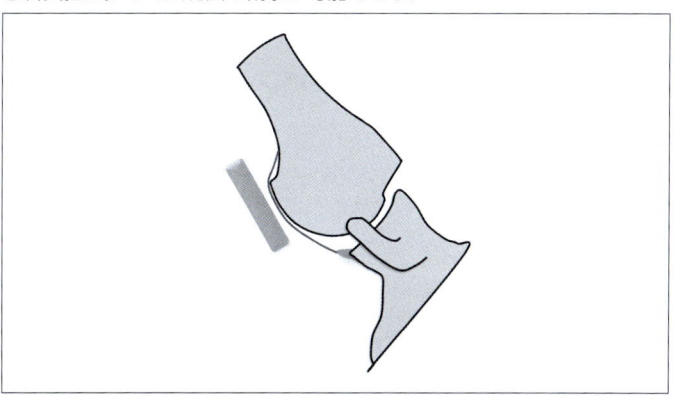

Step 2　前下方関節窩，関節唇の観察

プローブの動き	前下方関節窩，関節唇の描出
a：プローブを内側へ移動させ関節窩を描出する。 b：下関節上腕靱帯－関節唇複合体ができるだけプローブ面と平行になるよう，プローブ下方を腋窩へ押し込む。プローブの向きを微調整し，骨頭，関節窩，関節唇を描出する。	

肩関節

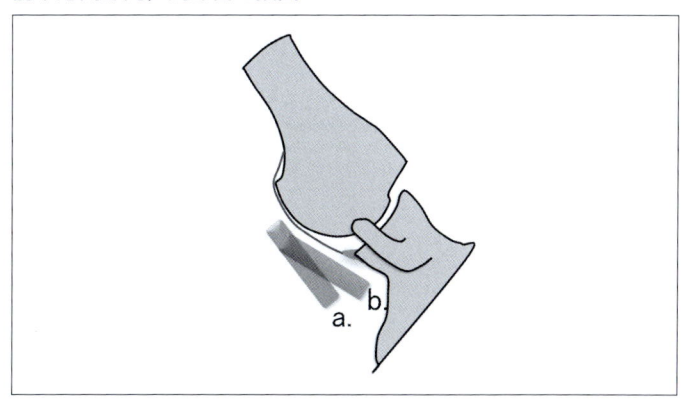

Q Bankart損傷に特徴的なエコー像とはどのようなものでしょうか？

関節窩前壁の軟部組織の肥厚（関節唇の内方転位），関節窩と関節唇との間の低エコー像（関節唇の剥離）（矢印）である **A**

異常所見の判断が難しい場合には，2画面表示による左右差を参考にする。

Bankart損傷病変

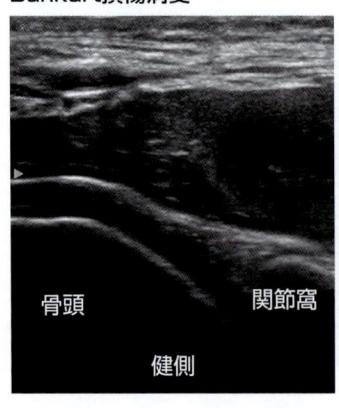

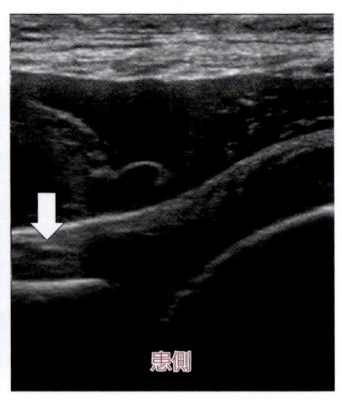

骨頭　関節窩
健側　患側

エコーanatomy　前下関節上腕靱帯

- 脱臼肢位（外転‐外旋－水平伸展位）における前方支持性に最も関与するのが前下関節上腕靱帯（AIGHL）である。

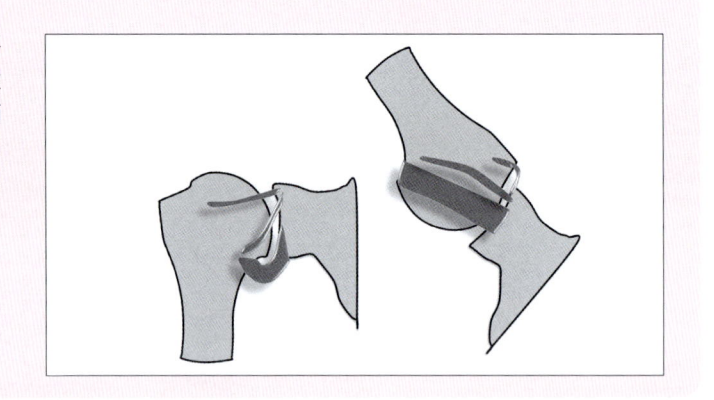

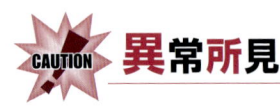

⚠ 異常所見

◆関節窩近傍の線状高エコー像

関節窩辺縁の線状高エコー像は，下関節上腕靱帯と一緒に剥離した骨片の存在を示唆する所見である。関節窩辺縁の靱帯付着部における剥離骨折は，とくに骨性Bankart損傷とよばれる。剥離骨片が薄い場合には音響陰影を伴わない。

骨性Bankart損傷

関節窩辺縁の靱帯付着部における剥離骨折では，関節窩辺縁に骨片による線状高エコー像を認める。

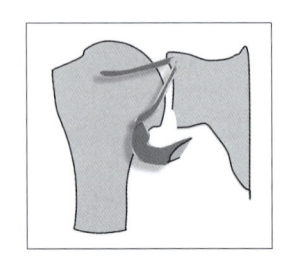

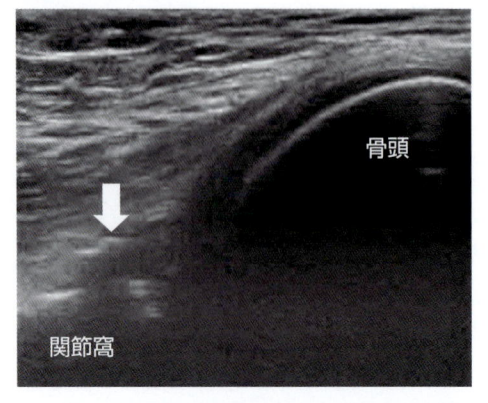

骨頭
関節窩

◆脱臼歴があるのに異常所見（Bankart損傷）がない

　明らかな脱臼歴があるにもかかわらずBankart損傷を認めない場合には，下関節上腕靱帯実質での断裂，上腕骨側付着部での剥離，さらに関節弛緩がある場合の3つを考える。損傷部位をより詳細に評価するためにはMR arthrographyが必要になる。

Bankart損傷がない反復性肩関節脱臼

多くは関節窩側での靱帯損傷（Bankart損傷）であるが，ときに上腕骨側での損傷（a. HAGL損傷），靱帯実質部での断裂（b），また関節弛緩がある場合（c）がある。

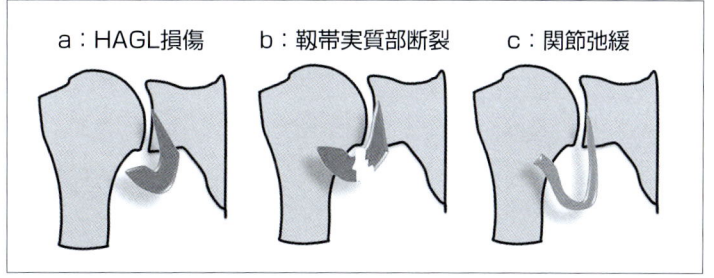

a：HAGL損傷　　b：靱帯実質部断裂　　c：関節弛緩

内上方操作

Master Point　投球障害肩に認める場合が多い上方関節唇損傷をSLAP損傷とよぶ。内上方操作法は，SLAP損傷でもとくに頻度が高い上方関節唇剥離損傷（type Ⅱ SLAP）をみつけることができる操作法[2]である。

検査肢位

体位・肢位　患者を座位，検査側の手を大腿にのせる。

内上方操作の検査肢位

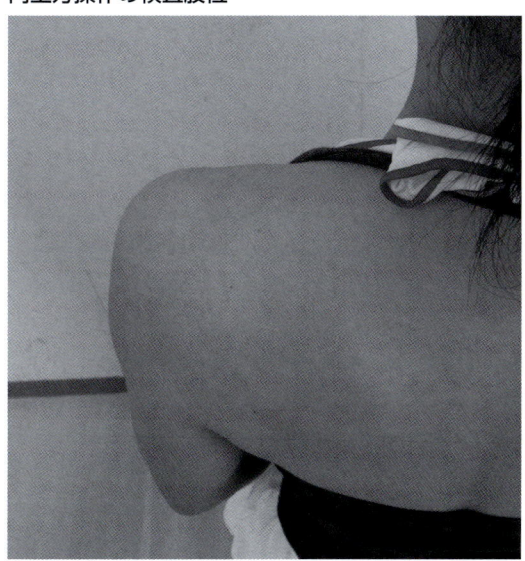

プローブをあてる位置

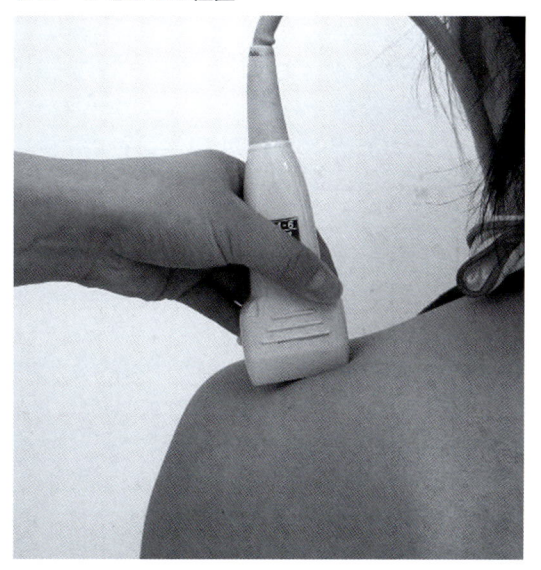

プローブの動き
肩の内上方から長軸方向にプローブをあて上方関節唇を描出する。

検査手順

Step 1　上方関節唇の観察

プローブの動き

a：鎖骨と肩甲棘の間にプローブをあてる。
b：棘上窩を外側に追って隆起した関節上結節，さらに上方関節唇を描出する。

a：プローブをあてる位置

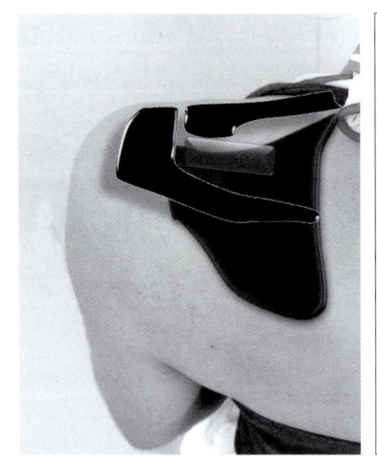

b：上方関節唇の描出

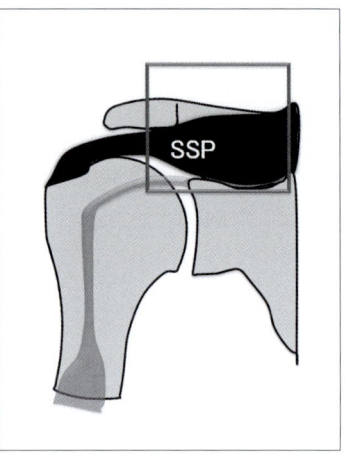

SSP

Step 2　90°外転位における動的観察

プローブの動き

プローブを保持した状態で，患側の肩を90°外転位とする。

上方関節唇損傷のみつけかた
a：90°外転中間位

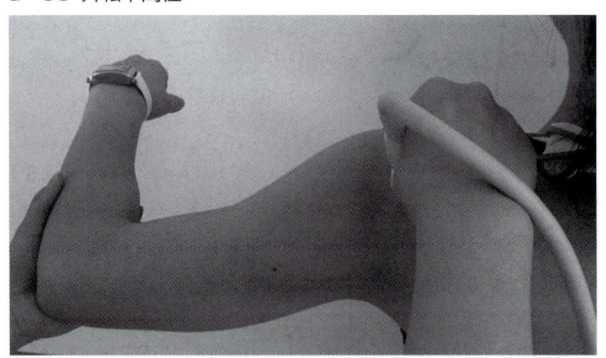

プローブの動き

90°外転位のまま外旋動作を行い，"peel back現象"を観察する。

b：90°外転外旋位

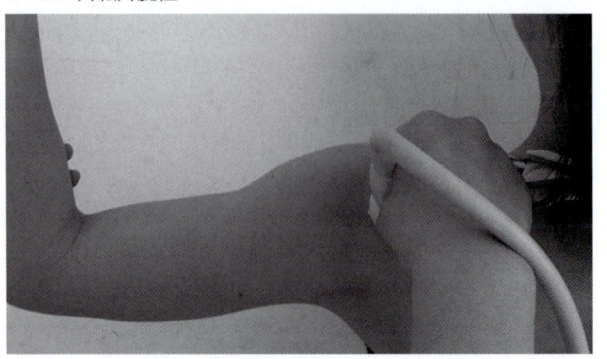

Q peel back現象とはどういうものでしょうか？

90°外転位で外旋したとき，上腕二頭筋長頭腱（LHB）が捻れて剥離した上方関節唇がめくれることを"peel back現象"とよぶ **A**

peel back現象

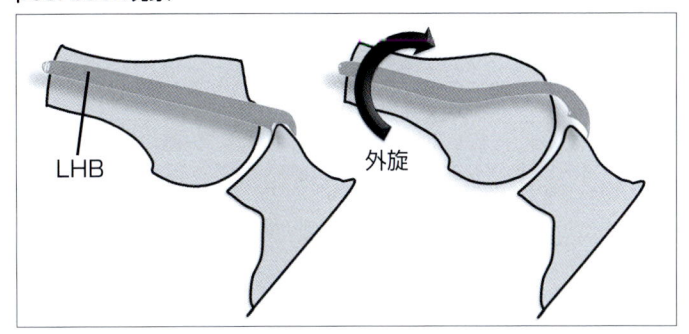

LHB　外旋

正常例では，90°外転位で外旋しても関節上結節上の高エコー像（上方関節唇）の厚みはほとんど変わらない。一方，上方関節唇剥離（type II SLAP損傷）があると，peel backした上方関節唇が関節上結節に乗り上げるため，高エコー像の厚みが増す。

peel back現象の超音波画像

上方関節唇剥離（type II SLAP損傷）では，90°外転外旋位で上方関節唇（矢頭）が関節上結節でたわむため，高エコー像の厚みが増している。

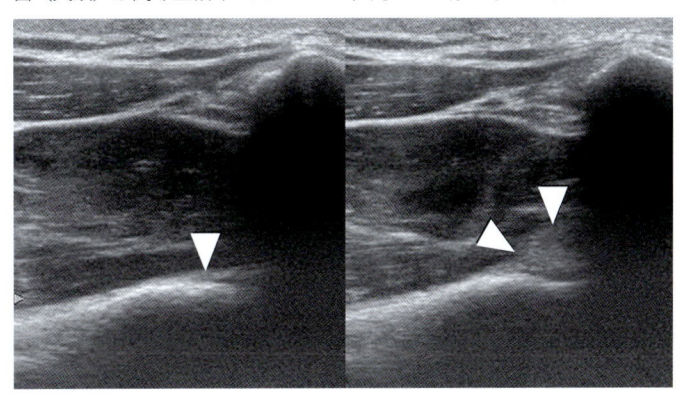

⚠ 異常所見

◆上方関節唇がうまく描出できない

肩峰が幅広い症例では，上方関節唇が肩峰の影になってうまく描出できない場合がある。リニアプローブから出る超音波ビームを斜めに振っても描出できない場合には，高周波マイクロコンベックスプローブに変えて観察する必要がある。

◆peel back現象を認めない

peel back現象が明らかでなくてもSLAP損傷の存在を否定することはできない。臨床所見からSLAP損傷が疑わしい場合にはMR arthrographyが必要になる。

参考文献

1) Sugimoto K：Ultrasonographic evaluation of the Bankart lesion. J Shoulder Elbow Surg, 13：289-290, 2004.

2) 杉本勝正, ほか：上方関節唇の超音波下動態検査.肩関節, 27：391-394, 2003.

エコー anatomy　　肩関節

前方操作

上腕二頭筋長頭腱

- 筋の近位側を筋頭，中央部分を筋腹，そして遠位側を筋尾とよぶ。上腕二頭筋とはその名の通り，2つの筋頭を有する筋を意味する。
- 内側の短頭は烏口突起，外側の長頭は関節上結節から起始する。上腕二頭筋長頭腱は関節内を走行した後，結節間溝内を通過して筋腹に至る。

1 上腕二頭筋長頭腱

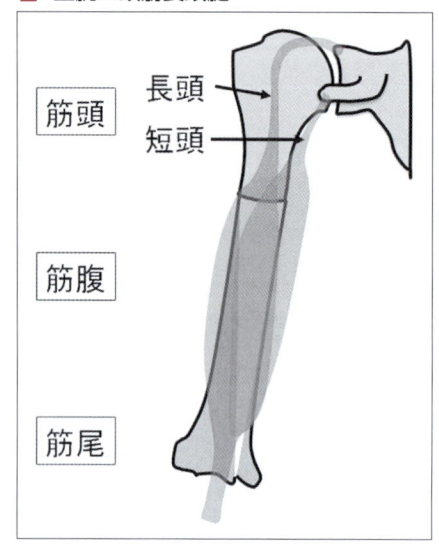

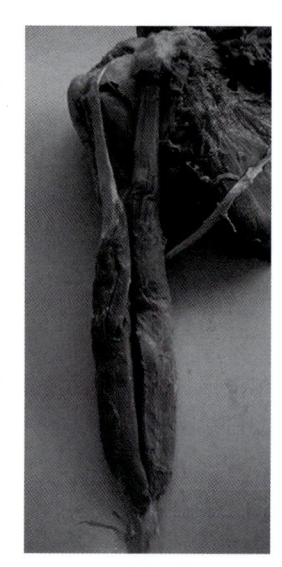

横靱帯

- 大・小結節の頂点を連結する横靱帯は，肩甲下筋腱の表層線維がそのまま連続して移行した組織である。
- エコー像では，小結節の形が近位と遠位で異なることを意識しながら観察していくことがポイントである（p.156参照）。

2 横靱帯

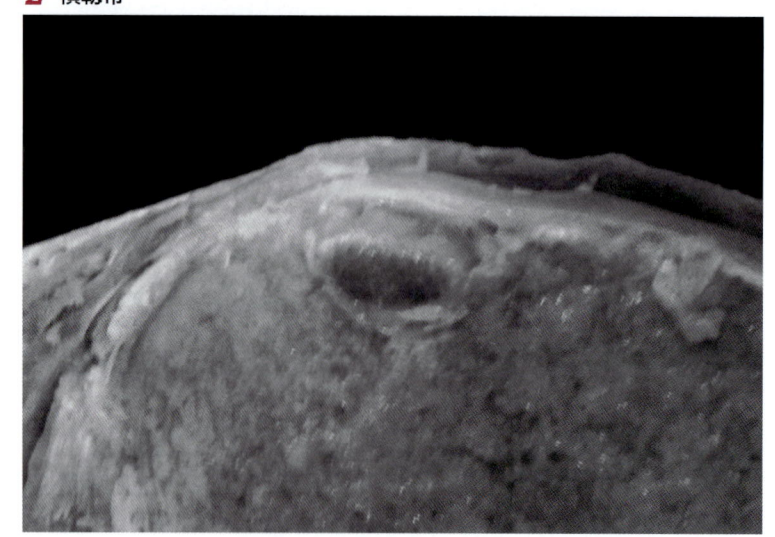

肩甲下筋

- 肩甲骨前面から起始し，腱は上腕骨小結節，一部下方の筋性部分が直接小結節下方に停止する。
- 肩甲下筋腱の深層線維は小結節，表層線維は横靱帯へ移行し大結節に付着する。
- 肩甲下筋腱表層の断裂は上腕二頭筋長頭腱を支える横靱帯の損傷を意味し，上腕二頭筋長頭腱の内方脱臼，亜脱臼の原因となる。

3 肩甲下筋

肩甲下筋腱の表層線維が横靱帯へ移行し大結節に付着している。肩甲下筋腱表層の断裂は上腕二頭筋長頭腱を支える横靱帯の損傷を意味し，上腕二頭筋長頭腱の内方脱臼，亜脱臼の原因となる。

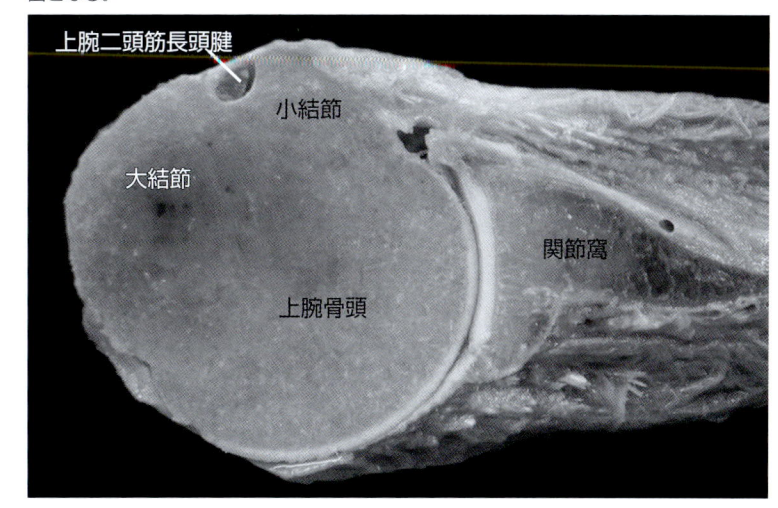

上腕二頭筋長頭腱　小結節　大結節　関節窩　上腕骨頭

外上方操作

腱板の層構造

- 腱板は5層構造からなる。
  第1層と第4層が烏口上腕靱帯から連続する線維，
  第2層が太く密に集まった線維，
  第3層が粗な線維，
  第5層が関節包である。
- 棘上筋，棘下筋の筋内腱は，腱線維束のまま第2層へ移行し，大結節に付着する。
- 腱板（棘上筋腱）の長軸像は，棘上筋腱の第2層がfibrillar patternを示すように描出する（p.166参照）。

4 腱板の層構造

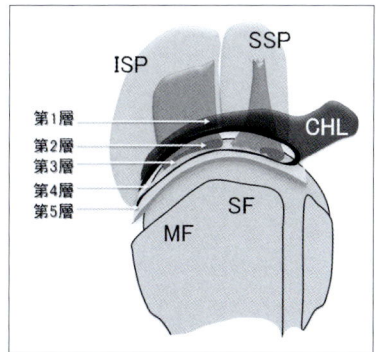

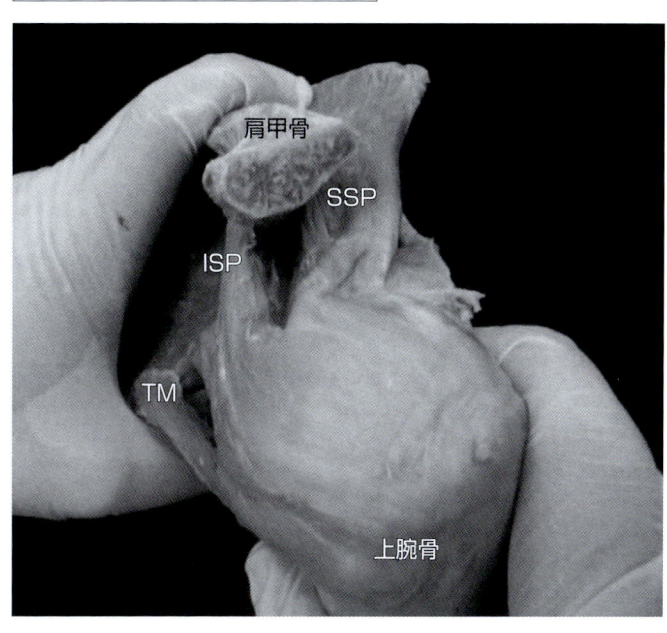

ISP　SSP　第1層　第2層　第3層　第4層　第5層　CHL　MF　SF

肩甲骨　SSP　ISP　TM　上腕骨

肩関節

腋窩操作

関節上腕靱帯

- 肩関節の前方関節包の一部が肥厚して索状になった部分を関節上腕靱帯とよぶ。関節上腕靱帯は上，中，下の3本あり，下垂位における下方安定性には上関節上腕靱帯（SGHL），軽度外転位での前方安定性には中関節上腕靱帯（MGHL），外転位での前方安定性には下関節上腕靱帯（IGHL）が寄与する。下関節上腕靱帯は，さらに前下関節上腕靱帯（AIGHL），後下関節上腕靱帯（PIGHL），そして両者の間にハンモック状に張っている腋窩関節包に分けられる。

5 関節上腕靱帯

上関節上腕靱帯（SGHL），中関節上腕靱帯（MGHL），下関節上腕靱帯（IGHL）のうち反復性肩関節脱臼の原因になるのが下関節上腕靱帯の損傷である。

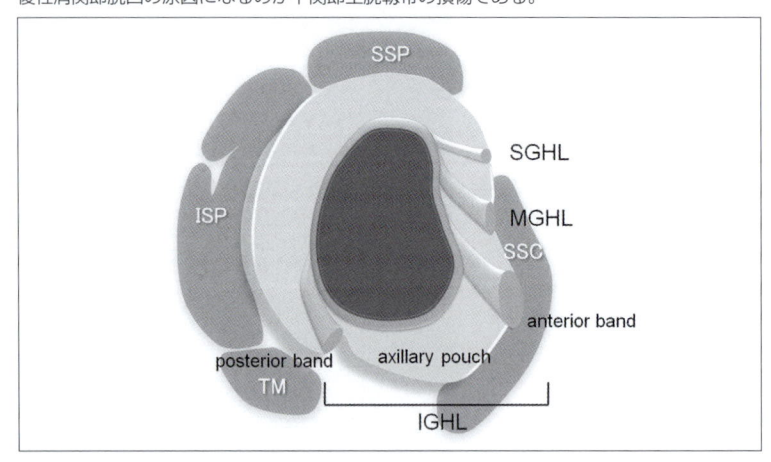

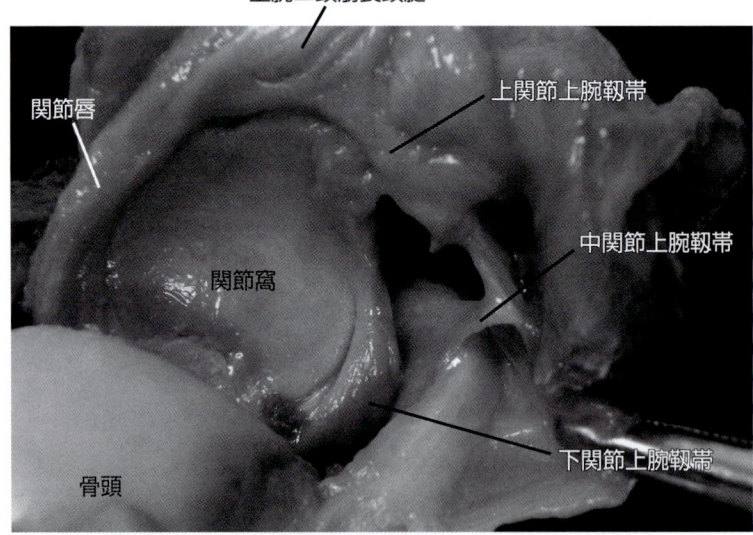

内上方操作

上方関節唇と上腕二頭筋長頭腱

- 関節窩上方を上方関節唇とよぶが，組織学的には上腕二頭筋長頭腱からの線維が移行した部分でもある。したがって，上方関節唇剥離と上腕二頭筋長頭腱起始部の剥離は同義とみなすことができる。上方関節唇の剥離はSLAP損傷とよばれ，現在ではその損傷形態によってtype Iからtype IXに分類されている。

6 上方関節唇と上腕二頭筋長頭腱

上方関節唇は，上腕二頭筋長頭腱からの線維が直接移行した部分であるため，両者を明瞭に区別することはできない。

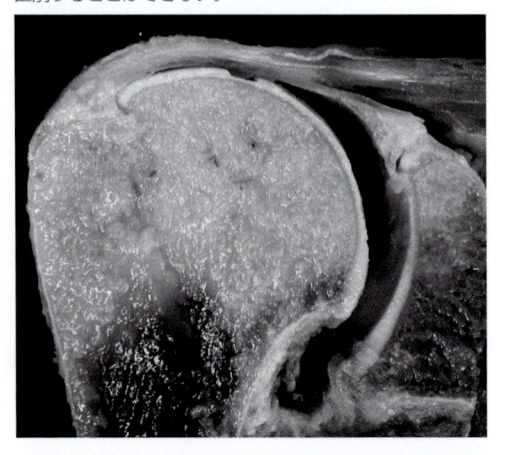

超音波で診る 下肢

下腿・足関節

下腿・足関節の超音波検査では前方，外側，内側，後方の4方向からこれらが観察できる。

前方
① 脛骨
- 後脛骨筋
- 長趾屈筋

② 距腿関節
- 距骨滑車
- 距骨頚部

外側
① 外果（腓骨）
② 前下脛腓靱帯
③ 前距腓靱帯
④ 踵腓靱帯
⑤ 腓骨筋腱

内側
① 内果
② 三角靱帯
③ 足根管
- 脛骨神経
- 後脛骨動静脈
- 後脛骨筋腱
- 長趾屈筋腱
- 長母趾屈筋腱

後方
① 腓腹筋
② ヒラメ筋
③ アキレス腱
④ 踵骨隆起

超音波で診る **下肢**

下腿・足関節

Basic Information

- 足関節（距腿関節）は，脛骨，腓骨，そして距骨から構成される蝶番関節で，下腿と足を連結する。
- 外観上，足関節外側の隆起（腓骨遠位部）が外果，内側の隆起（脛骨遠位部）が内果である（A）。
- 距骨と踵骨の連結部を距骨下関節，距骨と舟状骨の連結部を距舟関節，踵骨と立方骨の連結部を踵立方関節といい，距舟関節と踵立方関節を総称して横足根関節（Chopart関節）とよぶ。
- 舟状骨と内側，中間，外側楔状骨の連結部を楔舟関節といい，楔状骨・立方骨と中足骨の作る関節を総称して足根中足関節（Lisfranc関節）とよぶ（C）。
- Chopart関節より近位を後足部（距骨，踵骨），Chopart関節とLisfranc関節の間を中足部（舟状骨，立方骨，内側・中間・外側楔状骨），Lisfranc関節より遠位を前足部（中足骨，基節骨，中節骨，末節骨）という（C）。
- 超音波検査では，下腿と足関節は前方，外側，内側，後方の4方向から（A〜D）評価する。
- 関節の可動範囲が他の関節ほど大きくないため，骨に隠れた関節面は十分観察できないが，それぞれを連結する靱帯，足関節周囲の筋，腱はほとんど観察できる。
- 足関節は最も外傷の頻度が高く，とくに捻挫によって生じる骨折，靱帯損傷の診断には超音波検査が威力を発揮する。

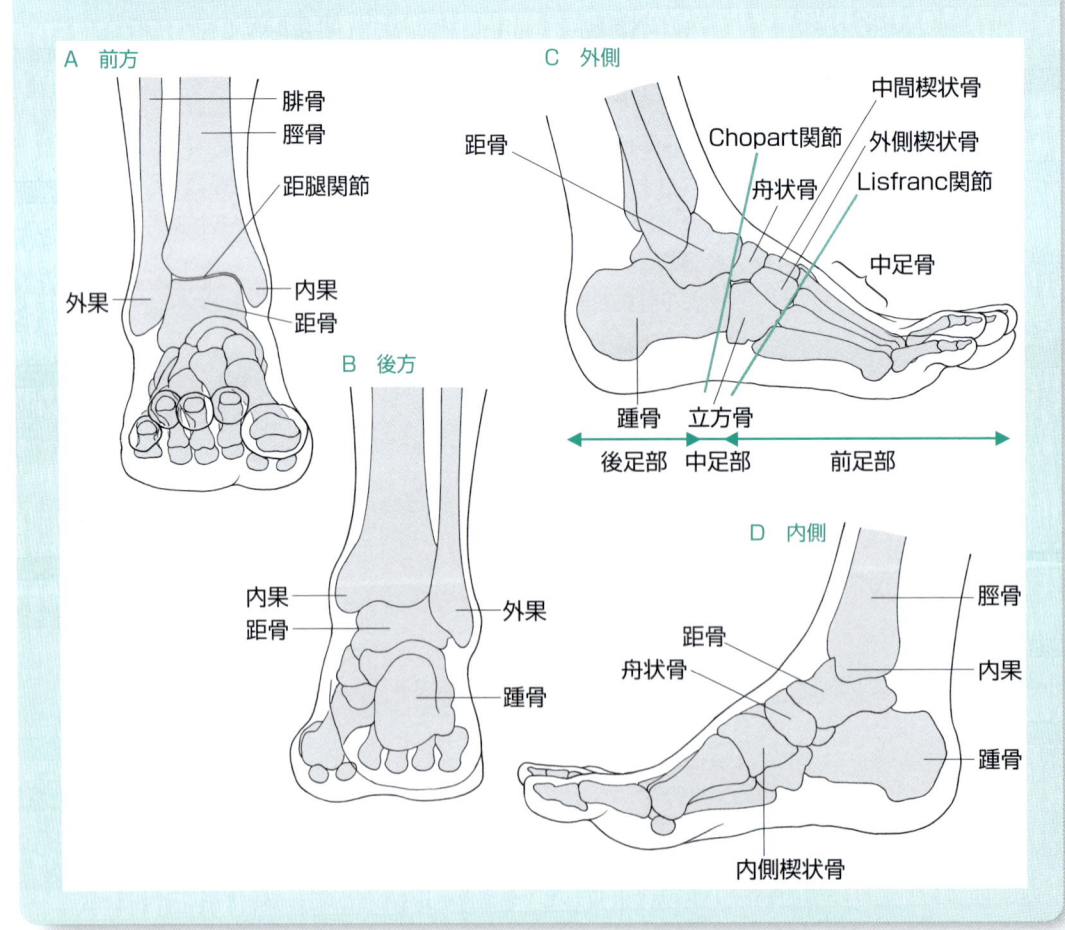

A 前方
B 後方
C 外側
D 内側

前方操作

> **Master Point**　下腿・足関節前方操作では，主に脛骨骨膜，距腿関節が観察できる。

検査肢位

体位・肢位　患者を座位，膝関節伸展位，足関節自然底屈位とする。

脛骨骨幹部・足関節の検査肢位

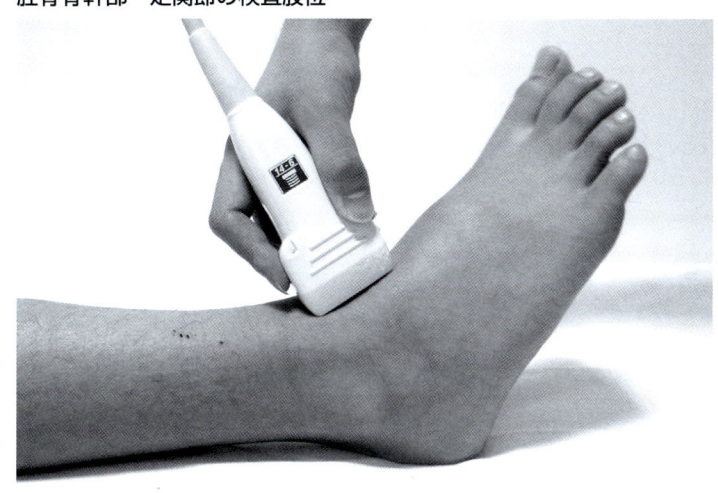

検査手順

Step 1　脛骨の観察

プローブの動き

足関節内果後方へ短軸方向にプローブをあてる。後脛骨筋（TP）と長趾屈筋（FDL）を同定し近位側前方へプローブを移動する。

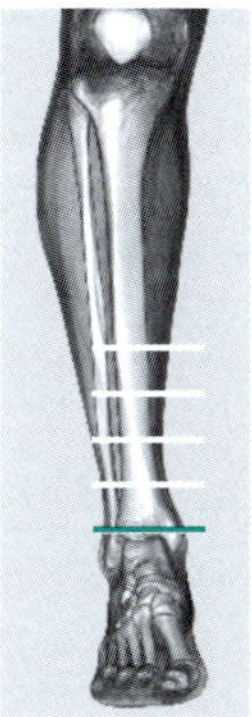

脛骨骨幹部の短軸像
a：内果後方

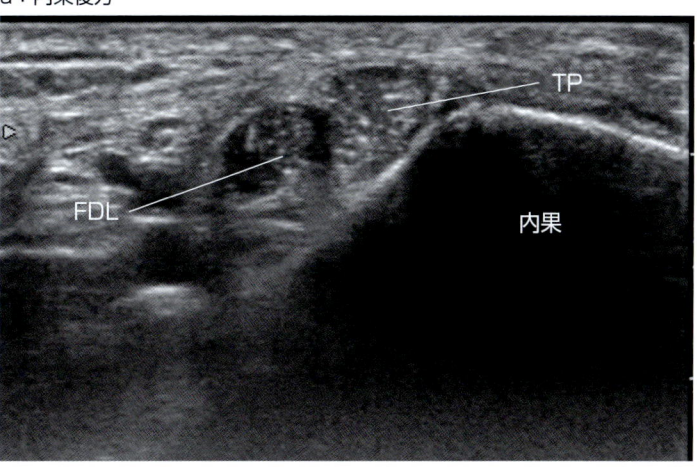

b：下腿遠位
脛骨内側にTPが位置し、その深層にFDLが観察できる。

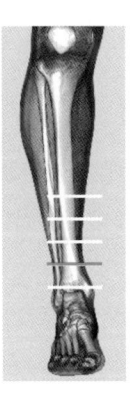

c：下腿中下1/3
TPが深層に移動し、FDLの脛骨付着部が観察できる。

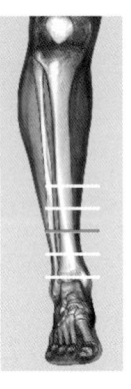

d：下腿中央やや遠位
脛骨の骨膜肥厚は脛骨疲労骨折を示唆する。

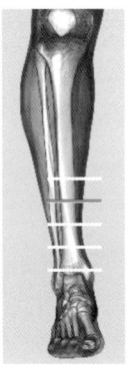

e：下腿中央
骨膜肥厚がみられれば長軸方向でも観察する。

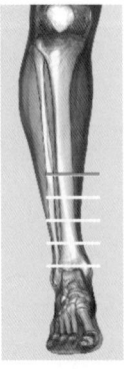

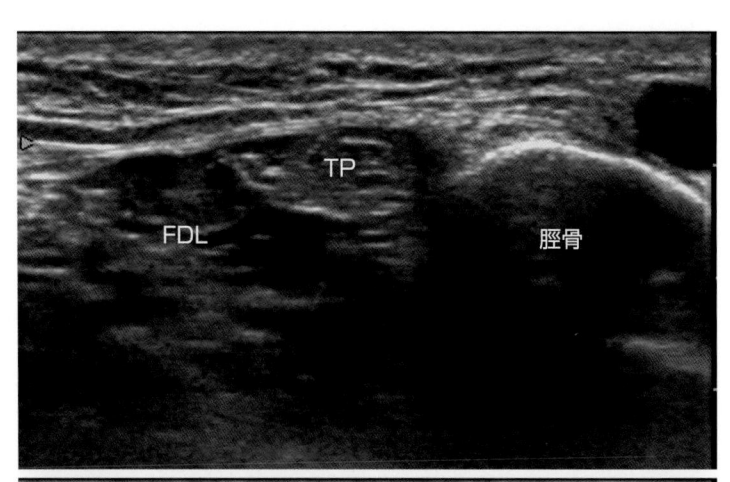

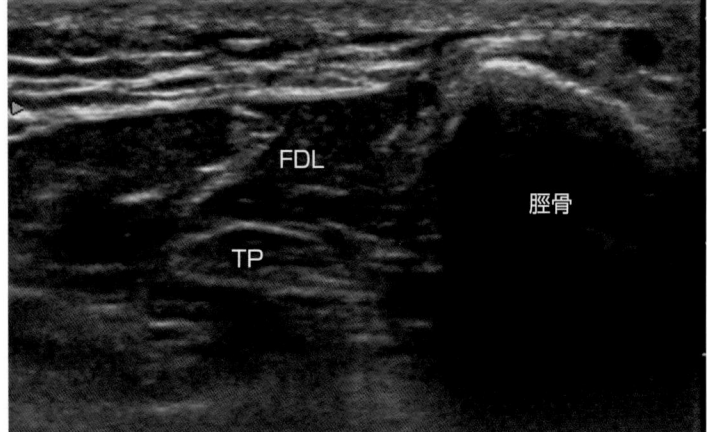

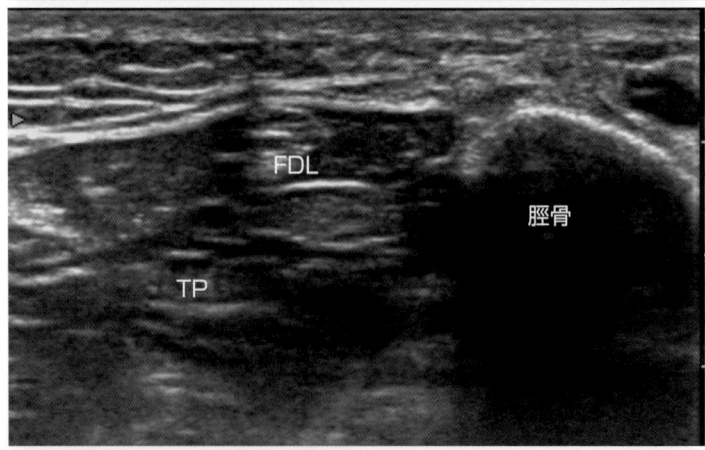

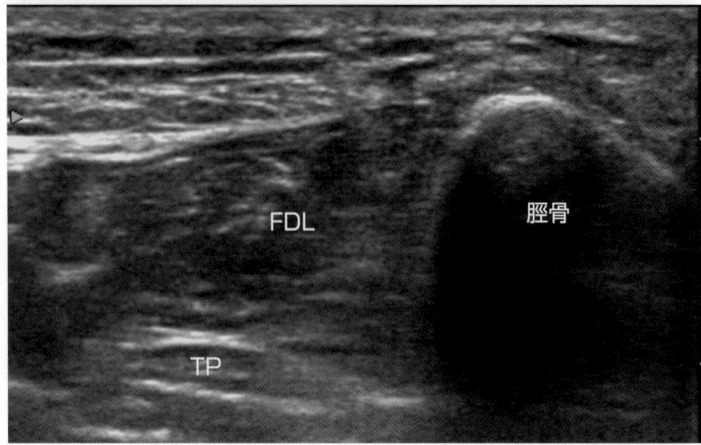

エコーanatomy 脛骨骨幹部に付着する筋

- 下腿後方深層を走行するのが後脛骨筋，長趾屈筋，長母趾屈筋である。後脛骨筋が骨間膜と脛骨，腓骨の骨間膜側から，長趾屈筋は主に脛骨側から，長母趾屈筋は腓骨側から起始する。
- 長趾屈筋は，下腿遠位で後脛骨筋上を走行し，足関節では後脛骨筋の後方を走行する。長趾屈筋が後脛骨筋腱上を乗り越える部分を下腿交叉とよぶ。

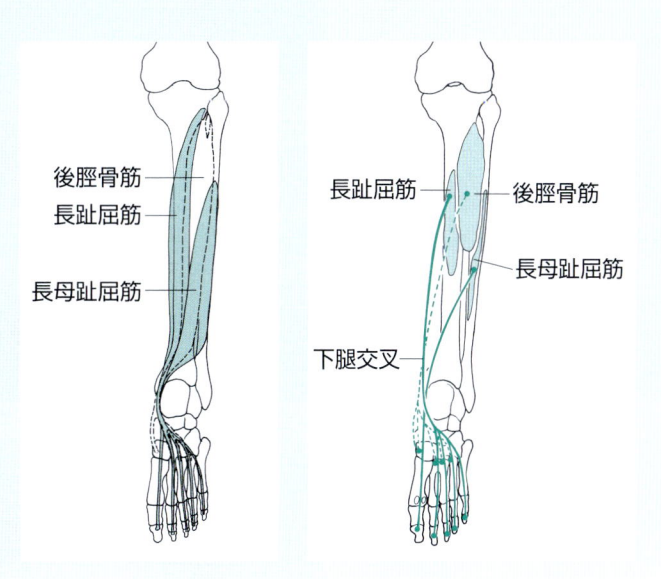

Q 下腿が痛いという場合，どういう疾患がありますか？

スポーツ選手に生じやすい下腿中下1/3付近に生じる痛みは，一般にシンスプリントである **A**

ランニング時の疼痛，圧痛は脛骨内縁の中央から遠位で生じやすく，脛骨骨膜の肥厚を左右差で評価する。

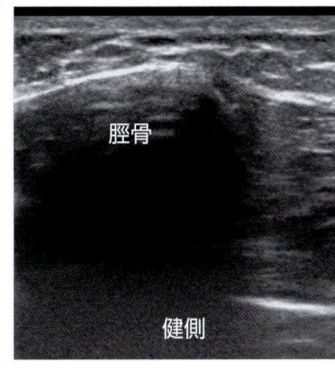

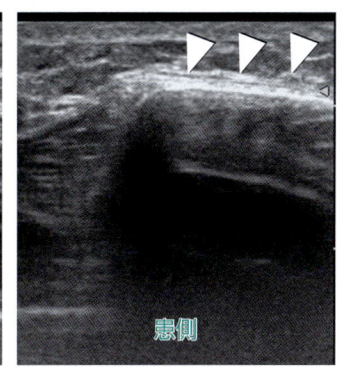

シンスプリント

骨幹部近傍に仮骨形成を認める場合には疲労骨折が考えられる **A**

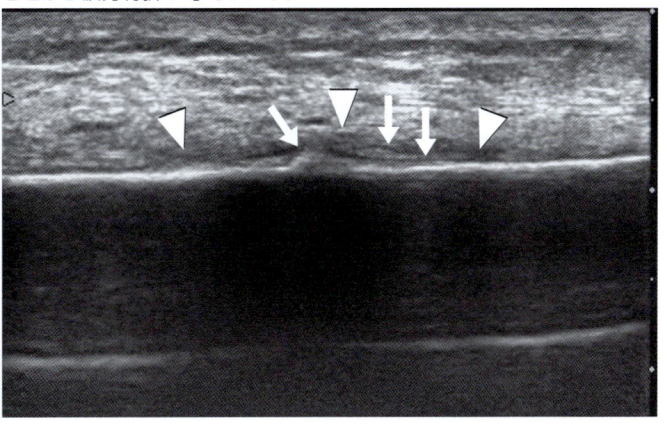

脛骨疲労骨折
超音波画像（長軸像）
脛骨骨膜の肥厚（白矢頭）と線状高エコー像の仮骨（白矢印）を認めることから疲労骨折が考えられる。

b：MRI（脂肪抑制T2冠状断像）
左脛骨髄腔内と周囲骨膜，長趾屈筋が高輝度になっている。

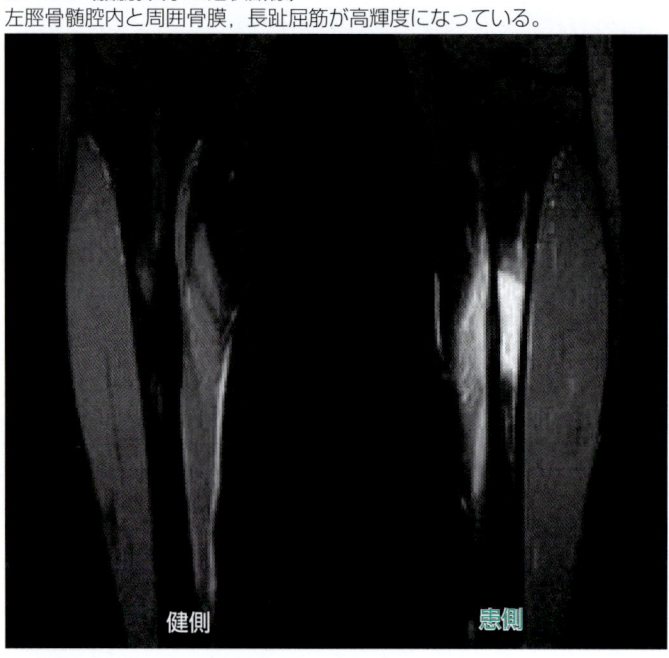

c：MRI（脂肪抑制T2軸射像）
左脛骨髄腔内と周囲骨膜，長趾屈筋が高輝度になっている。

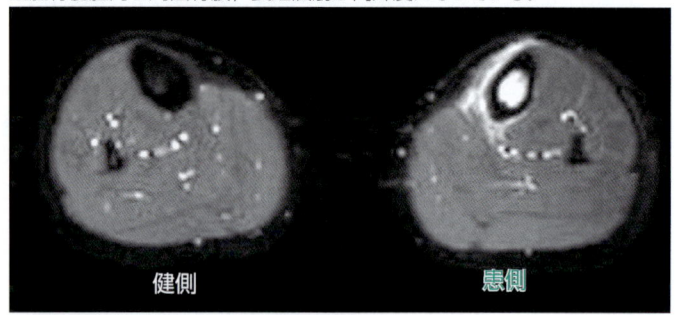

d：単純X線像（正面像）
脛骨内側に仮骨を認める（白矢頭）。

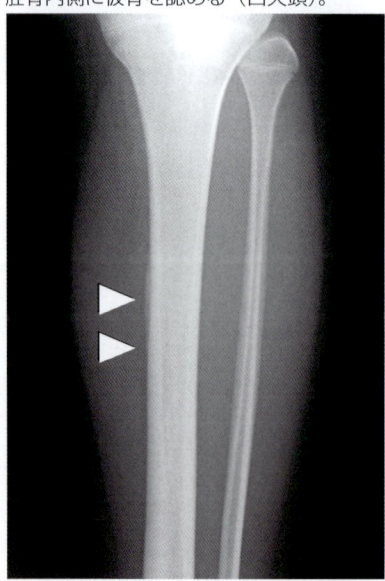

Step 2　距腿関節の観察

プローブの動き
足関節前方へ長軸方向にプローブをあてる。

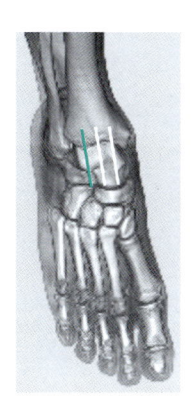

距腿関節の長軸像
外側から内側にプローブを移動していくに従い，観察できる距骨滑車の軟骨面は小さくなっていく。外側では距骨滑車の輪郭不整像（離断性骨軟骨炎），内側では距骨滑車前方の骨棘（衝突性外脛骨）に注意して観察しくいく。

a：外側縁

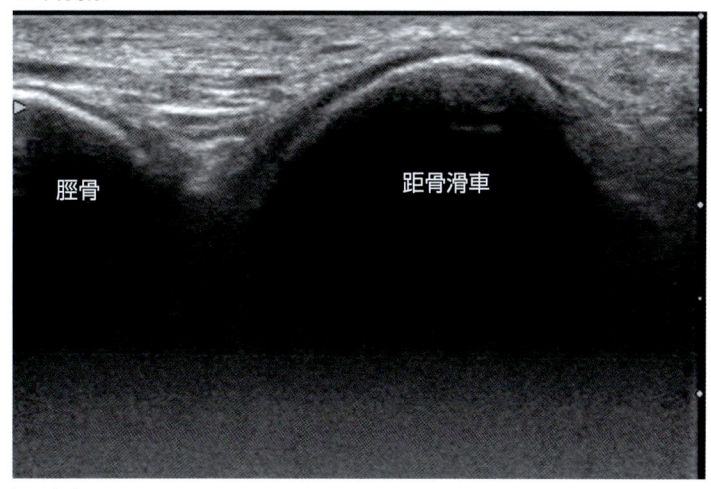

脛骨　距骨滑車

b：中央

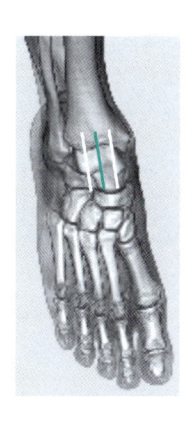

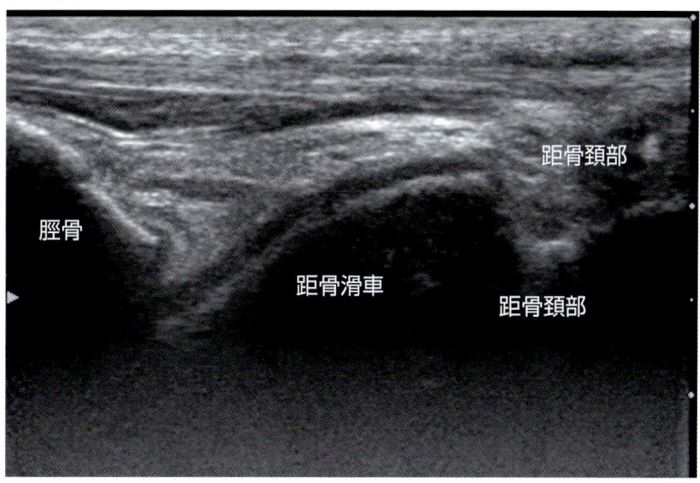

脛骨　距骨滑車　距骨頚部　距骨頚部

c：内側縁

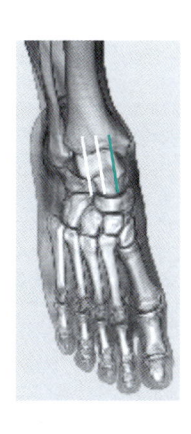

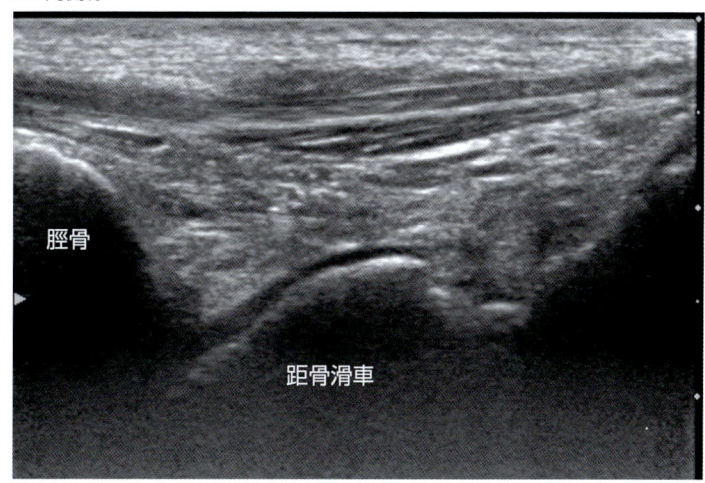

脛骨　距骨滑車

下腿・足関節

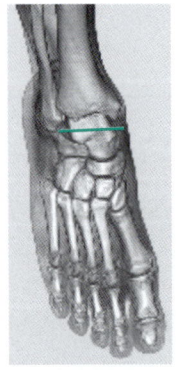

距腿関節の短軸像

距骨滑車の浅層には内側から前脛骨筋（TA），長母趾伸筋（EHL），長趾伸筋（EDL）が走行し，関節包の直上に足背動脈が観察できる。

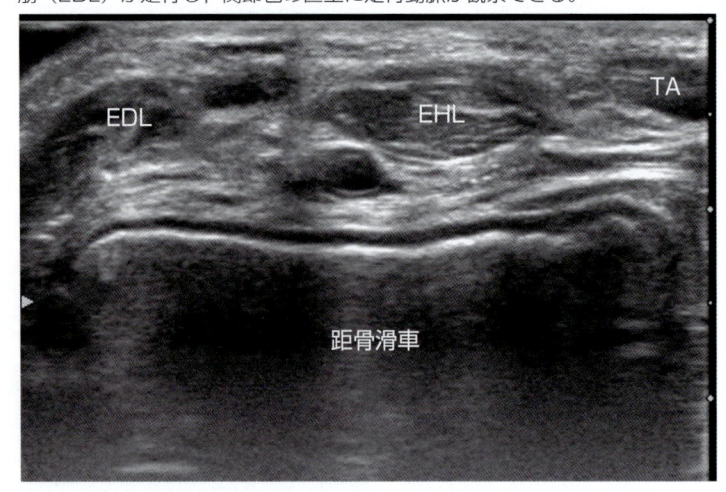

プローブの動き
足関節最大底屈位として短軸方向にプローブをあてる。

Q 関節内の水腫や血腫はどのようにみえるのでしょうか？

関節血腫は外傷に伴うことが多く，新鮮出血は高エコー像を示す **A**

関節血腫
距骨滑車から頚部にかけて関節血腫を示す高エコー像を認める（白矢頭）。

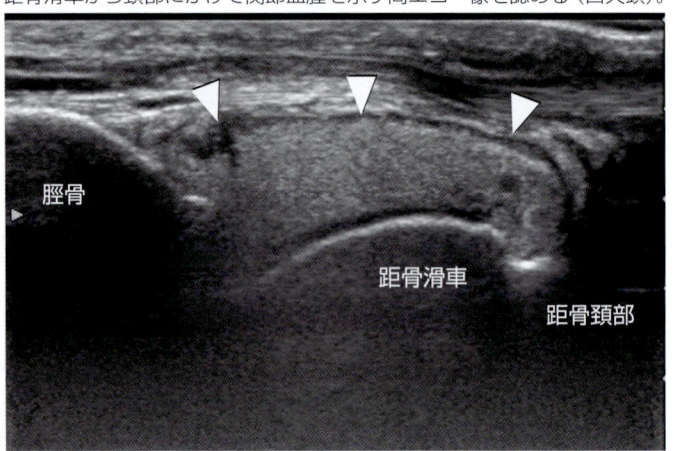

関節水腫は低エコー像を示し，変形性足関節症などの非炎症性疾患，関節リウマチや痛風などの炎症性疾患ともに滑膜増生を伴うことがある **A**

増生滑膜は水腫よりもやや高エコー像を示す。

炎症性疾患ではドプラー画像による滑膜部分に一致した血流増加が特徴的である **A**

関節水腫
a：変形性足関節症（滑膜増生なし）
線状高エコー像を示す関節包内に低エコー像の関節水腫を認め（白矢頭），脛骨下端前方と滑車前方には骨棘を認める（白矢印）。

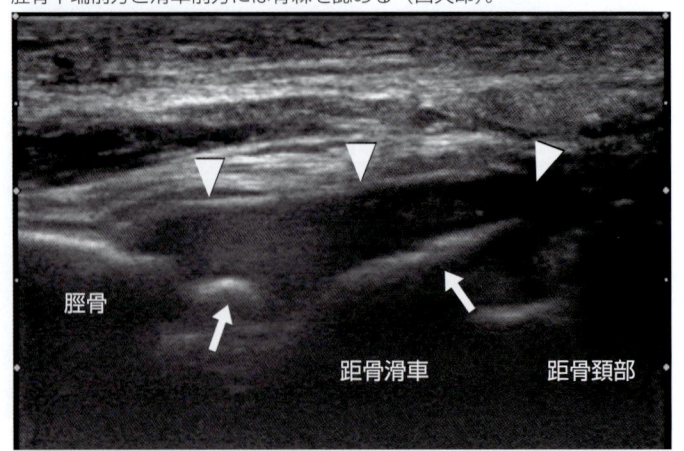

b：変形性足関節症（滑膜増生あり）
低エコー像の関節水腫とそれよりやや高エコー像の増生した滑膜を認める（白矢頭）。脛骨下端前方に骨棘を認める（白矢印）。

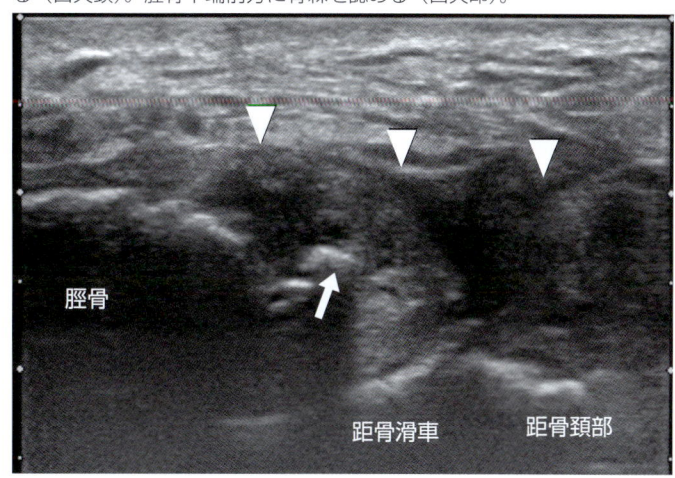

c：関節リウマチ（Bモード画像）
低エコー像の関節水腫とそれよりやや高エコー像の増生した滑膜を認める（白矢頭）。

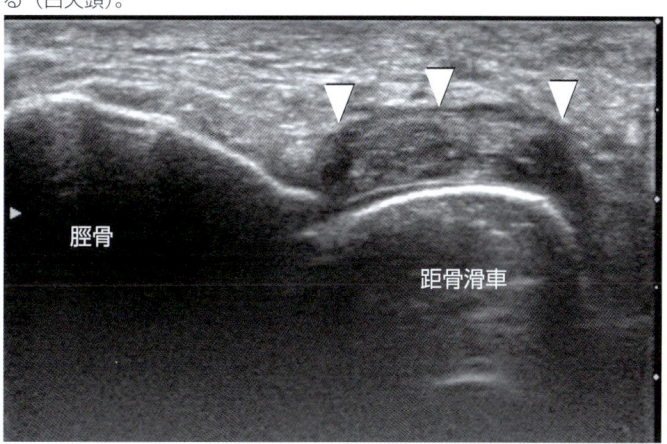

d：関節リウマチ（ドプラ画像）
滑膜部分に一致した血流増加を認める。

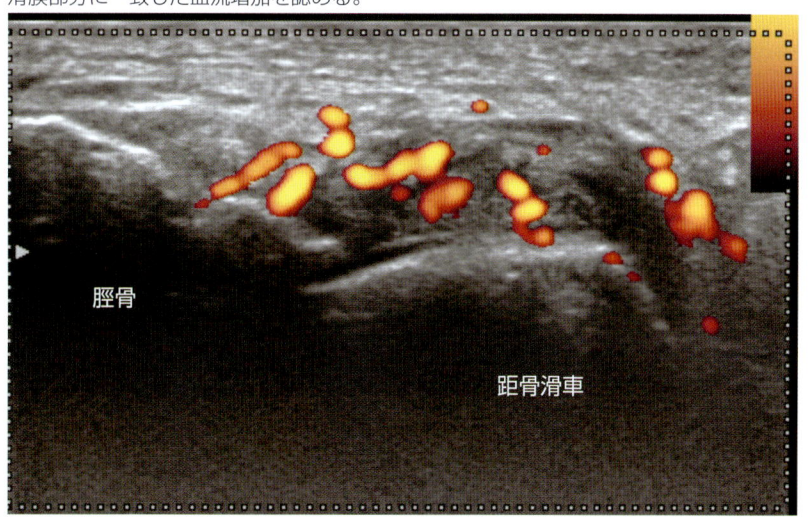

Q 脛骨下端や距骨頚部に骨棘がみえました。これは何でしょうか？

脛骨下端前方や距骨頚部背側にみられる骨棘は，衝突性外骨腫とよばれる **A**

前脛骨筋腱内側から長軸像で観察すると，距骨滑車前方に堤防状に突き出た骨棘，脛骨下端前縁に前方から遠位に伸びる骨棘が観察できる。外側靱帯損傷後の足関節不安定症を基盤に高頻度の低背屈運動負荷で生じると考えられている。

衝突性外骨腫
a：単純X線像

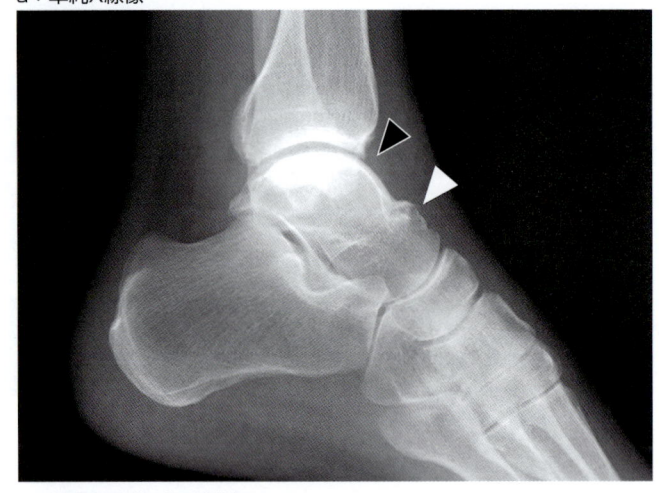

b：超音波画像（長軸像）

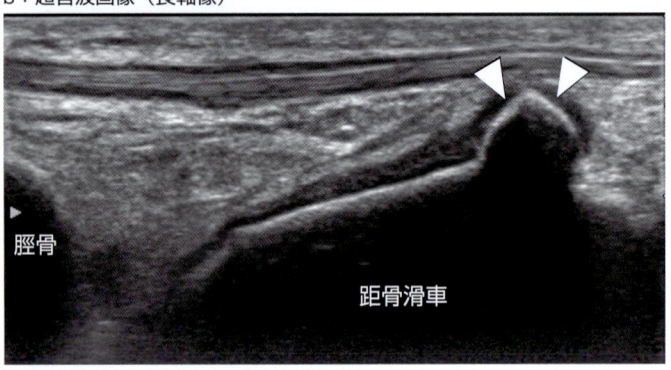

脛骨　　距骨滑車

Q 距骨滑車にみられる炎症について教えてください

距骨滑車の離断性骨軟骨炎（OCD）は，外側型は前方，内側型は後方に生じやすい **A**

外側型は，最大底屈位で前方から，一方内側型は，最大背屈位で後方から観察するが，実際には脛骨に隠れて見えにくい場合が多い。内側型のほうが頻度が高い。

内側型離断性骨軟骨炎（MRI）

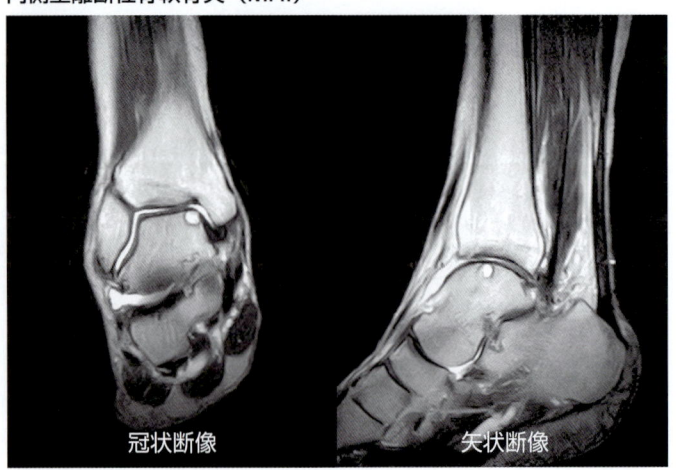

冠状断像　　矢状断像

外側操作

> **Master Point** 下腿・足関節外側操作では，主に足関節の外側支持機構が観察できる。

検査肢位

体位・肢位 患者を座位，膝伸展，足関節自然底屈位とする。

足関節の検査肢位

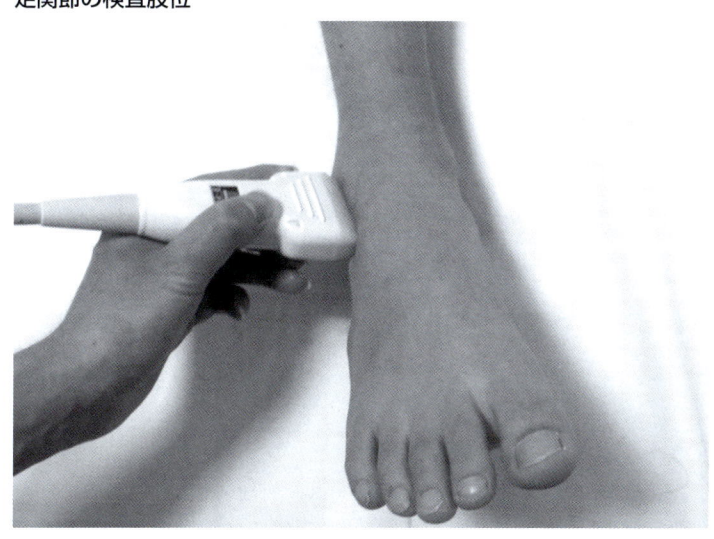

検査手順

Step 1 外果の観察

プローブの動き

足関節外果直上へ長軸方向にプローブをあて，前後方向へプローブを移動しながら観察する。

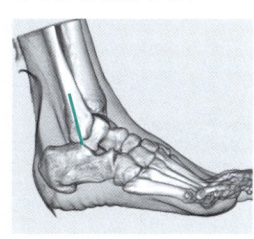

外果の長軸像
a：成人例（骨端線閉鎖後）
外果の骨輪郭は，連続する線状高エコー像で描出される。

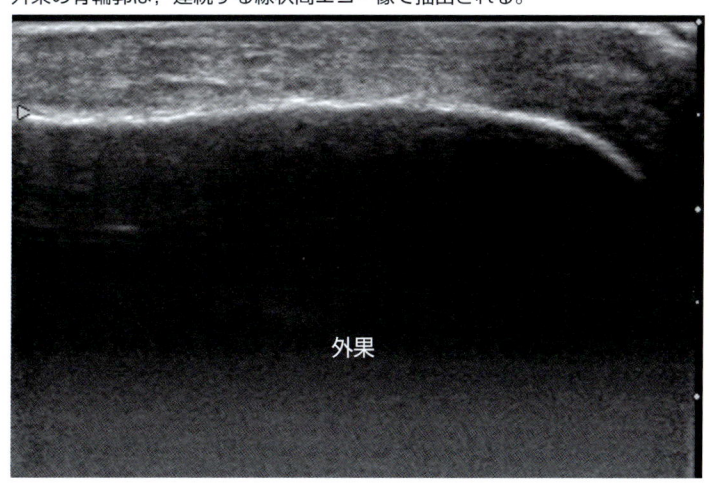

外果

b：小児例（骨端線閉鎖前）
外果骨輪郭の不連続部に一致して，低エコー像の成長軟骨が観察できる（白矢印）。骨膜が成人に比べ厚く明瞭に描出されている（白矢頭）。

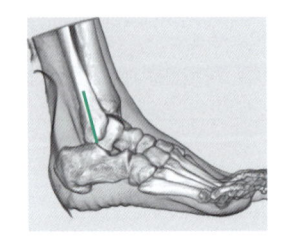

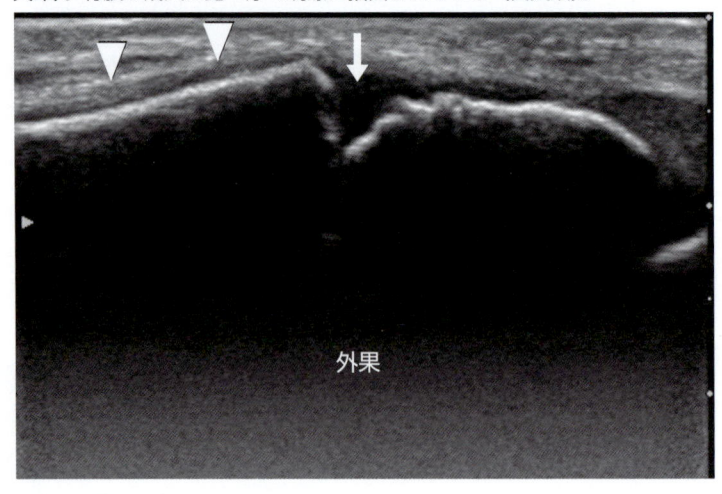

外果

Q 外果骨折のエコー像の特徴を教えてください

外果骨折は，線状高エコー像の不連続像ばかりでなく，骨折部からの出血による骨膜肥厚，皮下血腫，周囲組織の腫脹が特徴である A

外果骨折
骨折部は線状高エコー像の不連続像（白矢印）として観察でき，髄腔内からの出血による骨膜肥厚，皮下血腫を認める（白矢頭）。

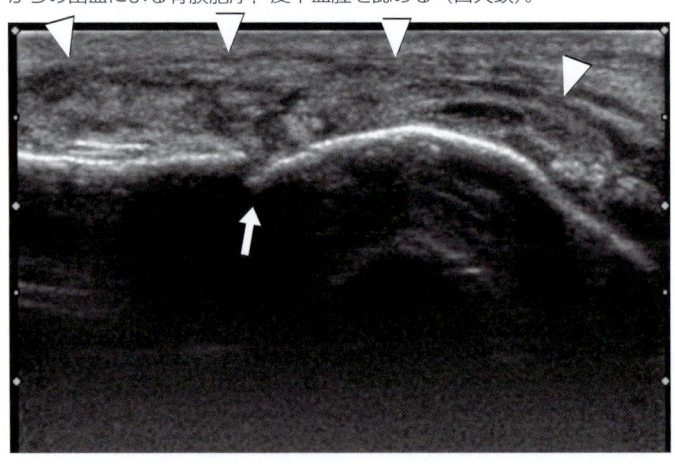

Q 外果骨端線損傷のエコー像の特徴を教えてください

外果骨端線損傷は、正常でも不連続部となる骨端線を中心とした骨膜下の血腫、皮下の腫脹が特徴である **A**

小児の捻挫は大半が前距腓靱帯付着部の裂離骨折で、外果骨端線損傷は少ない。

外果骨端線離開
健側に比べ、患側では外果骨輪郭の不連続部に一致して、出血による骨膜肥厚、皮下血腫を認める（白矢頭）。

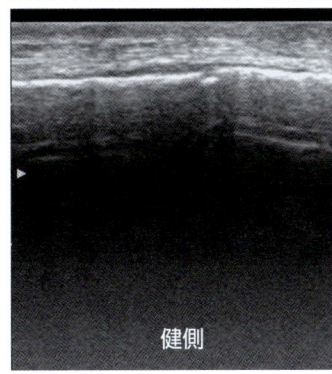

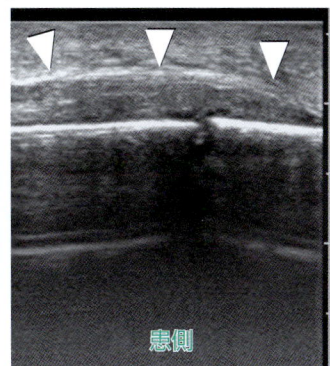

下腿・足関節

Step 2　前下脛腓靱帯（AITFL）の観察

プローブの動き

足関節外果と脛骨遠位部を結ぶように前外方からプローブをあてる。プローブを近位から遠位方向へ移動しながら観察する。

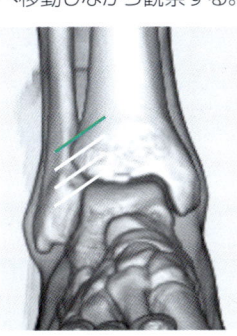

前下脛腓靱帯の長軸像
脛骨と腓骨の識別は、長趾伸筋（EDL）が脛骨表面を走行することから判断する。

a：前下脛腓靱帯より近位
脛骨表面の輪郭が三角形を示す。

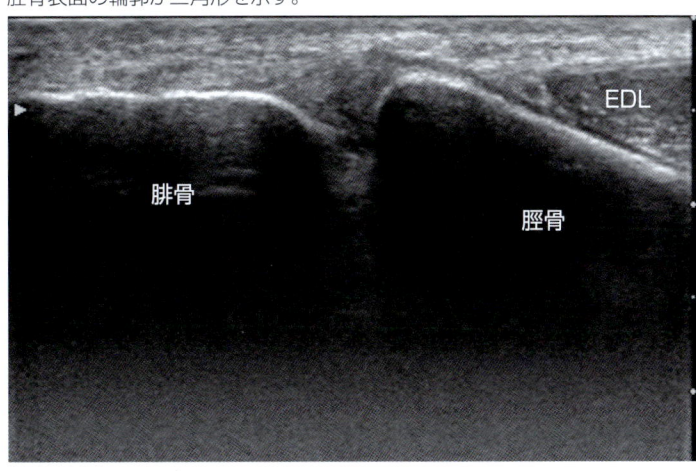

b：前下脛腓靱帯
脛骨表面の輪郭が台形を示し，幅約2mmの帯状低エコー像（AITFL）を認める（白矢頭）。

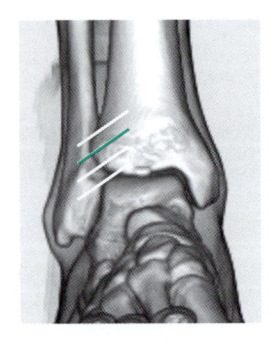

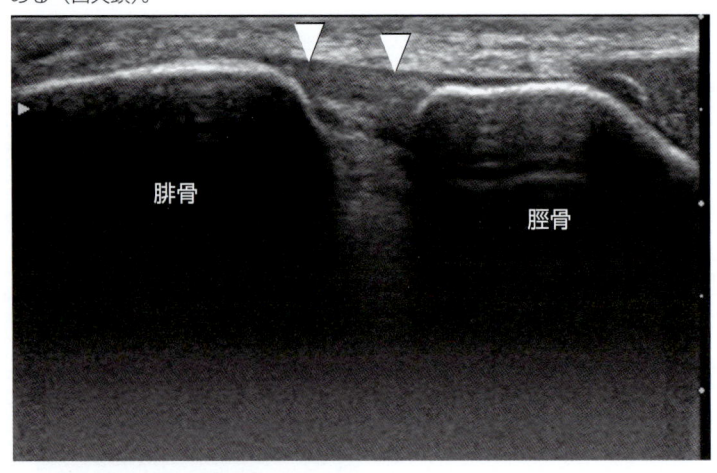

c：前下脛腓靱帯より遠位
脛骨と腓骨の間がやや開き，脛骨と腓骨の間には明らかな靱帯構造を認めない。

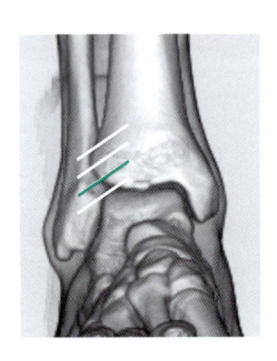

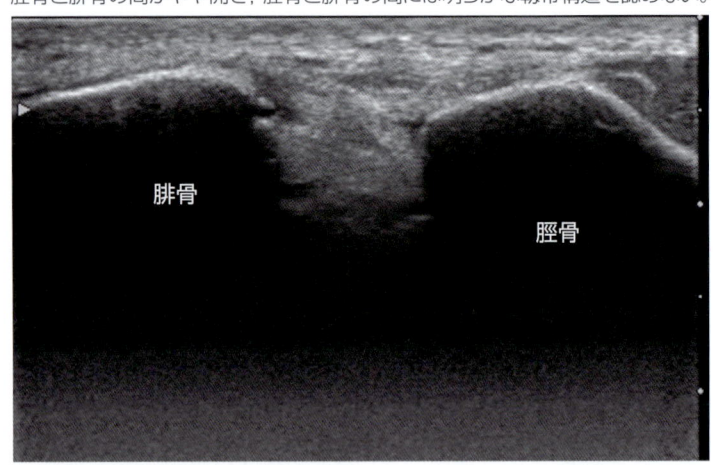

d：Bassett靱帯
脛骨と腓骨の頂点を連結する低エコー像の靱帯構造を認める（白矢頭）。直下には距骨滑車の外縁（＊）が位置する。

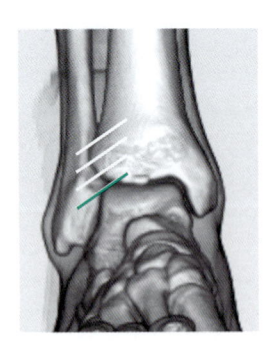

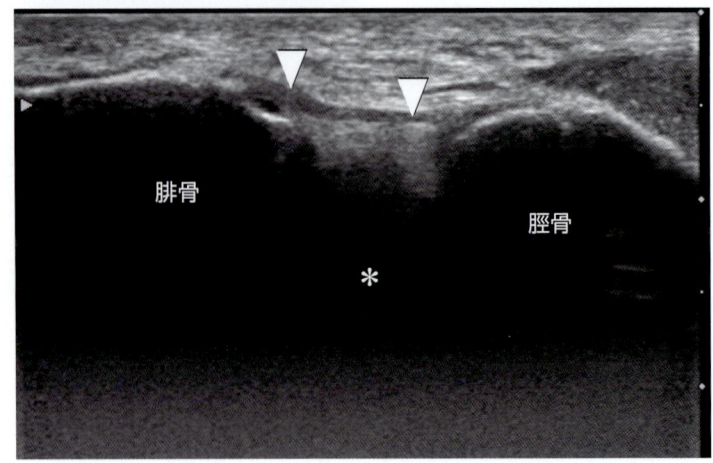

Q 靱帯が骨膜ごと低エコー像を示しているのですが…

前下脛腓靱帯は，腓骨表面と台形の脛骨表面を連結する帯状低エコー像として観察できる。靱帯損傷例では，骨膜ごと低エコー像を示し肥厚するが，関節内血腫が靱帯を超えて関節外に広がる場合もある A

前下脛腓靱帯損傷
前下脛腓靱帯が骨膜ごと肥厚し低エコー像を示している（白矢頭）。

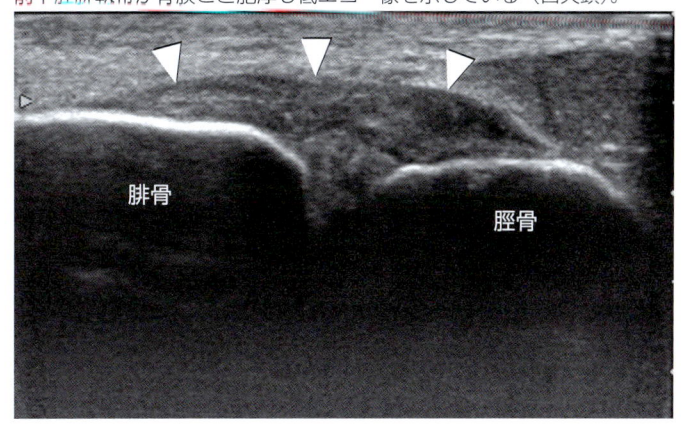

Q 前下脛腓靱帯裂離骨折のエコー像の特徴を教えてください

前下脛腓靱帯の裂離骨折は靱帯付着部の骨表面の不連続性が特徴である A

前下脛腓靱帯裂離骨折
靱帯（白矢頭）と一緒に剥離した線状高エコー像（白矢印）を認める。
a：腓骨側裂離骨折

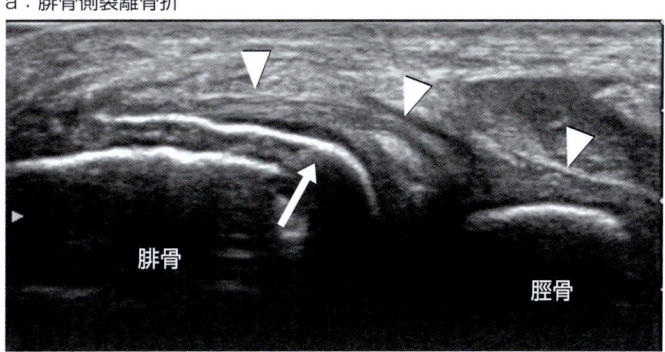

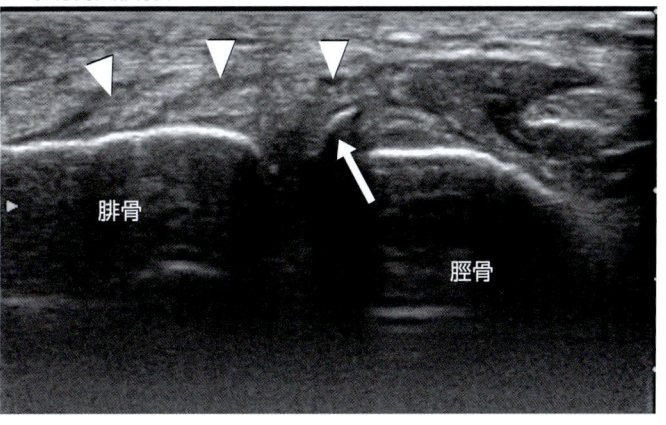

b：脛骨側裂離骨折

下腿・足関節

Step 3　前距腓靭帯（ATFL）の観察

プローブの動き

足関節外果前方斜面の遠位1/2にプローブをあてる。外果側プローブ端を中心軸とし，扇状にプローブを回転し距骨頚部を描出する。靭帯付着部に特徴的な骨輪郭を描出することが靭帯描出のコツである。靭帯を描出しようとすると再現性ある画像が得られないため，骨形状をランドマークとする。

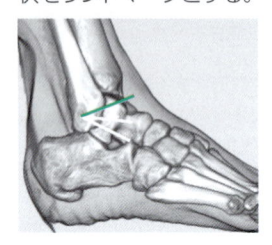

前距腓靭帯の長軸像

a：距骨頚部の小隆起より上方
約90°をなす距骨滑車と側壁が描出されている。

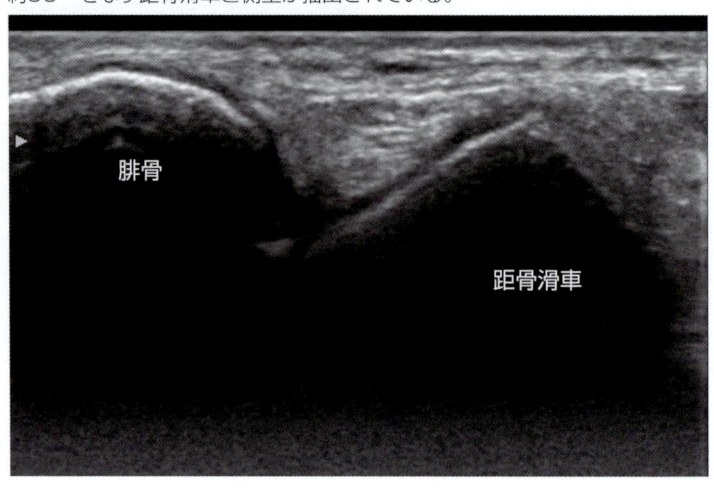

b：距骨頚部の小隆起より下方
距骨滑車は描出されない。

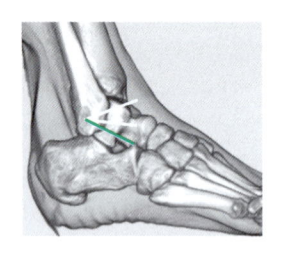

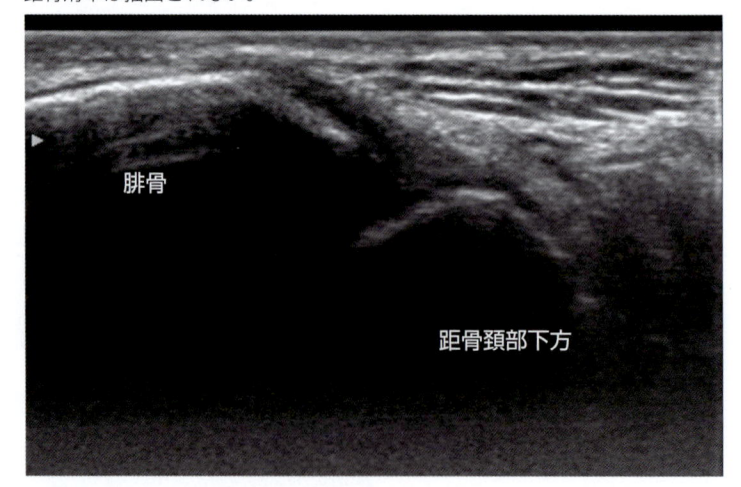

c：距骨頸部の小隆起（＊）
前距腓靱帯の長軸像が鮮明に描出されている。

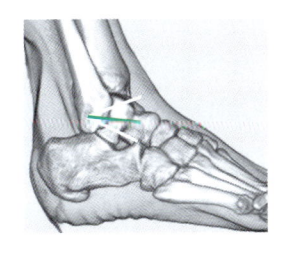

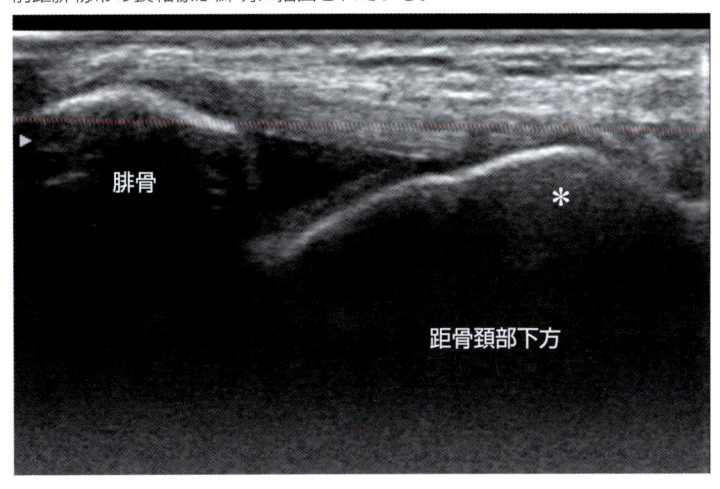

腓骨

＊

距骨頸部下方

下腿・足関節

プローブの動き

靱帯に前方ストレスをかける際には，プローブで骨性ランドマークを画面上維持した状態で行う。

前距腓靱帯へのストレスのかけ方（長軸像）

踵を下ろした状態では，下肢の重みで足関節前方ストレスの状態になっている。したがって，プローブを持つ反対の手で患肢を把持し，踵を持ち上げた状態がストレスなし（a），踵を下ろした状態がストレスあり（b）となる。

a：ストレスなし

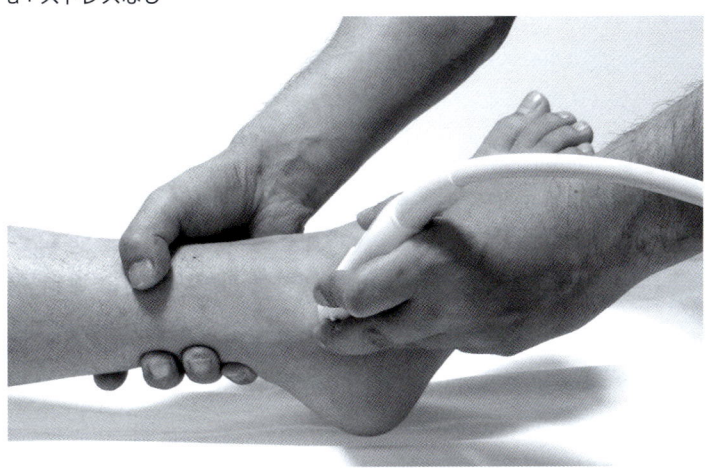

b：ストレスあり

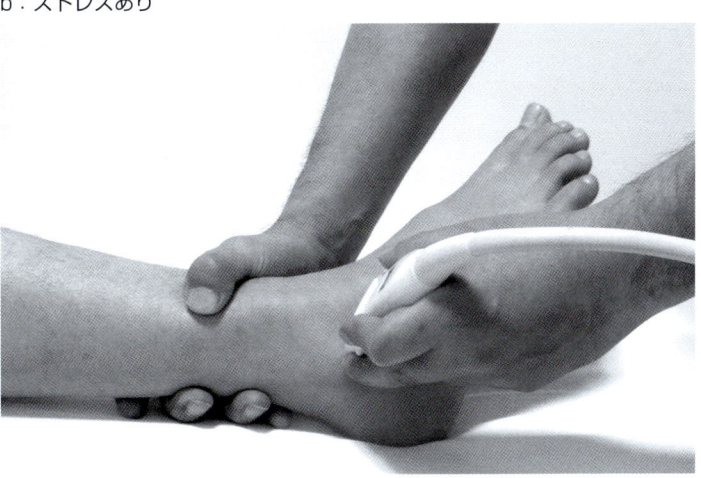

Q 前距腓靱帯が低エコー像を示しているのですが…

A 異方性の影響を受けやすく、超音波ビームの方向が靱帯に対して垂直でないと低エコー像を示す

正確に描出された前距腓靱帯は、外果（腓骨）前方斜面の下1/2、距骨頚部の小隆起を連結する厚さ2〜3mmの帯状高エコー像として描出される。

前距腓靱帯の異方性（長軸像）
腱や靱帯など線維方向が一定の構造物は異方性の影響を受けやすい。ATFL（白矢頭）に対し、超音波ビームが斜めにあたると低エコー像に描出されてしまうため（a）、できるだけビームを垂直にあて高エコー像のfibrillar patternを描出する（b）。

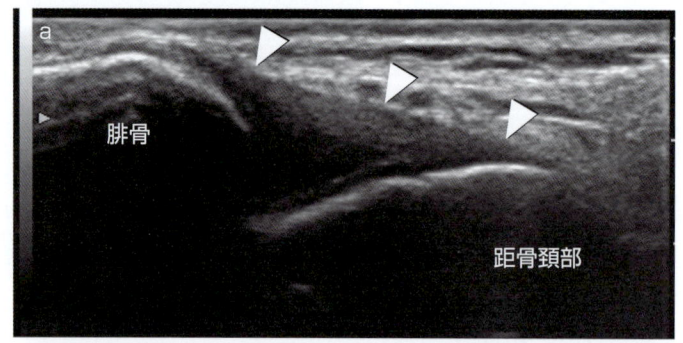

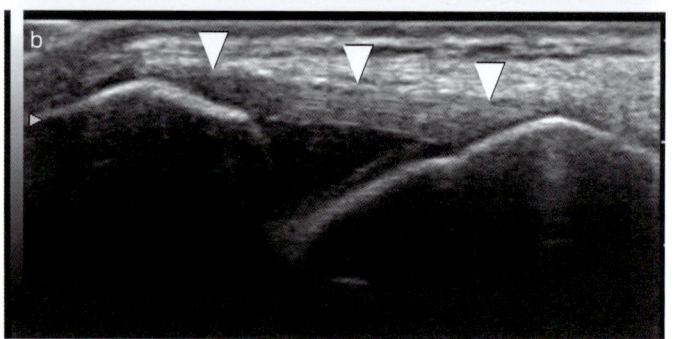

Q 新鮮靱帯断裂のエコー像の特徴を教えてください

A 靱帯断裂の新鮮例では、靱帯全体が腫脹し低エコー像を示す。腓骨側付着部の骨膜肥厚、靱帯周囲組織の腫脹も特徴的である

前距腓靱帯損傷（新鮮例）
健側と比べ、靱帯全体が腫脹し低エコー像を示している。

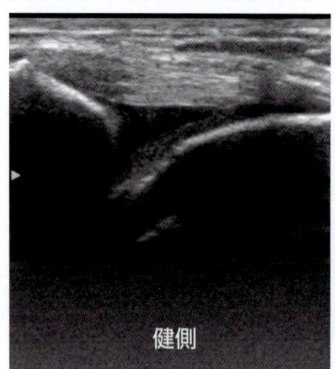

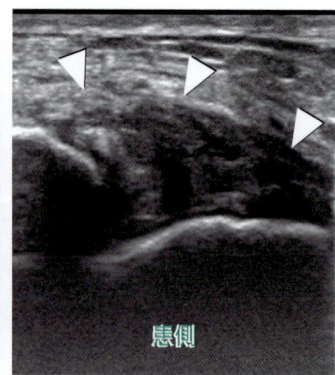

前距腓靱帯損傷
不全断裂では，断裂端（白矢印）が水腫，または血腫によって明瞭になる場合がある。

a：腓骨付着部断裂

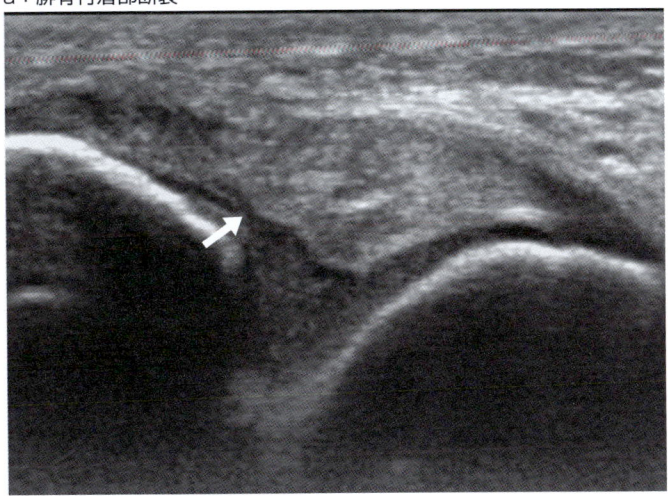

b：実質部断裂

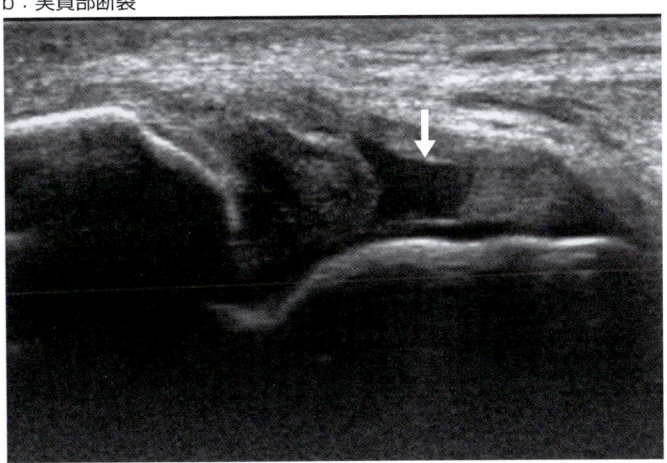

下腿・足関節

Q 足関節捻挫に伴う靱帯断裂にはどんな特徴がありますか？

10〜30歳代の捻挫は前距腓靱帯断裂が多いが，小学生では靱帯実質の断裂はまれで，ほとんどが腓骨側からの裂離骨折像を示す **A**

前距腓靱帯損傷（腓骨側裂離骨折）
腓骨の骨輪郭が途絶し（白矢印），末梢側の裂離骨片に前距腓靱帯が付着している。

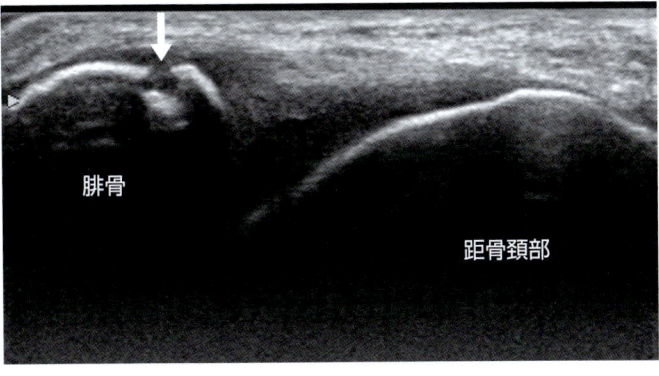

腓骨　　距骨頚部

成人例では距骨側の裂離骨折をしばしば認める A

前距腓靱帯損傷（距骨側裂離骨折）
距骨側に音響陰影を伴う小骨片を認める（白矢印）。小骨片の中枢側にはATFLを認める。

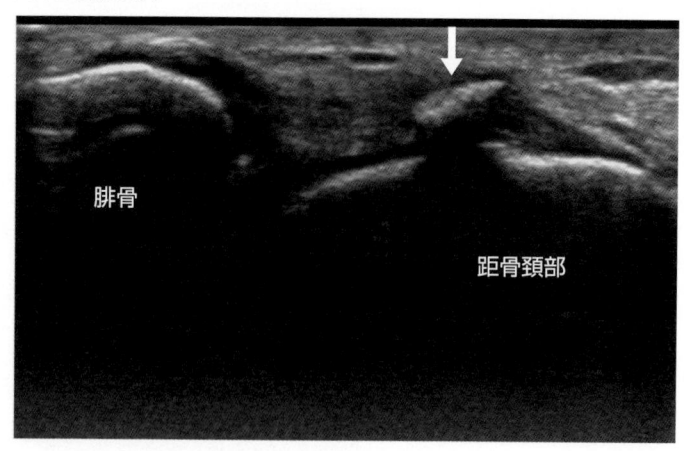

陳旧例になると，裂離骨片と外果の母床が徐々に丸みを帯びていく A

前距腓靱帯損傷（陳旧例）
a：靱帯弛緩例
腓骨と距骨との間が開大し，弛緩したATFL（白矢印）が観察できる。

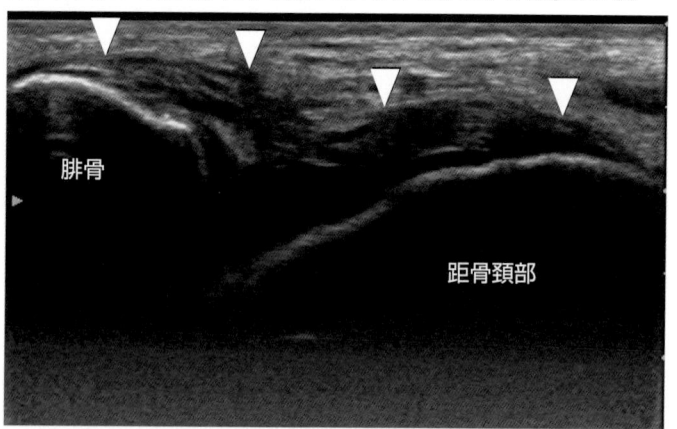

b：裂離骨折陳旧例
腓骨側の裂離骨片（白矢印），母床ともに輪郭が丸みを帯びている。

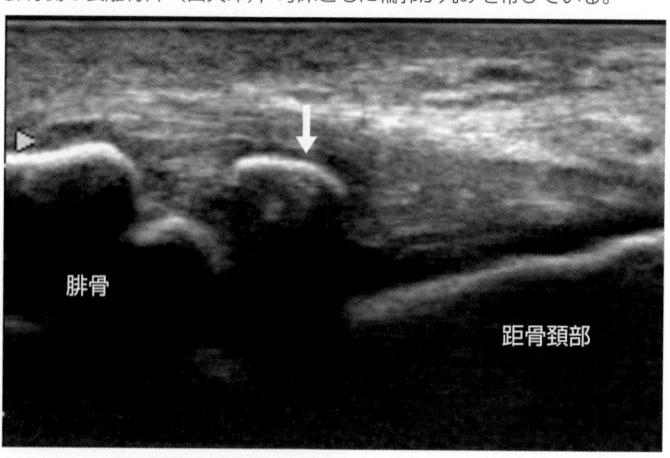

Q ストレスをかけたとき，前距腓靱帯のどのような状態がわかりますか？

腓骨と距骨の間の開大，骨片の動き，靱帯断裂部への関節液の流入，たわんだ靱帯の形状変化，最大ストレス時の制動感が評価できる **A**

陳旧性前距腓靱帯損傷（ストレス画像）
正常のATFLが直線上に走行しているのに対し，陳旧性靱帯損傷例では靱帯が蛇行している。前方ストレスをかけると直線上の走行をとるが，ATFLの厚さが薄く，腓骨と距骨との開大がより著明になっている。

a：ストレスなし

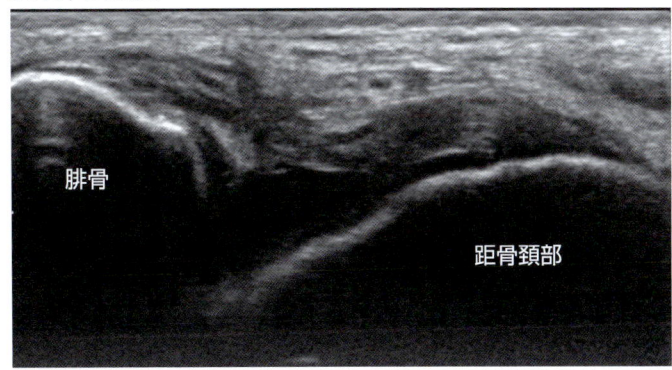

b：前方ストレス

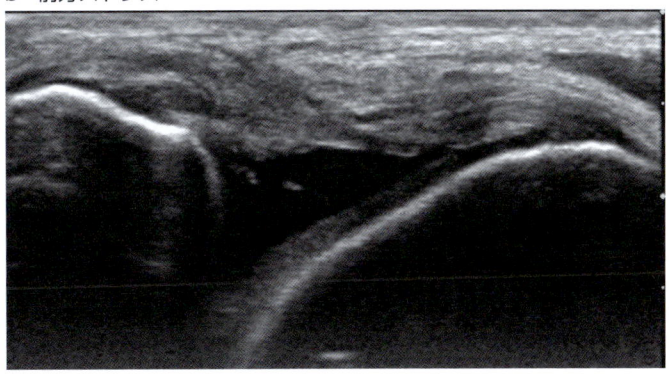

Step 4　踵腓靱帯（CFL）の観察

プローブの動き

足関節を背屈位とし，外果下方に短軸方向にプローブをあてる。

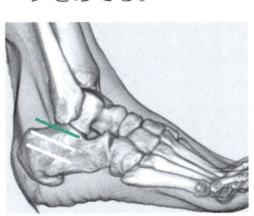

踵腓靱帯の短軸像
a：近位断面
CFLが卵円形高エコー像として描出されている（白矢頭）。

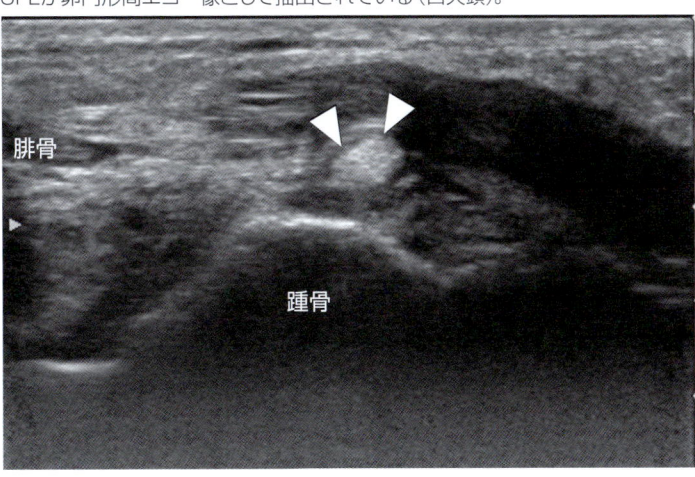

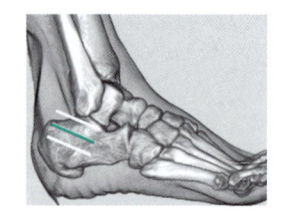

b：中央部断面
CFLが踵骨に接し，卵円形高エコー像に描出されている（白矢頭）。

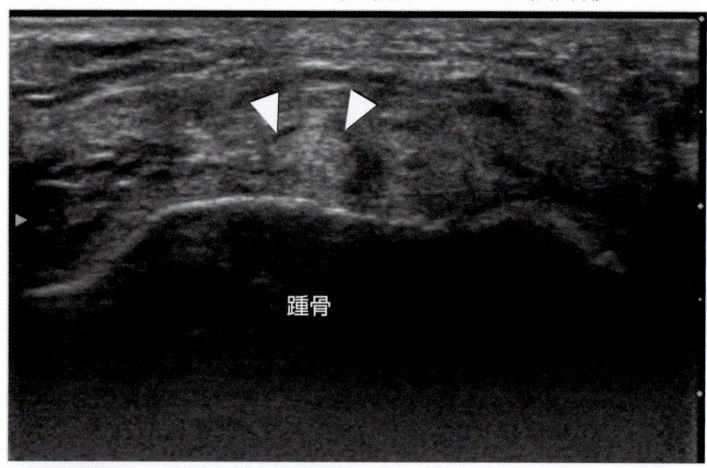

踵骨

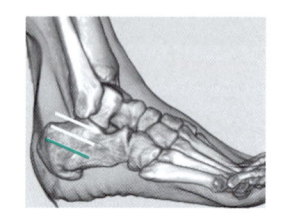

c：遠位断面
CFLが踵骨へ付着している状態が観察できる（白矢頭）。

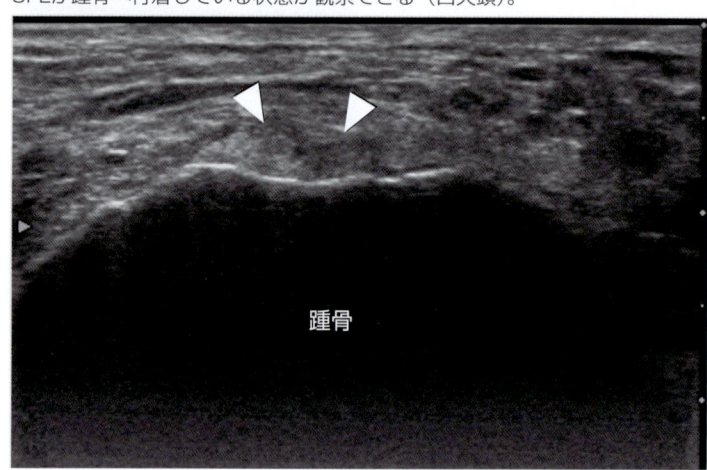

踵骨

> **プローブの動き**
> プローブを90°回転し長軸像を観察する。

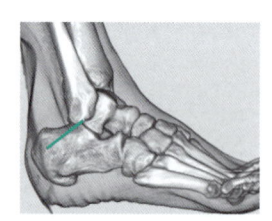

踵腓靱帯の長軸像
踵骨側壁と長・短腓骨筋腱との間にfibrillar patternを示す帯状高エコー像が踵腓靱帯である（白矢頭）。

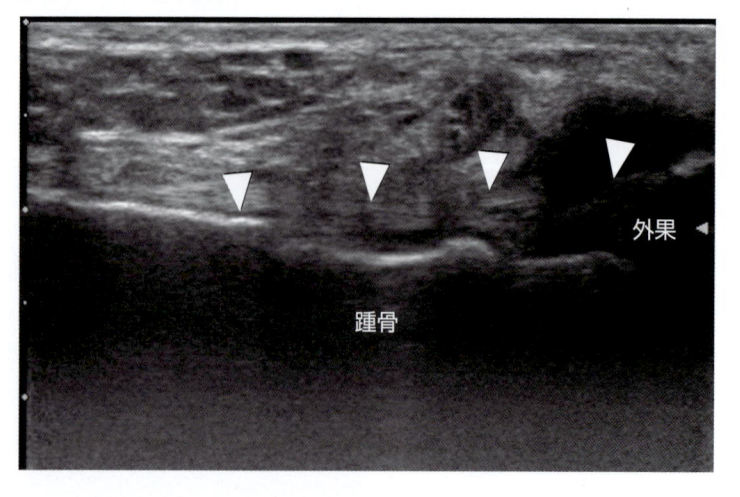

外果
踵骨

Q 踵腓靱帯のエコー像の特徴を教えてください

踵腓靱帯は索状構造物であるため、短軸像は卵円形、長軸像は帯状の高エコー像を示す **A**

外果の裏側に付着する靱帯は観察できないため、長軸像は前距腓靱帯のinferior bandに融合する線維を描出するようにして観察する。靱帯損傷例は、靱帯が太く低エコー像を示し、長軸像ではfibrillar patternが不明瞭になる。

踵腓靱帯損傷
a：短軸像

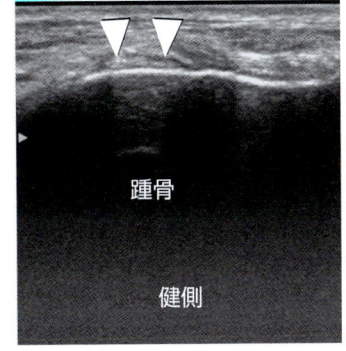

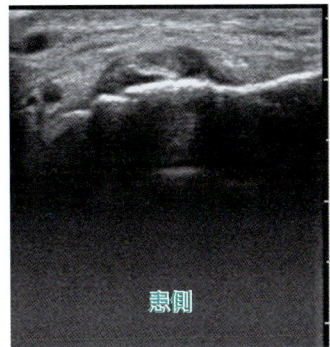

b：長軸像

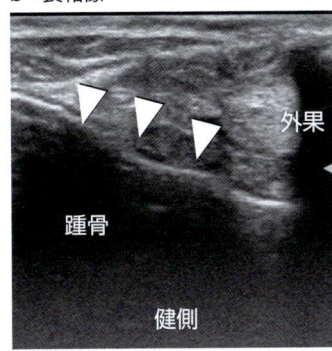

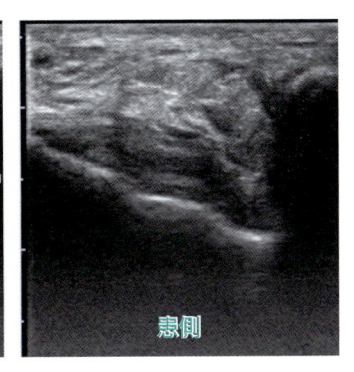

下腿・足関節

Step 5 腓骨筋腱（PT）の観察

プローブの動き
足関節外果後方に短軸方向にプローブをあてる。

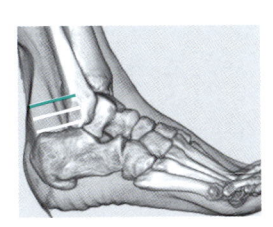

腓骨筋腱の短軸像
外果を示す線状高エコー像の後方に長・短腓骨筋腱が卵円形高エコー像として描出される。浅い部分にあるのが長腓骨筋腱。両者は、外果の後下方で上腓骨筋支帯（白矢頭）によって覆われる。

a：外果後方（上腓骨筋支帯近位部）

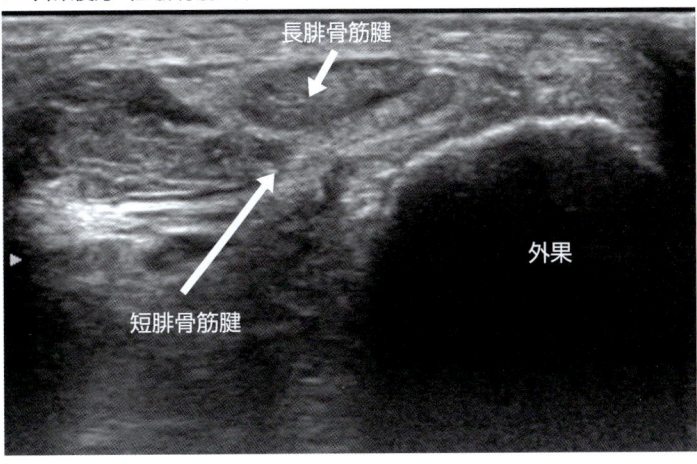

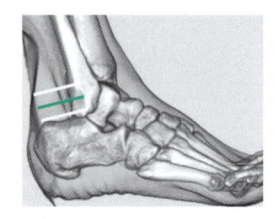

b：外果後方（上腓骨筋支帯中央部）

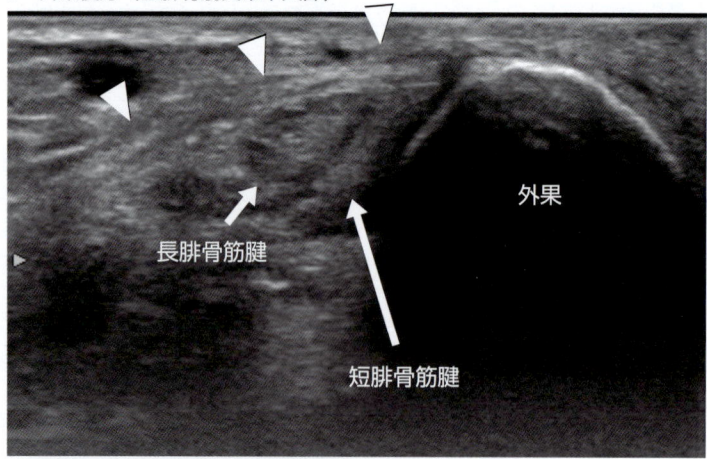

長腓骨筋腱
短腓骨筋腱
外果

c：外果後方（上腓骨筋支帯遠位部）

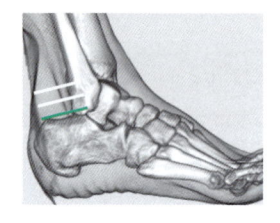

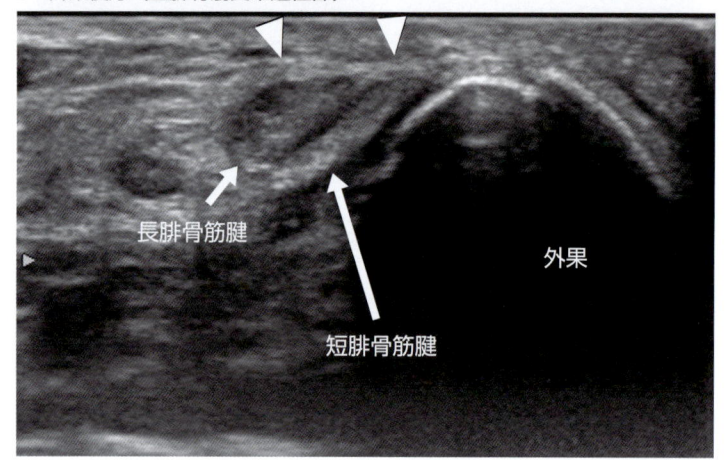

長腓骨筋腱
短腓骨筋腱
外果

プローブの動き

プローブを90°回転し長軸像を観察する。

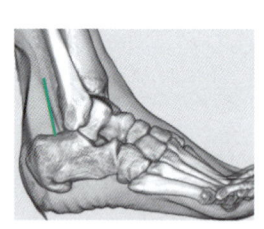

腓骨筋腱の長軸像

長，短腓骨筋腱はfibrillar patternを示す。浅い部分にあるのが長腓骨筋腱である。

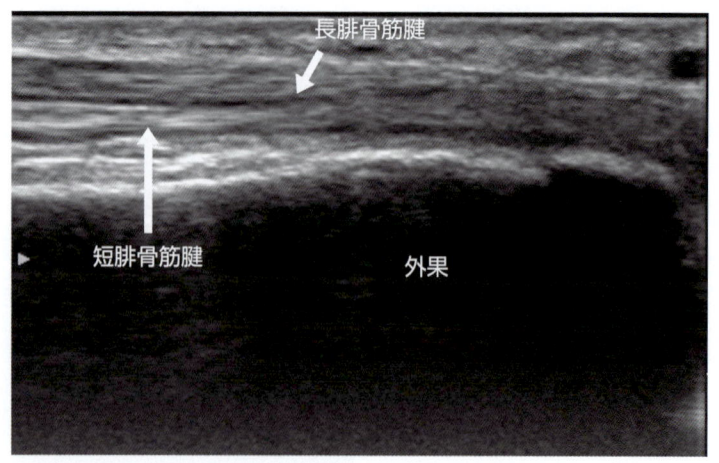

長腓骨筋腱
短腓骨筋腱
外果

Q 腓骨筋腱炎，腓骨筋腱鞘炎の特徴は何でしょうか？

腓骨筋腱炎は腱の肥大とfibrillar patternの消失，腱鞘炎は腱周囲の水腫が特徴で，両者はほとんどの場合同時に存在する **A**

扁平足を基盤に捻挫や長時間歩行によって生じることが多い（peroneal spastic flat foot）。

腓骨筋腱炎
長腓骨筋腱が肥大し，fibrillar patternが消失している。内部に不全断裂を示唆する不連続部を認める（白矢印）。

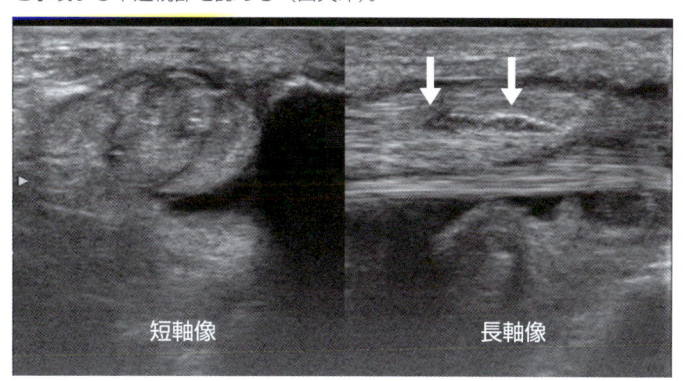

短軸像　　　　　長軸像

腓骨筋腱鞘炎（ドプラ画像）
長腓骨筋腱周囲に水腫を認め，腱実質，腱鞘の血流がわずかに増加している。

短軸像

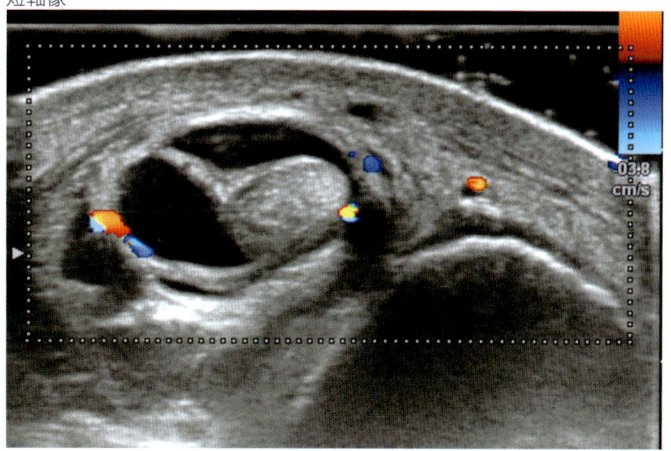

長軸像

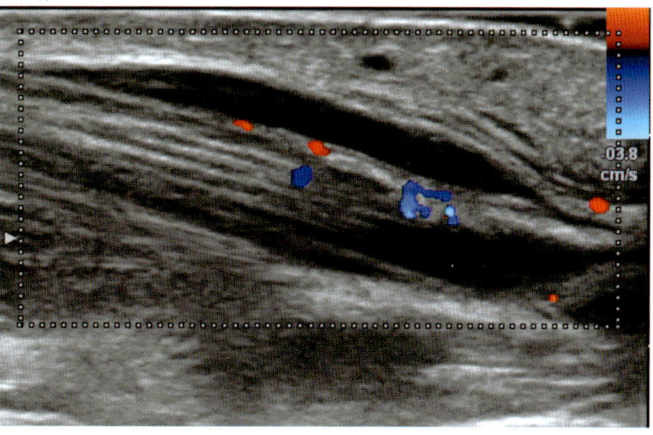

下腿・足関節

Q 腓骨筋腱脱臼ではどのような所見がみられるでしょうか？

外傷性の腓骨筋腱脱臼は，支帯の断裂でなく，支帯が連続する骨膜剥離の形態をとる．また，踵骨骨折後には，踵骨の横径増大によって腓骨筋腱が持ち上げられ，腓骨筋腱炎，腓骨筋腱脱臼を生じることがある **A**

腓骨筋腱脱臼

腓骨筋腱脱臼症例は，非脱臼時の上腓骨筋支帯（白矢頭），腓骨骨膜（黒矢頭）の肥厚が特徴的である（a）．反復性脱臼例では，足関節背屈，外反で容易に脱臼を誘発でき，腓骨筋腱（主に長腓骨筋腱）が上腓骨筋支帯と一塊に剥離した腓骨骨膜の下層に脱臼する（b）．

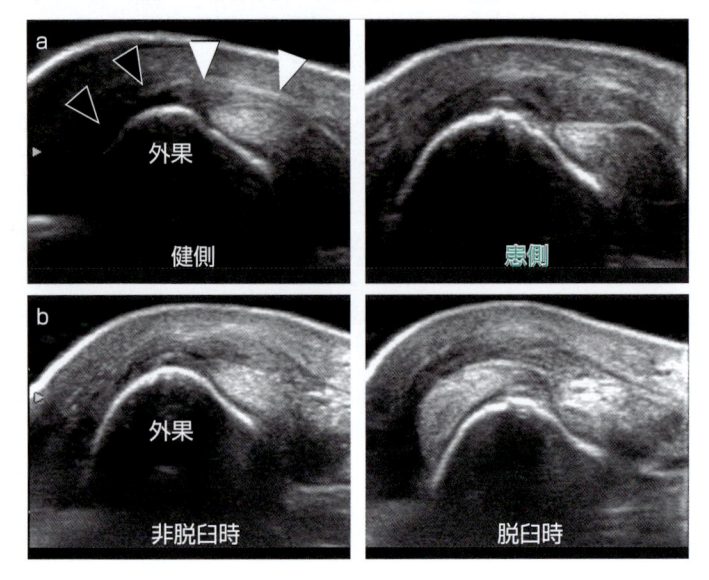

腓骨筋腱脱臼（踵骨骨折後）

踵骨骨折によって生じた外果前下方の骨隆起（矢印）によって，腓骨筋腱（白矢頭）が外果上に脱臼している．

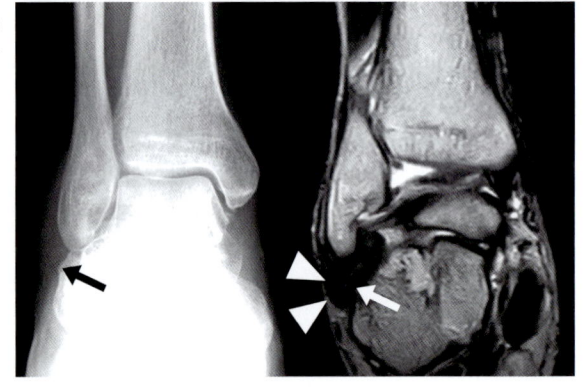

a：単純X線像　　b：MRI

c：超音波画像（外果下方長軸像）

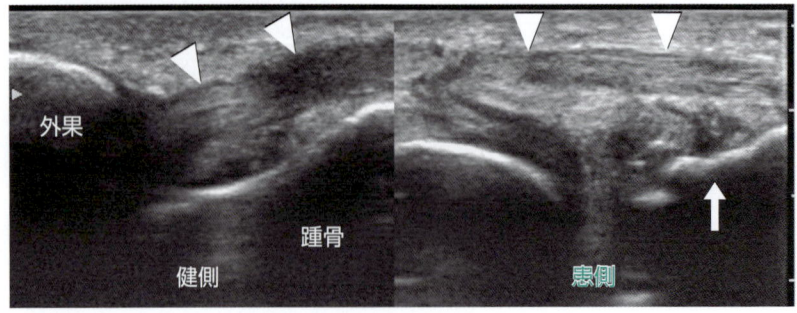

内側操作

> **Master Point** 足関節内側操作では，主に三角靱帯，足根管が観察できる。

検査肢位

体位・肢位 患者を座位，足関節内側を上に向けた肢位とする。

足関節内側の検査肢位

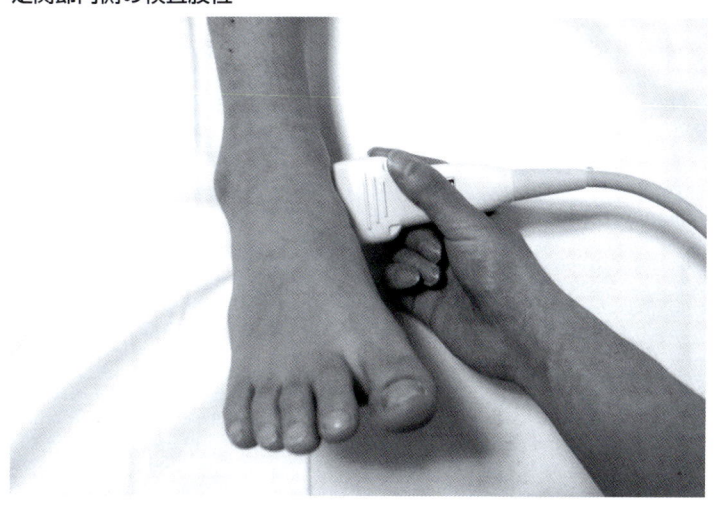

検査手順

Step 1 三角靱帯の観察

プローブの動き

足関節内果へ長軸方向にプローブをあてる。足関節内果下端と踵骨の載距突起を結ぶようにプローブを置き，中央部線維（脛踵部）を観察する。

三角靱帯中央部線維（脛踵部）

内果と載距突起を連結する三角靱帯中央部線維（白矢頭）が，異方性の影響でやや低エコー像に描出されている。

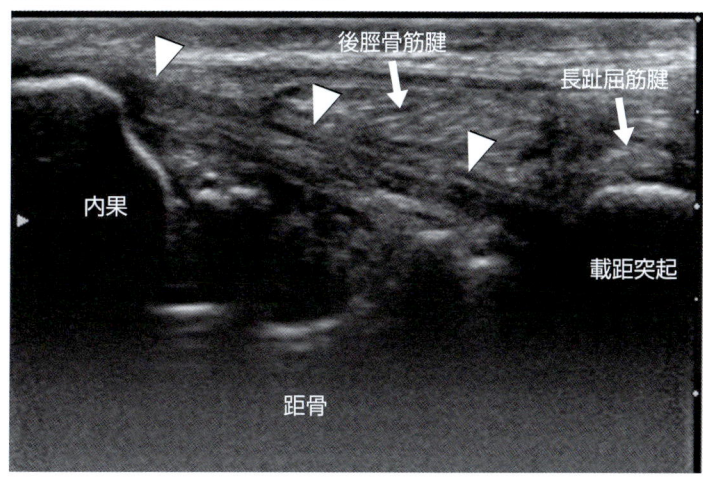

Q 三角靱帯損傷をうまく観察するコツは何でしょうか？

内果前方と舟状骨結節，内果後方と距骨後下縁の結節部を結ぶようにプローブをあてると前方線維（脛舟部），後方線維（後脛距部）を観察することができる。しかし，異方性の影響，表面を走行する後脛骨筋腱，長趾屈筋腱の影響で実際にはよい画像は得にくい。したがって，主に損傷されやすい三角靱帯中央部線維（脛踵部）の健側比較で損傷を判断する A

三角靱帯損傷
中央部線維（脛踵部）のfibrillar patternが不鮮明である。

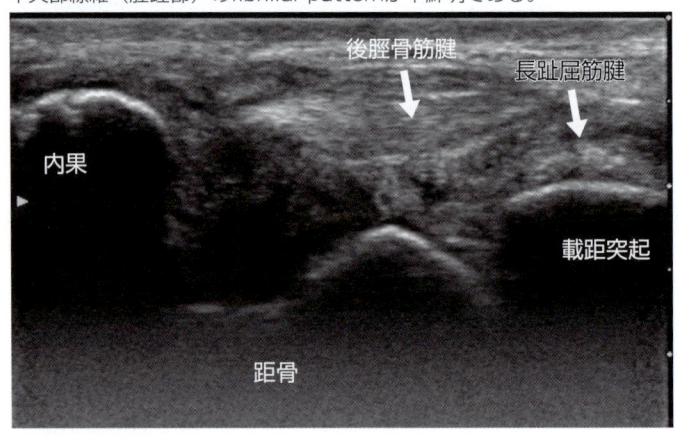

Step 2 足根管の観察

プローブの動き
足関節内果後方へ短軸方向にプローブをあてる。

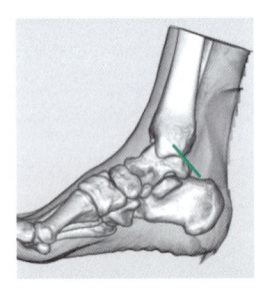

足根管の短軸像
内果後方の卵円形高エコー像が後脛骨筋腱，その後方に長趾屈筋腱がある。そのさらに後方にあるのが脛骨神経（白矢頭）と後脛骨動静脈，その深層に長母趾屈筋腱が走行している。

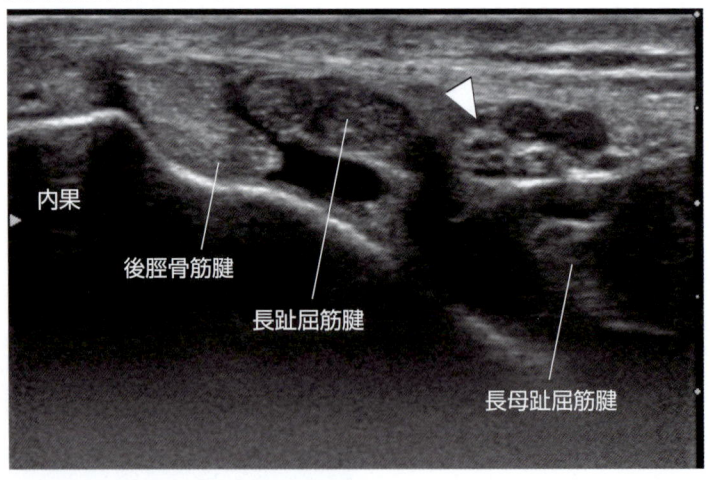

プローブの動き

プローブを90°回転し脛骨神経の長軸像を観察する。

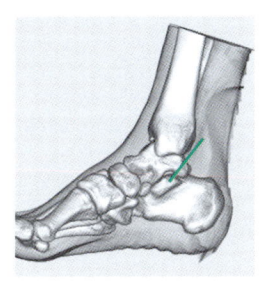

脛骨神経の長軸像

脛骨神経（白矢頭）は，線状の高エコー像と低エコー像の層状配列（fascicular pattern）を示している。

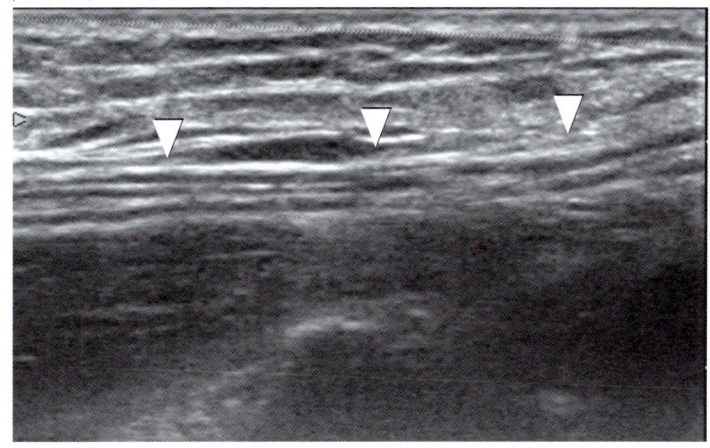

下腿・足関節

Q 後脛骨筋腱炎・後脛骨筋腱鞘炎のエコー像の特徴を教えてください

後脛骨筋腱鞘炎ではしばしば腱周囲の低エコー像（水腫）が特徴である。一方，腱炎では腱の肥大が特徴であるが，両者は同時に存在する場合が多い A

後脛骨筋腱鞘炎の短軸像

後脛骨筋腱周囲には，水腫の存在を示す低エコー像を認める。後脛骨筋不全に伴う扁平足と関連する場合がしばしばある。

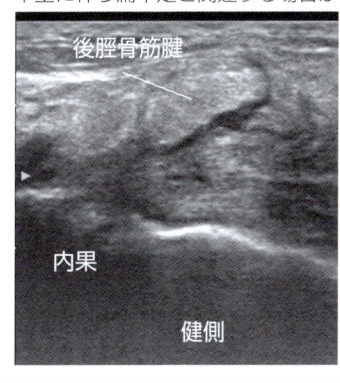

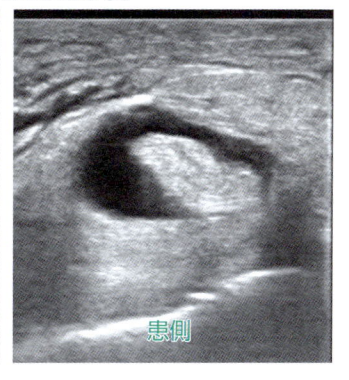

後脛骨筋腱
内果
健側　　患側

Q 足根管症候群の特徴的な所見はどういうものでしょうか？

足底のしびれ，痛み，骨隆起やガングリオンである A

足根管症候群（足根骨癒合症）

足関節内果後下方に骨隆起を触れ，癒合した距踵関節の骨隆起（白矢印）によって，脛骨神経（白矢頭）が下から押し上げられている。

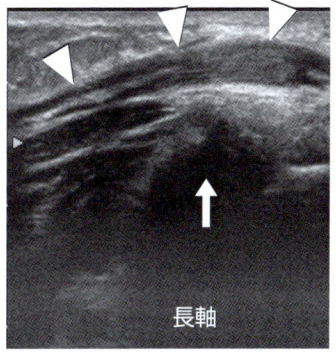

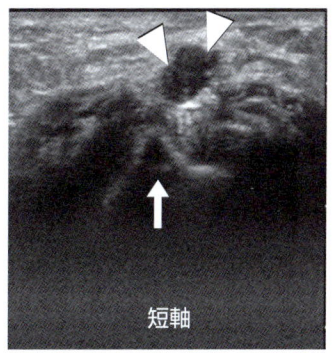

長軸　　短軸

足根管症候群(ガングリオン)
長母趾屈筋腱由来のガングリオンによって,脛骨神経(白矢頭)が下から押し上げられている。

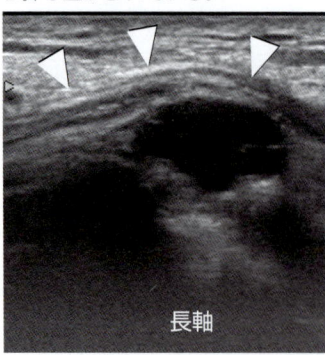

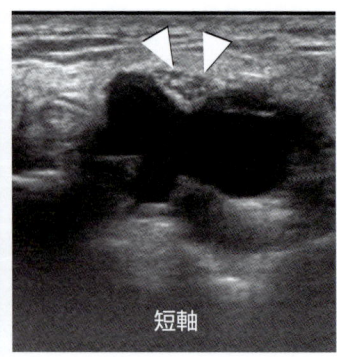

長軸　　　　　　　短軸

後方操作

> *Master Point* 後方操作では,主に腓腹筋,ヒラメ筋,アキレス腱が観察できる。

検査肢位

体位・肢位 患者を腹臥位とし,ベッドサイドから足を垂らすか,足関節の下に枕を入れる。

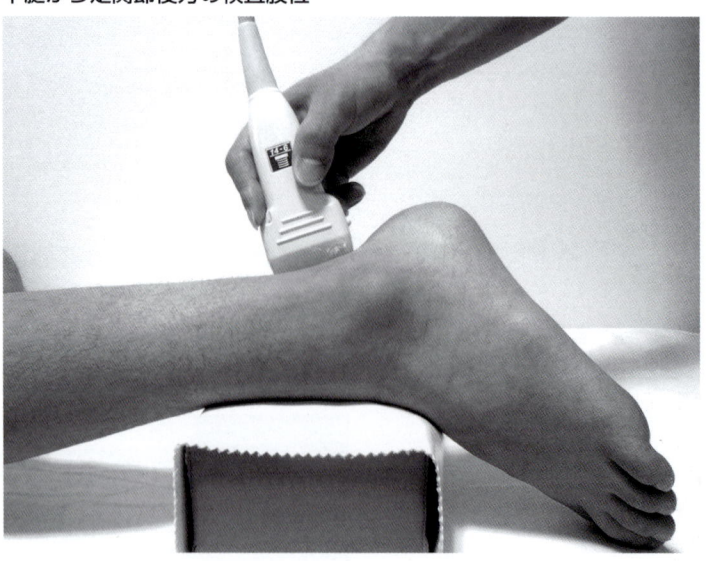

下腿から足関節後方の検査肢位

検 査 手 順

Step 1　腓腹筋，ヒラメ筋の観察

プローブの動き
下腿後方へ長軸方向にプローブをあてる。

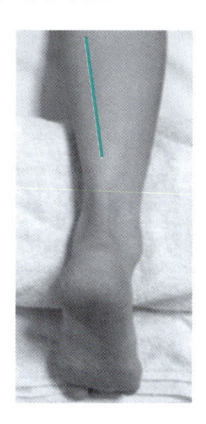

腓腹筋，ヒラメ筋の長軸像
表層の腓腹筋，深層のヒラメ筋いずれも半羽状筋の形態を示す。筋間の2本の線状高エコー像は，各筋が付着する筋膜（腱膜）を示す。

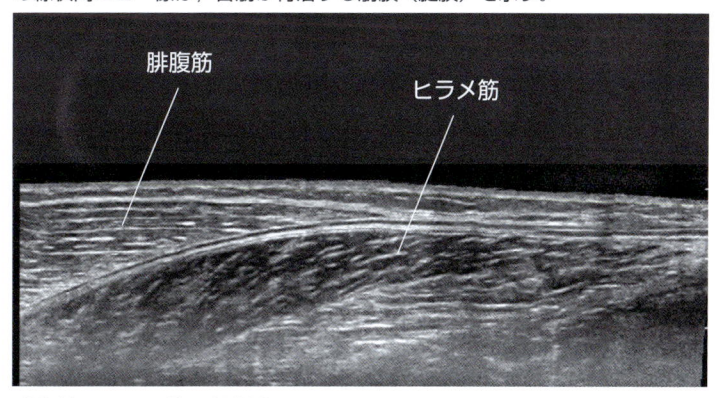

腓腹筋，ヒラメ筋の短軸像
腓腹筋は内側頭の方が大きく，深層にはヒラメ筋が観察できる。

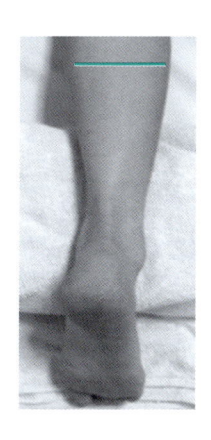

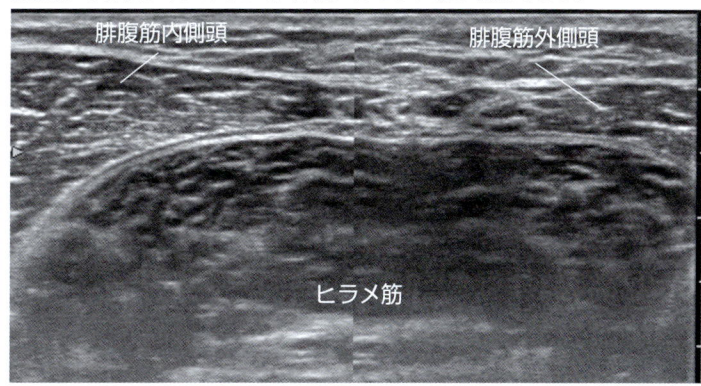

Q 肉ばなれの特徴を教えてください

下腿後方の疼痛で最も多い原因が腓腹筋の肉ばなれである。中高年に多く，ほとんどが腓腹筋内側頭の末梢付着部に生じる。初期の圧迫，免荷が不十分な場合には，腓腹筋，ヒラメ筋の筋膜間に血腫が広がり，吸収，消失するまでに3〜4カ月を要してしまう。**A**

腓腹筋内側頭肉ばなれの長軸像
筋束は，筋膜付着部で剥離，蛇行し高エコー像を示す。断裂部に一致して血腫の貯留を認める（白矢印）。

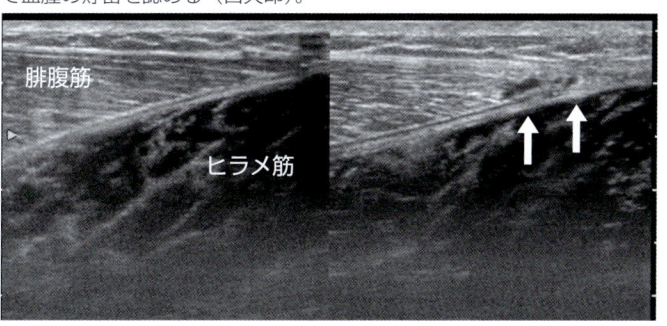

下腿・足関節

腓腹筋内側頭肉ばなれの長軸像

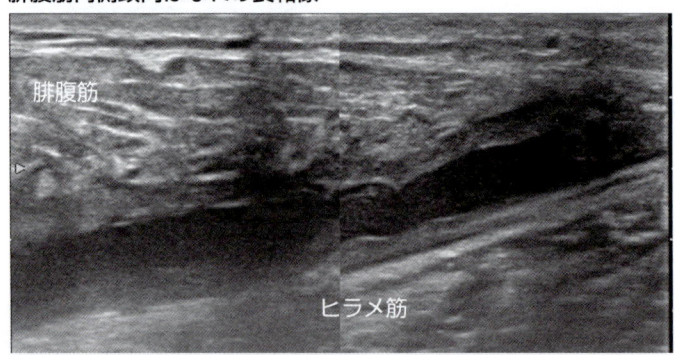

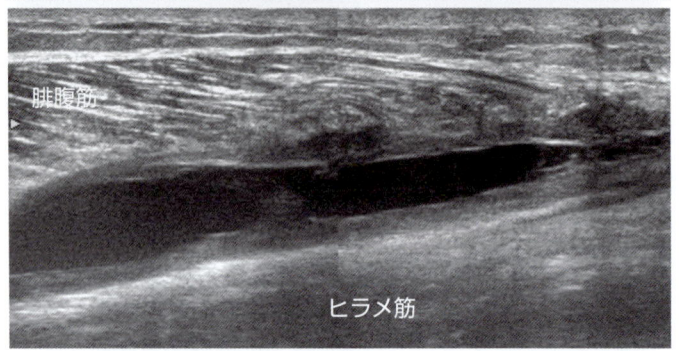

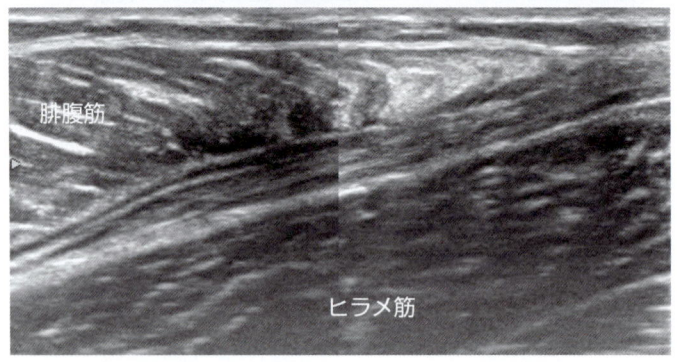

a：受傷後1週
腓腹筋，ヒラメ筋の筋膜間に低エコー像を示す血腫が広がっている。

b：受傷後1カ月
血腫の隔壁が肥厚し，器質化している。内部には血腫でなく，黄色透明な液が貯留している。

c：受傷後1年
血腫は消失し，断裂部は器質化している。

Q 肉ばなれと鑑別すべき疾患は何ですか？

外傷を契機に同様の下腿腫脹，疼痛をきたす疾患に深部静脈血栓がある **A**

深部静脈血栓症（ヒラメ筋静脈DVT）
筋膜間ではなく，筋腹内に存在する圧迫しても消失しない帯状低エコー像が特徴である。

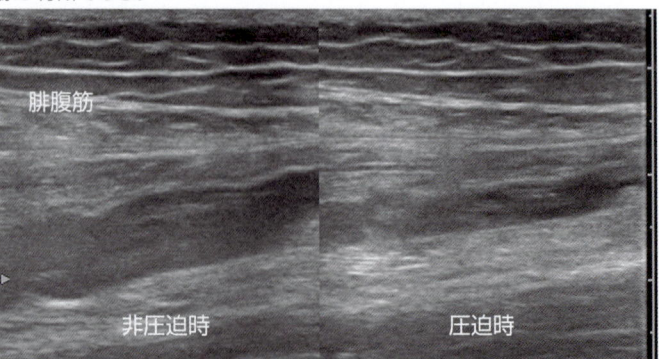

Step 2　アキレス腱の観察

プローブの動き

アキレス腱の後方へ長軸方向にプローブをあてる。軽度底背屈しながら，アキレス腱の長軸像を観察する。

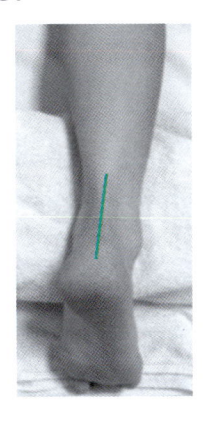

アキレス腱の長軸像

アキレス腱（白矢頭）はfibrillar patternを示し，踵骨後面へ付着する。踵骨後面の上方とアキレス腱との間には低エコーの後踵骨滑液包（白矢印）があり，底背屈でKager脂肪体（＊）が入り込む。

a：底屈位

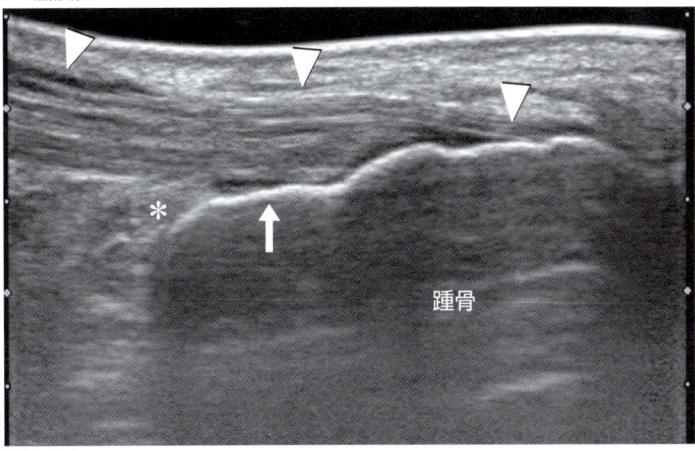

b：背屈位

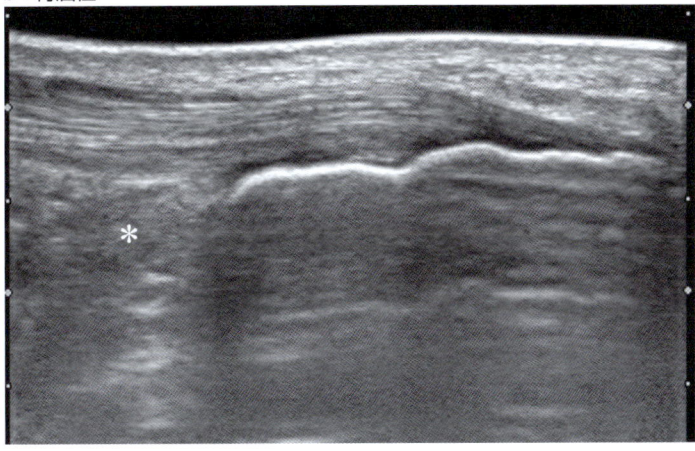

プローブの動き

プローブを90°回転して短軸像を観察する。

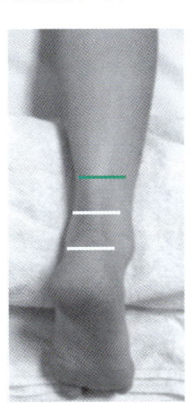

アキレス腱の短軸像

アキレス腱は，近位では扁平で深層からヒラメ筋が付着し，実質部ではそら豆型の断面を示す。末梢に向かって徐々に扁平となって踵骨後面へ付着している。

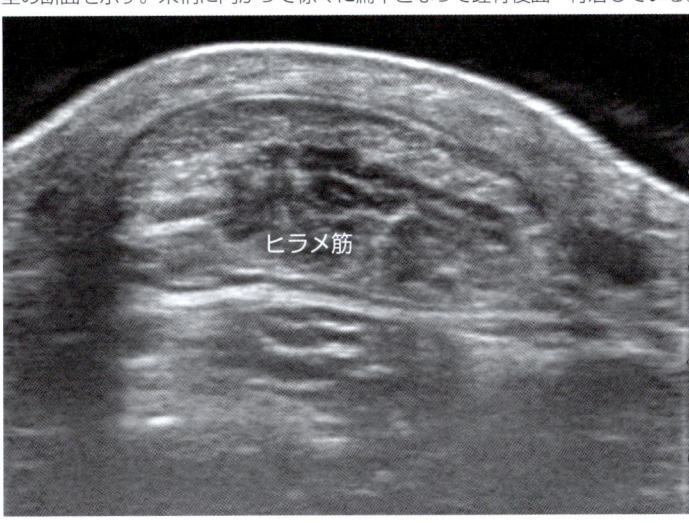

下腿・足関節

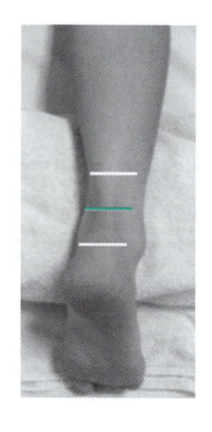

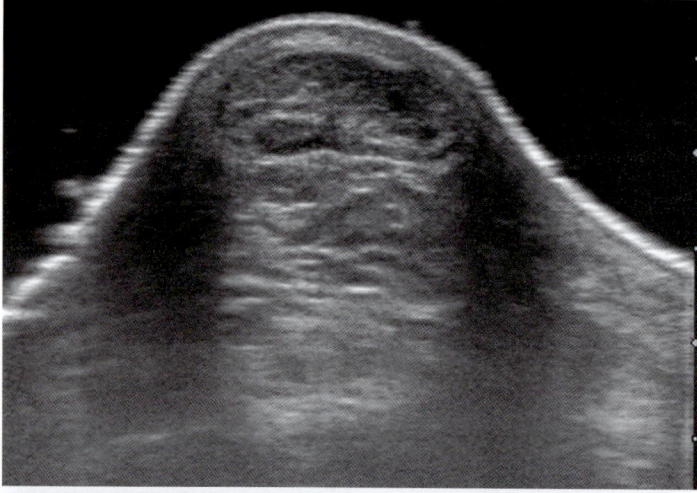

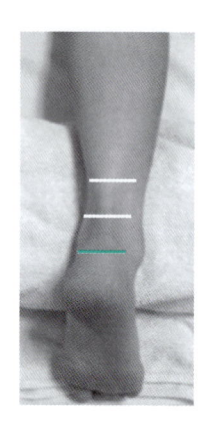

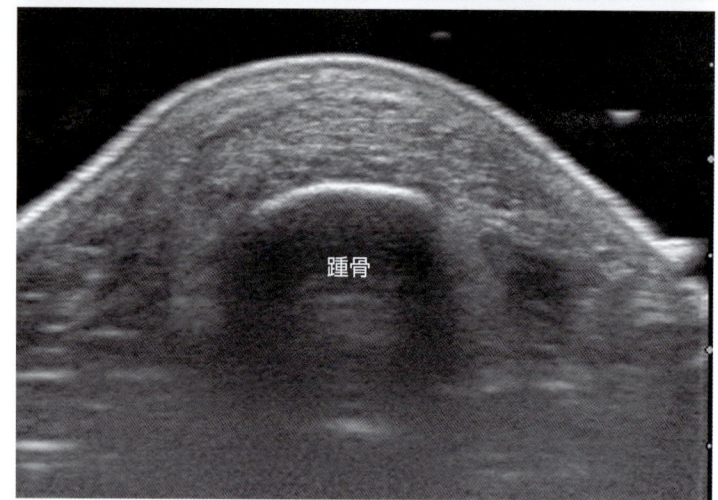

Q アキレス腱断裂の診断ポイントは何でしょうか？

腱構造の途絶と介在する血腫で容易に診断できる

A

アキレス腱断裂の長軸像
アキレス腱は低エコー像を示し（白矢頭），介在する血腫によって断端が鮮明に描出されている（白矢印）。

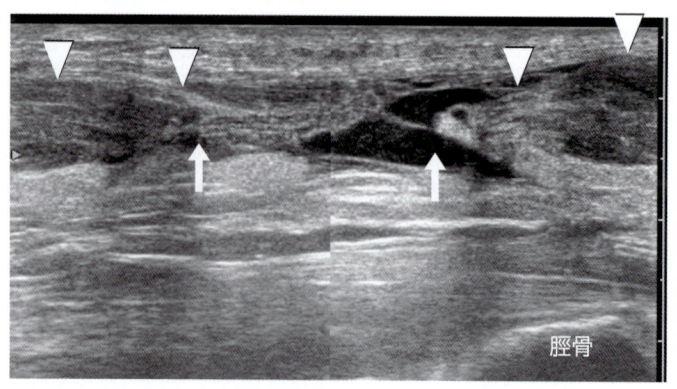

足関節底屈位での断端の位置関係が，保存療法の適応を判断する参考になる🅐

アキレス腱断裂の長軸像

a：自然下垂位
腹臥位で足関節の下に枕を置いた自然下垂位では，アキレス腱断端（白矢印）は開大し，血腫が介在する。

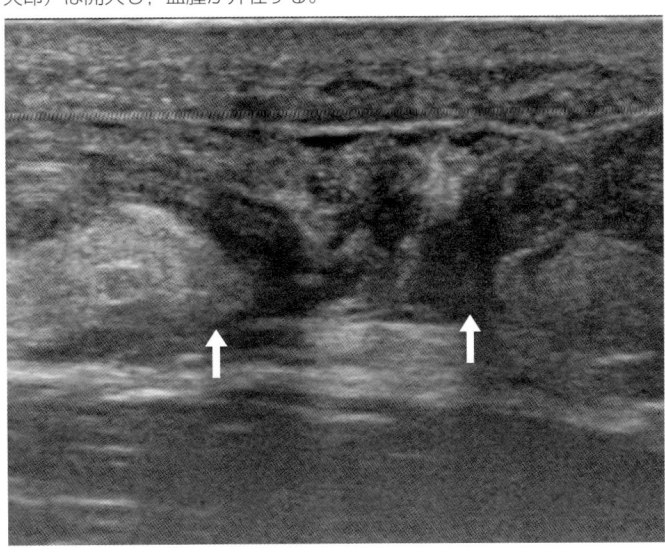

b：底屈位
足関節を最大底屈位にしていくと，線状高エコー像を示すパラテノン（白矢頭）のトンネル内を断端が移動し，断端同士が密着する状態を観察できる。

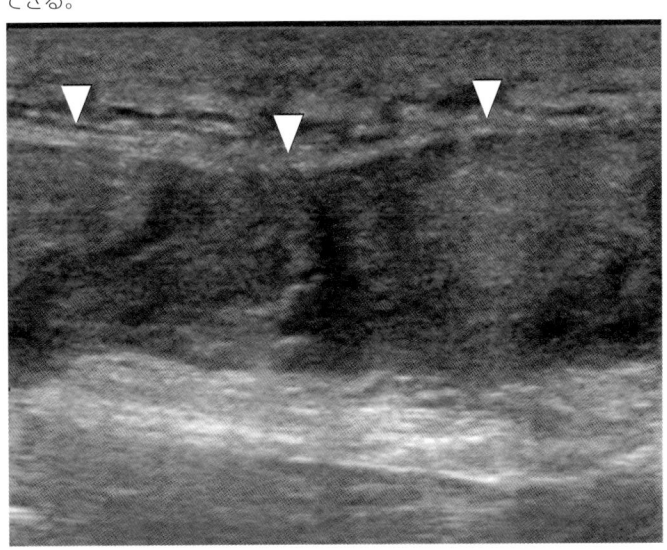

下腿・足関節

Q アキレス腱炎についてくわしく教えてください

アキレス腱炎は，実質部に病変が存在するタイプと踵骨付着部に病変が存在するタイプがある。実質部型は，アキレス腱実質部の表層に限局した低エコー像と局所の肥大，一方，踵骨付着部型では，アキレス腱全層に及ぶ低エコー像と局所の肥大が特徴である A

アキレス腱炎

a：実質部型（長軸像）
アキレス腱表層が限局性に低エコー像を示し，fibrillar patternが不鮮明になっている（白矢印）。

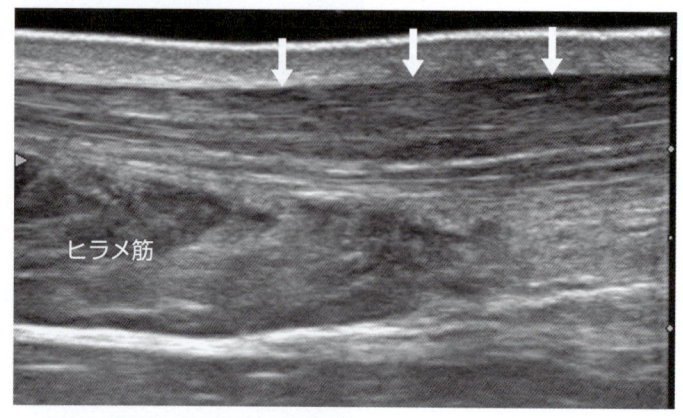

b：踵骨付着部型（長軸像ドプラ画像）
アキレス腱（白矢頭）は，健側に比べ患側で肥大し，後踵骨滑液包炎（＊）を伴っている。音響陰影を伴う腱内の骨化（白矢印），アキレス腱深層からの血流を認める。

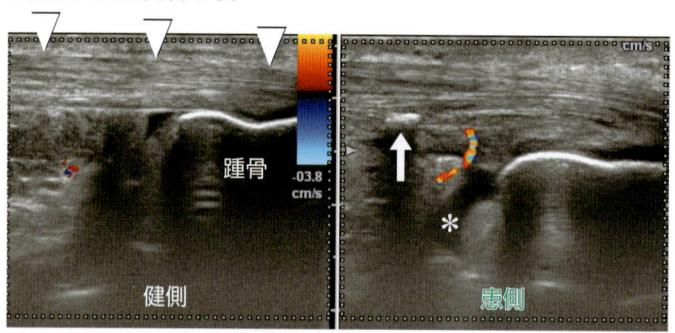

長期間経過した症例では，しばしば踵骨隆起の骨棘を認める。外側に生じやすい特徴がある A

慢性アキレス腱炎の長軸像

アキレス腱付着部は低エコー像を示し，fibrillar patternが不鮮明になっている。さらに，アキレス腱の表層踵骨付着部に骨棘（白矢印）を認める。

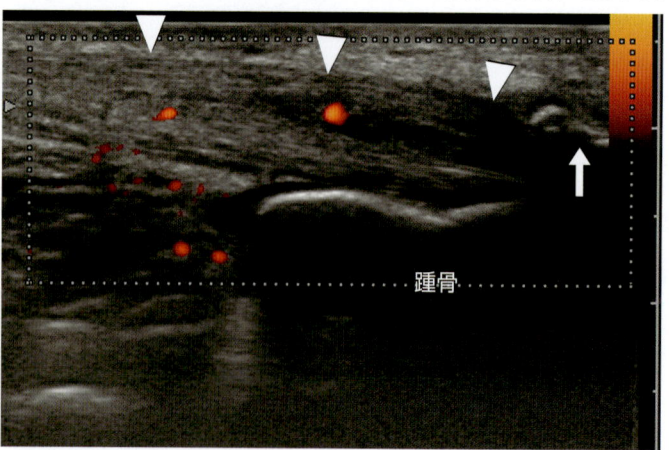

Q 後踵骨滑液包炎の所見と考えるべき合併疾患について教えてください

A 後踵骨滑液包の低エコー像は、踵骨付着部型のアキレス腱炎に伴うことが多いが、関節リウマチや痛風発作時にもしばしば認める

後踵骨滑液包炎の長軸像
アキレス腱（白矢頭）と踵骨との間に水腫（＊）を認める。アキレス腱の肥大も観察できる。

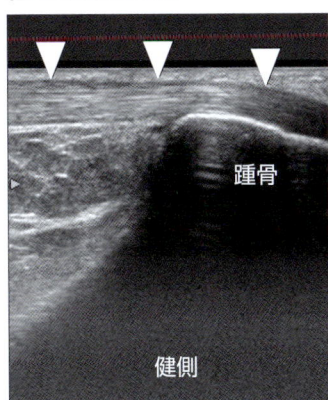

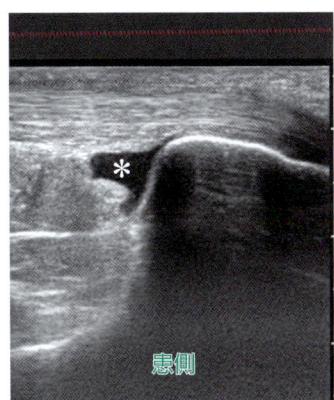

下腿・足関節

参考文献

1) van den Bekerom MP, Raven EE : The distal fascicle of the anterior inferior tibiofibular ligament as a cause of tibiotalar impingement syndrome : a current concepts review. Knee Surg Sports Traumatol Arthrosc, 15（4）: 465-471, 2007.

エコー *anatomy* 下腿・足関節

前方操作

距骨滑車の形状

- 距骨滑車の曲率半径は外側のほうが内側より大きい。したがって、エコー像の長軸像では観察できる関節軟骨が内側より外側のほうが広い（p.191参照）。また前方のほうが後方より広い台形となっている。

1 距骨滑車の形状

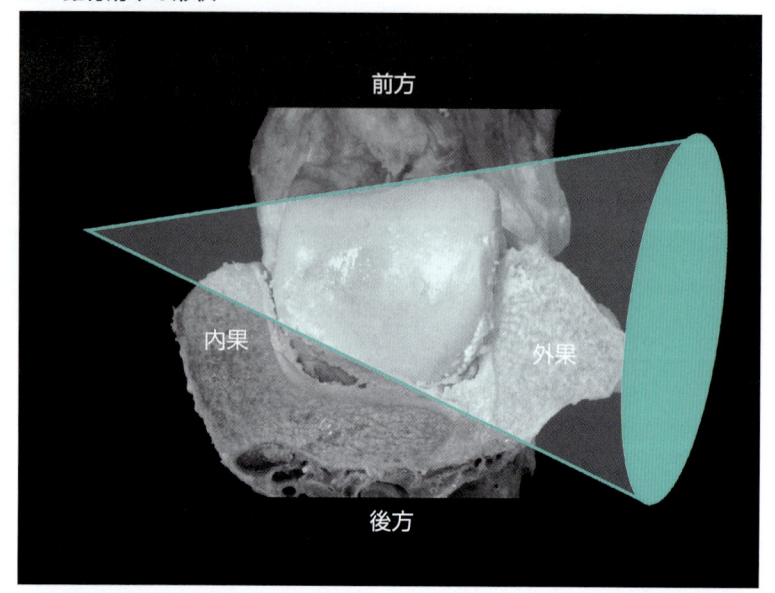

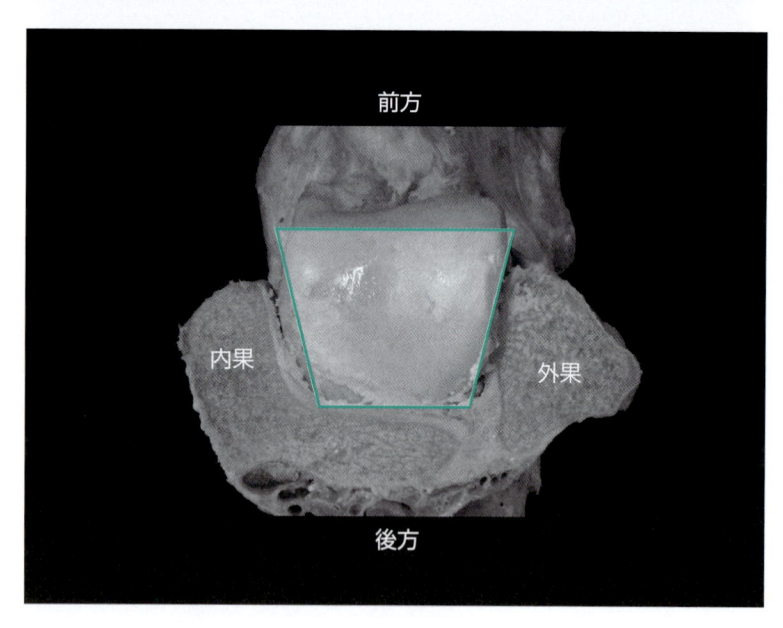

外側操作

前下脛腓靱帯（AITFL）

- 遠位脛腓関節は，いわゆる通常の関節構造を持たないsyndesmosisに属する。脛骨と腓骨は3つの靱帯（骨間靱帯，前下脛腓靱帯〈AITFL〉，後下脛腓靱帯〈PITFL〉）によって連結する。
- AITFLは幅約1cmの膜状の靱帯で，末梢側ほど厚い。
- エコー像をみるときは，腓骨と脛骨の骨輪郭と靱帯の走行方向をイメージすることが大切である（p.197〜198参照）。AITFLの遠位には，前下脛腓靱帯遠位線維束（accessory ligament, Bassett ligament）があり，足関節背屈時の疼痛と関連する[1]。

2 前下脛腓靱帯

AITFL
Bassett lig.

AITFL
前下脛腓靱帯遠位線維束
(Bassett ligament)

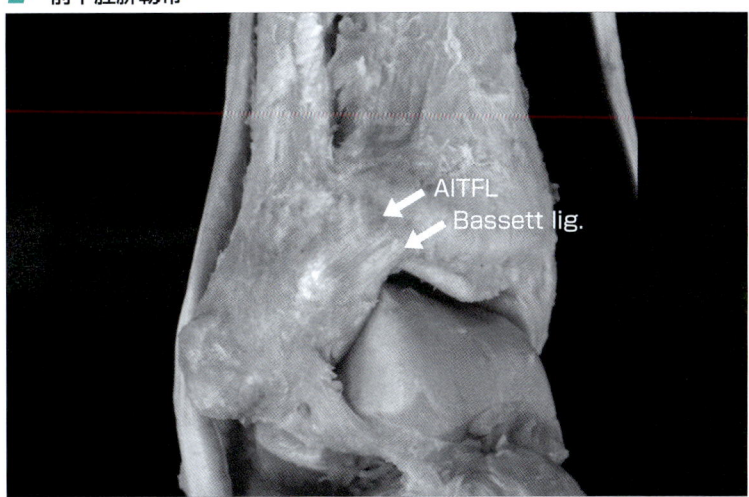

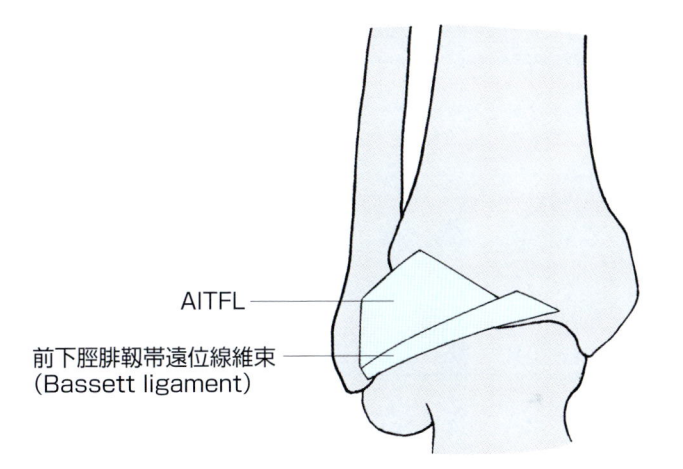

前距腓靱帯（ATFL）

- 前距腓靱帯は，外果前方の靱帯付着面遠位70%と距骨頚部を連結し，長さ20mm，幅10mm，厚さ2mmの膜状構造を示す。約3/4の症例はsuperior band, inferior bandの2本からなる。superior bandのほうがinferior bandよりも厚く強靱な靱帯構造を持つ。
- エコー像は，靱帯が付着する腓骨と距骨頚部の骨輪郭を正確に描出することが再現性ある画像描出のコツである（p.200参照）。前距腓靱帯は，足関節捻挫で最も損傷しやすい外側支持機構の1つである。

3 前距腓靱帯

前距腓靱帯（白矢頭）は，外果前方と距骨頚部を連結する膜状構造を示す。
a：前方からみた足関節

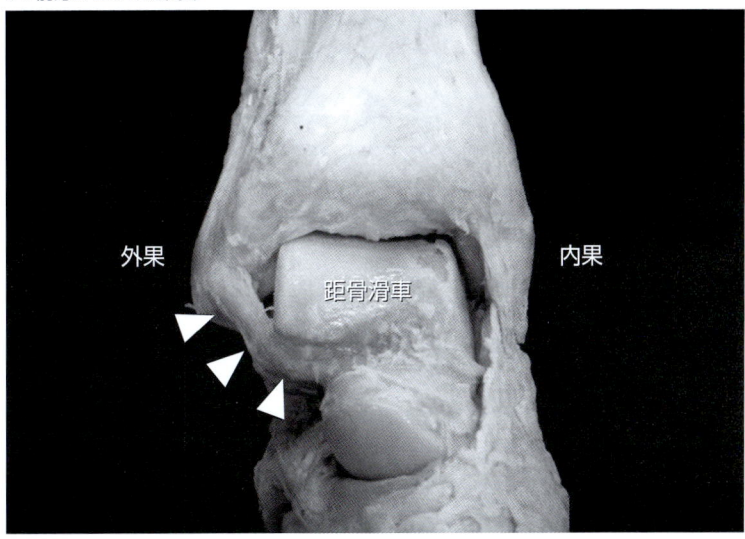

外果　距骨滑車　内果

下腿・足関節

223

b：外側からみた足関節

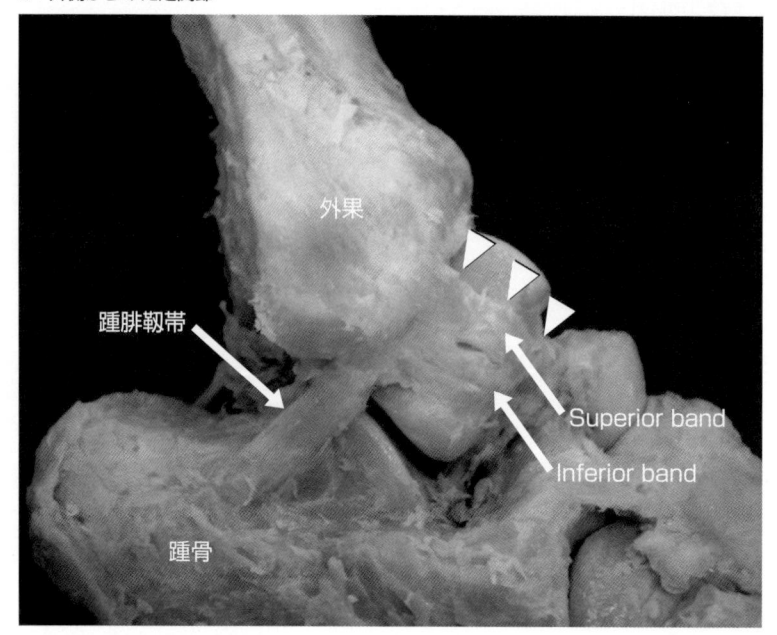

外果
踵腓靱帯
Superior band
Inferior band
踵骨

c：斜め上外側からみた足関節

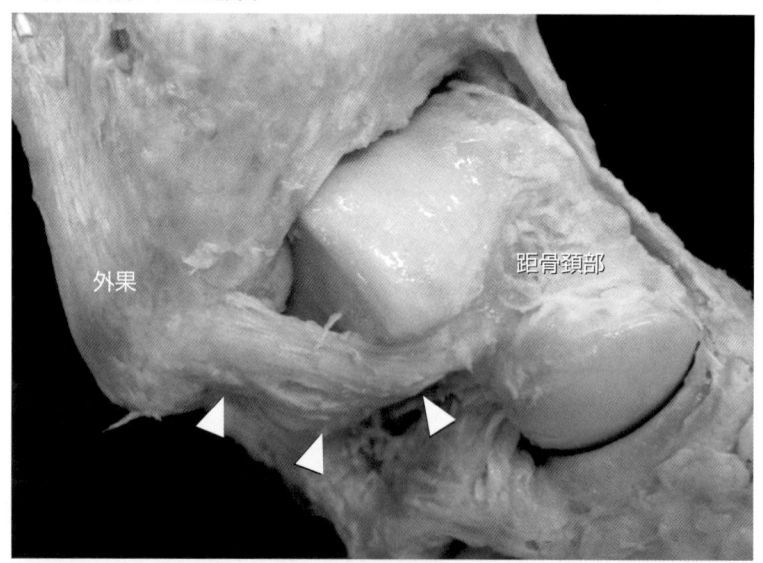

外果
距骨頚部

d：前距腓靱帯の長軸断面

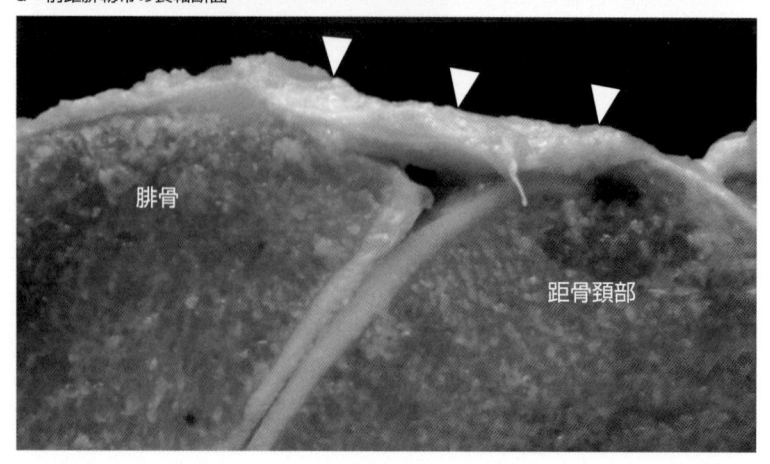

腓骨
距骨頚部

踵腓靱帯
（CFL）

- 前距腓靱帯が膜状なのに対し，踵腓靱帯は索状構造を示す。長・短腓骨筋腱と踵骨側壁との間を走行する。
- したがって，エコー像は短軸像で索状の踵腓靱帯をみつけることがファーストステップとなる（p.205〜206参照）。前距腓靱帯の緊張が足関節底屈位で強くなるのに対し，踵腓靱帯の緊張は背屈位で強くなる特徴がある。約2/3の症例が前距腓靱帯のinferior bandに融合する。

腓骨筋腱
（PT）

- 長・短腓骨筋腱は，外果の後下方で上腓骨筋支帯によって覆われる。外果後方では長腓骨筋腱の方が短腓骨筋腱の表層を走行する。
- エコー像をみるときは，外果と長・短腓骨筋腱の位置関係をイメージすることが大切である（p.208参照）。長腓骨筋腱は足底に向かい第1，第2中足骨，内側楔状骨の底面へ，短腓骨筋腱は第5中足骨基部へ付着する。

4 踵腓靱帯

外果／踵腓靱帯／Superior band／Inferior band／踵骨

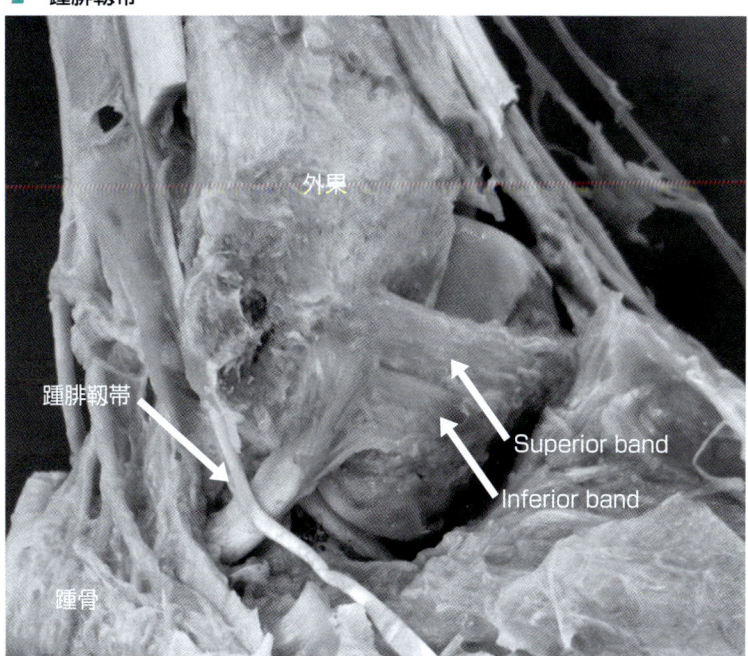

5 腓骨筋腱

外果後方では長腓骨筋腱の方が短腓骨筋腱の表層を走行する。写真では，深層の短腓骨筋腱が見やすいように表面へ反転させている。

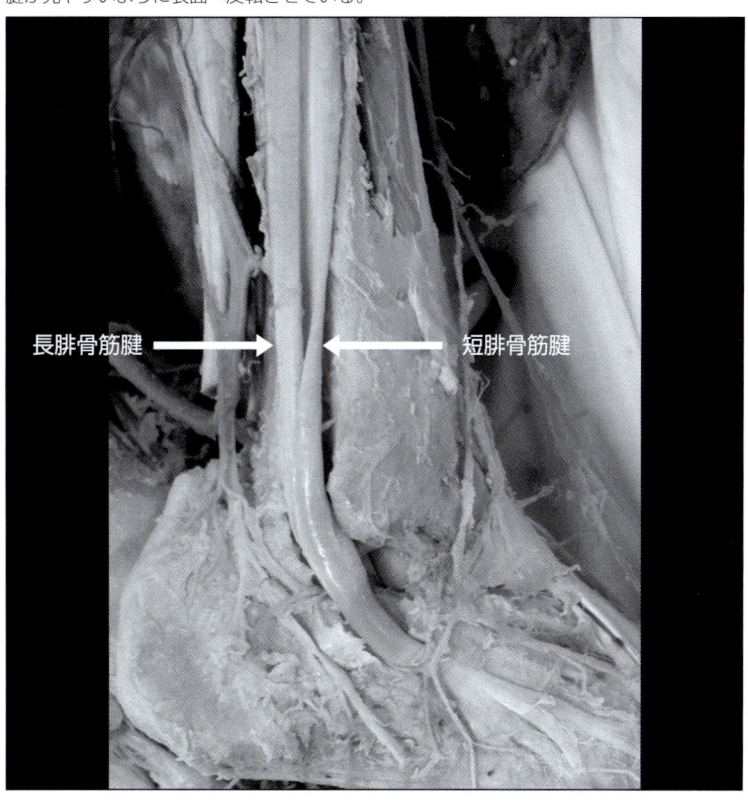

長腓骨筋腱／短腓骨筋腱

下腿・足関節

内側操作

三角靱帯
(deltoid ligament)

- 三角靱帯は，足関節内側にある内果を頂点とする三角形の靱帯で，前・中・後3つの線維からなる。前方線維（脛舟部〈tibionavicular〉）は内果前方と舟状骨結節，中央部線維（脛踵部〈tibiocalcaneal〉）は内果下端と踵骨の載距突起（sustentaculum tali），後方線維（後脛距部〈posterior tibiotalar〉）は内果後方と距骨後下縁の結節部を連結する。
- 中央部線維のエコー像は，靱帯が付着する内果下端と載距突起の位置関係をイメージしながら描出することが大切である（p.212参照）。

6 三角靱帯

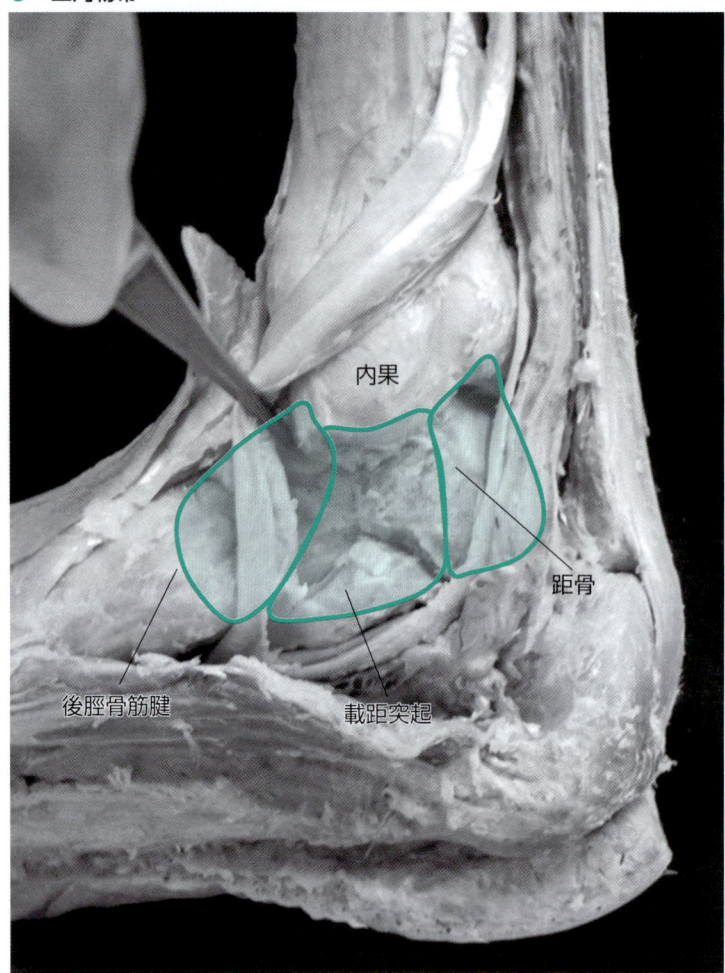

内果／距骨／後脛骨筋腱／載距突起

足根管
(tarsal tunnel)

- 内果，距骨，踵骨および屈筋支帯に囲まれた骨線維性のトンネルを足根管とよび，後脛骨筋腱，長趾屈筋腱，長母趾屈筋腱と後脛骨動静脈，脛骨神経が通る。脛骨神経は，踵骨枝，内・外足底皮神経に分岐する。
- エコー像をみるときは，内果すぐ後方の後脛骨筋腱，その後方の長趾屈筋腱，さらに後方の神経血管束，そしてその深部の長母趾屈筋腱の位置関係をイメージすることが大切である（p.213参照）。

7 足根管

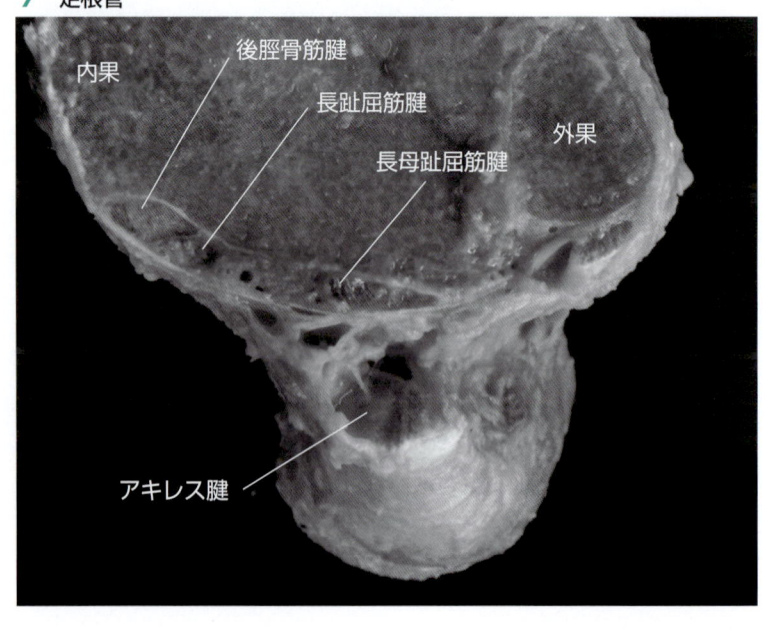

内果／後脛骨筋腱／長趾屈筋腱／長母趾屈筋腱／外果／アキレス腱

後方操作

腓腹筋，ヒラメ筋
- 腓腹筋内側頭は外側頭よりも大きい特徴がある。腓腹筋とヒラメ筋の筋膜同士は疎な結合組織で連結し，手で容易に分離できる。したがって肉ばなれに伴う腓腹筋筋膜の損傷では，血腫が容易に膝窩に向かって拡大する（p.216参照）。

8 腓腹筋，ヒラメ筋

腓腹筋の内側頭は外側頭より大きい。腓腹筋を中枢側で切離反転すると，腓腹筋とヒラメ筋の筋膜が観察できる。

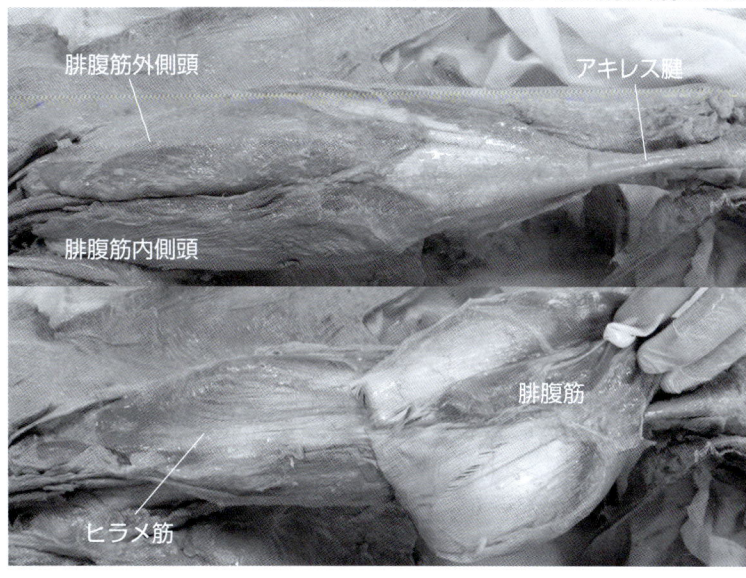

下腿・足関節

アキレス腱
- 腓腹筋とヒラメ筋の共同腱として力を踵骨に伝達する。アキレス腱には腱鞘がなく，パラテノンが周囲を覆う。アキレス腱深層にはKager脂肪体があり，アキレス腱と踵骨後面上方の間には後踵骨滑液包が介在する。アキレス腱は単純な直線構造ではなく，表層内側の線維が踵骨外側へ，深層外側の線維が内側に向かう「ねじれ構造」を示す（p.217～218参照）。

9 アキレス腱

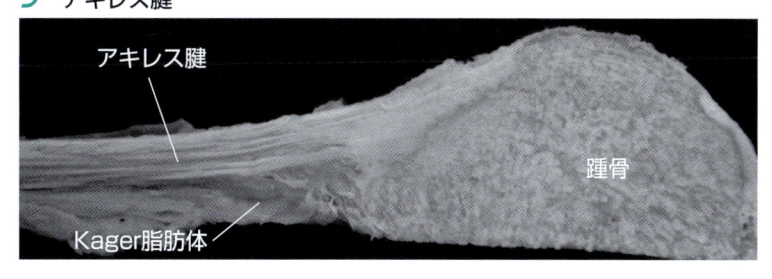

10 アキレス腱の「ねじれ構造」

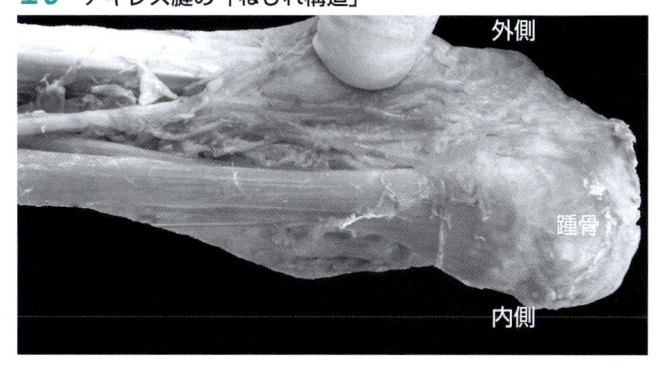

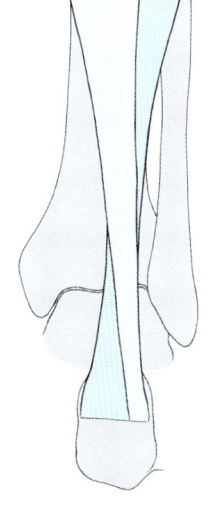

超音波で診る **下肢**

膝関節

膝関節の超音波検査では，前方，内側，外側，後方（膝窩）の4方向からこれらが観察できる。

前方

① 膝伸展機構
- 大腿四頭筋腱
- 膝蓋上嚢
- 膝蓋上脂肪体
- 大腿骨前脂肪体
- 膝蓋骨
- 膝蓋腱
- 膝蓋下脂肪体（Hoffa脂肪体）

② 大腿脛骨関節
- 大腿骨内顆荷重部
- 前十字靱帯（ACL）

③ 膝蓋大腿関節
- 滑膜ひだ（タナ）
- 内側膝蓋大腿靱帯

④ 関節包・滑液包
- 膝蓋骨前滑液包
- 浅膝蓋下滑液包
- 深膝蓋下滑液包

⑤ 脂肪体

内側

① 内側側副靱帯（MCL）
- 大腿骨内側上顆

② 内側半月板（MM）

③ 鵞足
- 縫工筋
- 薄筋
- 半腱様筋

外側

① 外側側副靱帯（LCL）
- 大腿骨外側上顆
- 腓骨頭

② 外側半月板（LM）

③ 大腿二頭筋腱

④ 膝窩筋腱（PT）

⑤ 腸脛靱帯
- Gerdy結節

後方（膝窩）

① 半膜様筋―腓腹筋内側頭滑液包（Baker嚢腫）
- 腓腹筋内側頭
- 半膜様筋

② 後十字靱帯（PCL）

③ ファベラ（fabella）
- ファベラー腓骨靱帯（FFL）
- 弓状膝窩靱帯
- 腓腹筋外側頭

④ 神経血管束
- 坐骨神経
- 脛骨神経
- 総腓骨神経
- 膝窩動静脈

超音波で診る **下肢**

膝関節

Basic Information

- 膝関節は，大腿骨，脛骨，腓骨，膝蓋骨から構成される人体最大の関節である。
- 関節運動の主役は，大腿骨—脛骨間の大腿脛骨関節（FTJ），大腿骨—膝蓋骨間の膝蓋大腿関節（PFJ）である（A）。
- 腓骨は直接関節運動に関与しないが，靱帯や筋の付着部として間接的に関節運動に関与する。
- 膝関節は，関節外靱帯の内側側副靱帯（MCL）と外側側副靱帯（LCL），関節内靱帯の前十字靱帯（ACL）と後十字靱帯（PCL）によって動きが制限されている（B）。
- 脛骨と腓骨の間は近位脛腓関節，ときに大腿骨外顆後方に認められるファベラ（fabella）は腓腹筋外側頭の種子骨で大腿骨外顆後面と関節面を作る（C）。
- 超音波検査では，ACL，PCLなどの一部骨に隠れた部分は観察できないが，体表に近い内・外側副靱帯，半月板，さらに膝周囲の筋，腱はほとんど観察できる。
- 膝関節は傷害頻度が最も高い関節の1つで，成長期から思春期では膝伸展機構，成人では内側支持機構の傷害が多い。
- 一般には高周波リニアプローブで観察するが，膝窩では関心領域が深くなるため低周波プローブを選択することもある。
- 膝関節の前方，内側，外側の観察は長軸像，後方（膝窩）の観察は短軸像が中心で，必要に応じて短軸像での観察を追加する。

A 膝関節の構造
脛骨大腿関節，膝蓋大腿関節が直接的に，近位脛腓関節は間接的に膝関節運動に関わる。

B 膝関節の構造（前面，やや屈曲位）
ACLは外顆と脛骨を連絡する。

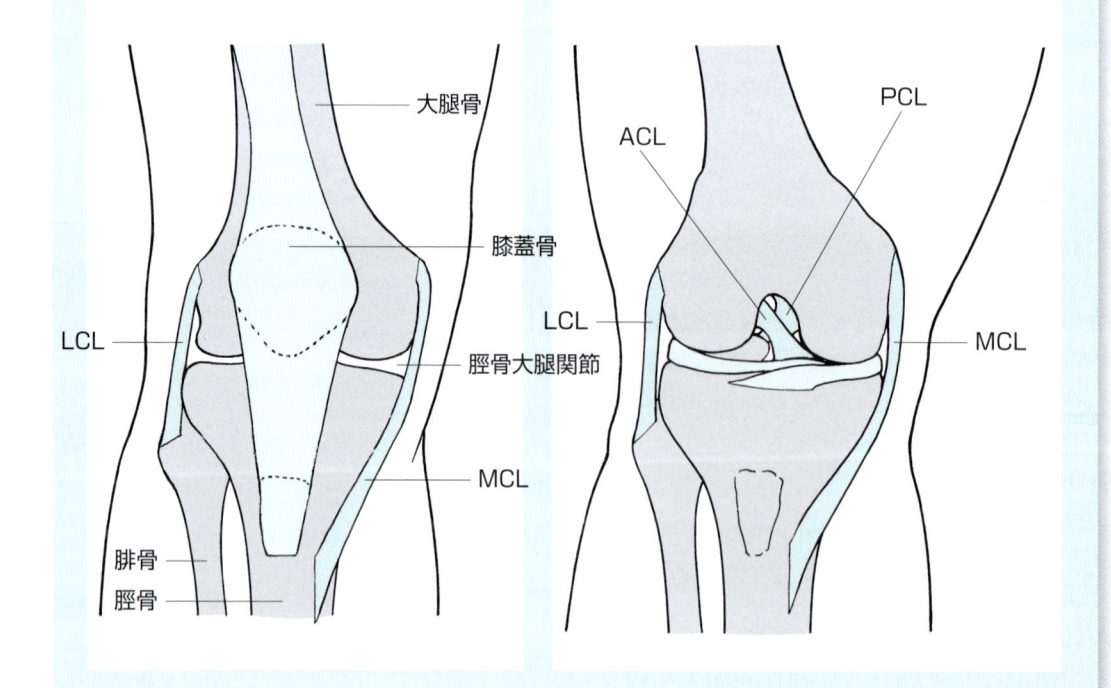

C　ファベラ（fabella）

ファベラは腓腹筋外側頭の種子骨として知られ，単純X線像では約3割に認められる（骨性ファベラ）。軟骨性ファベラも含めると約7割の人に存在する。

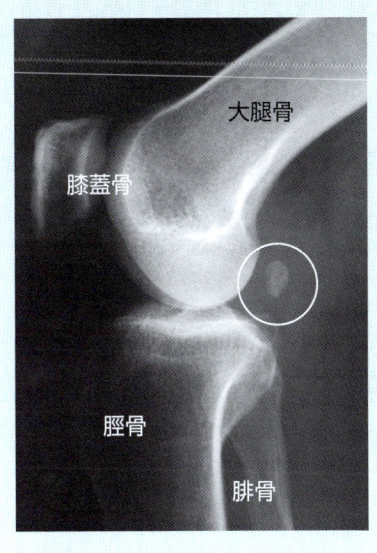

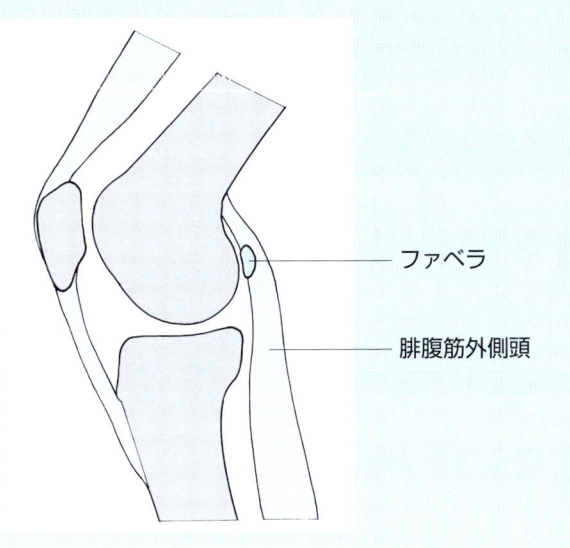

D　膝関節の靱帯（内側上顆と脛骨を結ぶMCL）

内側上顆の隆起から脛骨に向かってまっすぐ走行するのが浅層，後方に向かうのが後斜走線維である。

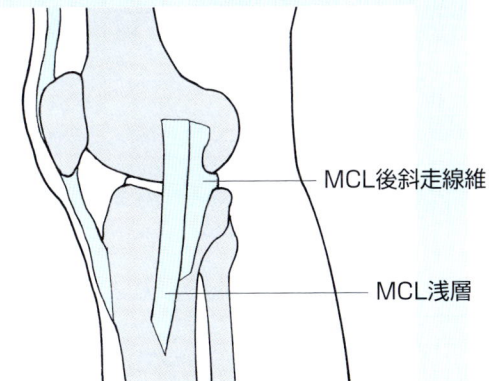

E　膝関節の靱帯（外側上顆と腓骨を結ぶLCL）

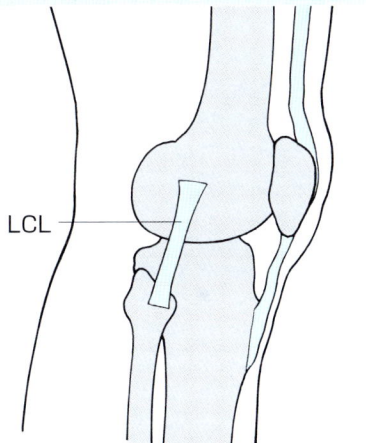

F　膝関節の靱帯（後面，膝窩深層）

膝窩筋腱（PT）はLCL深層に位置する。

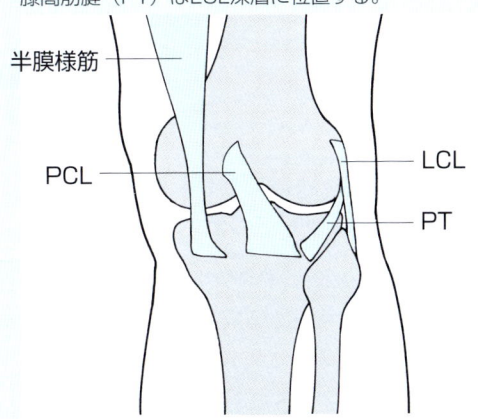

前方操作

> ***Master Point*** 前方操作では，主に膝伸展機構，大腿脛骨関節，膝蓋大腿関節が観察できる。

◎膝伸展機構の観察

　大腿四頭筋によって生み出された力は，大腿四頭筋腱，膝蓋骨，膝蓋腱を経由して脛骨粗面（脛骨結節）に伝達される。成長期では，骨の長軸方向への成長スピードに軟部組織（筋，腱）の成長が追い付かず，腱付着部に障害が発生しやすい。小学校高学年から中学校の二次成長期には，脛骨粗面部の障害（Osgood-Schlatter病）が多く，脛骨粗面部の骨化が終了した高校生，大学生では膝蓋骨側膝蓋腱の障害（ジャンパー膝）が多くなる。

検査肢位

体位・肢位　患者を座位または仰臥位とする。

プローブの動き

a：膝蓋骨近位と膝蓋骨の観察では膝伸展位から軽度屈曲位とする。長軸方向にプローブをあて，内外側にゆっくり移動しながら観察する。

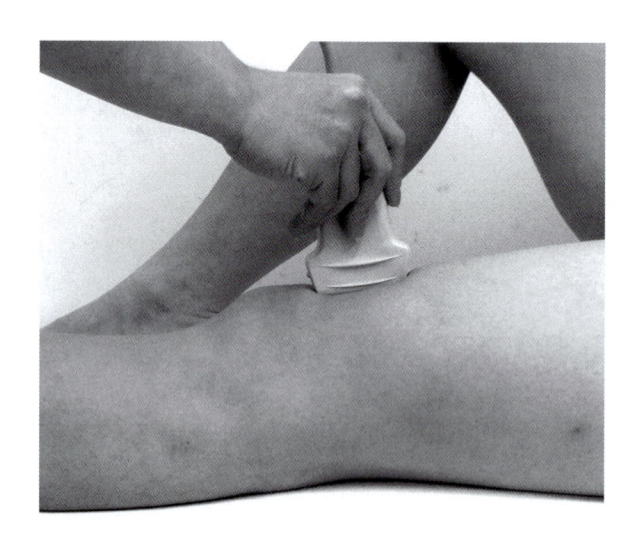

b：膝蓋骨遠位の観察では膝屈曲位とする。長軸方向にプローブをあて，近位から遠位，さらに内外側方向へゆっくり移動しながら観察する。

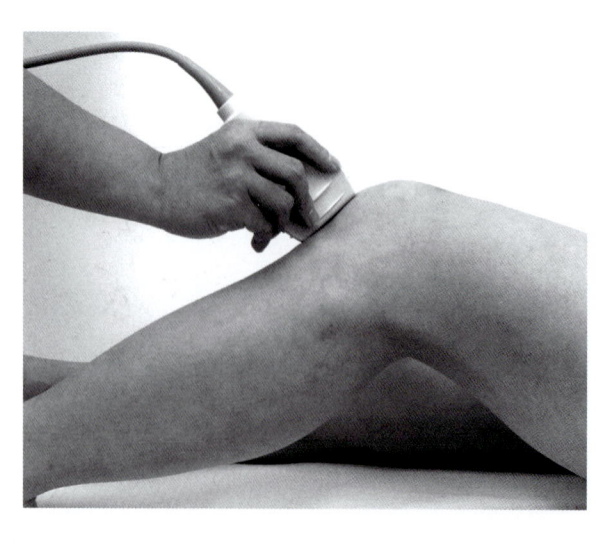

検 査 手 順

膝蓋骨近位の描出

Step 1　膝蓋上嚢の観察

プローブの動き

膝伸展位の状態で，膝蓋骨近位へ長軸方向にプローブをあてる。

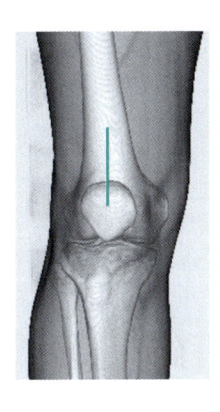

膝蓋上嚢の長軸像
膝蓋上脂肪体と大腿骨前脂肪体の間にある低エコー像が膝蓋上嚢である（矢印）。

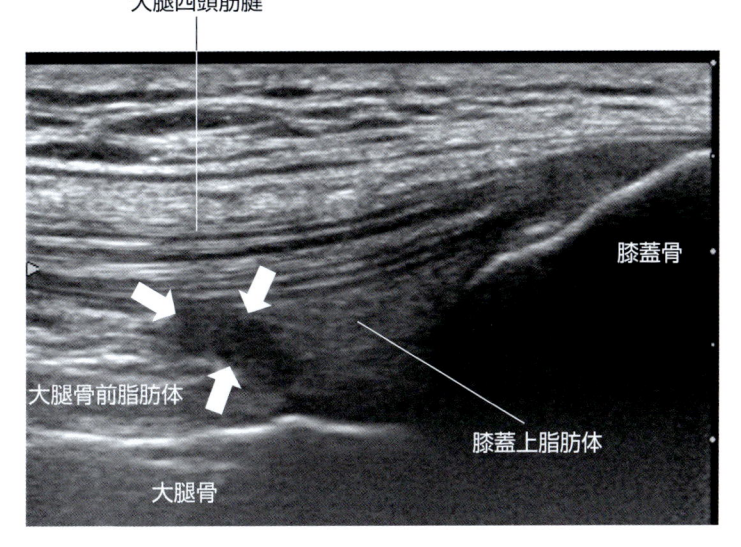

大腿四頭筋腱
膝蓋骨
大腿骨前脂肪体
膝蓋上脂肪体
大腿骨

膝関節

エコーanatomy　膝蓋上嚢

- 胎生5カ月まで膝関節腔は，膝関節後方から顆間を通過して膝蓋下脂肪体に至る隔壁と膝蓋上嚢と関節腔を仕切る隔壁によって3つのコンパートメントに分かれている。胎生5カ月ごろから徐々に隔壁に穴があき，1つながりの関節腔となる。
- 遺残した隔壁を滑膜ひだとよぶ。

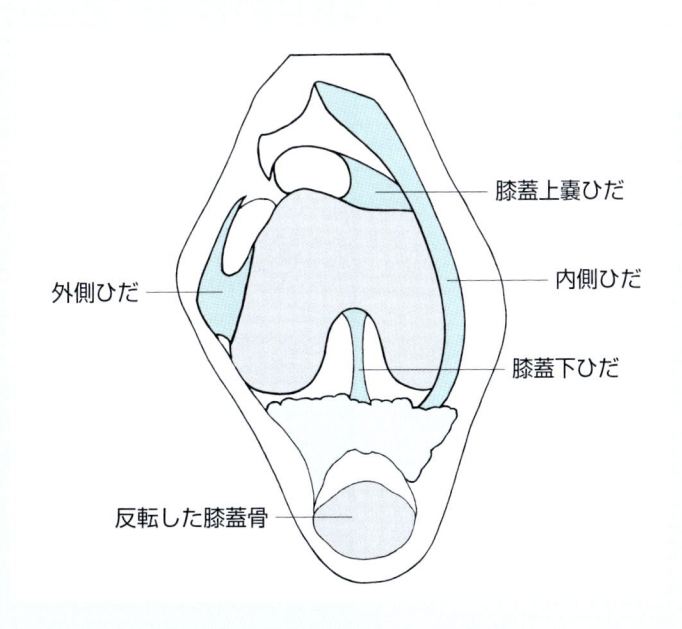

膝蓋上嚢ひだ
外側ひだ
内側ひだ
膝蓋下ひだ
反転した膝蓋骨

> **プローブの動き**
>
> 脂肪体の境界が分かりにくい場合はプローブの位置はそのままで，膝を屈曲させていく。

大腿骨前脂肪体と膝蓋上脂肪体

膝を屈曲していくと，膝蓋上脂肪体は膝蓋骨と，大腿骨前脂肪体は大腿骨と連動しているのがわかる。

屈曲0°

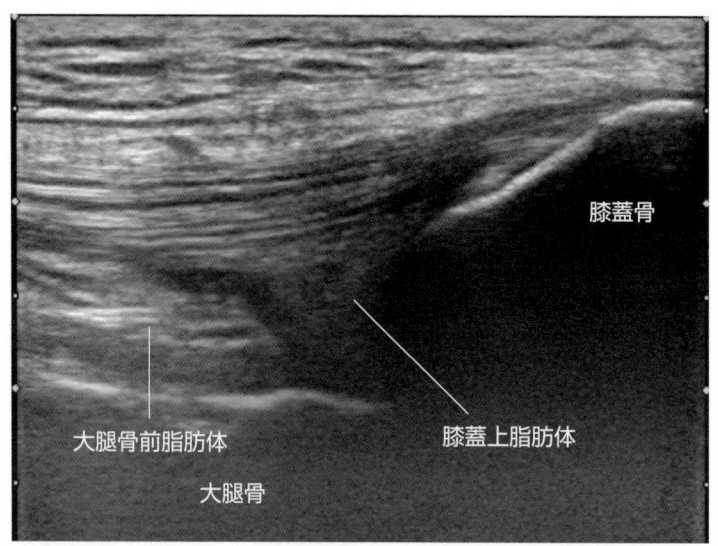

膝蓋骨
大腿骨前脂肪体
膝蓋上脂肪体
大腿骨

屈曲45°

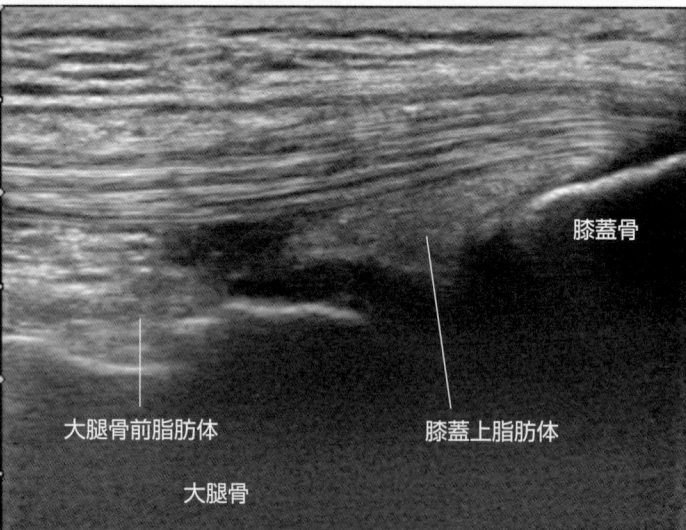

膝蓋骨
大腿骨前脂肪体
膝蓋上脂肪体
大腿骨

屈曲90°

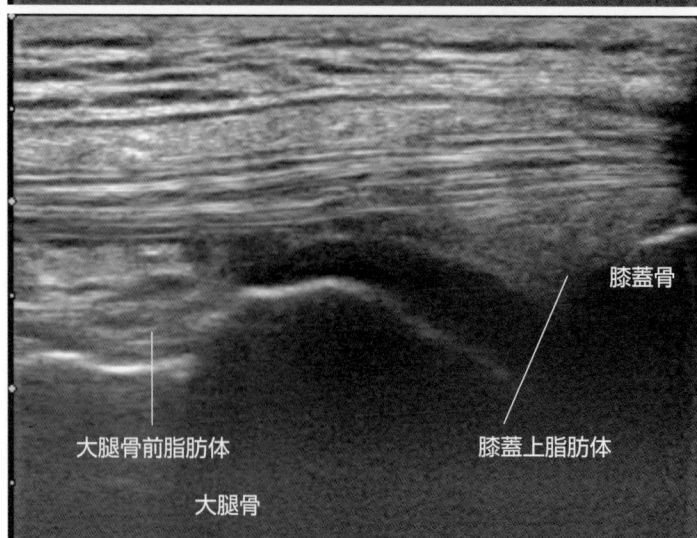

膝蓋骨
大腿骨前脂肪体
膝蓋上脂肪体
大腿骨

> **プローブの動き**

プローブの圧迫により上囊内の水腫が内外側の谷（medial and lateral recesses）へ移動し，画面の外へ消えてしまうことがある。

プローブによる圧迫を弱めたり，プローブをもつ手と反対側の手で膝蓋上囊を内外側から圧迫したりして水腫（血腫）を確認する。

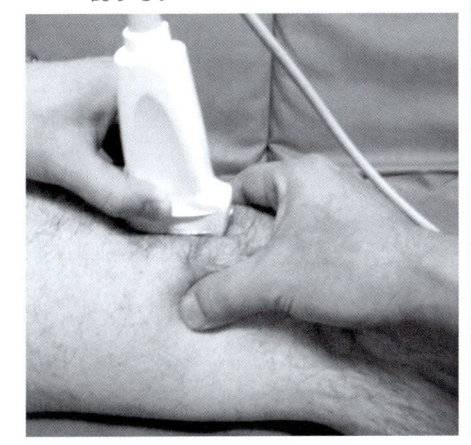

膝蓋上滑膜ひだの長軸像

膝蓋上囊に充満した水腫（低エコー像）内に，線状高エコー像の膝蓋上滑膜ひだ（白矢印）を認める。

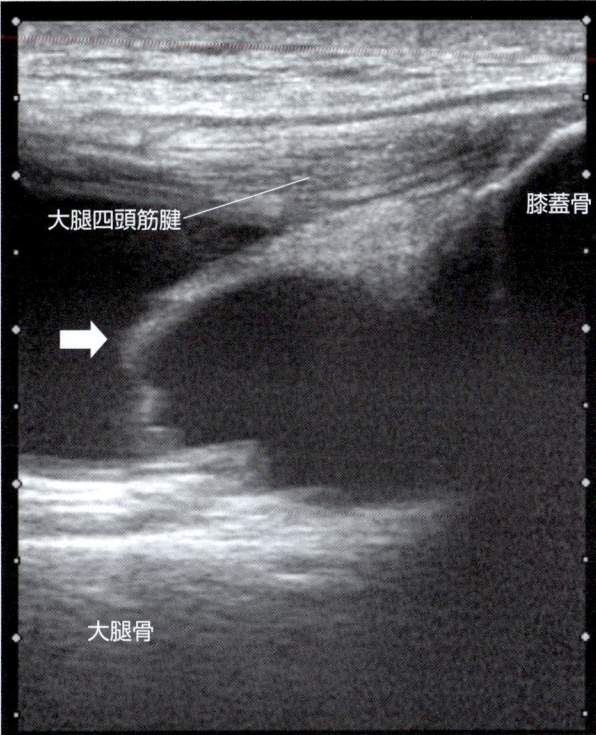

膝関節

> **プローブの動き**

下図はプローブの圧迫を弱め，膝蓋上囊を内外から圧迫した状態。水腫が観察できる。

圧迫の強さにより変化する水腫

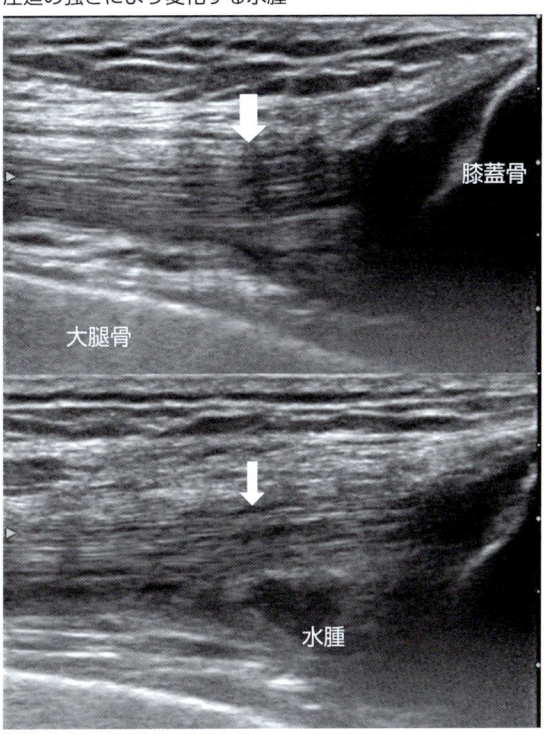

Q 膝蓋上嚢はどのようにみえるのでしょうか？

膝蓋上嚢は，大腿四頭筋腱，膝蓋上脂肪体，大腿骨前脂肪体に囲まれた薄い低エコー像の層として観察できる A

低エコー層の厚みが2mmを超える場合は関節水腫や血腫の存在を意味し，何らかの関節内病変が存在することを示唆している。したがって，膝蓋上嚢の観察は関節内病変を最初にスクリーニングすべき観察部位である。

水腫はほぼ無エコーに近い像であるが新鮮出血は高エコー像を示す。

膝蓋上嚢の長軸像
新鮮出血の高エコー像

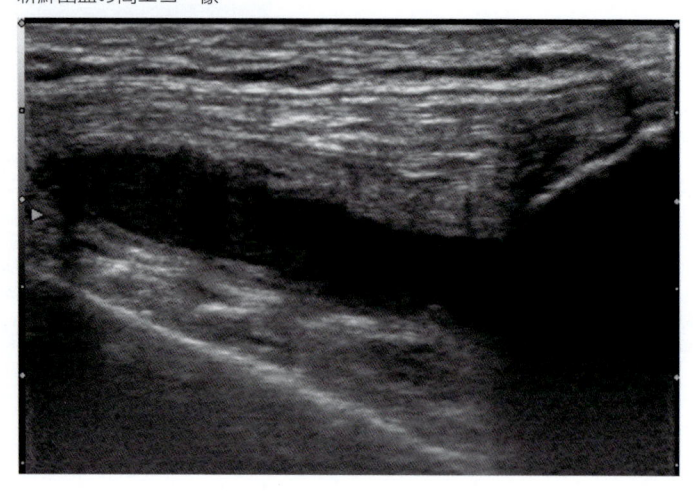

Q 滑膜はどのようにみえるのでしょうか？

滑膜は非常に薄い組織なので通常はっきりは観察できない。しかし，炎症によって肥大した滑膜は上嚢の壁として低エコー像に描出される。

水腫も滑膜も低エコー像を示すが，プローブを圧迫して残存する低エコー像が滑膜である A

関節リウマチ

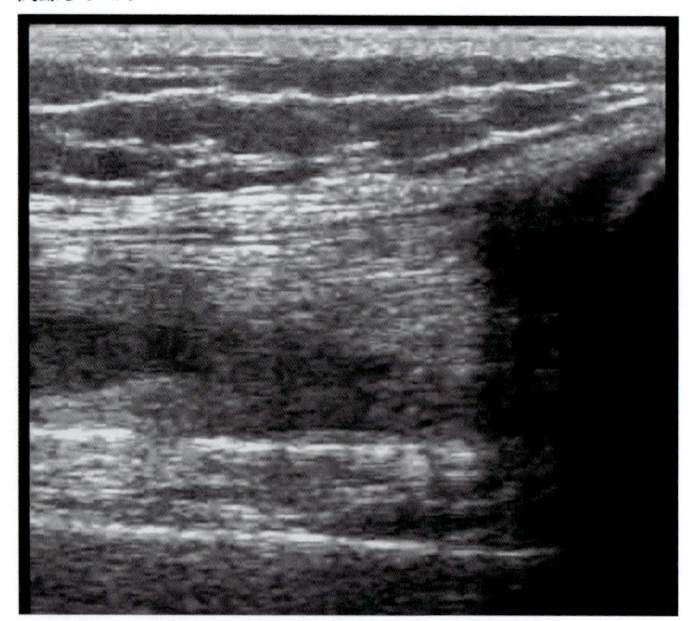

Q 滑膜の肥厚はどうやって測るのでしょうか？

滑膜の肥厚を計測する場合は，プローブを圧迫した状態で行う（total synovial thickness；TST）。水腫による低エコー像が消失するまでプローブを圧迫し，残った低エコー像の厚さを測る **A**

関節リウマチの治療効果判定などに使われることがある。

TST（total synovial thickness）

プローブの圧迫

計測する

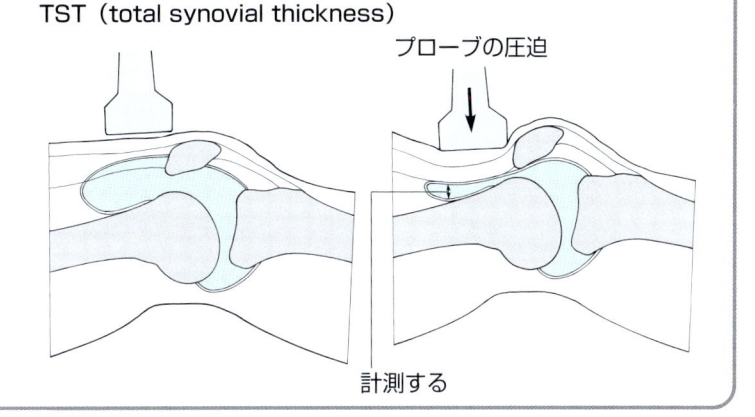

Step 2 大腿四頭筋腱の観察

プローブの動き

膝軽度屈曲位の状態で，膝蓋骨近位へ長軸方向にプローブをあてる。

大腿四頭筋腱の長軸像

大腿四頭筋腱は3層構造のfibrillar patternを示す（白矢印）。異方性の影響が出やすく，軽度膝屈曲位にしたほうがより明瞭に観察できる。

a：膝伸展位

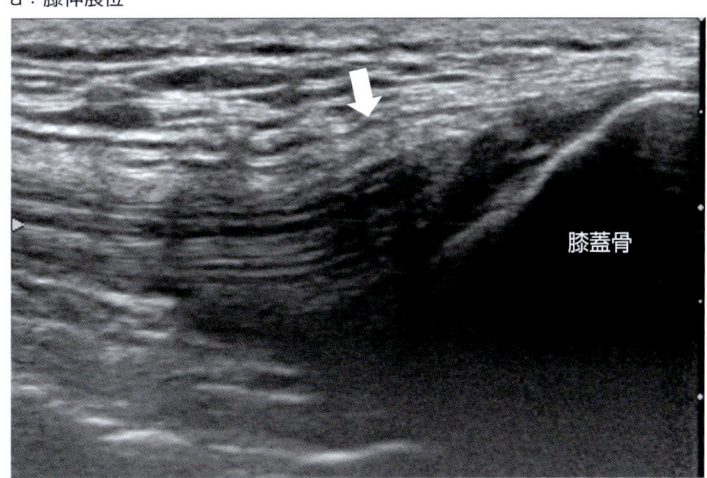

膝蓋骨

b：膝屈曲位

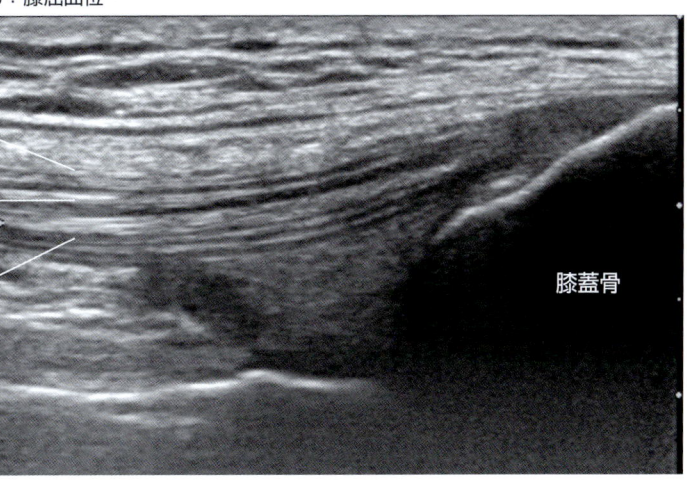

大腿直筋が付着する腱成分：①
内側広筋・外側広筋が付着する腱成分：②
中間広筋が付着する腱成分：③

膝蓋骨

膝関節

プローブの動き

大腿骨を中心に保ちながら近位から末梢へプローブを移動する。

大腿四頭筋腱の短軸像

近位では大腿四頭筋の筋性部分がすべて観察できる（a）。徐々に末梢へいくと大腿直筋（R），中間広筋（IM），外側広筋（VL），内側広筋（VM）の順に筋性部分がなくなっていく（b, c, d）。

筋がみえなくなる，すなわち腱への付着部との位置関係から，大腿直筋の腱が表層，内・外側広筋が中間層，中間広筋が深層に移行していることがわかる。

a

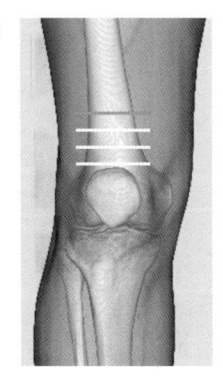

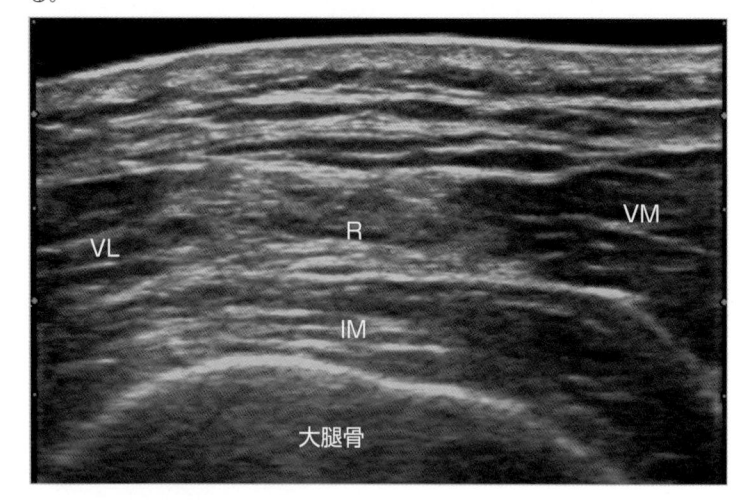

b

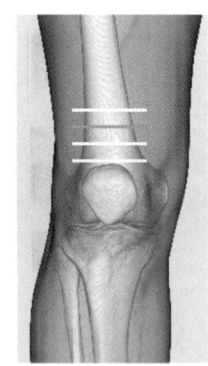

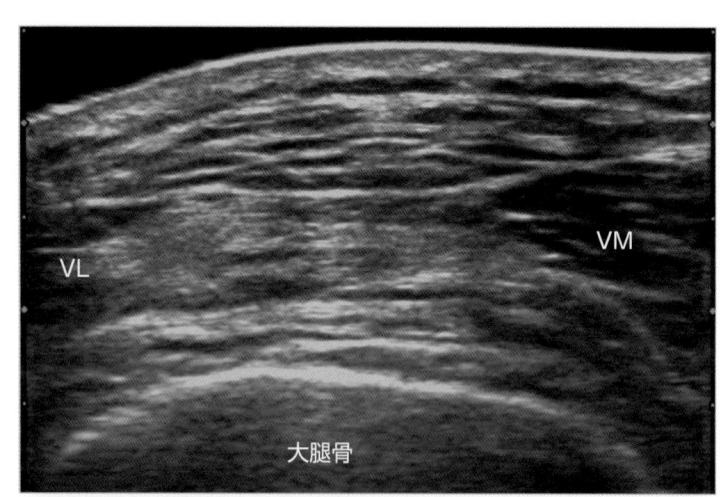

c

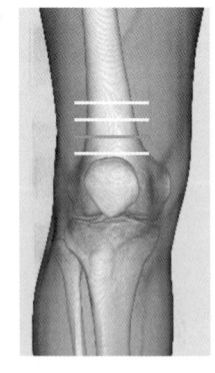

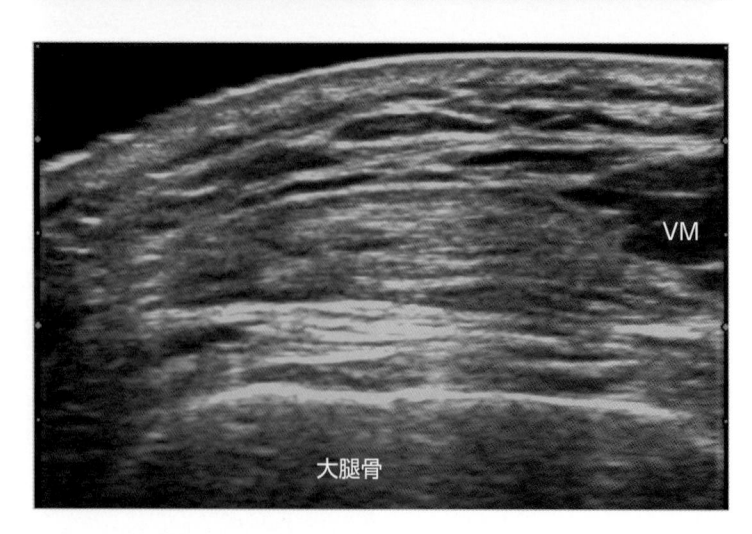

d

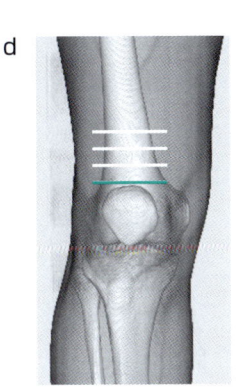

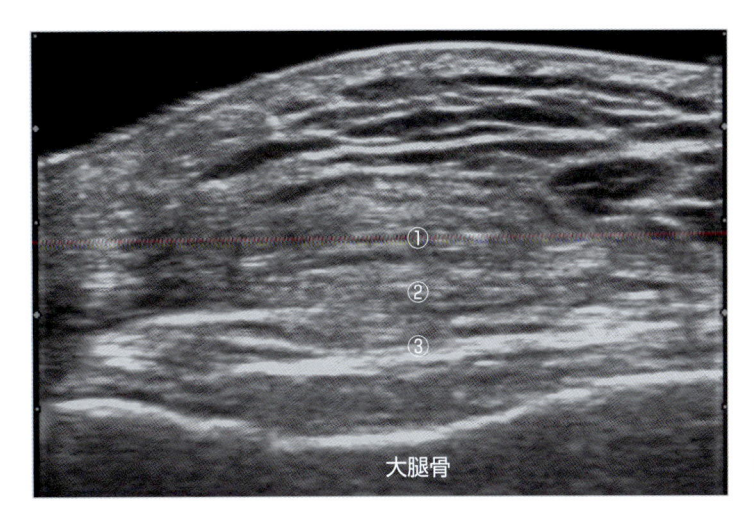

Q 大腿四頭筋腱の異常所見について教えてください

大腿四頭筋腱は複数の線状高エコー像（fibrillar pattern）として描出されるが、腱炎では低エコー像を示す局所肥大が観察され、断裂例ではfibrillar patternの消失と血腫による無エコー像または低エコー像が観察できる **A**

大腿直筋からの力を主に伝達する大腿四頭筋腱表層で異常所見を認めやすい。膝蓋骨周囲の痛みを主訴とするスポーツ選手にしばしばみられ、同部に圧痛を認めることが多い。

大腿四頭筋腱炎
健側に比べると、膝蓋骨付着部が低エコー像で肥大し、fibrillar patternが不明瞭である。

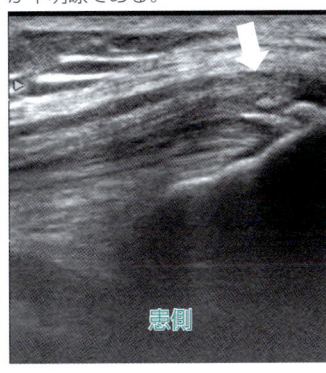

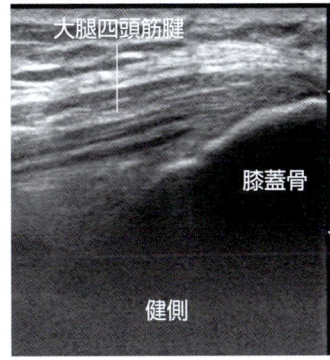

膝蓋骨近位骨棘
膝蓋骨近位表層に生じた骨棘は、大腿四頭筋腱表層に向かって延び、画像上高エコー像として描出される。音響陰影を伴う場合が多い。

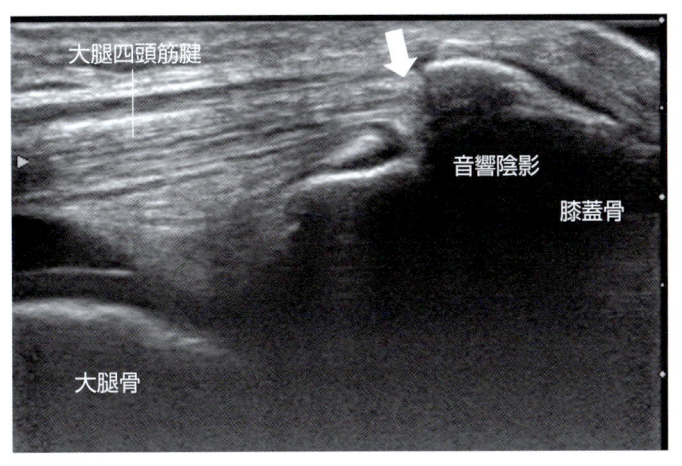

膝関節

膝蓋大腿関節の描出

Step 1　膝蓋骨の観察

プローブの動き

膝伸展位で膝蓋骨上へ長軸方向にプローブをあてる。

膝蓋骨の長軸像

膝蓋骨の骨表面は，連続する線状高エコー像として描出される。膝蓋骨表面には厚さ1mmほどのfibrillar patternを示す大腿四頭筋腱が観察できる。

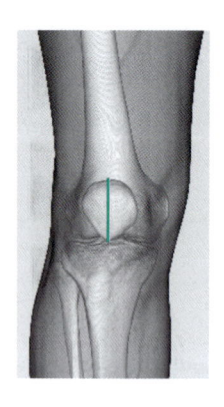

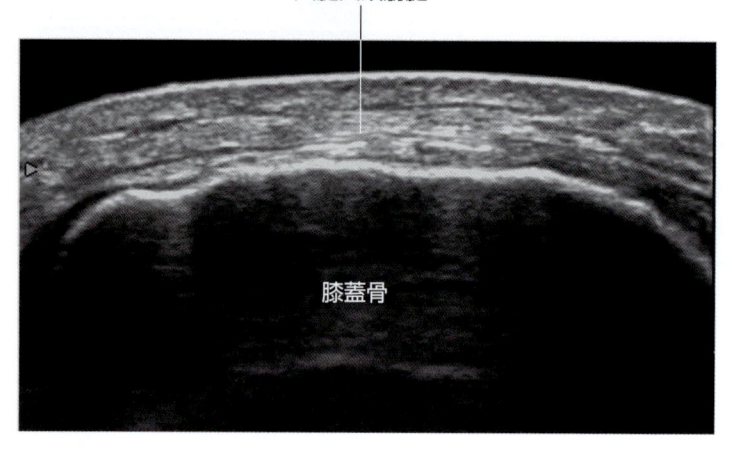

大腿四頭筋腱

膝蓋骨

Q　骨の不連続性が観察されたのですが…？

明らかな外傷の既往がない膝蓋骨上端（膝蓋骨底）外側の不連続性は分裂膝蓋骨，膝蓋骨下端（膝蓋骨尖）の不連続性はSinding Larsen-Johansson病を疑う **A**

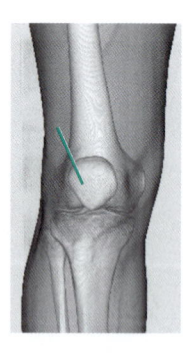

分裂膝蓋骨の長軸像

膝蓋骨外上方に不連続性を認める（白矢印）。

外側広筋

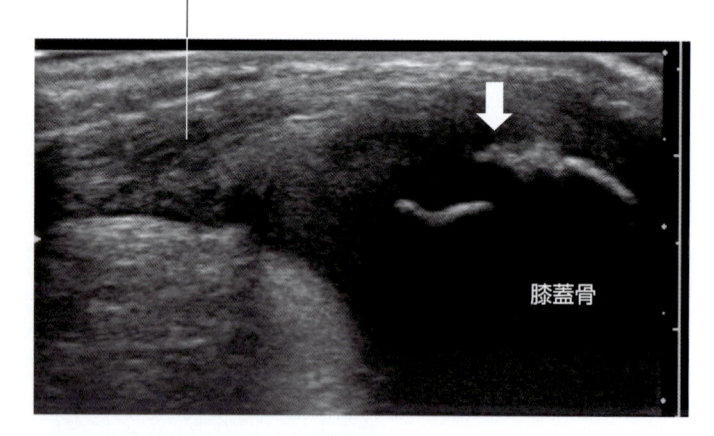

膝蓋骨

Sinding Larsen-Johansson病の長軸像
膝蓋骨下端に不連続性を認める（白矢印）。

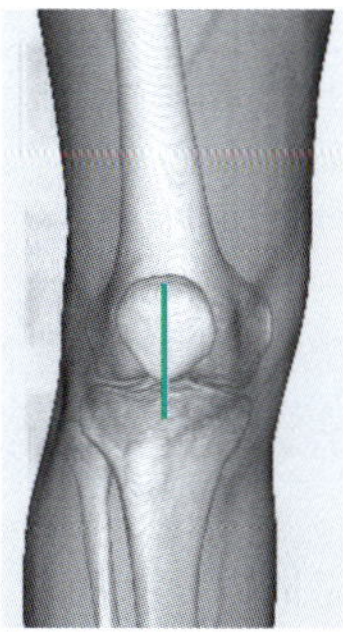

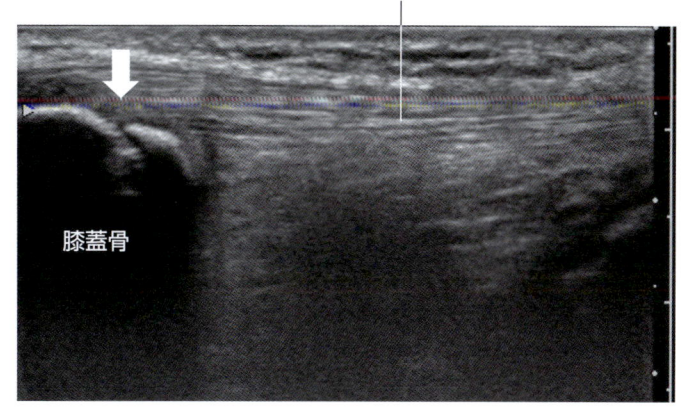

膝蓋腱

膝蓋骨

Q 骨の不連続部に圧痛が認められるのですが…？

骨不連続部表層の大腿四頭筋腱に著しい腫脹を認めると骨折が疑われるのでこの点を鑑別することが重要である **A**

膝前面の痛みを訴え，不連続部に圧痛を認める症例では，カラードプラ法で同部に付着する腱の血流増加を認めることがある。

分裂膝蓋骨（カラードプラ画像）
骨不連続部周囲の腱血流は増加していない。

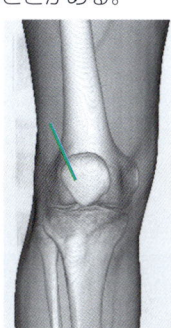

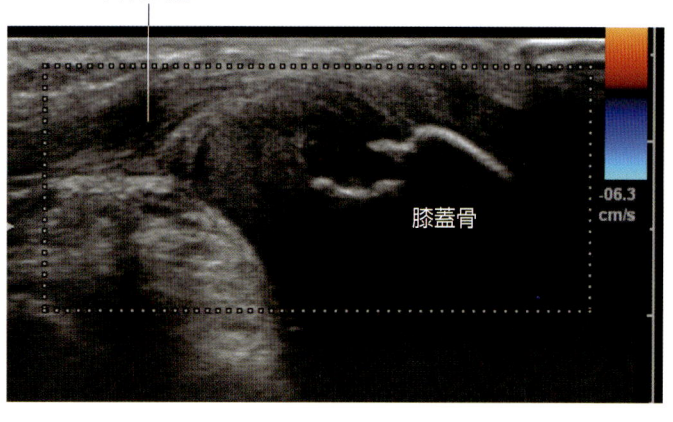

外側広筋

膝蓋骨

Sinding Larsen-Johansson病（ラルセン病）
骨不連続部周囲の腱血流が増加している。

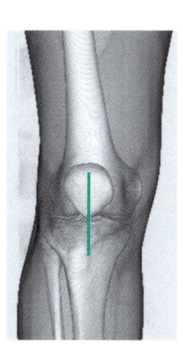

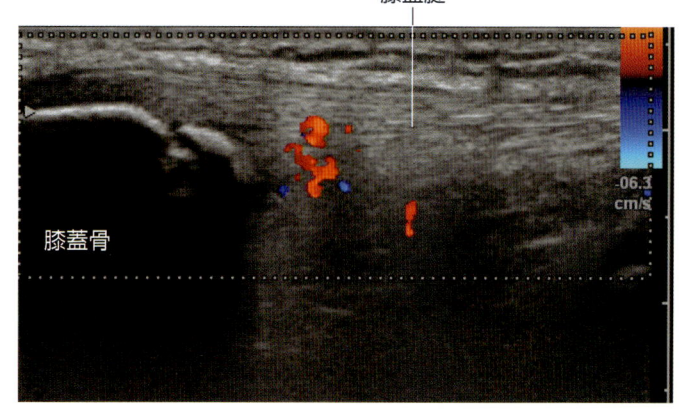

膝蓋腱

膝蓋骨

膝関節

Q 膝蓋骨骨折のとき気をつけることは何でしょうか？

膝蓋骨骨折では，骨の不連続性と低エコー像で肥厚した大腿四頭筋腱をみつけることが大切である A

骨片の転位の程度は，大腿四頭筋腱の断裂状態と直接関連するため，手術適応を考える有力な判断材料になる。

膝蓋骨骨折の長軸像
膝蓋骨に不連続性を認める（白矢印）。健側に比べ，大腿四頭筋腱が腫脹しているが連続性は保たれている。皮下組織，皮膚が腫脹しており，直達外力による損傷であることを示している。

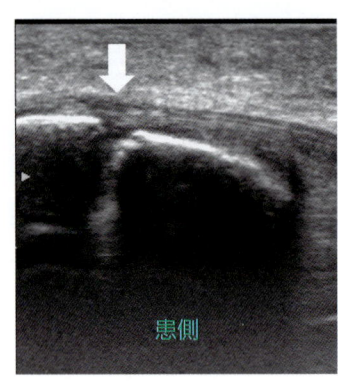

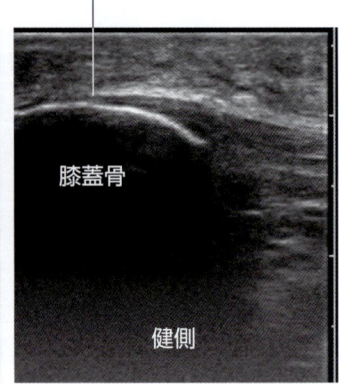

大腿四頭筋腱

膝蓋骨

患側　健側

Q 赤ちゃんにはお皿の骨がないって本当でしょうか？

通常，生まれたての赤ちゃんには単純X線像で膝蓋骨は認めない。先天性の膝蓋骨欠損，膝蓋骨低形成を nail patella syndrome とよぶが，触診上は膝蓋骨をしっかり触れることができる A

膝蓋骨は，2～6歳で中心から骨化が生じるため，それ以前は単純X線像では観察できないが，骨化前の鋳型としての軟骨はエコー像で確認できる。

1歳時の単純X線像

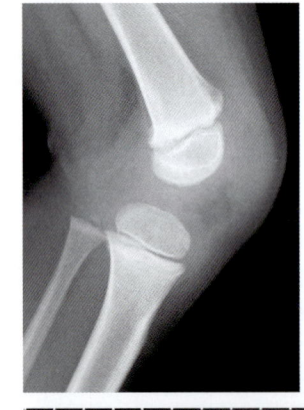

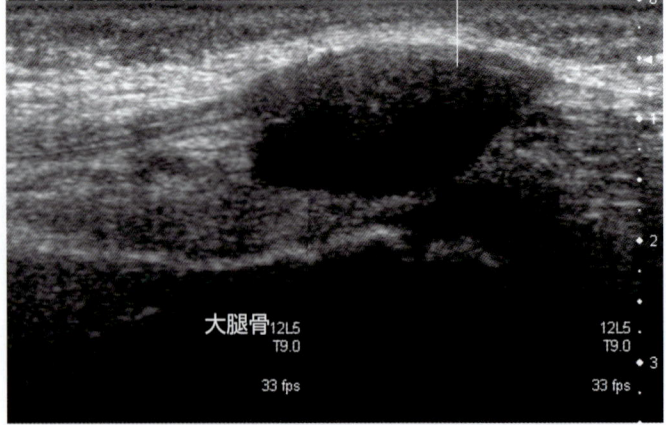

膝蓋骨

大腿骨

Step 2 　膝蓋大腿関節の観察

> プローブの動き

膝伸展位で膝蓋骨内側へ短軸方向にプローブをあてる。
プローブを持たない手で膝蓋骨を内側方向に押し出す。

膝蓋大腿関節の観察

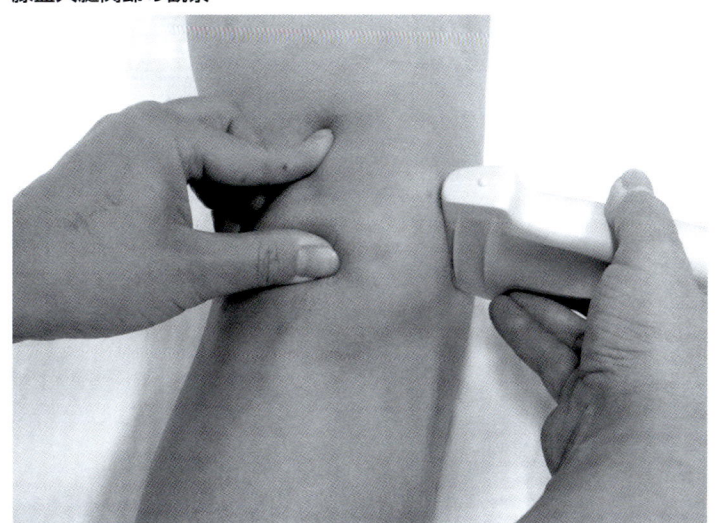

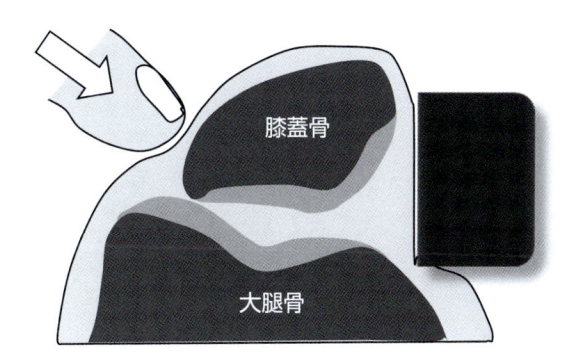

> プローブの動き

ビーム方向がMPFLに対し垂直になるようにプローブを動かす。

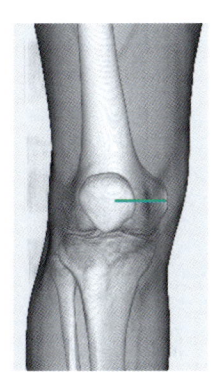

膝蓋大腿関節（PFJ）の短軸像
膝蓋骨の内側関節面（MF），内側膝蓋滑膜ひだ（MPP），内側膝蓋大腿靱帯（MPFL）（白矢頭）が観察できる。

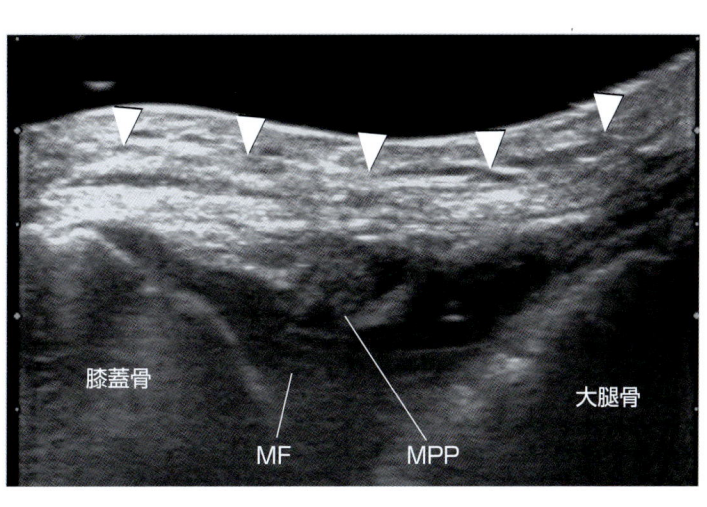

膝関節

Q 膝蓋骨脱臼の観察における注意点を教えてください

膝蓋骨脱臼では，MPFLの連続性や肥厚，さらに脱臼に伴って生じる膝蓋骨内縁の裂離骨折や大腿骨滑車外側の剥離骨片に注意することが大切である **A**

単純X線像では主病変のMPFL損傷を観察できない。MRIはMPFL損傷を直接評価できるが，撮像予約が必要で時間がかかる。一方，超音波検査は瞬時に病変を観察できる利点がある。

反復性膝蓋骨脱臼（右膝）
a：単純X線軸写像（30°屈曲位）

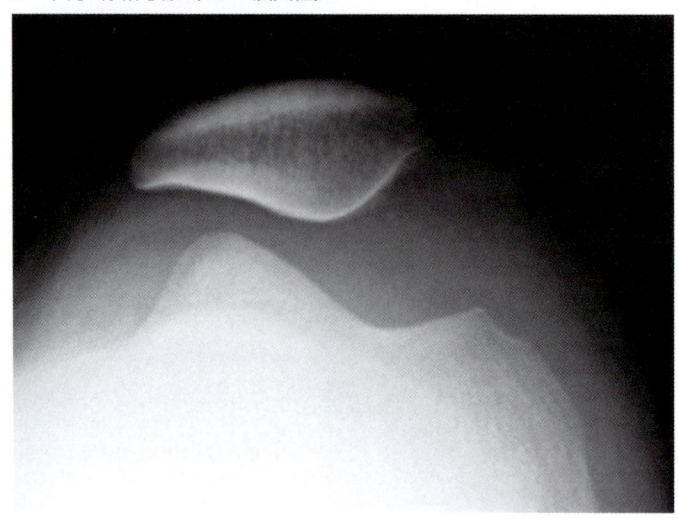

b：MRI軸写像

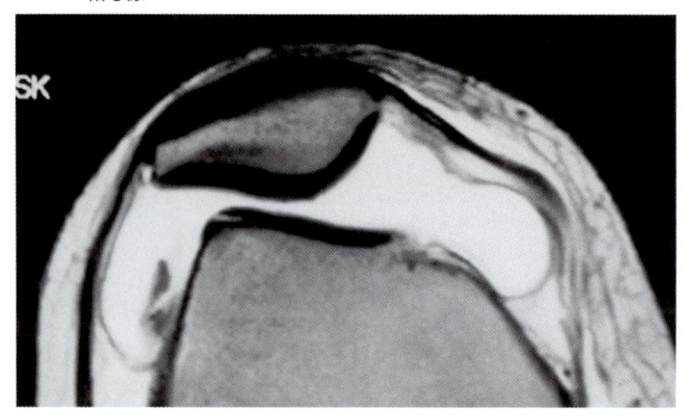

c：前内側操作短軸像
fibrillar patternを示すMPFLに不連続性を認める（白矢印）。

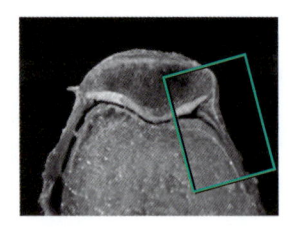

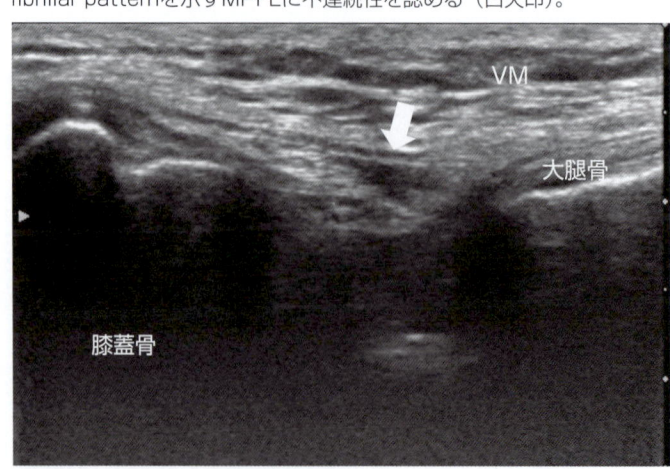

エコーanatomy　内側膝蓋大腿靱帯（MPFL）

- MPFLは大腿骨内側上顆と膝蓋骨内縁を結ぶ関節包靱帯で，膝蓋骨の外方変位に対して最も重要な制動機構とされている。膝蓋骨外側脱臼で損傷されやすい。

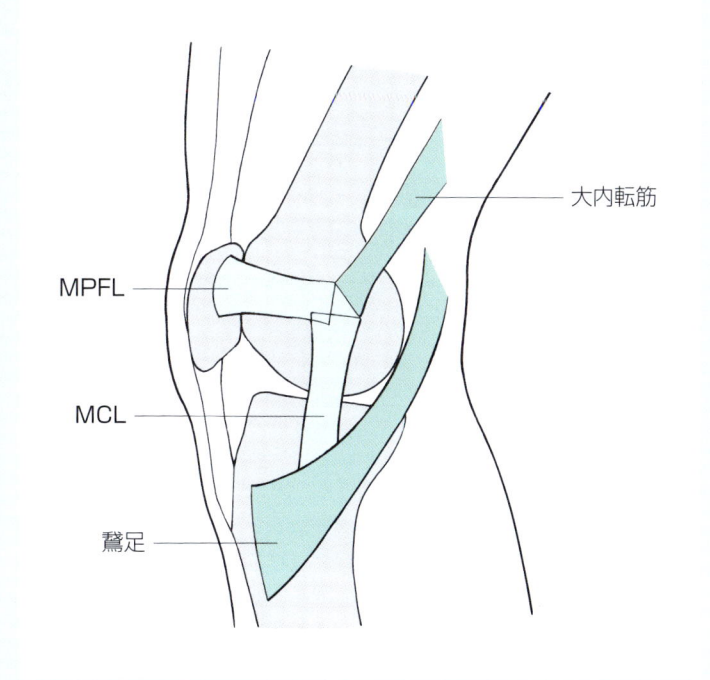

大内転筋
MPFL
MCL
鵞足

膝関節

膝蓋骨遠位の描出

Step 1　膝蓋腱の観察

プローブの動き

膝軽度屈曲位で，膝蓋骨遠位へ長軸方向にプローブをあてる。

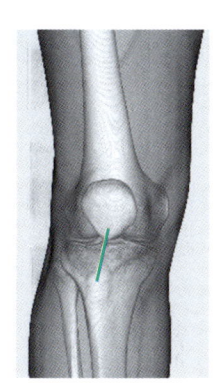

膝蓋腱の長軸像

fibrillar patternを示す膝蓋腱の深層には高エコー像の膝蓋下脂肪体（Hoffa's fat pad），両者の間の末梢側には低エコー像の深膝蓋下滑液包を認める。

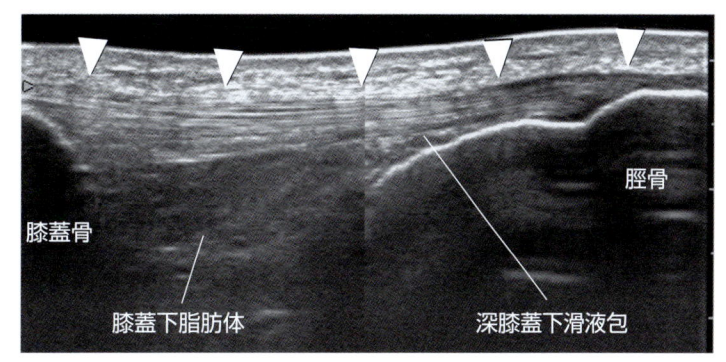

膝蓋骨
膝蓋下脂肪体
脛骨
深膝蓋下滑液包

エコーanatomy 脛骨粗面の発達

a cartilaginous stage
b apophyseal stage
c epiphyseal stage
d bony stage

246

Q ジャンパー膝の所見はどういうものでしょうか？

膝蓋腱，脛骨粗面，浅・深膝蓋下滑液包，膝蓋下脂肪体（Hoffa脂肪体）を観察していくと，膝蓋腱のfibrillar patternが，近位膝蓋腱の深層で不明瞭となっている場合がある。これがジャンパー膝（膝蓋腱炎）である **A**

痛みが強い場合には，fibrillar patternが消失した低エコー領域に一致して血流増加を認める場合が多い。

局所肥大の97％は膝蓋腱の近位，3％は遠位に生じる。全体の肥大は経過の長くなった症例にみられ，しばしば断裂を起こす。

ジャンパー膝

a：長軸像
近位膝蓋腱の深層でfibrillar patternが消失している（白矢頭）。

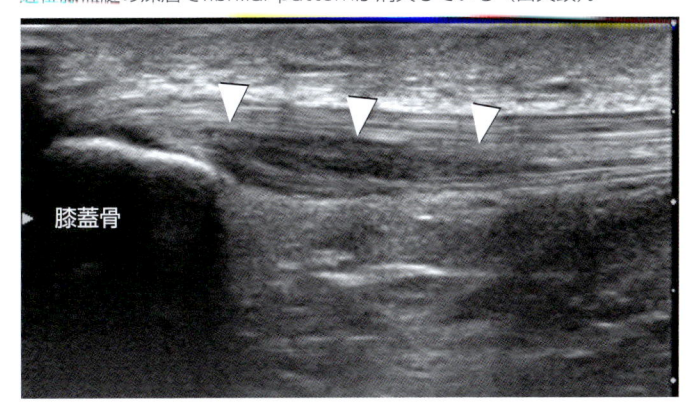

b：短軸像
膝蓋腱（白矢頭）の中央が低エコー像を示している（白矢印）。

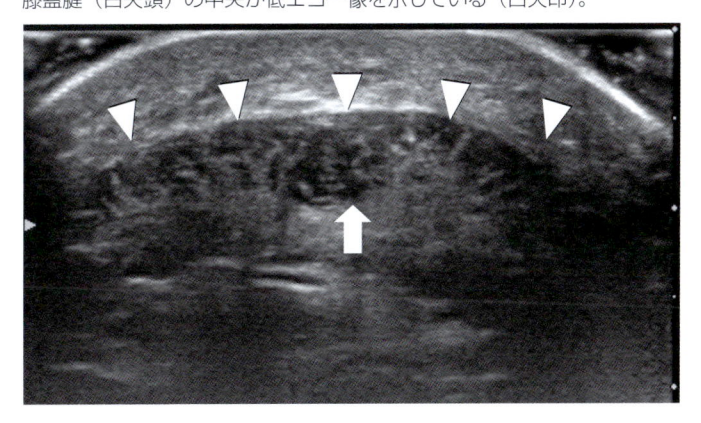

c：長軸ドプラ画像
fibrillar patternが消失した低エコー領域に一致して血流増加を認める。

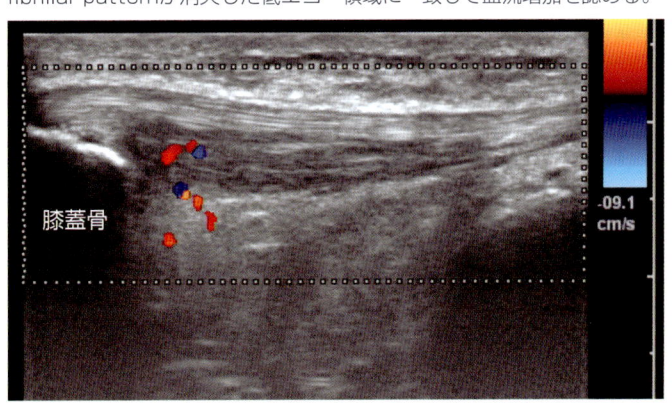

Q 膝蓋腱付着部に生じた骨輪郭の不整像について教えてください

膝蓋腱付着部に生じた骨輪郭の不整像は，膝蓋骨側がSinding Larsen-Johansson病，脛骨側がOsgood-Schlatter病の所見である A

膝蓋腱周囲の疼痛を示す疾患では，深膝蓋下滑液包炎を認める場合が多く，膝蓋下脂肪体炎を伴うこともある。いずれもドプラ画像での血流評価が有用である。

Osgood-Schlatter病
膝蓋腱付着部の脛骨粗面に輪郭不整像を認め（白矢頭），深膝蓋下滑液包に低エコー像の液体貯留を認める（白矢印）。

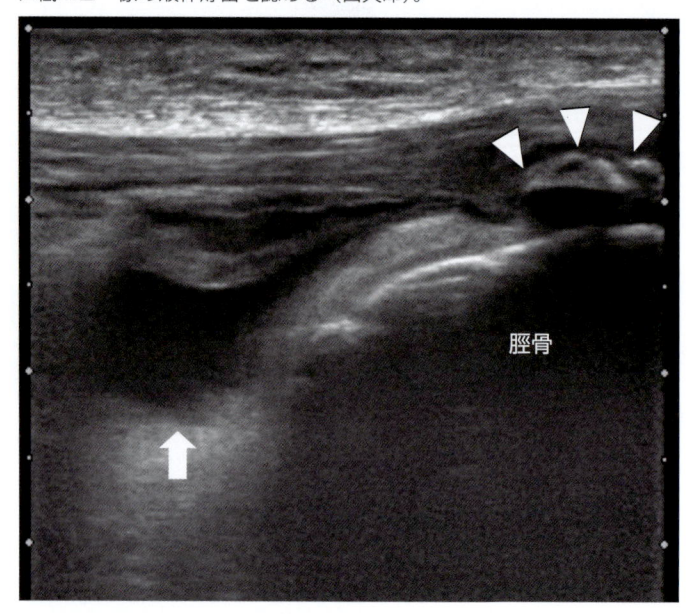

膝蓋下脂肪体炎（ドプラ画像）
膝蓋腱に異常所見を認めず，膝蓋下脂肪体内に血流増加を認める。

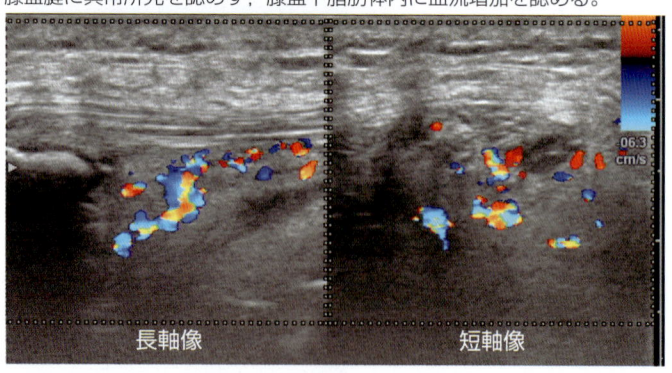

Step 2　大腿骨荷重部の観察

プローブの動き
膝最大屈曲位で膝蓋骨内側へ短軸方向にプローブをあてる。

大腿骨関節軟骨の観察

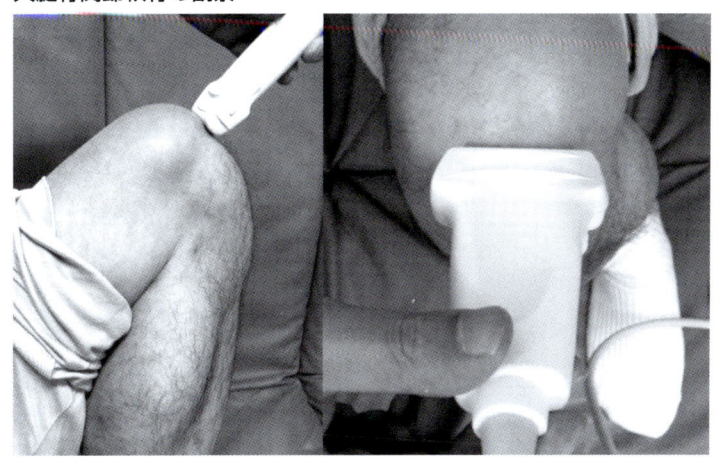

プローブの動き
プローブを前方から後方に移動する。

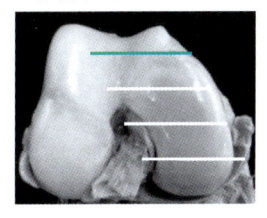

大腿骨関節軟骨の短軸像
a：大腿骨滑車

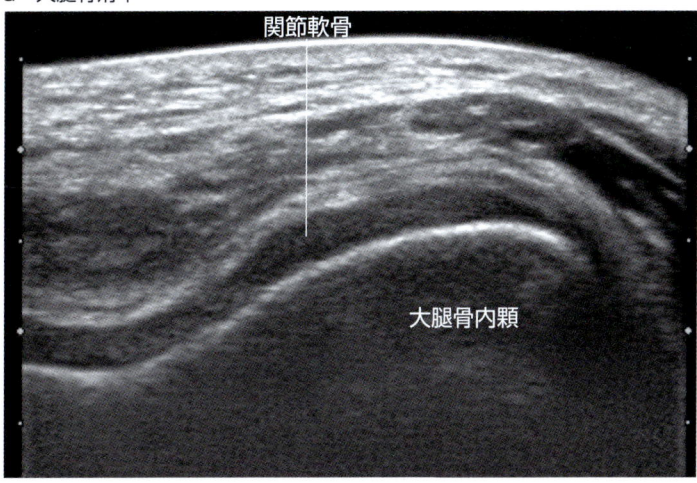

関節軟骨

大腿骨内顆

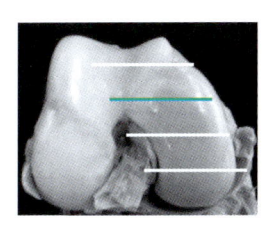

b：大腿骨内顆荷重部（前）

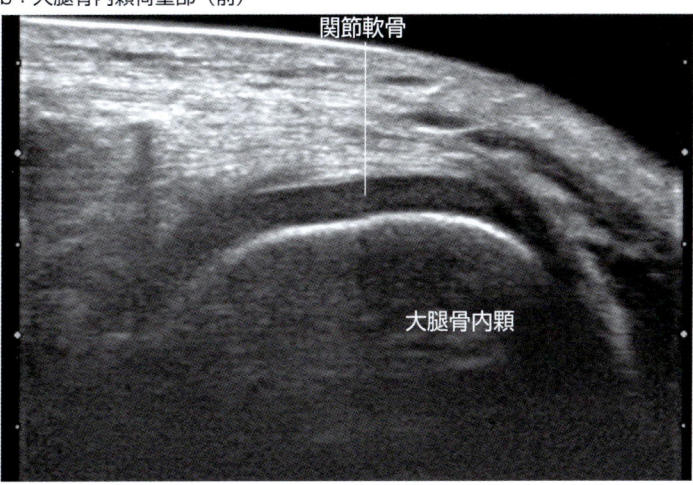

関節軟骨

大腿骨内顆

膝関節

c：大腿骨内顆荷重部（中）

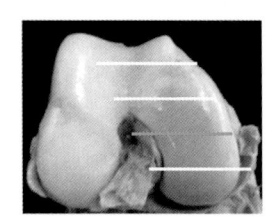

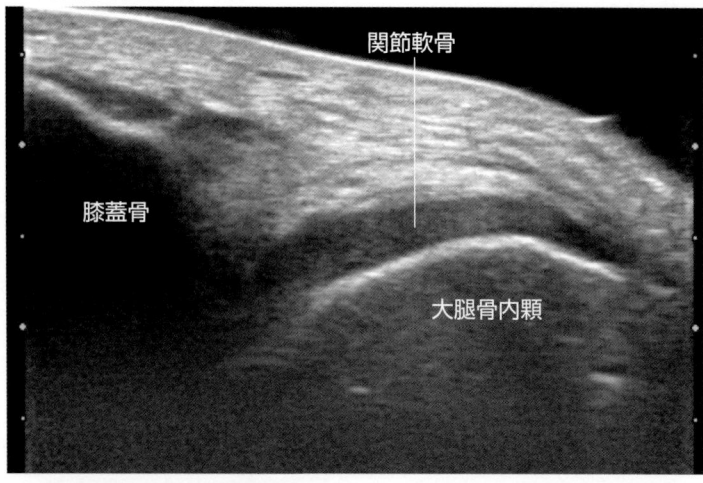

関節軟骨
膝蓋骨
大腿骨内顆

d：大腿骨内顆荷重部（後）

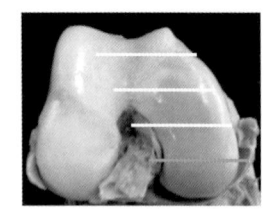

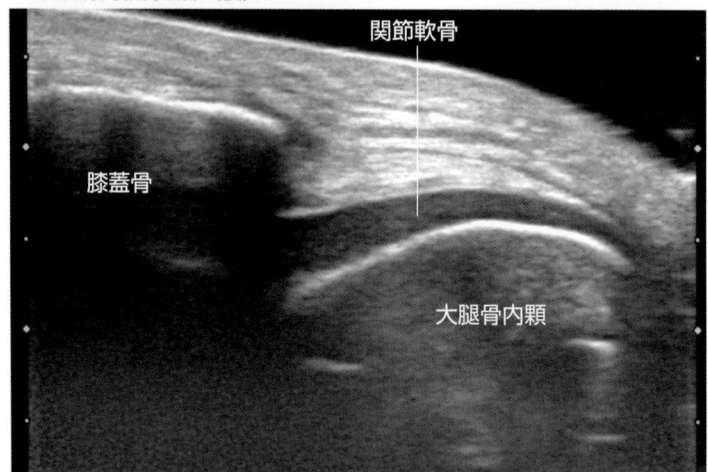

関節軟骨
膝蓋骨
大腿骨内顆

プローブの動き

プローブを90°回転し長軸操作を行う。

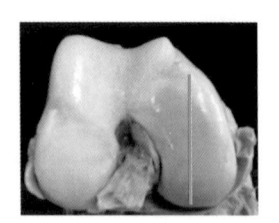

大腿骨関節軟骨の長軸像

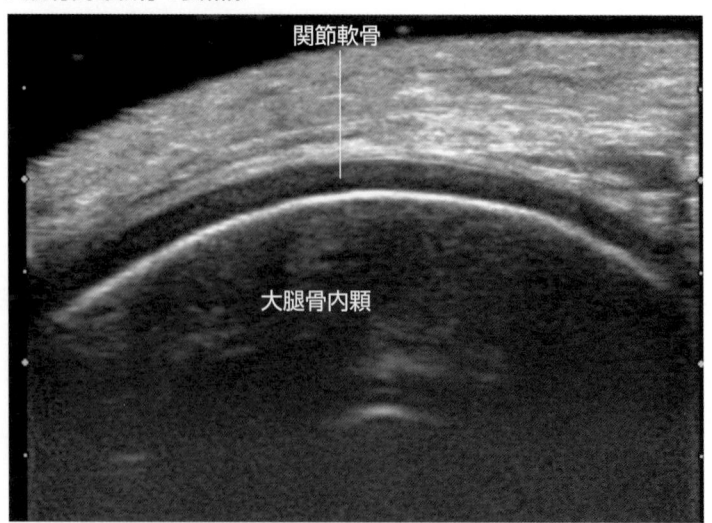

関節軟骨
大腿骨内顆

Q 関節軟骨の厚さの測り方を教えてください

超音波が関節軟骨に垂直にあたると，軟骨表面に線状高エコーの輪郭が描出されるので，この部分で軟骨の厚さを計測する **A**

骨の陰に隠れてしまう大腿骨外顆，脛骨の関節軟骨は観察しづらい。しかし，大腿骨滑車から内顆の関節軟骨は観察できる。

軟骨厚の計測（大腿骨内顆荷重部の長軸像）
軟骨下骨と軟骨表面の輝線（白矢頭）との間で軟骨の厚さが計測できる。
a：超音波が斜めにあたった場合　　b：超音波が垂直にあたった場合

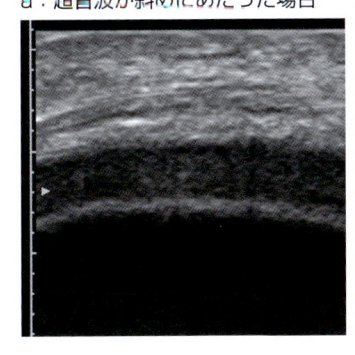

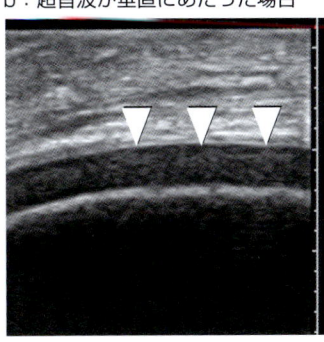

Q 変形性膝関節症の特徴を教えてください

荷重部軟骨部分の厚さが薄くなるばかりでなく，軟骨表面が不鮮明になるのが特徴である **A**

軟骨の厚さには年齢差，個人差があるため，厚さだけでは診断の根拠とはなりにくい。

変形性膝関節症（長軸像）
関節軟骨が薄く，輝線が消失している。

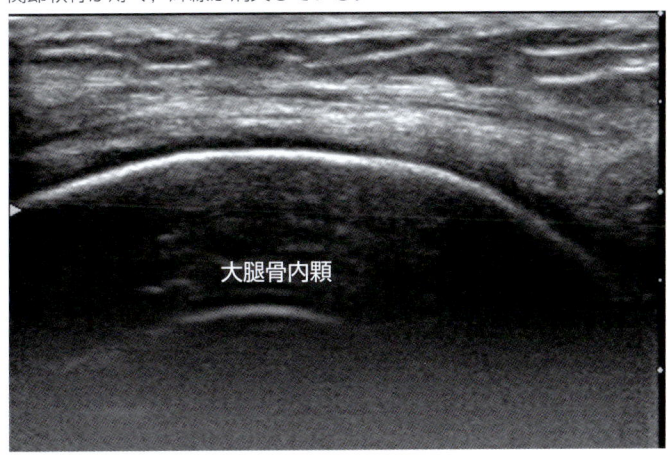

大腿骨内顆

軟骨厚の年齢差（小児例）
成人に比べ関節軟骨が厚い。

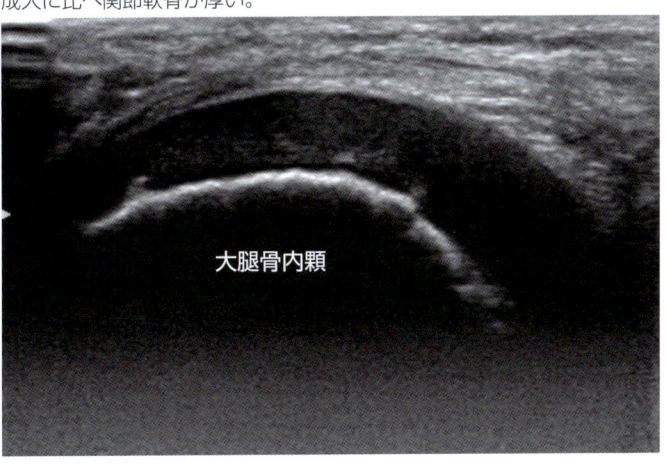

大腿骨内顆

膝関節

Q 軟骨下骨の輪郭不整像が観察されました。どう診断すればよいでしょう？

軟骨下骨の輪郭不整像は，変形性膝関節症，離断性骨軟骨炎や骨壊死にみられる所見である **A**

軟骨下骨の輪郭不整像（大腿骨離断性骨軟骨炎）

a：単純X線像（膝屈曲位正面像）

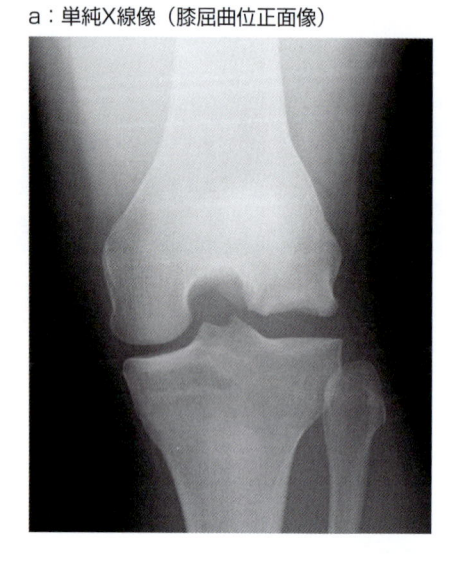

b：MRI（T2*冠状断像）

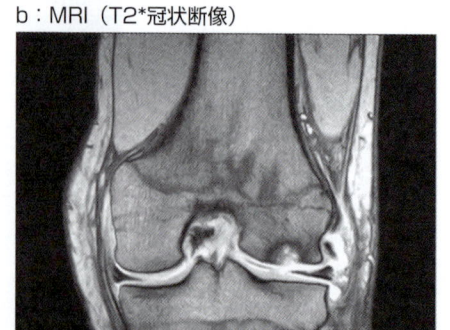

c：超音波画像（大腿骨外顆前方操作長軸像）
骨の輪郭不整像ばかりでなく，関節軟骨に段差を認める（白矢印）。

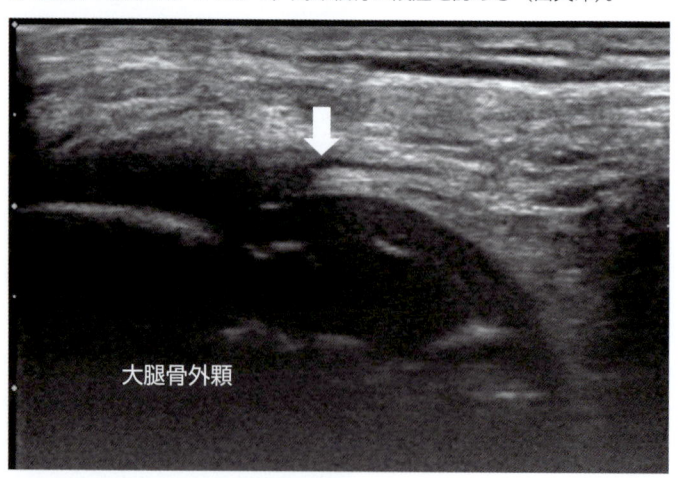

大腿骨外顆

Q 大腿骨滑車の形状はどのように観察すればよいでしょうか？

大腿骨滑車は2画面表示の合成画像に全体像を描出することで評価できる **A**

反復性膝蓋骨脱臼には，滑車の形成不全を基盤に発生する場合がある。骨性滑車以外に軟骨性滑車の形成不全も超音波では直接同時に評価できる。

その他，滑車の低形成を認める場合もある。

大腿骨滑車の形状（2画面表示短軸像）

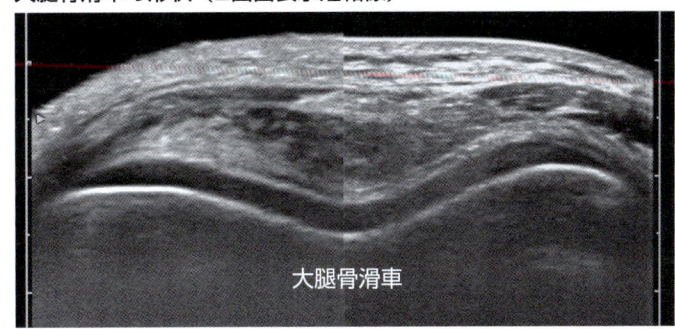

大腿骨滑車

Step 3 前十字靱帯（ACL）の観察

プローブの動き

膝最大屈曲位で，膝蓋骨外側に長軸方向に当てる。右膝の場合はプローブを反時計方向に30°回転する。

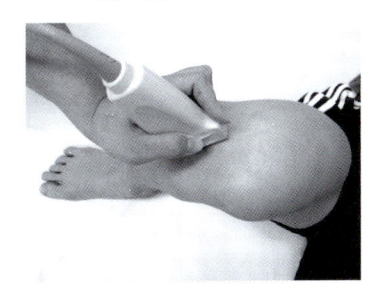

ACLの観察（長軸像）

fibrillar patternを示す膝蓋腱の深層には高エコー像の膝蓋下脂肪体（Hoffa's fat pad），両者の間の末梢側には低エコー像の深膝蓋下滑液包がある。高エコー像の脂肪体後方に，帯状低エコー像のACLを認める（白矢頭）。

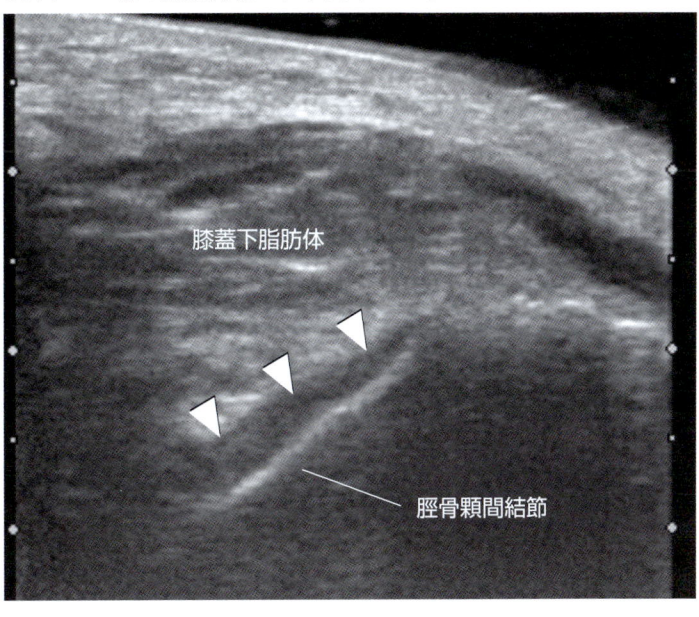

膝蓋下脂肪体

脛骨顆間結節

Q ACLの大腿骨側付着部がみえにくいのですが…？

ACLの脛骨側付着部は観察できるが，断裂頻度が高い大腿骨側は骨に隠れて観察できない。ACL描出に関してはMRIのほうが優れている **A**

内側操作

> **Master Point** 内側操作では，主に内側側副靱帯，内側半月板，鵞足を長軸で観察できる。

検査肢位

体位・肢位 膝関節を30°屈曲位とし，座位または仰臥位のまま股関節を外旋して観察する方法と，側臥位にして観察する方法がある。

プローブの動き

外反ストレスを加える場合は，仰臥位ではベッド縁から膝下を垂らして脇で下腿を抱え，プローブ操作する手と反対の手で膝を外側から押す。
側臥位では膝下に枕を置いて，プローブ操作する手と反対の手で下腿を外側から押す。

外反ストレスのかけ方
a：座位または仰臥位

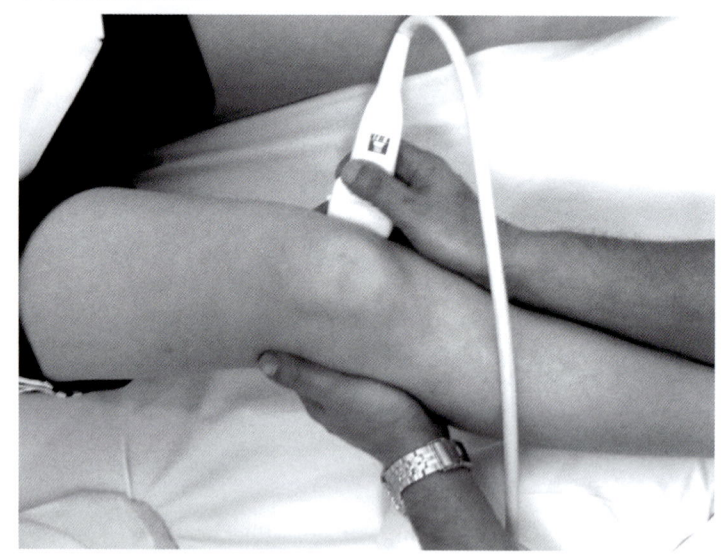

b：側臥位

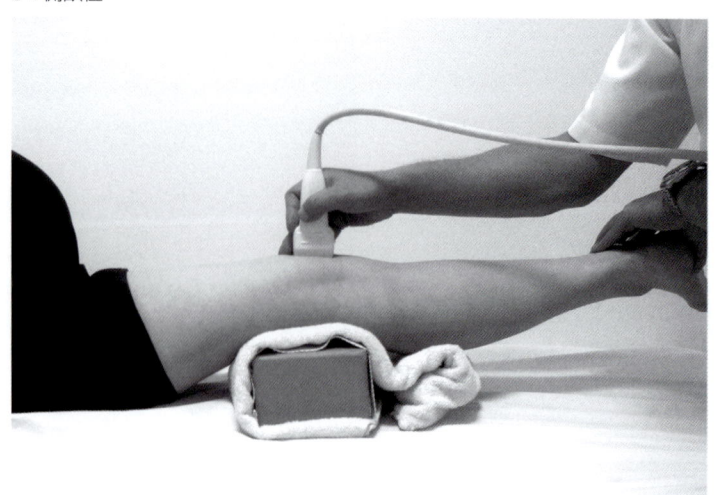

検査手順

Step 1　内側側副靱帯（MCL）の観察

プローブの動き

膝伸展位で，膝関節内側へ長軸方向にプローブをあてる。

MCLの観察

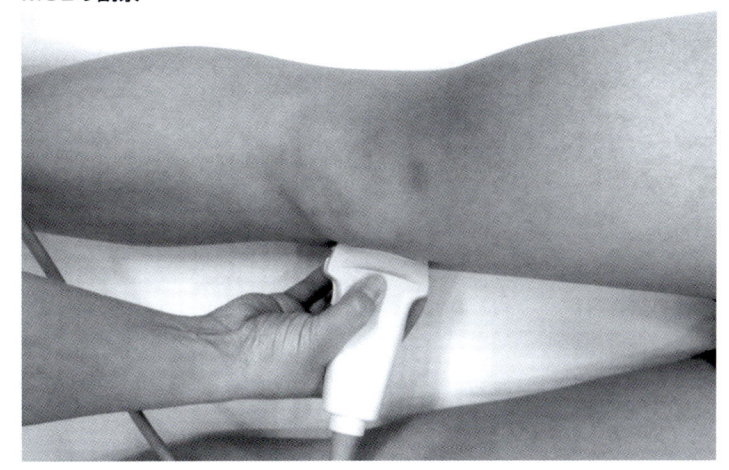

MCLの長軸像

a：関節裂隙レベル

MCLは浅層，深層の2層からなる。浅層線維がfibrillar patternを示している（白矢頭）。深層線維が内側半月板と連続した大腿骨側に半月大腿靱帯（MFL），脛骨側に半月脛骨靱帯（MTL）がみえる。深層線維の大腿骨付着部は関節裂隙の約1cm近位に存在する陥凹部（＊）で，MCL描出の骨性ランドマークになる。内側半月板（MM）が三角形の高エコー像として描出されている。MMをはさむ低エコー像は関節軟骨である。

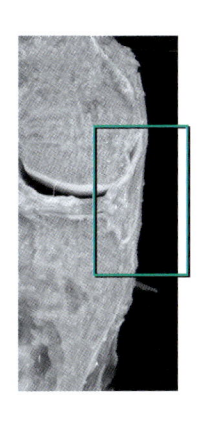

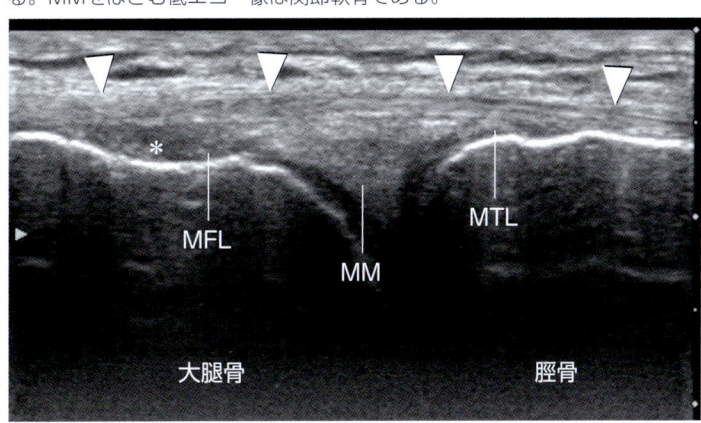

b：脛骨近位レベル

脛骨表面のfibrillar patternを示す像がMCL浅層線維である（白矢頭）。

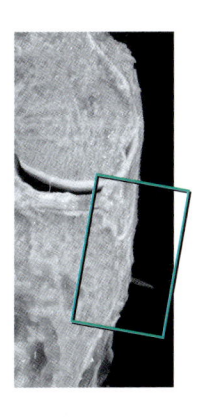

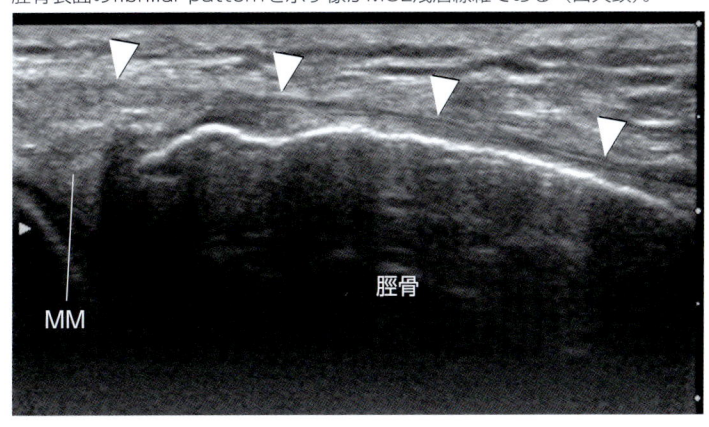

c：脛骨付着部レベル
MCL浅層線維は関節裂隙から約7cm遠位まで及び，脛骨内壁に広く付着している．その表層をやや低エコー像の鵞足が覆う（白矢頭）．

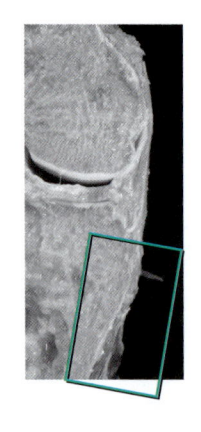

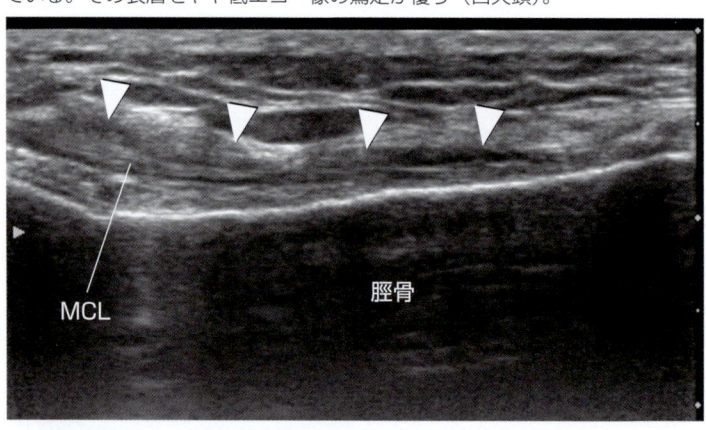

d：全体像（パノラマ画像）
長さ約9cmのMCL（白矢頭）が，全長にわたって描出されている．

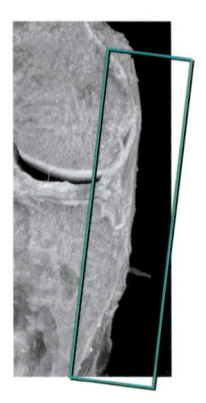

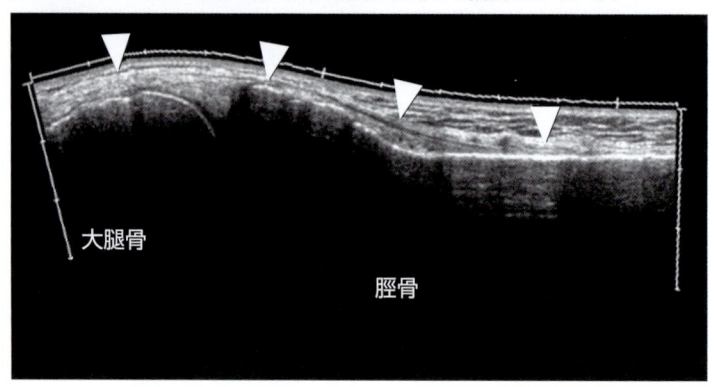

Q MCL損傷の所見について教えてください

膝関節靱帯損傷ではMCL損傷の頻度が最も高い．損傷されたMCLではfibrillar patternが不明瞭となり，全体に腫脹して低エコー像を示す **A**

靱帯の腫脹は，正常値（大腿骨内上顆の陥凹部：3.6±0.5mm，脛骨変曲点：2.3±0.3mm），または健側との比較で判断する．

MCL損傷の長軸像
患側のMCL（白矢頭）は，健側に比べて著しく肥大している．

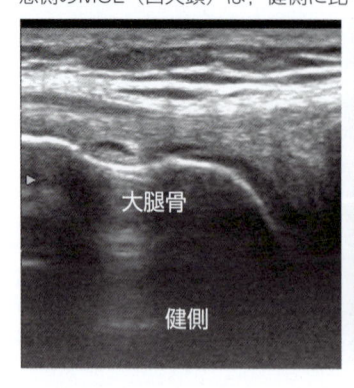

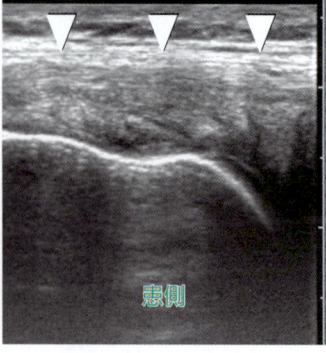

Q MCL損傷の陳旧例で骨化がありました。この病変は何でしょうか？

MCL損傷の陳旧例では，靱帯内部に音響陰影を伴う骨化が出現することがあり，とくにPellegrini-Stieda lesionとよばれる A

MCL損傷例では，外反ストレスによる関節裂隙の開大ばかりでなく，半月板の関節内への引き込み，靱帯の弛緩状態が動的に観察できる。

Pellegrini-Stieda lesionの長軸像
肥大した靱帯内部に音響陰影を伴う骨化病変（白矢頭）を認める。

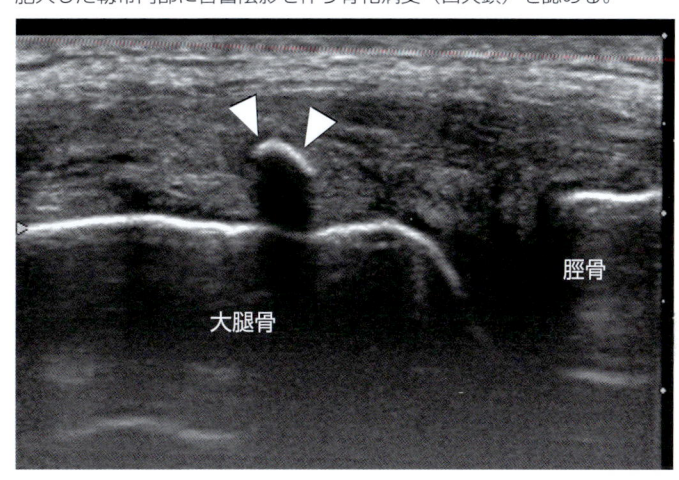

膝関節

Step 2　内側半月板（MM）の観察

プローブの動き

膝伸展位で，膝関節内側へ長軸方向にプローブをあてる。

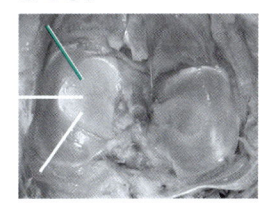

内側半月板（MM）
a：前方

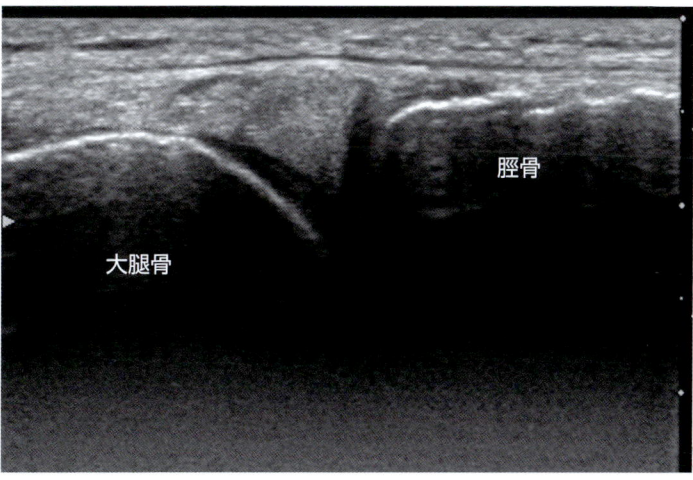

b：中央

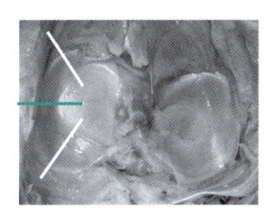

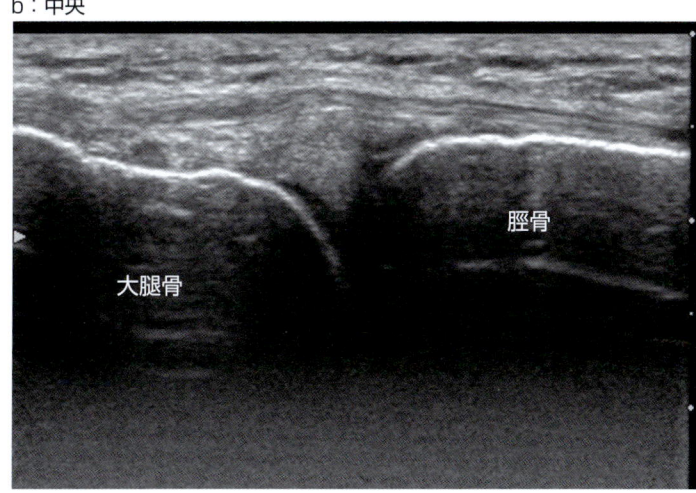

257

c：後方

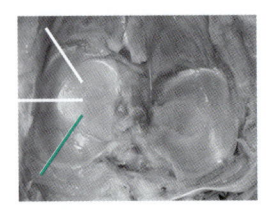

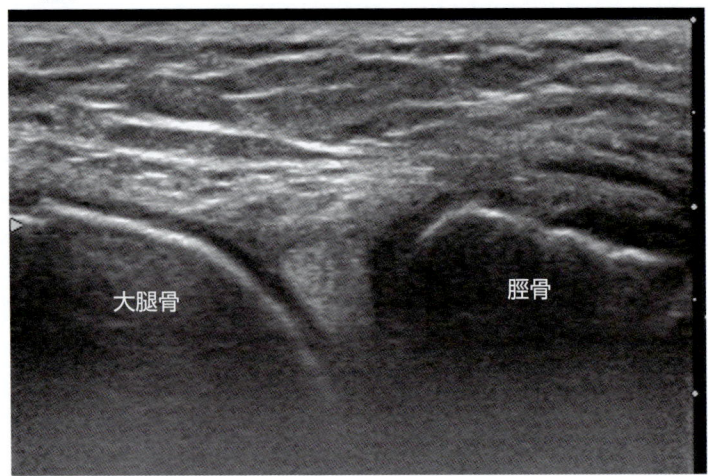

大腿骨　脛骨

Q 内側半月板断裂はどのようにみえますか？

内側半月板は中央から後方で内側側副靱帯の深層線維と連続しており，両者は一塊となった三角形高エコー像を示す。半月板断裂は三角形高エコー像内部の線状低エコー像として観察できる **A**

半月板断裂
a：MRI冠状断像（T2*）
内側半月板に高エコー像の水平断裂を認める（矢印）。

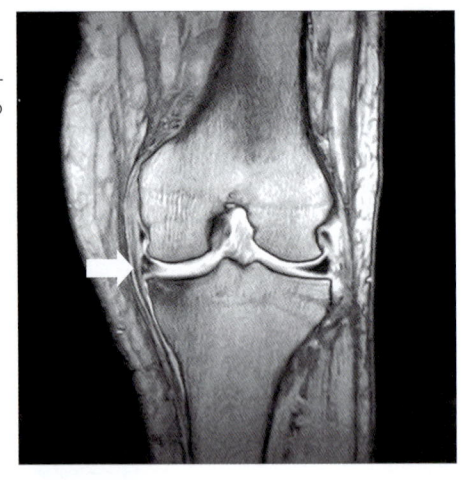

b：エコー像
内側半月板に線状低エコー像の水平断裂を認める（白矢印）。

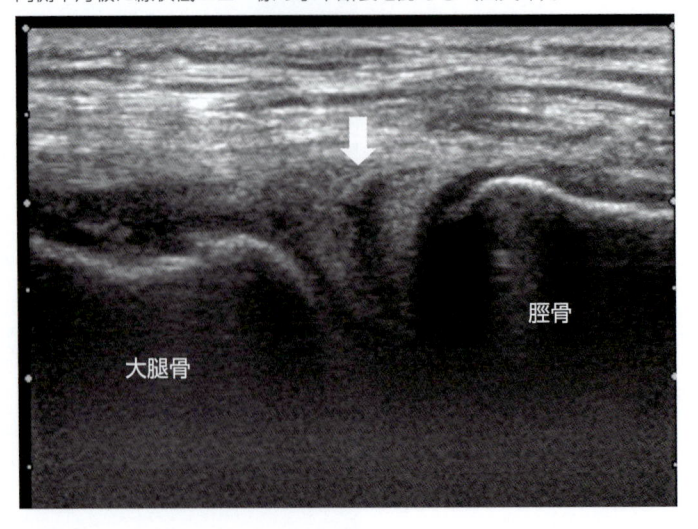

大腿骨　脛骨

Q 半月板嚢腫はどのようにみえますか？

MCLの浅層，深層間に低エコー像として描出される **A**

水平断裂に伴うことが多い。

半月板嚢腫
半月板水平断裂と連続する低エコー像の嚢腫を認める（白矢頭）。嚢腫はMCL浅層線維をはさんで広がっている。

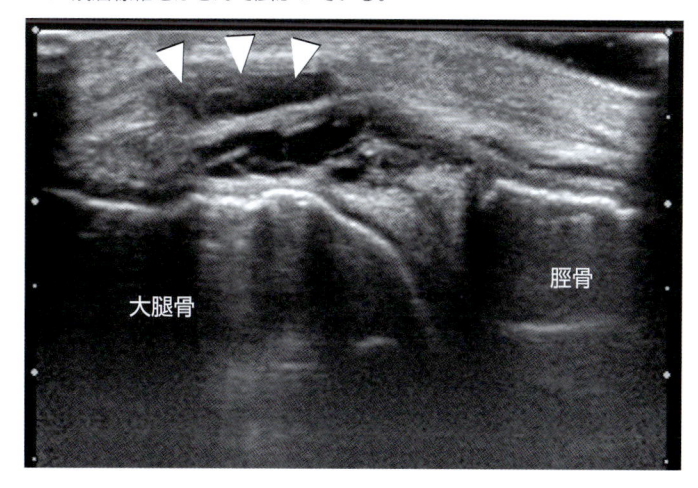

Q 半月板手術後はどのようにみえますか？

バケツ柄断裂や半月板切除術後では，三角形の頂点側が欠損してみえる **A**

半月板切除術後
三角形高エコー像の半月板が欠損し，切除辺縁が一部観察できる（＊）。

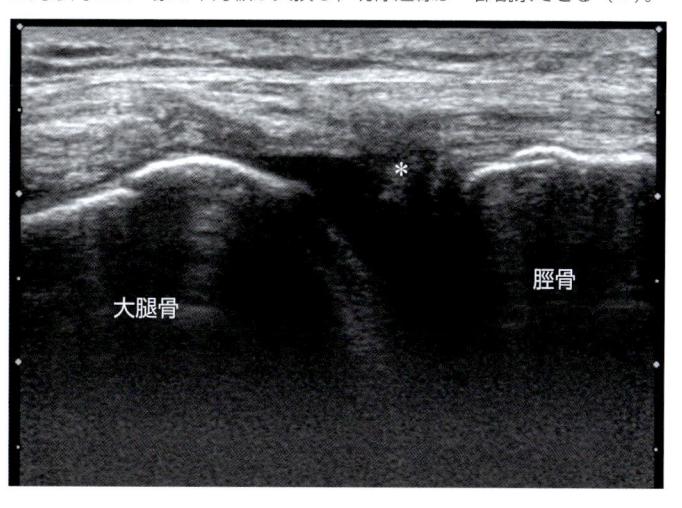

Q 半月板が内側に亜脱臼しているのですが…？

半月板が内側に亜脱臼しているのは変形膝関節症に特徴的な所見である A

亜脱臼した半月板を包み込むように骨棘が形成される。

変形性膝関節症
a：単純X線正面像

b：超音波画像
半月板が内側に亜脱臼し（＊），骨棘（白矢頭）を認める。

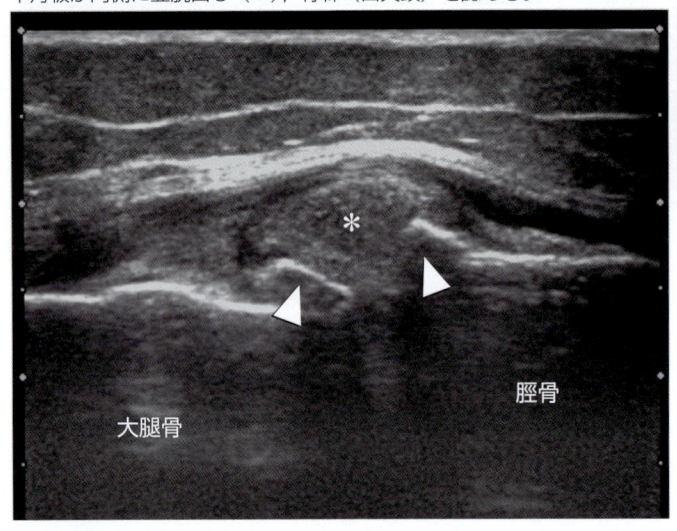

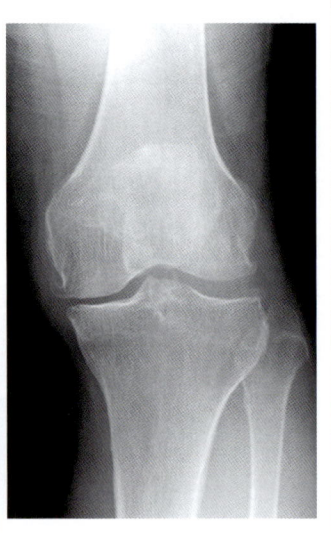

大腿骨　脛骨

Step 3　鵞足の観察

プローブの動き

膝関節後内側へ短軸方向にプローブをあてる。

鵞足の短軸像
a：大腿骨内顆レベル
縫工筋（S）筋腹直下に薄筋腱（G）が走行し、半腱様筋（ST）は中央寄り皮下に観察できる。

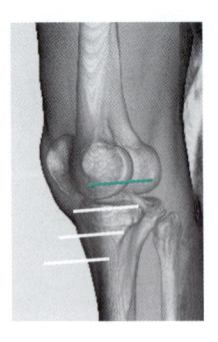

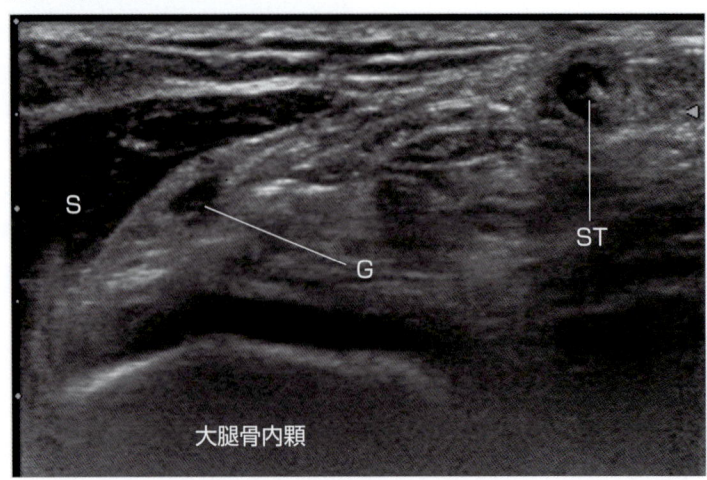

大腿骨内顆

b：関節裂隙レベル
縫工筋（S）は筋腹の状態で，直下に薄筋腱（G）を認める。中央寄り深部に半腱様筋（ST）が観察できる。

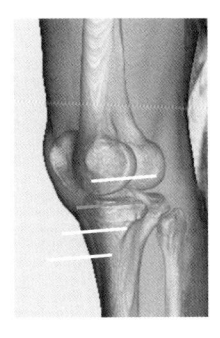

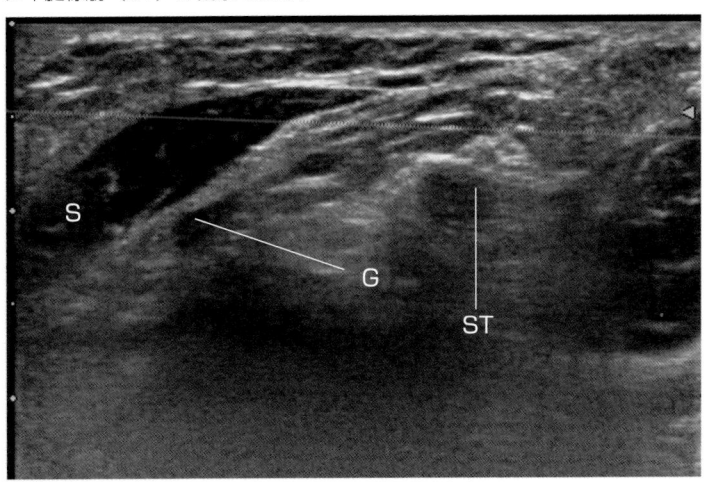

c：脛骨近位レベル
縫工筋（S）は筋腹の状態で，直下に薄筋腱（G）を認める。

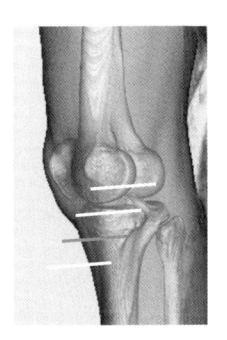

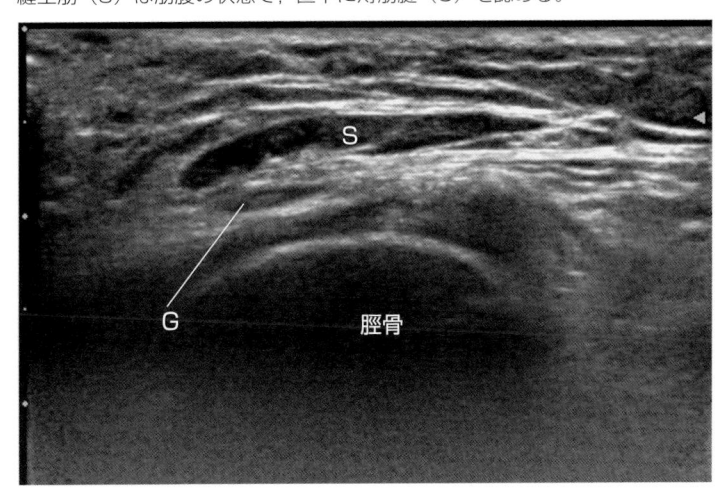

d：脛骨付着レベル
縫工筋（S），薄筋腱（G），半腱様筋（ST）の識別は困難で，一塊となった鵞足がMCL上に観察できる。

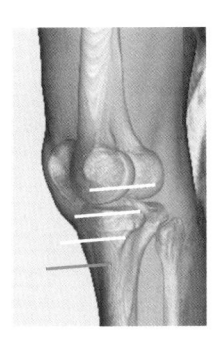

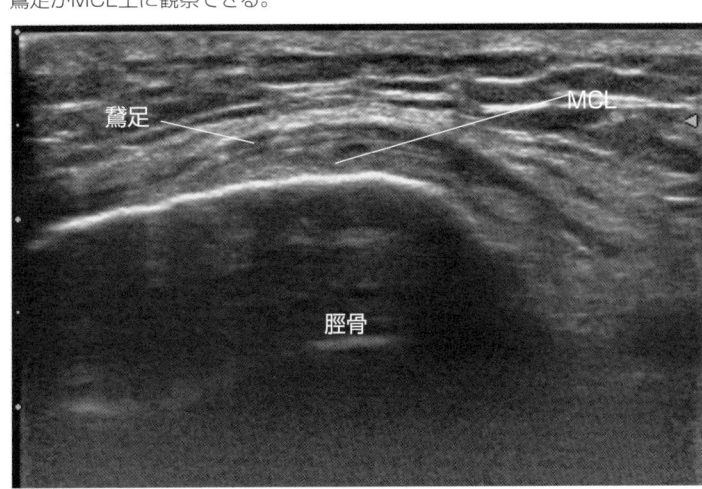

> プローブの動き

プローブを鵞足の走行に沿って90°回転する。

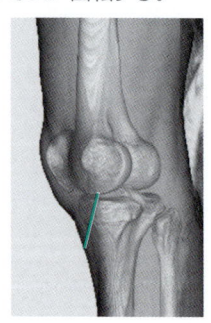

鵞足の長軸像
縫工筋（S）の筋腹直下に薄筋腱（G）が走行している。

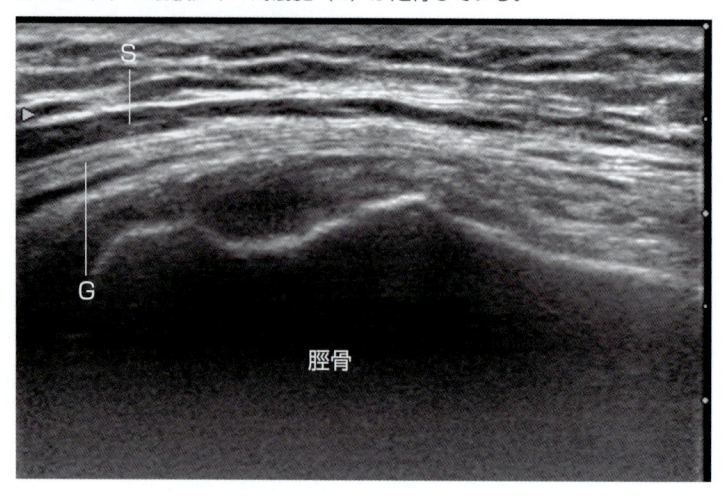

Q 患者が鵞足部の痛みを訴えています。気をつけることは何でしょうか？

鵞足部の痛みを訴える変形性膝関節症がしばしばある。鵞足の肥大，ガングリオンを認めることがある **A**

鵞足炎の長軸像
健側に比べ，患側の鵞足が肥厚している（白矢頭）。

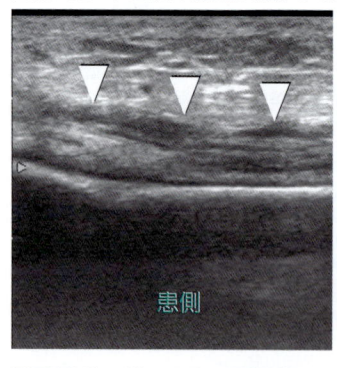

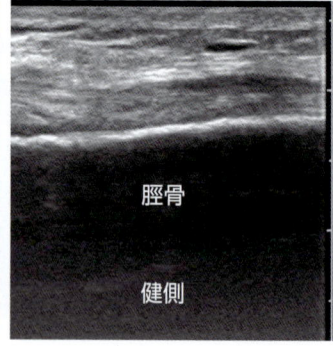

鵞足部ガングリオンの長軸像
鵞足とMCLとの間に低エコー像のガングリオンを認める。

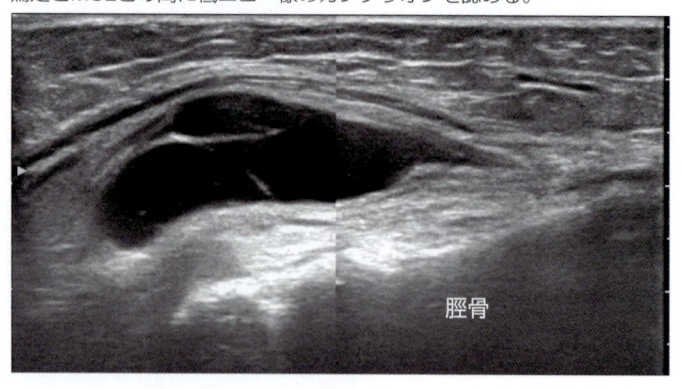

外側操作

Master Point 外側操作では，主に外側側副靱帯，外側半月板，大腿二頭筋腱，膝窩筋腱，腸脛靱帯が観察できる（長軸像）。

検査肢位

体位・肢位 座位と側臥位の観察法がある。

プローブの動き

内反ストレスを加える場合は，座位ではベッド縁から膝下を垂らして脇で下腿を抱え，プローブ操作する手と反対の手で膝を内側から押す。
側臥位では膝下に枕を置いて内反を加える。

内反ストレスのかけ方
a：坐位

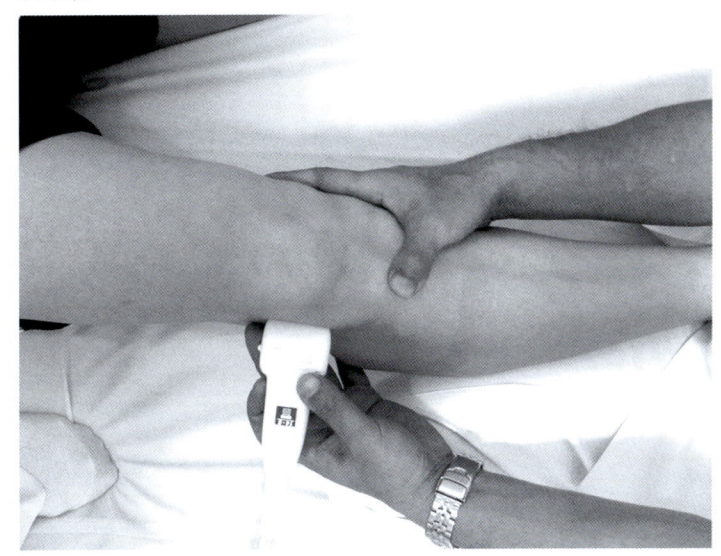

b：側臥位

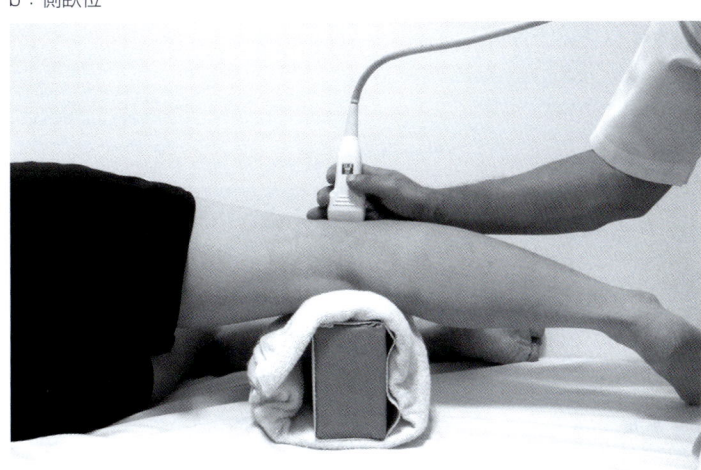

検査手順

Step 1　外側側副靱帯（LCL）の観察

プローブの動き

座位で，膝関節外側へ長軸方向にプローブをあてる。

LCLの観察

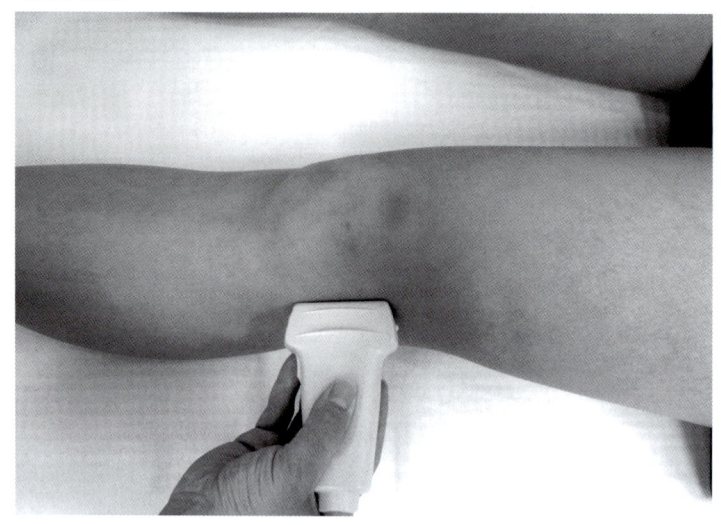

LCLの長軸像

外側上顆下方のLCL（白矢頭）直下にはpopliteal grooveがあり，膝窩筋腱が走行している。

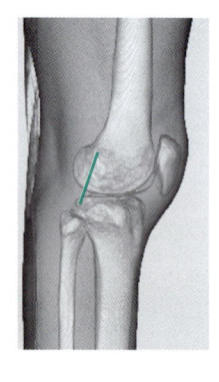

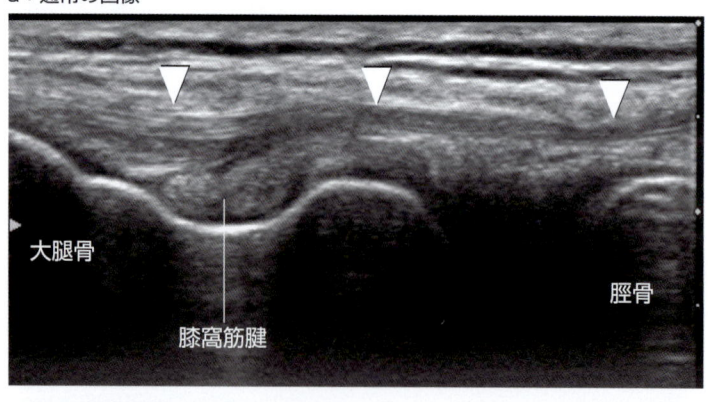

a：通常の画像

b：パノラマ画像

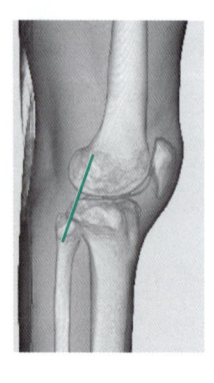

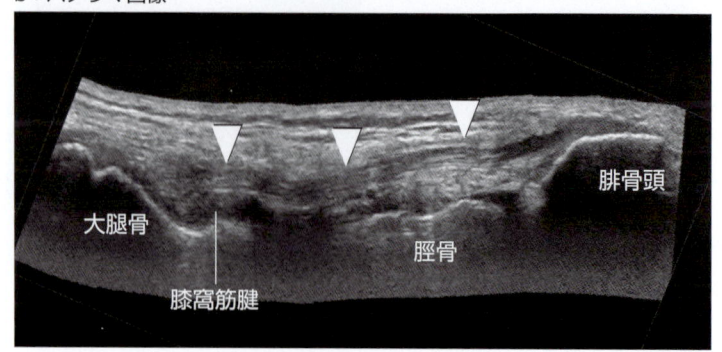

Step 2　大腿二頭筋腱の観察

プローブの動き

腓骨頭を中心軸にプローブ近位を後方へ回転する。

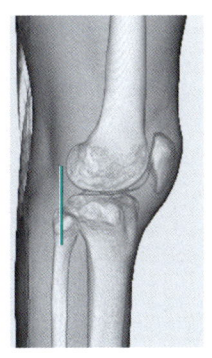

大腿二頭筋腱
大腿二頭筋腱（白矢頭）が腓骨頭に付着している。腱下方の筋性部分は大腿二頭筋短頭である。

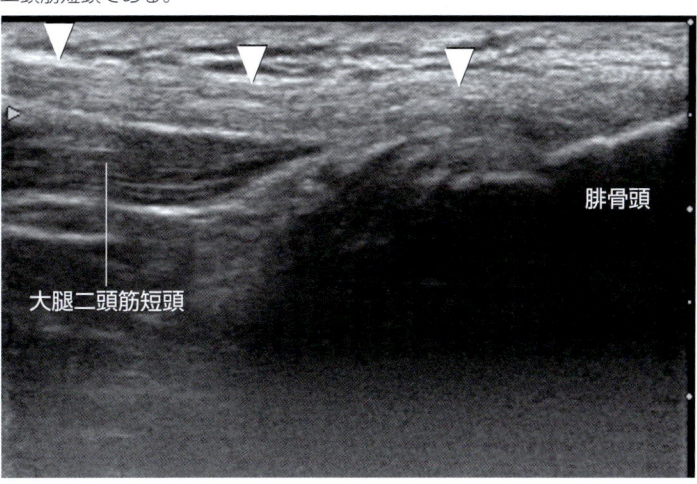

Step 3　腸脛靭帯（ITT）の観察

プローブの動き

Gerdy結節へ長軸方向にプローブをあてる。

図3-5　腸脛靭帯（ITT）
Gerdy結節へ付着するITT（白矢頭）が，大腿骨外側上顆直上を走行している。

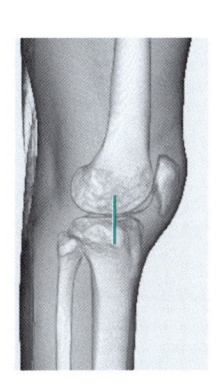

a：通常の画像

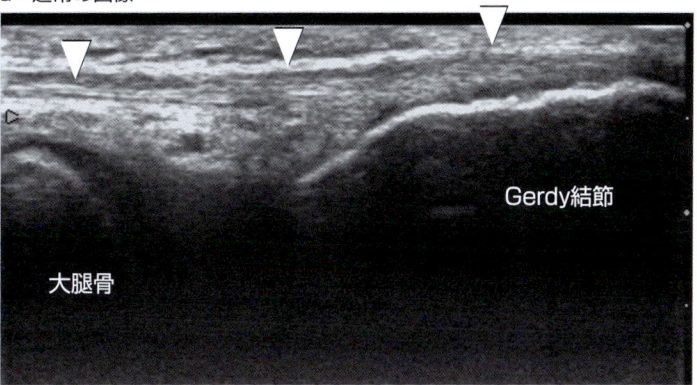

b：パノラマ画像

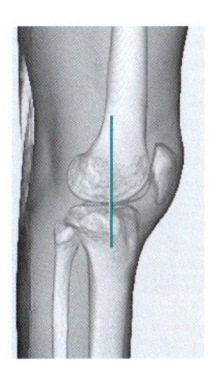

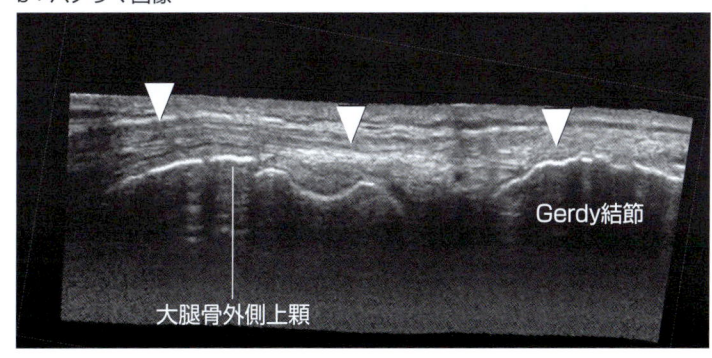

Step 4　外側半月板（LM）の観察

プローブの動き

関節裂隙に長軸方向にプローブをあてる。前方から後方に向かってプローブを移動する。

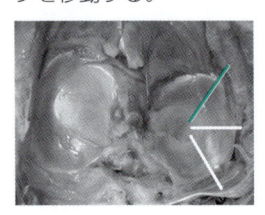

外側半月板（LM）

半月板は三角形の高エコー像として描出される。骨と半月板の間の低エコー像は関節軟骨である。

a：前方

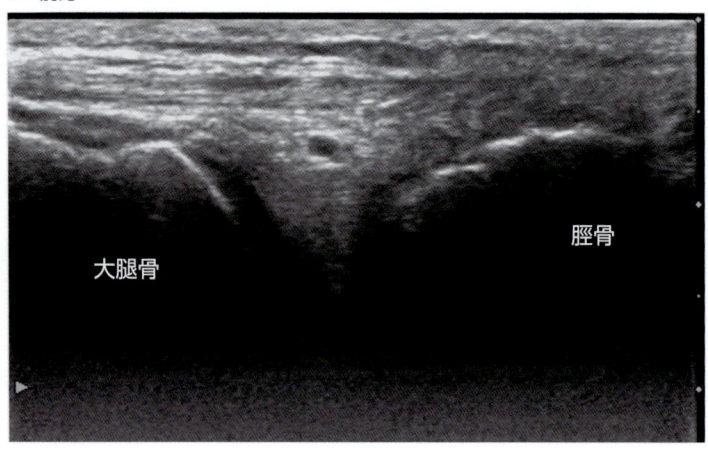

b：中央

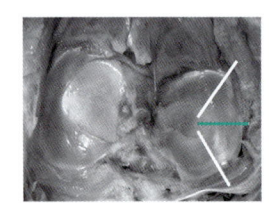

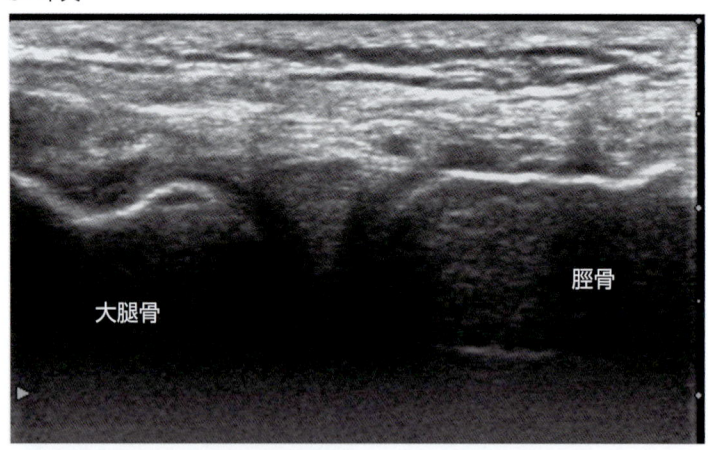

c：後方

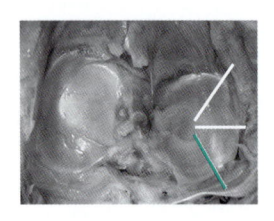

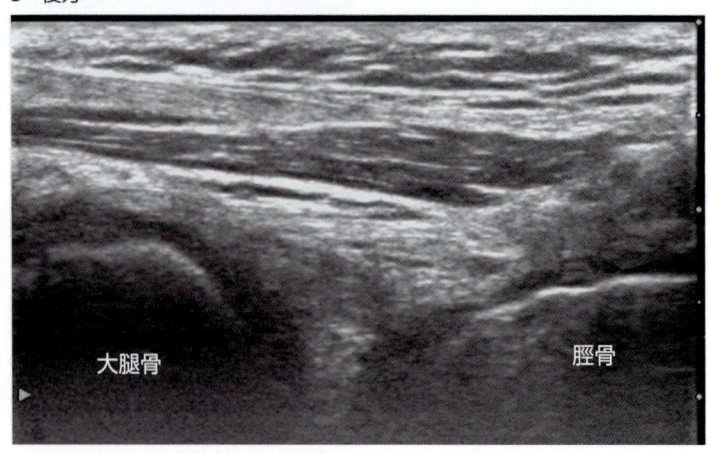

Q 外側側副靱帯（LCL）損傷はどう観察するのでしょうか？

LCLは膝伸展位で観察すると弛緩して低エコー像を示す。断裂例では、全体的に肥大しfibrillar patternが不明瞭となる A

外側側副靱帯損傷
LCL断裂端ははっきりしないが、全体的に肥大しfibrillar patternが不明瞭となっている。LCLを白矢頭で示す。

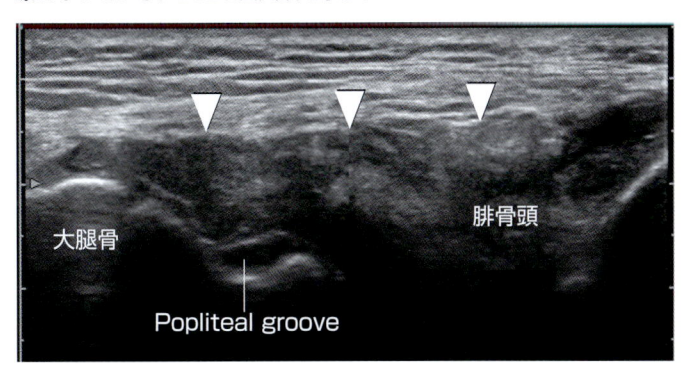

Q 総腓骨神経損傷はどう観察するのでしょうか？

大腿二頭筋内側を走行する総腓骨神経の連続性、腫大、さらに周囲組織の損傷状態を観察する A

膝過伸展、内反損傷では、しばしば腓骨神経麻痺を合併する。

総腓骨神経損傷
a：短軸像
総腓骨神経（白矢頭）は、大腿二頭筋の内側を走行する。患側では神経周囲が血腫によって高エコー像を示している。

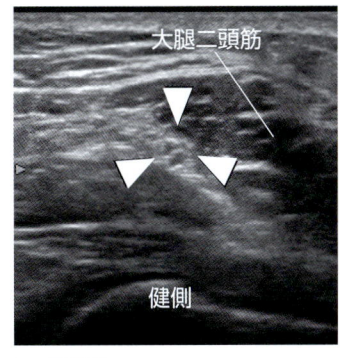

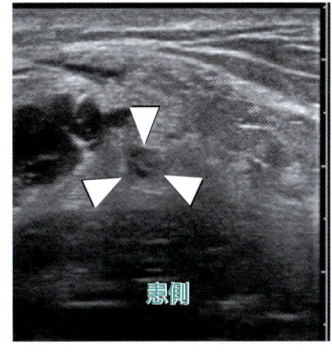

b：長軸像
総腓骨神経（白矢頭）は、低エコー像の神経線維束と高エコー像の神経周膜が直線状に走行している。患側では連続性は保たれているが、神経周膜が厚くなり蛇行している。

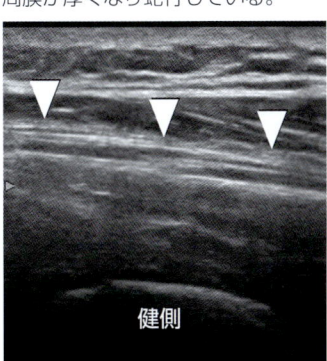

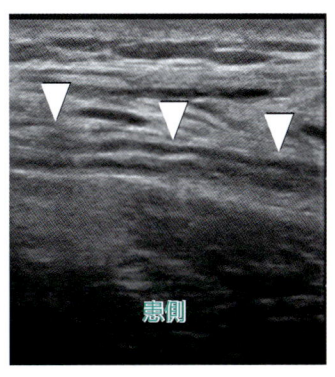

膝関節

Q 腸脛靱帯炎はどう観察するのでしょうか？

ランニングなどによる膝屈伸の繰り返しで，腸脛靱帯が大腿骨外側上顆を乗り越えるときに痛みが生じるため，腸脛靱帯の外側上顆近辺で示す低エコー像に注意する **A**

腸脛靱帯炎は，スポーツ選手の膝外側痛の原因になることが多い。

腸脛靱帯炎（腸脛靱帯症候群〈ITBS〉）
腸脛靱帯（白矢頭）は，健側ではfibrillar patternを示すが，患側では外側上顆直上で肥厚し低エコー像を示している。

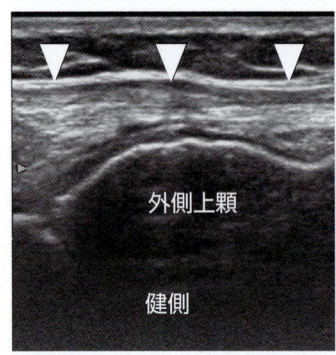

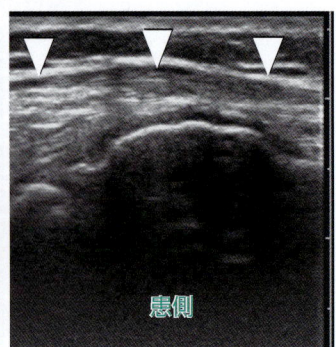

Q 外側半月板を観察する際の特徴的な所見を教えてください

外側半月板に特徴的な円板状半月板は，通常よりも高エコー像を示す三角形の高さが高い特徴がある **A**

外側半月板も，内側半月板と同様に前方から後方に観察していく。

円板状半月板
a：長軸像
円板状半月板は，通常よりも高エコー像を示す三角形の高さが高い。

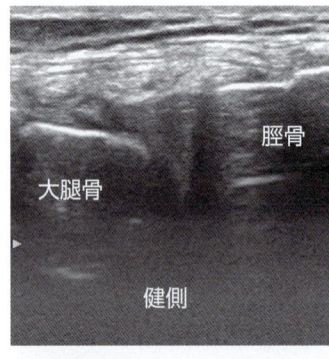

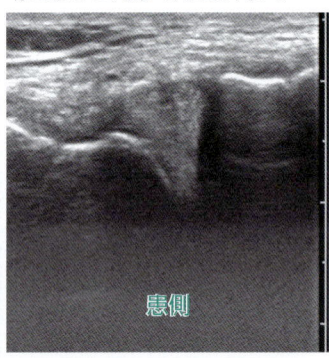

b：短軸像
高エコー像を示す半月板の先端（白矢頭）が，健側に比べ患側のほうが長い。

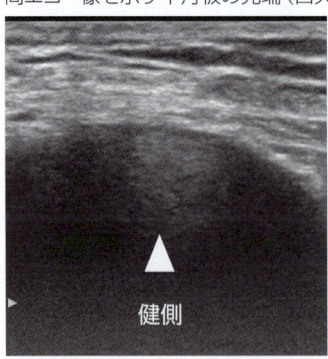

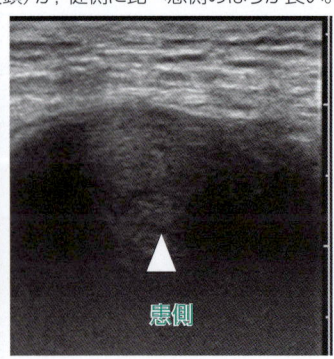

後方(膝窩)操作

> **Master Point**　後方(膝窩)操作では,主にBaker嚢腫,後十字靱帯,ファベラ,神経血管束が観察できる(長軸像)。
> 観察対象が深い部分に存在するため,うまく描出できない場合は低周波のリニアプローブに切り替える。

検査肢位

体位・肢位

主に腹臥位で観察する。

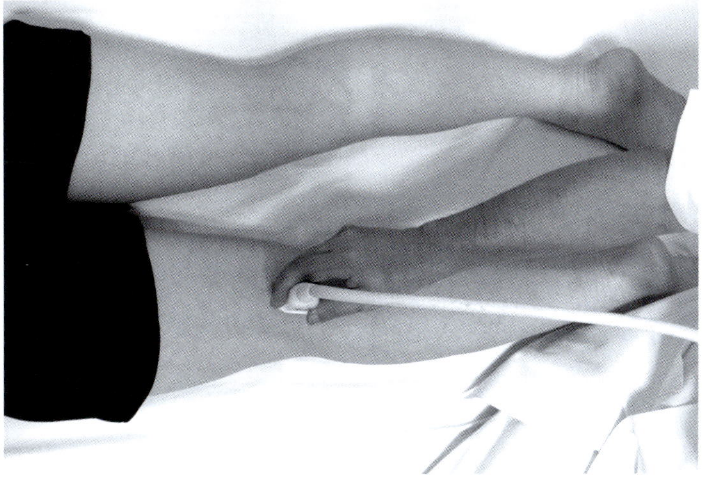

検査手順

Step 1　Baker嚢腫(膝窩嚢腫)の観察

プローブの動き

膝関節後方正中へ長軸方向にプローブをあてる。

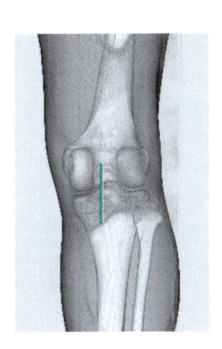

Baker嚢腫
a:長軸像
Baker嚢腫(*)は境界明瞭な低エコー像として描出されている。

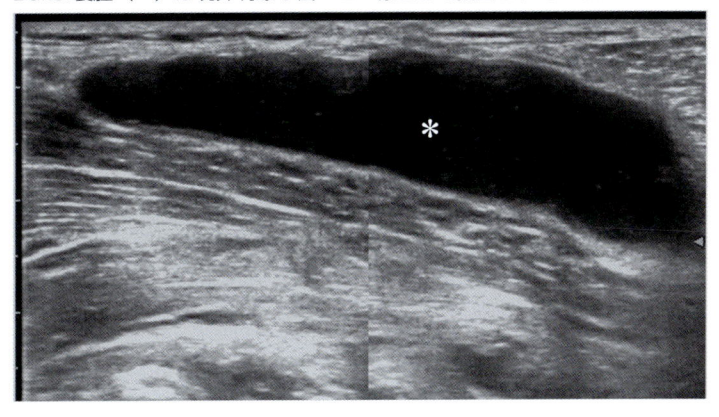

b：短軸像
Baker嚢腫（*）は境界明瞭な低エコー像として描出されている。

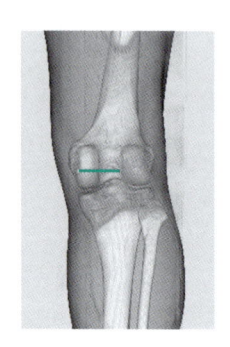

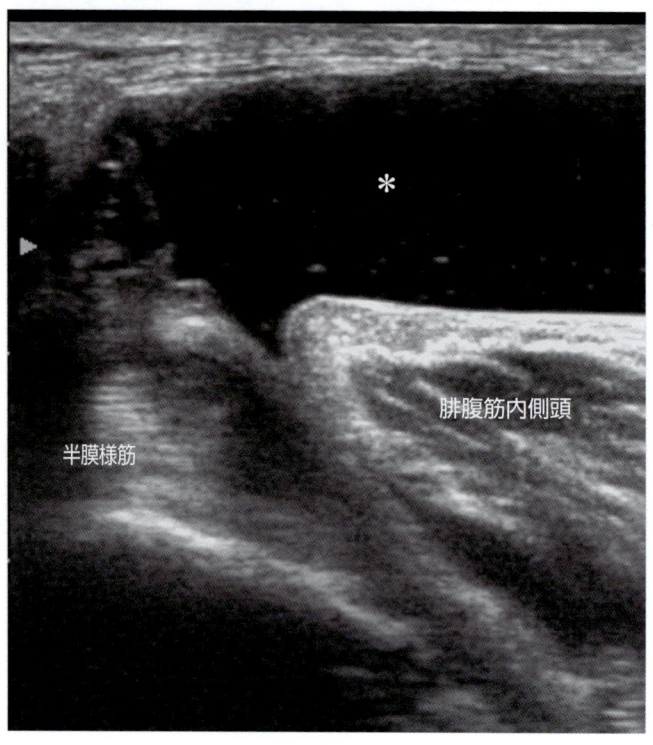

腓腹筋内側頭

半膜様筋

Q Baker嚢腫の特徴を教えてください

Baker嚢腫は，皮下の嚢腫部，腓腹筋内側頭と半膜様筋の間にある細い頸部，そして関節腔と交通する基部，の3つに分かれる。
関節腔とBaker嚢腫との間の関節液の流れは一方向性で，頸部が膝伸展位で閉じ，屈曲位で開く状態を動的に観察できる A

Baker嚢腫
a：MRI矢状断像（T2*）

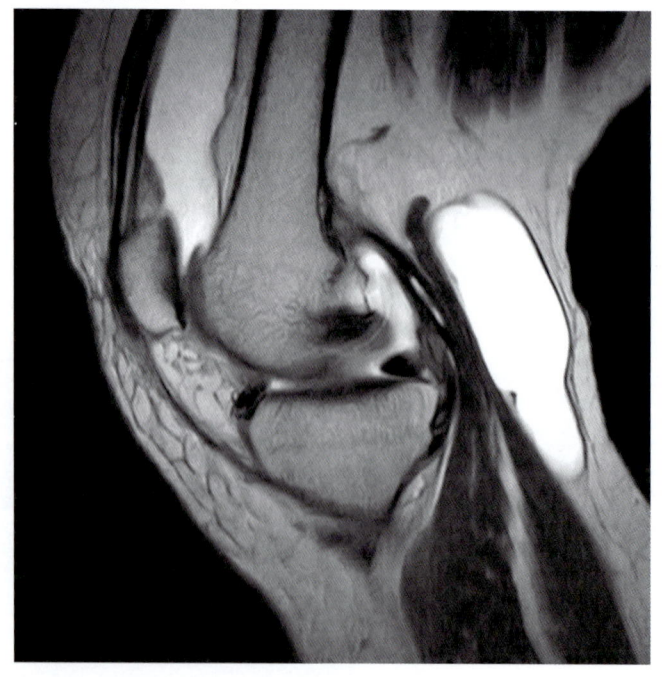

b：MRI軸射像
（T2＊）

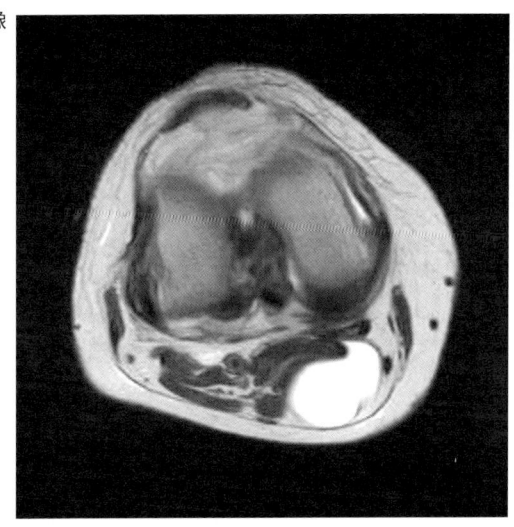

c：エコー像（短軸像）

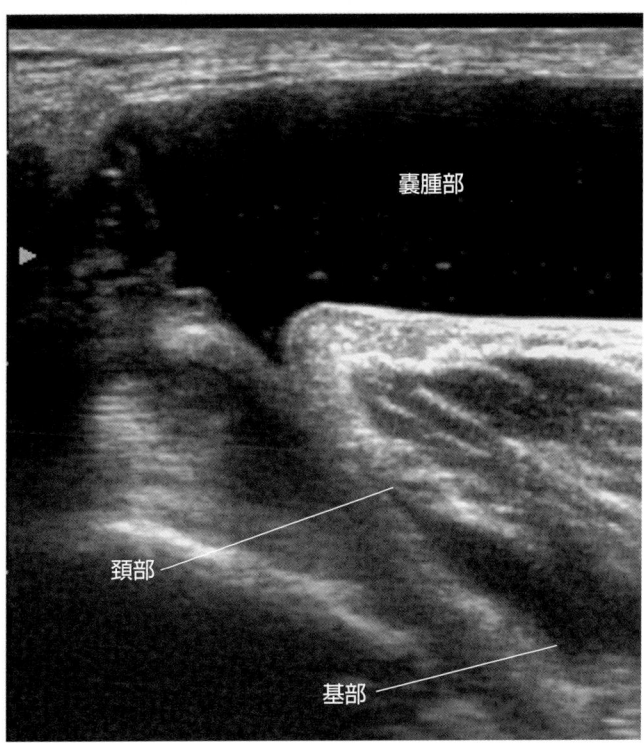

嚢腫部

頸部

基部

Baker嚢腫（短軸像）
a：膝伸展位　　　b：膝屈曲位

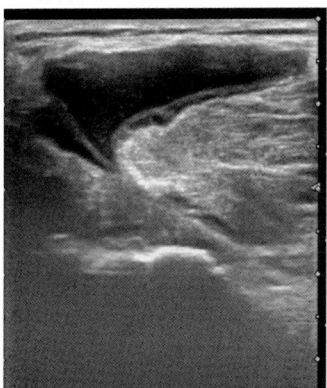

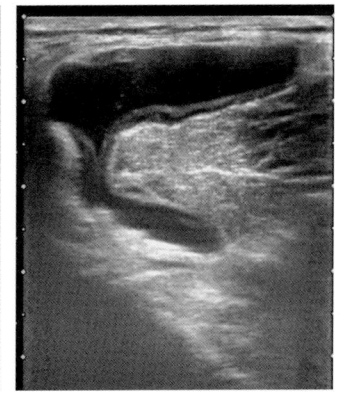

膝関節

Q Baker嚢腫と他の腫瘍性病変との鑑別ポイントを教えてください

膝窩に生じる腫瘍性病変のほとんどはBaker嚢腫で，半膜様筋腱と腓腹筋内側頭の間に存在する頸部の有無が他の腫瘍性病変との鑑別ポイントになる。

非炎症性疾患（変形性関節症，半月板損傷，関節内遊離体など）が原因で生じるBaker嚢腫は，内部がほぼ無エコー像を示す。

一方，炎症性（関節リウマチ）が原因で生じるリウマチ性Baker嚢腫(Rheumatoid Baker's cyst)では，滑膜増殖や浮遊物によって高エコーと低エコーが混在した像を示す。

通常のBaker嚢腫の内容物はゼリー状で穿刺，吸引できるが，リウマチ性Baker嚢腫では増生滑膜によって穿刺，吸引できないことがある。

膝窩に生じる腫瘍性病変には動脈瘤，静脈瘤，膿瘍，神経鞘腫などがある A

リウマチ性Baker嚢腫の長軸像
水腫が低エコー像，増殖した滑膜が高エコー像に描出されている。

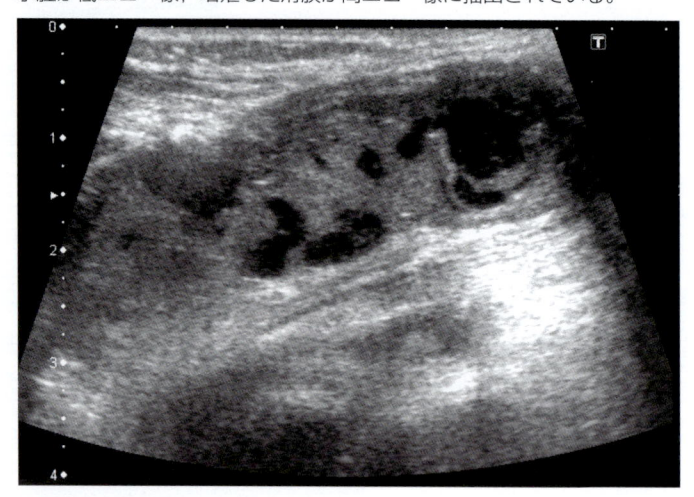

膝窩軟部腫瘍
膝窩の軟部腫瘍であるが，Baker嚢腫に特徴的な半膜様筋腱と腓腹筋内側頭の間に連続する頸部が存在しない。

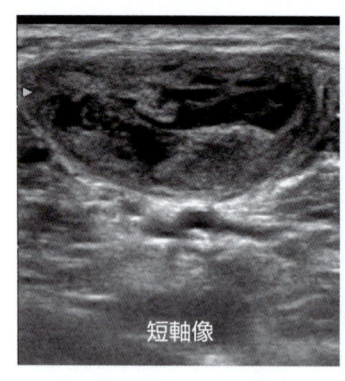

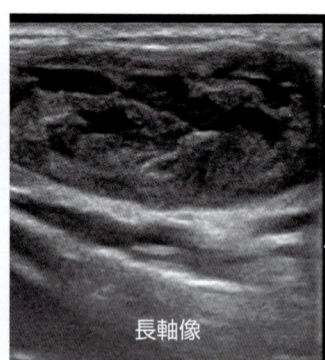

短軸像　　　　長軸像

Q Baker嚢腫が破裂してしまいました。どのようにみえるのでしょうか？

Baker嚢腫が破裂すると，皮下に広がったものは低エコー像を示すかリンパ浮腫様の脂肪の網状像を示すことがある A

内容物は皮下や腓腹筋-ひらめ筋間に広がり，膝窩から下腿の腫脹疼痛の原因となる。内容物の刺激によって生じる皮下脂肪，筋組織の急激な二次性炎症を偽血栓性静脈炎とよぶ。人工膝関節置換術後にしばしば生じ，術後合併症である血栓性静脈炎，感染症との鑑別が重要となる。

破裂したBaker嚢腫（長軸パノラマ画像）
低エコー像を示す破裂したBaker嚢腫の内容物が皮下に広がっている。

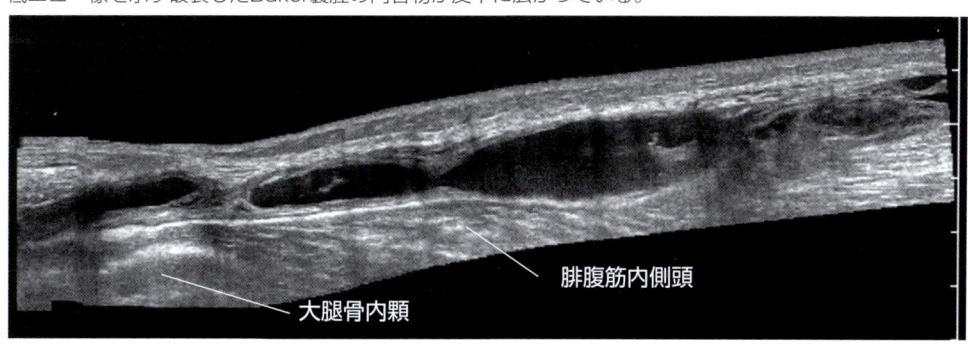

膝関節

Step 2 後十字靱帯（PCL）の観察

プローブの動き

膝窩後方に長軸方向へプローブをあて，右膝では反時計方向に30°，左膝では時計方向に30°回転する。

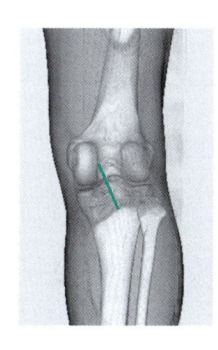

後十字靱帯の長軸像
PCLが脛骨上端後方の低エコー像として描出されている。しかし，大腿骨側の観察には限界があり，全体像の評価はMRIのほうが優れる。

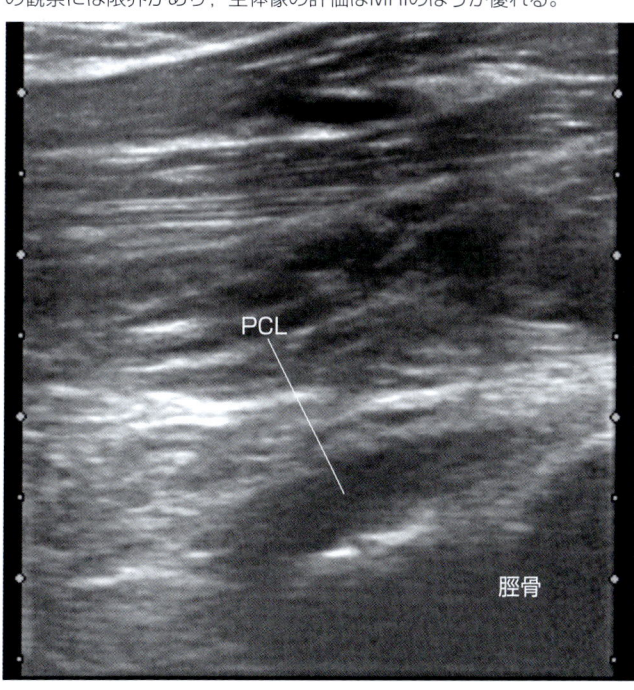

273

> **Q** PCL観察時のポイントは何でしょうか？
>
> PCLを示す帯状低エコー像の有無，脛骨付着部となる骨輪郭の連続性を観察することである **A**

Step 3　ファベラの観察

プローブの動き

膝関節後方やや外側よりへ長軸方向にプローブをあてる。

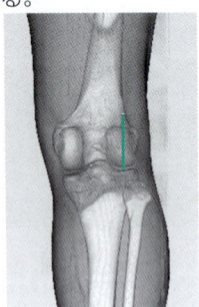

骨性ファベラ
腓腹筋外側頭の種子骨であるファベラが，音響陰影を伴う線状高エコー像として描出されている。

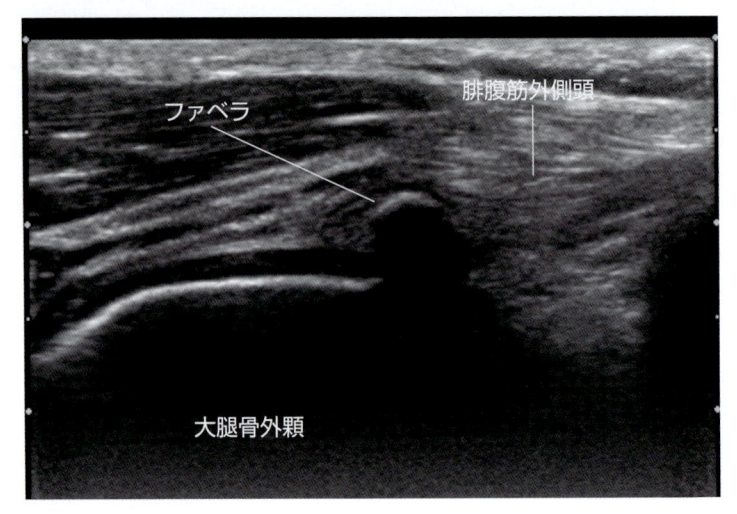

> **Q** 骨性ファベラと軟骨性ファベラの違いは何でしょうか？
>
> 骨性ファベラは音響陰影を伴う線状高エコー像，軟骨性ファベラは卵円形の低エコー像として観察できる **A**
>
> 膝後外側の痛みの原因として，ファベラの骨折や大腿骨関節面との変形性関節症変化がある。

軟骨性ファベラ
軟骨性ファベラが卵円形の低エコー像として出されている。

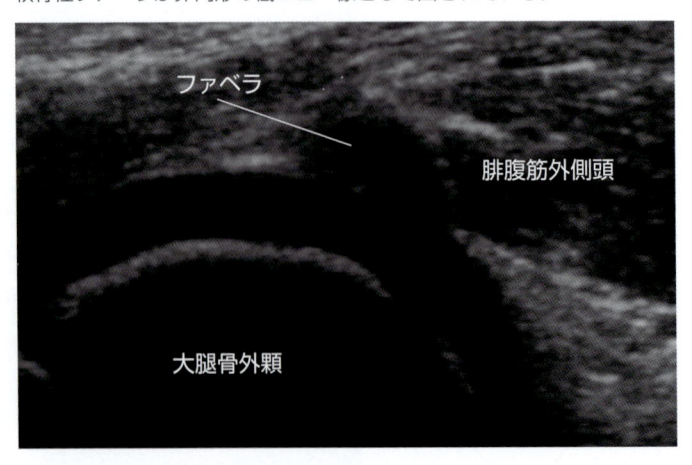

Step 4 神経血管束の観察

プローブの動き

膝窩後方に短軸方向へプローブをあてる。

膝窩の神経血管束の短軸像

短軸像では，拍動する膝窩動脈（PA）の外上方に膝窩静脈（PV），さらにその外上方に脛骨神経（TN）が観察できる（a，b）。脛骨神経を近位に追っていくと，総腓骨神経（CPN），脛骨神経と総腓骨神経が合流した坐骨神経（IN）が確認できる（b〜d）。

a：膝窩部（顆間中央）レベル

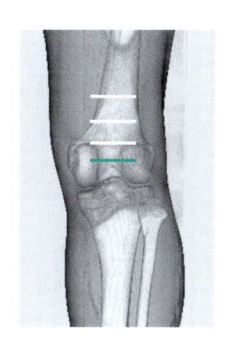

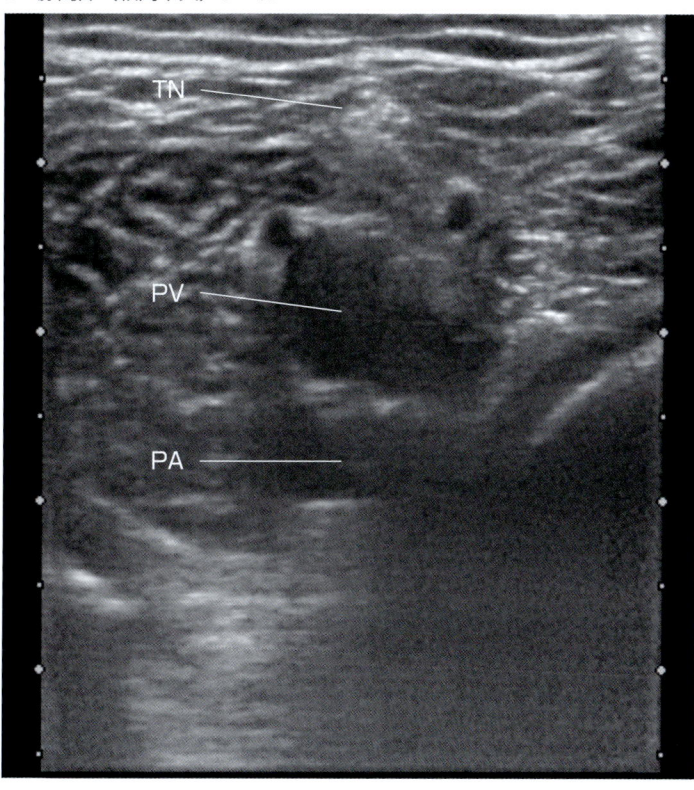

b：膝窩部（顆間近位）レベル

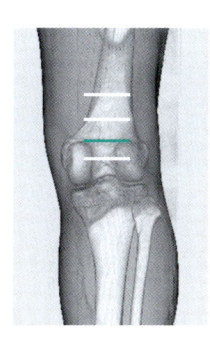

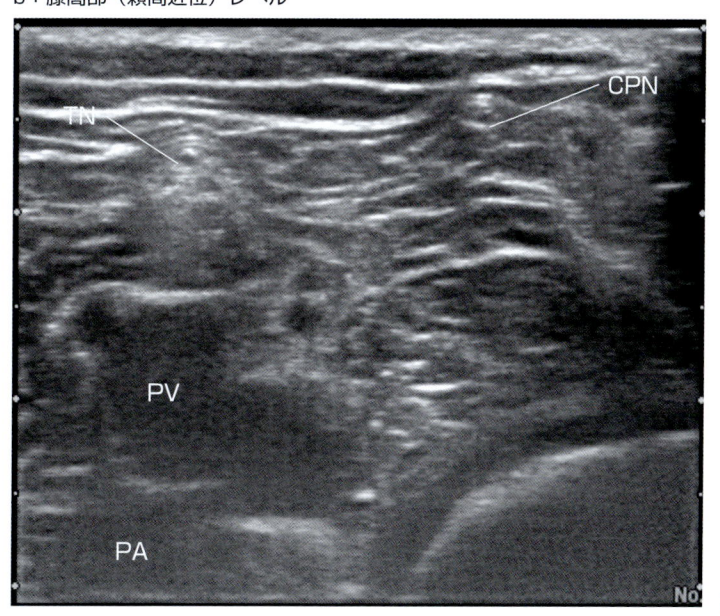

c：坐骨神経分岐部レベル

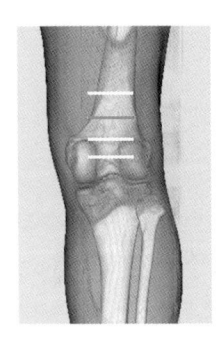

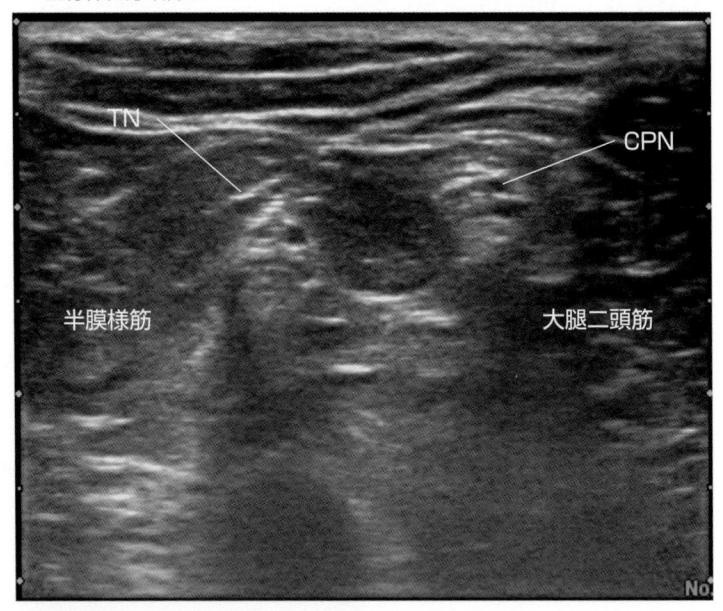

d：坐骨神経レベル

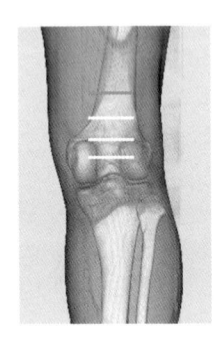

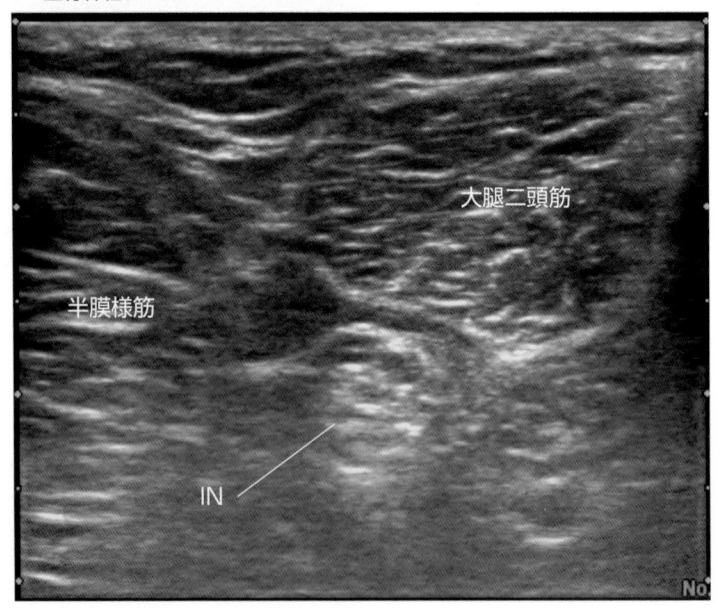

プローブの動き

90°プローブを回転し長軸像を観察する。

膝窩の神経血管束(長軸像)
拍動する膝窩動脈(PA)の上方に膝窩静脈(PV),さらにその上方に脛骨神経(TN)が観察できる。

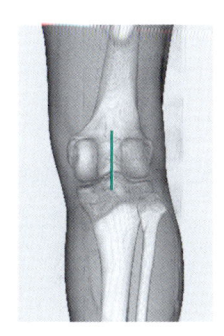

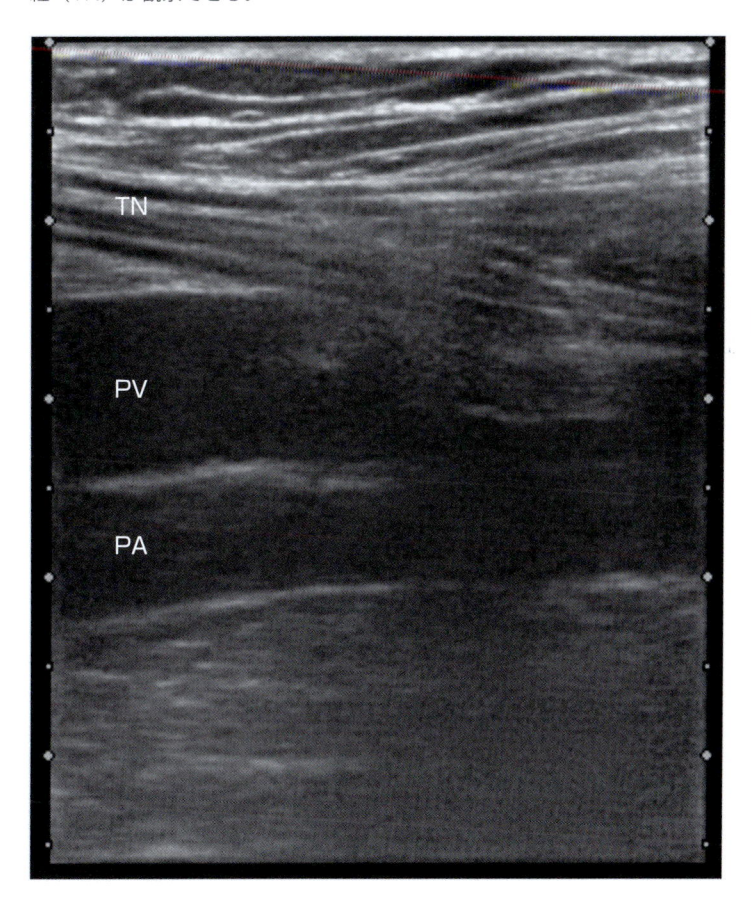

膝関節

Q 神経血管束観察時のポイントは何でしょうか？

神経の連続性,周囲圧迫病変の有無,膝窩動脈瘤,静脈内血栓などである **A**

参考文献

1) Kawashima T, et al：Anatomical study of the fabella, fabellar complex and its clinical implications. Surgical and Radiologic Anatomy, 29：611-616, 2007.

エコー anatomy　膝関節

前方操作

滑膜ひだ
- 膝関節包内へ伸びる膜状のひだを滑膜ひだとよぶ。上膝蓋滑膜ひだ（suprapatellar plica），下膝蓋滑膜ひだ（infrapatellar plica）は胎生期に膝関節腔を3つに仕切っていた隔壁の遺残と考えられ，約9割の人に存在する。内側膝蓋滑膜ひだ（medial patellar plica），外側膝蓋滑膜ひだ（lateral patellar plica）の胎生期の役割については明らかでないが，内側滑膜ひだが7割の人に存在するのに対し，外側滑膜ひだは1%の人に認めるにすぎない。

1　内側膝蓋滑膜ひだ
内側膝蓋滑膜ひだが膝蓋大腿関節の間を通過し，膝蓋下脂肪体へ連続している。

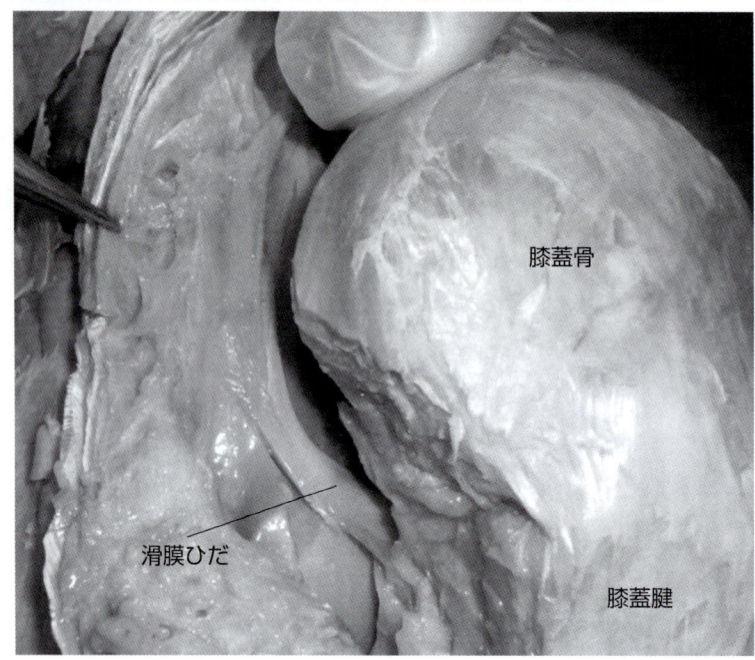

大腿四頭筋腱
- 大腿四頭筋腱は膝蓋骨付着部のやや近位で3層構造を示す。表層が大腿直筋，中間層が内・外側広筋，そして深層が中間広筋の付着部である。
- 膝蓋骨付着部付近では腱線維の走行が変化しやすく異方性の影響が出やすい。短軸像で近位から遠位に観察すると筋と腱の位置関係が理解できる（p.238参照）。

2　大腿四頭筋腱
大腿四頭筋腱は，大腿直筋からの力を伝達する浅層（①），内・外側広筋からの力を伝達する中間層（②），中間広筋からの力を伝達する深層（③）の3層構造からなる。

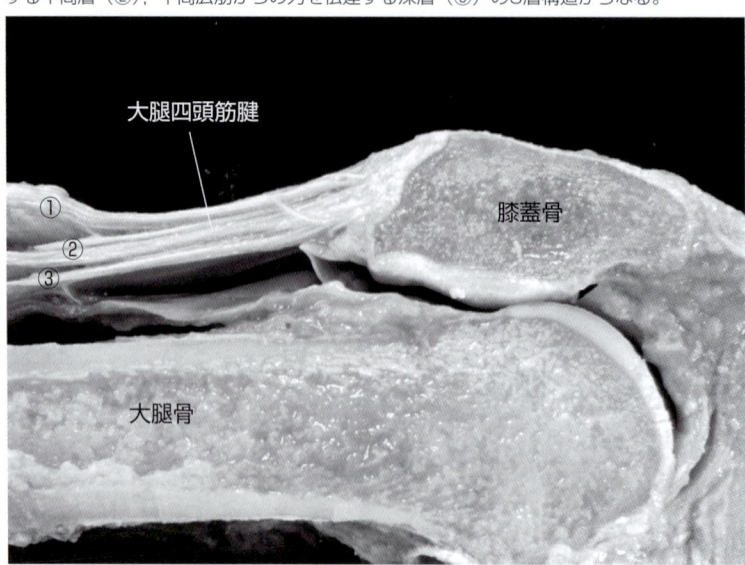

膝蓋大腿関節（PFJ）

- 膝蓋骨は，大腿骨滑車上を移動する大腿四頭筋の種子骨で，内側膝蓋支帯，外側膝蓋支帯によって中央部分に安定化している（p.243参照）。

3　膝蓋大腿関節（PFJ）

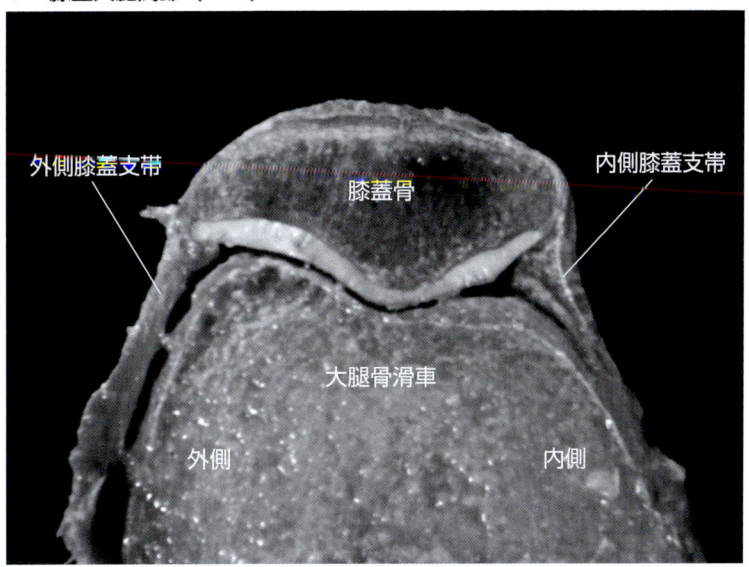

外側膝蓋支帯　膝蓋骨　内側膝蓋支帯
大腿骨滑車
外側　内側

膝蓋腱

- 膝蓋腱は，膝蓋骨下端と脛骨粗面を連結することから膝蓋靱帯とよばれることもある。しかし，解剖学的には膝蓋骨が大腿四頭筋の種子骨であることから，膝蓋腱とよぶのが正しい。
- 膝蓋腱が付着する脛骨粗面は，二次成長期に特徴的な形態変化を生じるため，膝の発達度を評価するのに役立つ（p.246参照）。

4　膝蓋腱

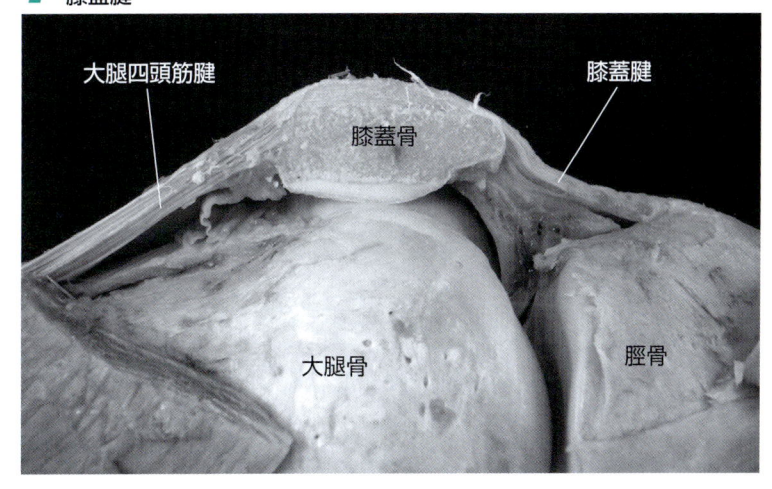

大腿四頭筋腱　膝蓋骨　膝蓋腱
大腿骨　脛骨

膝関節

279

内側操作

内側側副靱帯

- 内側側副靱帯はtibial collateral ligamentともよばれ，大腿骨内側上顆から脛骨に至る長さ約9cmの靱帯である。浅層と深層の2層構造を示し，神経血管束を含む疎な結合組織が両者の間に介在する（p.255参照）。
- 深層線維は内側半月板と一体となって連続し，大腿骨側を半月大腿靱帯，脛骨側を半月脛骨靱帯（MTL）とよぶ。浅層線維は関節裂隙から約7cm遠位まで及び，脛骨内壁に広く付着している。浅層線維の遠位部は鵞足に覆われている。

5 内側側副靱帯

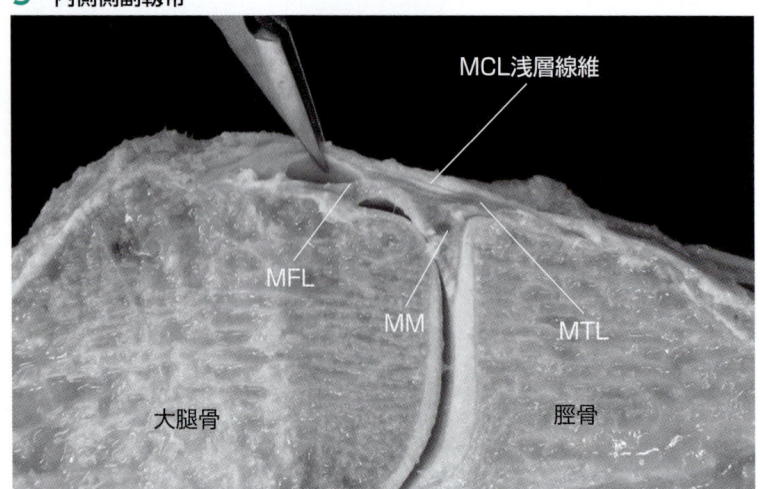

MCL浅層線維
MFL
MM
MTL
大腿骨
脛骨

半月板

- 半月板は，上方からみると内側が大文字の「C」，外側が小文字の「o」の形をしている。大腿骨と脛骨の間に介在し，軟骨面同士の適合を良好にする。良好な適合によって応力が均等に分散される（p.257，266参照）。
- 半月板は，前後移動することで膝の屈曲伸展運動に寄与している。MCLと密に結合している内側半月板が約6mmしか前後移動しないのに対し，LCLとの結合がない外側半月板は約2倍の12mm前後移動する。

6 半月板（右膝）

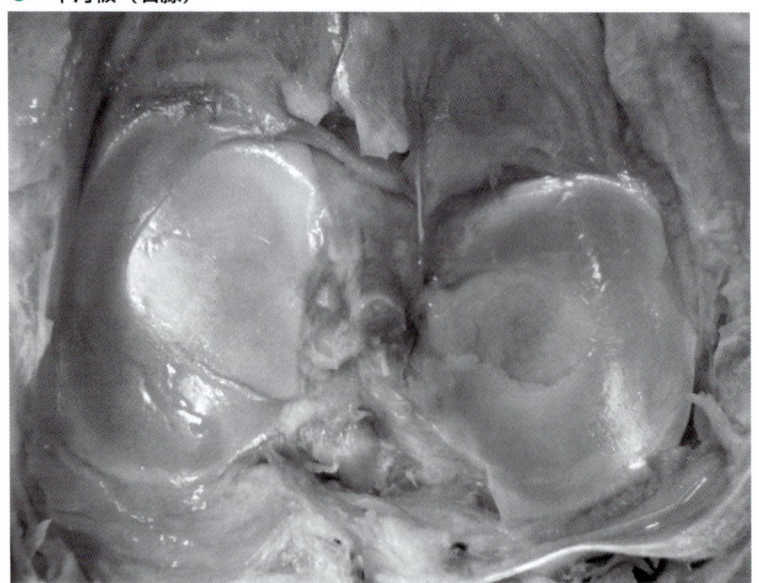

鵞足

- 脛骨の近位前内側に付着する縫工筋，薄筋腱，半腱様筋の共同腱を鵞足（goose's foot）とよぶ。
- 鵞足はMCLの脛骨付着部を覆い，その末梢に表層から縫工筋腱，薄筋腱，半腱様筋腱の3層構造で広く付着する。鵞足と内側側副靱帯の間には滑液包が存在する。
- 縫工筋の筋性部分が付着部ぎりぎりまで存在するのに対し，薄筋，半腱様筋は長い腱性部分を有する。膝を屈曲強制すると，膝後内方に2本の柵状物が触れる。膝中心に近いのが半腱様筋腱，その外側が薄筋腱である。近位に追っていくと薄筋が大腿内側，半腱様筋が大腿後方に向かっていく（p.260参照）。

7 鵞足（右膝）

鵞足は表層から縫工筋腱，薄筋腱，半腱様筋腱と分離可能である。

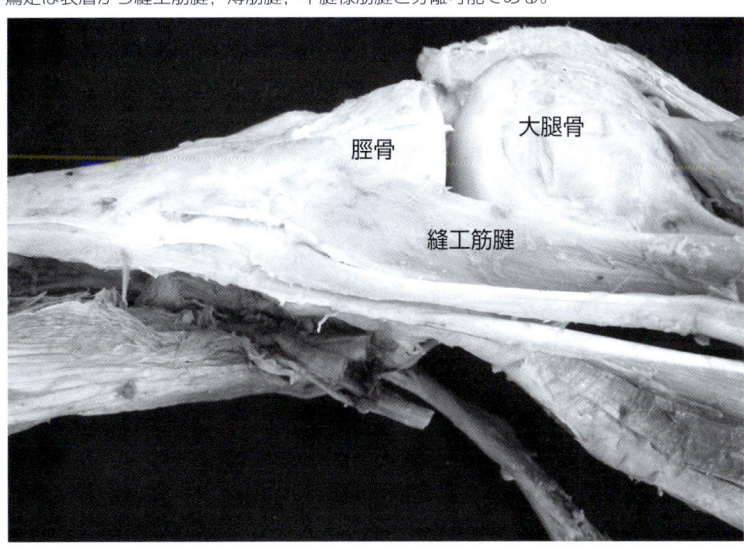

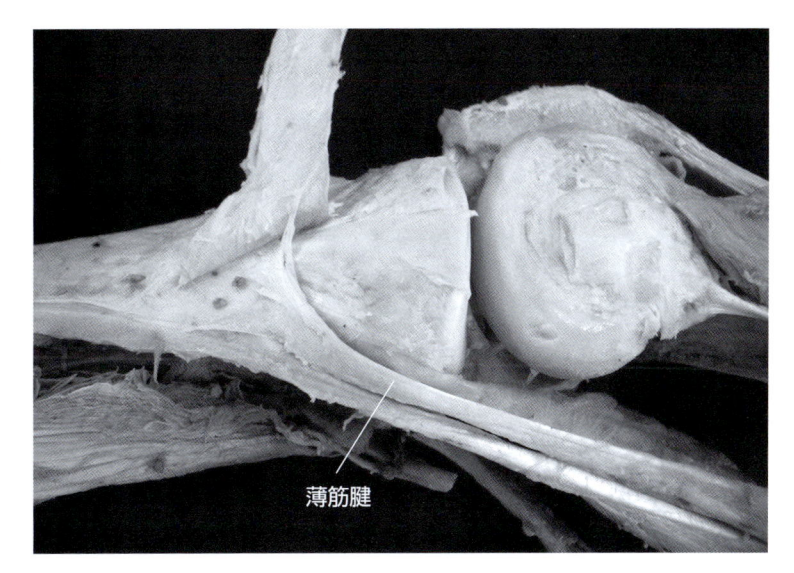

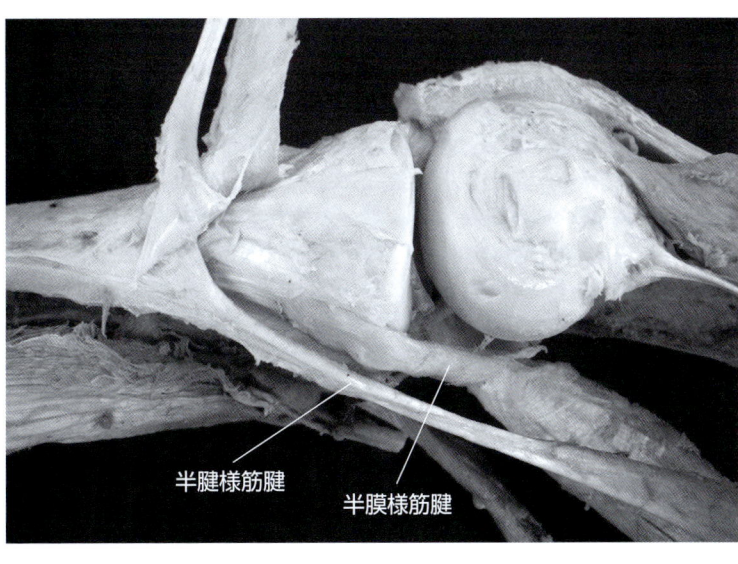

膝関節

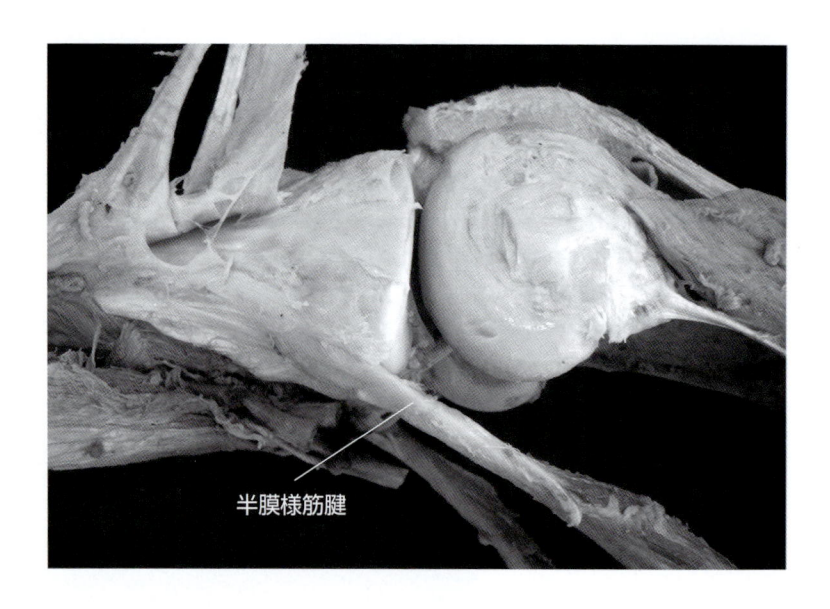

半膜様筋腱

外側操作

膝関節の後外側支持機構（PLC）

- 膝関節の後外側支持機構（PLC）は，3層構造をなす。表層が大腿筋膜，腸脛靱帯，大腿二頭筋腱，中間層が外側膝蓋支帯，外側膝蓋大腿靱帯，そして深層が関節包，弓状膝窩靱帯，斜膝窩靱帯，ファベラ腓骨靱帯，膝窩筋腱，外側側副靱帯（LCL）である。
- 膝の過伸展，外反損傷例では，下腿の外側が後方に落ち込む後外側不安定症（PLRI）をきたす。

8 後外側支持機構（PLC）
a：後外側からみたPLC

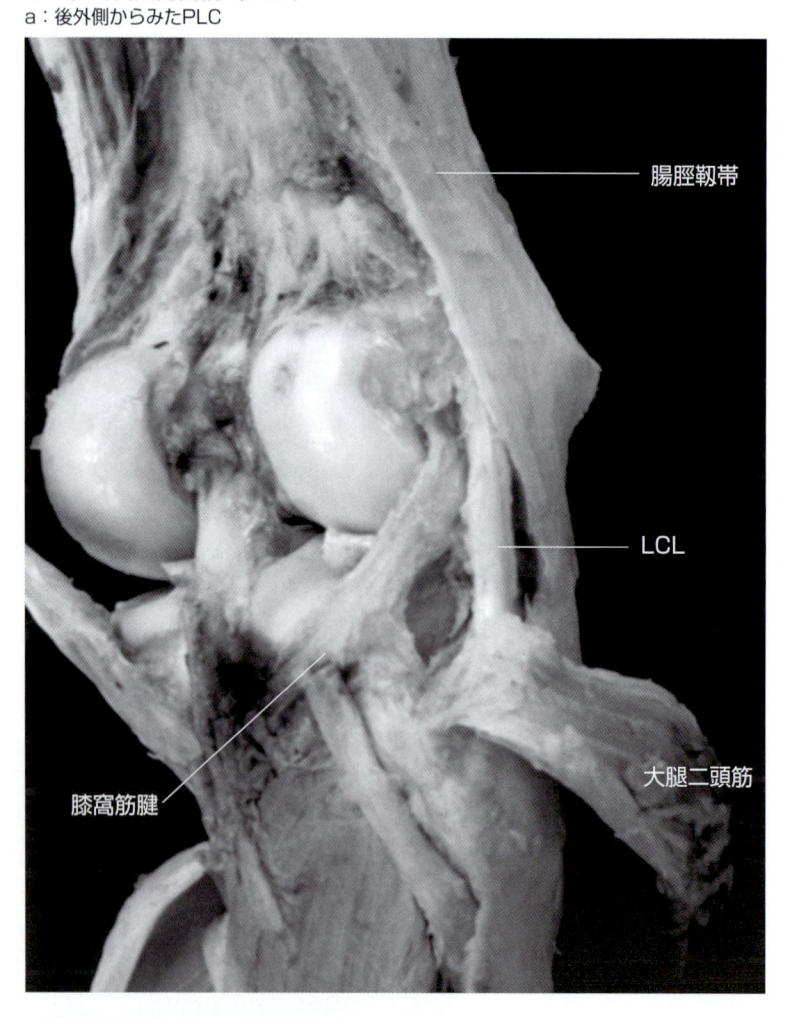

腸脛靱帯

LCL

膝窩筋腱

大腿二頭筋

b：外側からみたPLC

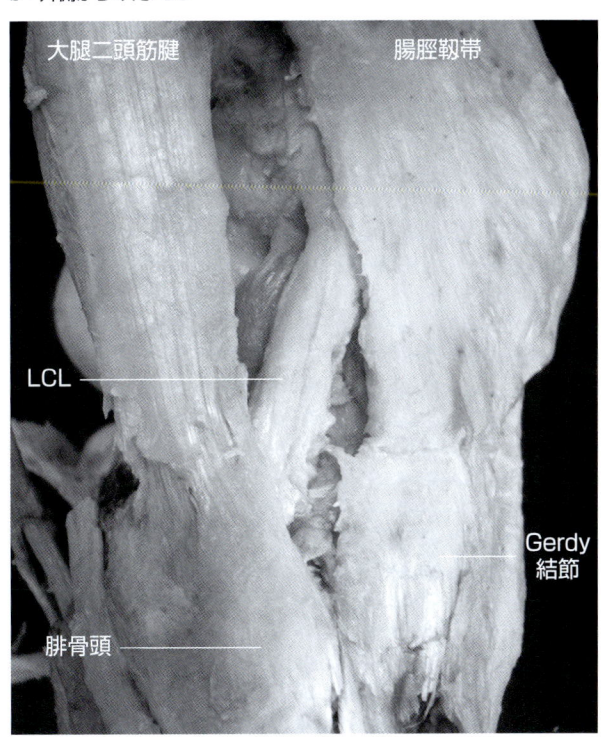

大腿二頭筋腱　　腸脛靱帯
LCL
Gerdy結節
腓骨頭

外側側副靱帯

- 大腿骨外側上顆と腓骨頭を連結する太さ5mm程度の円筒状の靱帯である。外側上顆から斜め後方に走行する。
- 内側と異なり，LCLと外側半月板は密に結合していない。
- 外側側副靱帯は，外側上顆と腓骨頭を触診し，その直上にプローブをあてて描出する（p.267参照）。

9 外側側副靱帯（LCL）

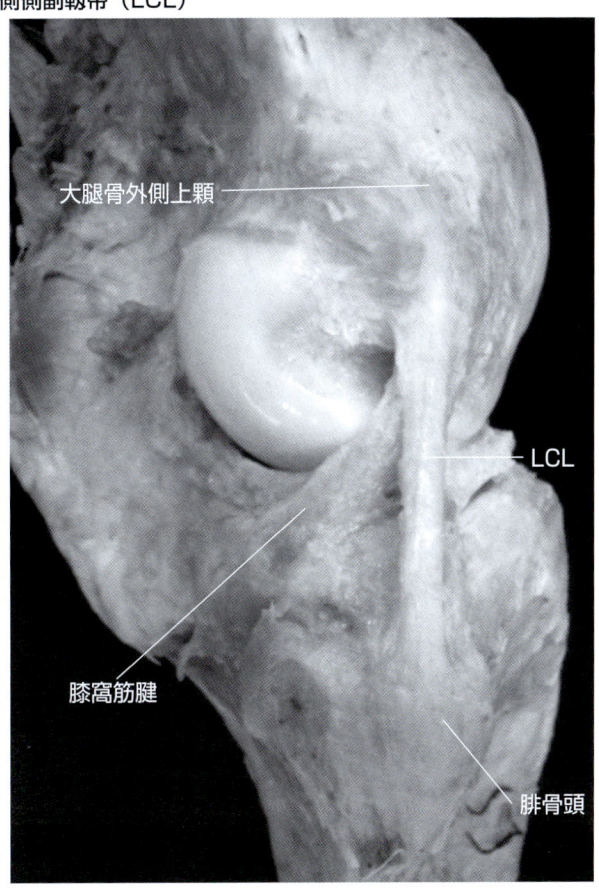

大腿骨外側上顆
LCL
膝窩筋腱
腓骨頭

膝関節

腸脛靱帯（ITT）

- 大腿筋膜の外側部が肥厚した部分を腸脛靱帯とよぶ。近位は大腿筋膜張筋と大殿筋につながり、遠位はGerdy結節へ付着する。
- 一部膝蓋骨にも線維を送り、膝蓋骨の安定性にも寄与する。
- 腸脛靱帯病変は、外側上顆の直上でみつけやすい（p.268参照）。

10 腸脛靱帯（ITT）

a：後外側からみたITT

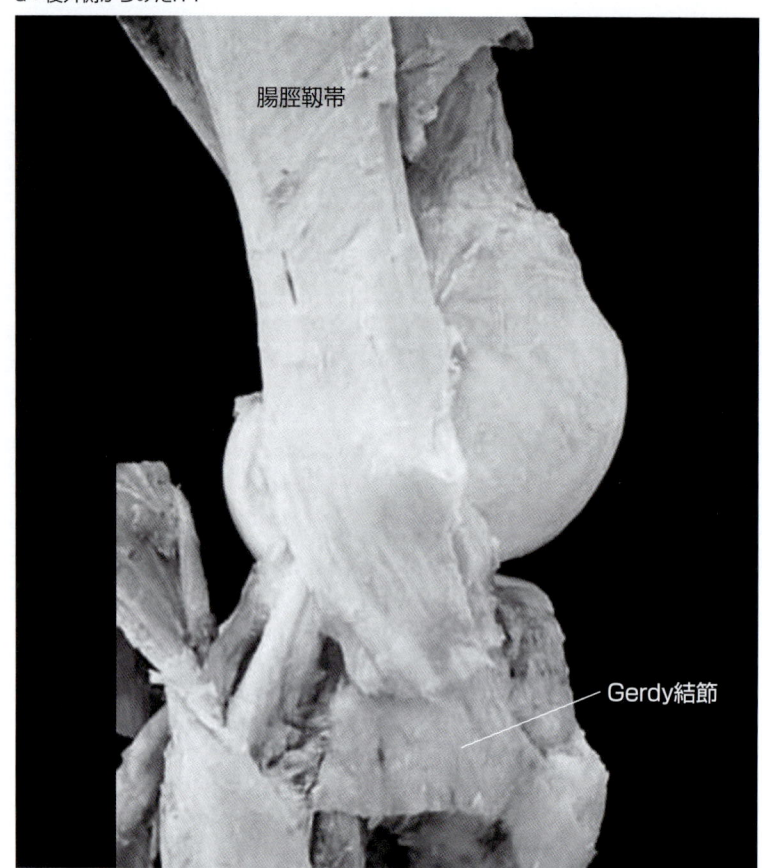

b：膝屈伸に伴うITTの動き
　腸脛靱帯（白矢印）は、膝屈曲で大腿骨外側上顆の山を乗り越える。

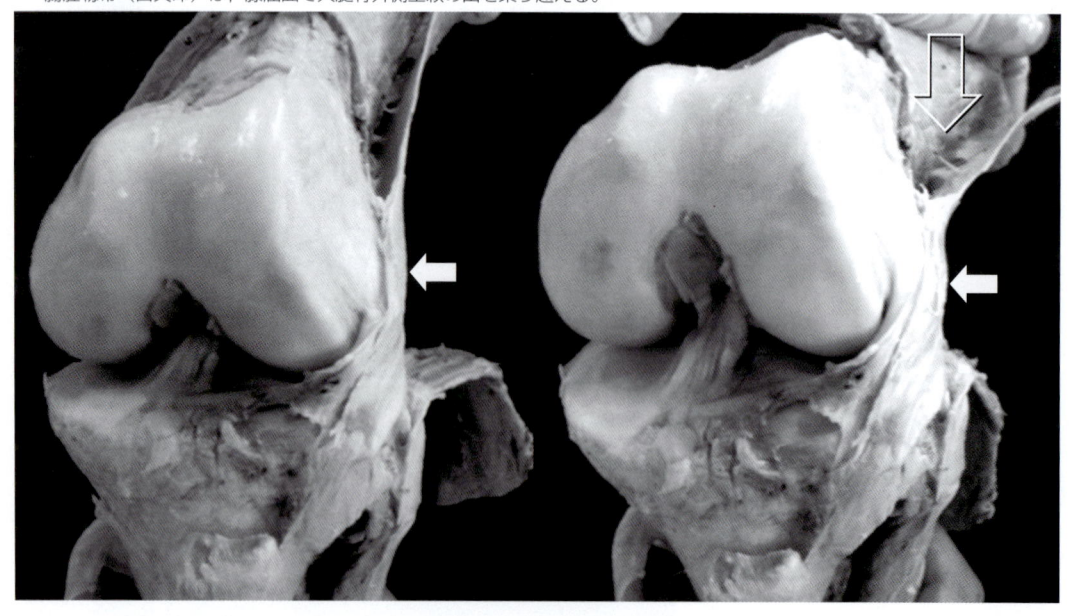

後方操作

ファベラ

- 腓腹筋外側頭の大腿骨外顆関節面との接触部にある種子骨をファベラという。
- 単純X線像で描出可能な骨性ファベラが1/3，超音波画像で描出可能な軟骨性ファベラが1/3，明らかなファベラを持たない人が1/3いる（p.274参照）。
- 腓腹筋外側頭の種子骨，さらにファベラ-腓骨靱帯，弓状膝窩靱帯の付着部であり，後外側支持機構の一部として働く。

11 ファベラ（fabella）

a：MRI（矢状断像）

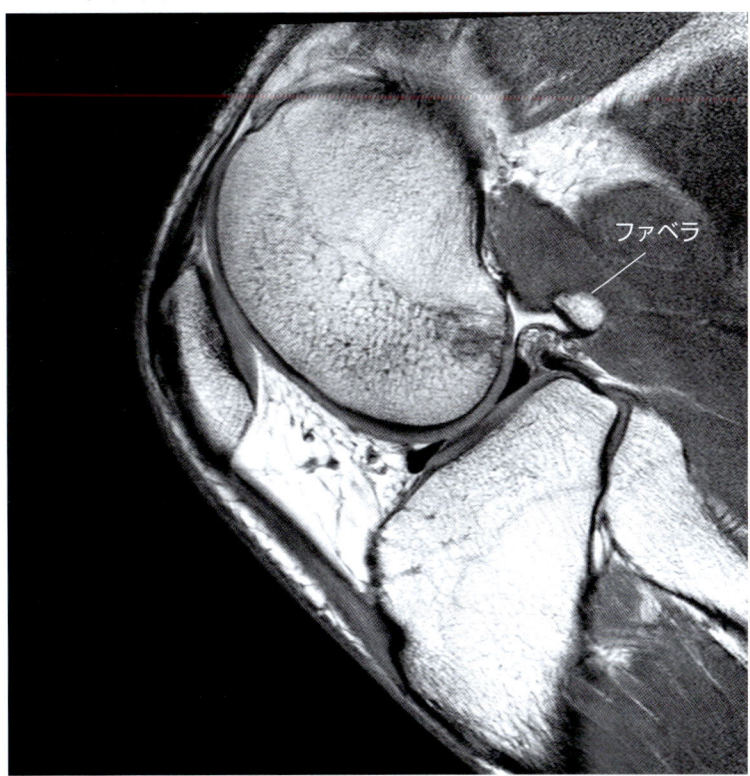

b：摘出所見

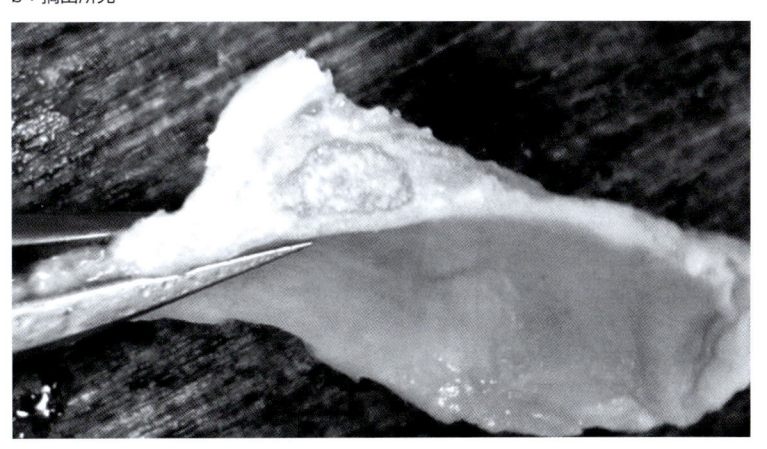

膝関節

坐骨神経
脛骨神経
総腓骨神経

- 坐骨神経は，半膜様筋と大腿二頭筋の間を下降し，膝窩で脛骨神経と総腓骨神経に分岐する。
- 脛骨神経のほうが総腓骨神経より径が大きく，坐骨神経の走行方向を保ったまま真っすぐ遠位に向かう。
- 総腓骨神経は外側に枝分かれし，腓骨頭の後方から外側に回り込む。
- 神経を観察する時は，神経走行と周辺の筋肉をイメージすることが大切である（p.275参照）

12 坐骨神経，脛骨神経，総腓骨神経

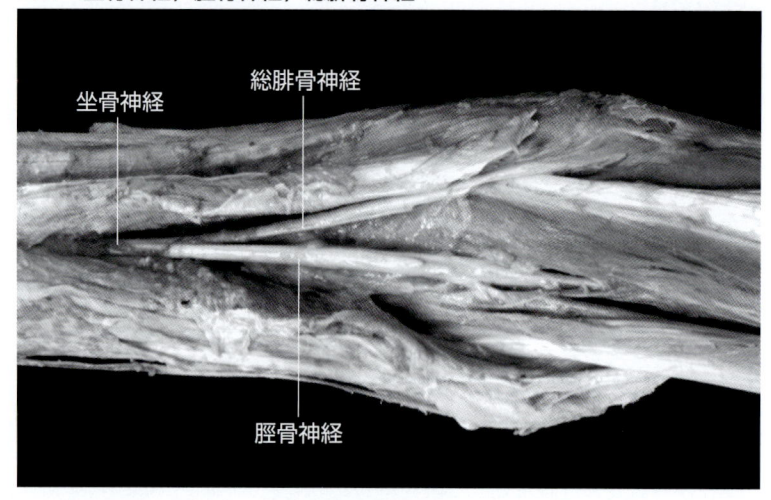

超音波で診る **下肢**

股関節・大腿

股関節・大腿の超音波検査では，前方，内側，外側，後方の4方向から周囲筋を中心に観察できる。

前　方

①股関節
- 臼蓋
- 大腿骨頭，頚部
- 関節唇
- 腸骨大腿靱帯

②腸腰筋，神経血管束
- 腸腰筋，鼠径靱帯
- 大腿静脈，動脈，神経

③下前腸骨棘
- 大腿直筋

④上前腸骨棘
- 縫工筋
- 大腿筋膜張筋

⑤大腿四頭筋
- 大腿直筋
- 内側広筋
- 外側広筋
- 中間広筋

内　側

①浅層
- 長内転筋
- 薄筋

②中間層
- 短内転筋

③深層
- 大内転筋

④内転筋管
- 筋性内転筋管（縫工筋，長内転筋，内側広筋）
- 腱性内転筋管
- 腱裂孔（大内転筋）

外　側

①浅層
- 大殿筋
- 大腿筋膜張筋
- 腸脛靱帯

②深層
- 中殿筋
- 小殿筋
- 大転子

後　方

①浅層
- 大殿筋

②深層
- 梨状筋
- 上双子筋
- 内閉鎖筋
- 下双子筋
- 大腿方形筋
- 坐骨神経

③坐骨結節
- 半膜様筋
- 半腱様筋
- 大腿二頭筋長頭

超音波で診る **下肢**

股関節・大腿

Basic Information

- 股関節は，寛骨臼（臼蓋）と大腿骨頭から構成されるball and socket jointで，肩関節と同じ多軸関節に属する（A）。
- 臼蓋は，腸骨，坐骨，恥骨の3つの骨で構成され，骨頭の約40％を被覆している。腸骨が臼蓋全体の2/5，坐骨が2/5，恥骨が1/5を占める（B）。
- 臼蓋辺縁を関節唇，その外層を関節包と靱帯（腸骨大腿靱帯，恥骨大腿靱帯，坐骨大腿靱帯）が包み込む（C）。
- 下前腸骨棘から寛骨臼上縁と，大転子から転子間線を連結する腸骨大腿靱帯は，前方関節包を補強する人体最強の靱帯である。
- 股関節は，関心領域が比較的浅い位置にある前方と外側に比べ，内側と後方は深くて観察しにくい。
- 腸骨翼の尾側1/3から小殿筋，頭側2/3から中殿筋が起始する。小殿筋，中殿筋ともに大転子へ付着し，強力な股関節外転筋として作用している（D）。小殿筋は大転子前方のanterior facet（AF），中殿筋腱前方線維は大転子外側のlateral facet（LF），中殿筋腱後方線維は大転子後上方のpostero-superior facet（PSF）に付着する（E）。したがって，小殿筋は股関節屈曲，中殿筋後方線維は股関節伸展にも作用している。
- 腸脛靱帯を中心に前方から大腿筋膜張筋，後方から大殿筋が付着する部分をFarabeuf三角（deltoid of Farabeuf），近位腸脛靱帯の厚い部分をbandellette of Massiatとよぶ。
- 殿部浅層には腸脛靱帯を中心に大腿筋膜張筋と大殿筋，中間層には中殿筋，深層には小殿筋が走行している。

A 股関節

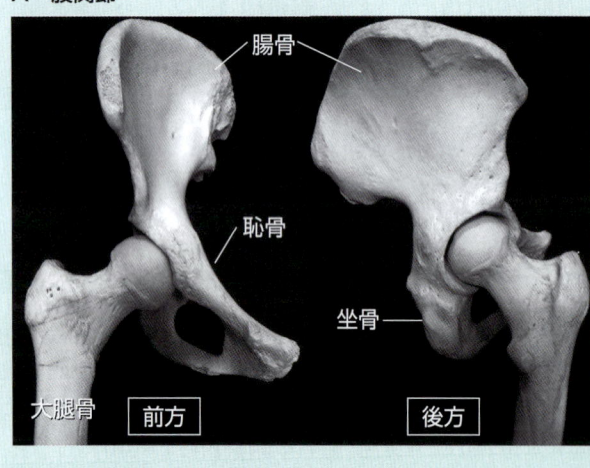

B 寛骨臼（臼蓋）

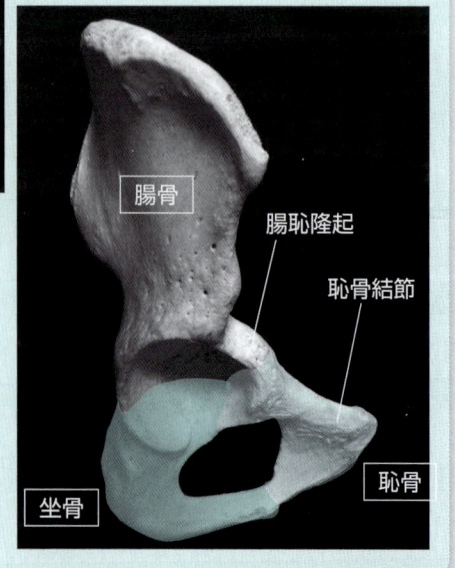

C 股関節を覆う3つの靱帯

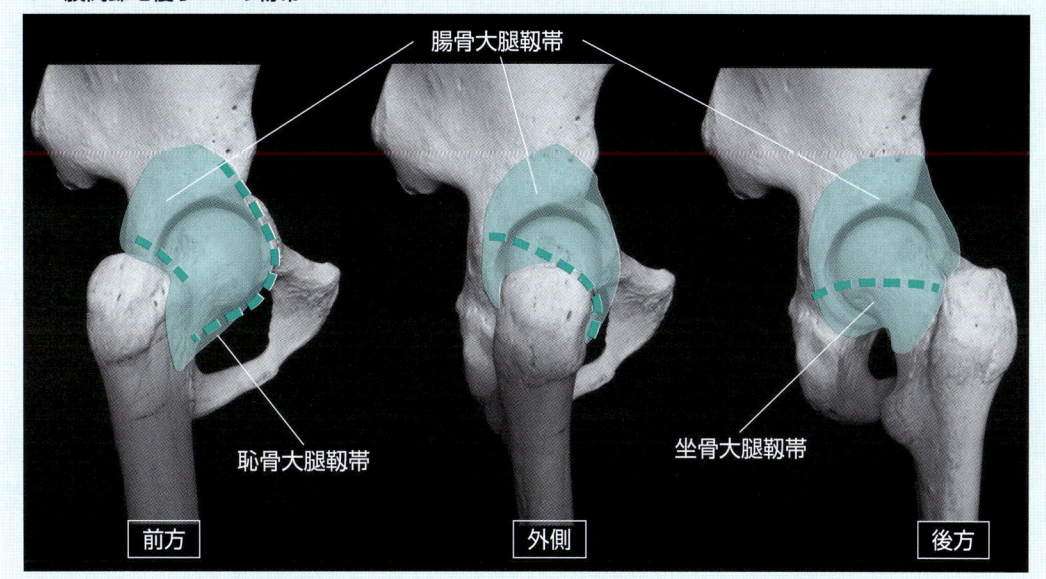

腸骨大腿靱帯

恥骨大腿靱帯

坐骨大腿靱帯

前方　外側　後方

D 殿筋と腸脛靱帯

大殿筋

中殿筋　小殿筋

腸脛靱帯　大腿筋膜張筋

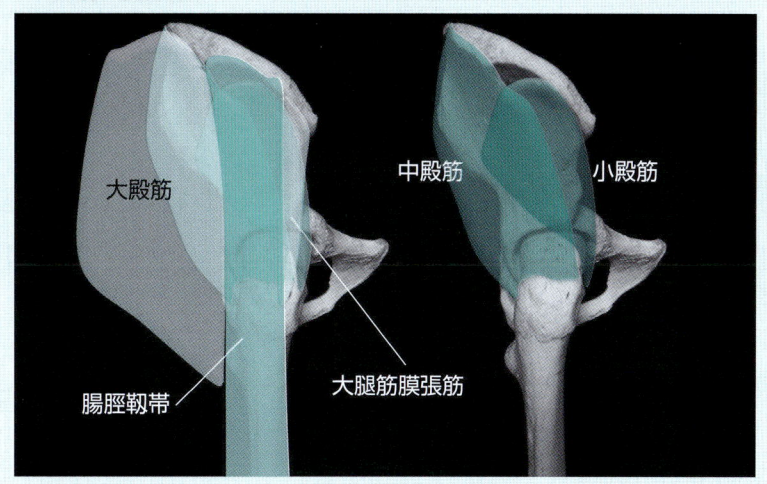

E 大転子の3つのfacet

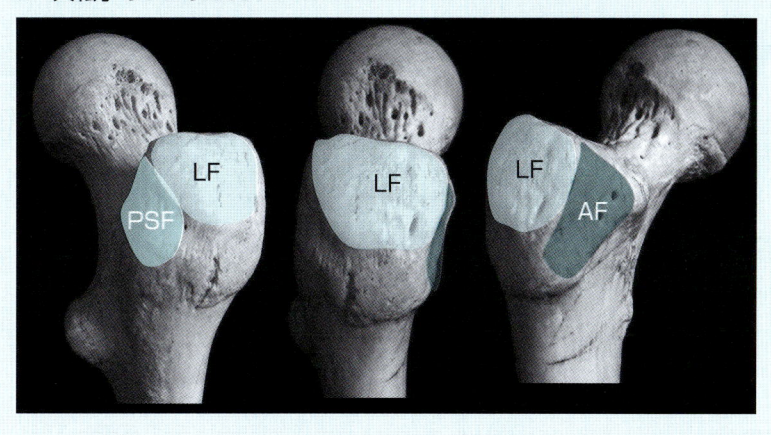

LF　PSF

LF

LF　AF

股関節・大腿

前方操作

> **Master Point** 前方操作では，股関節，腸腰筋，神経血管束（大腿神経，動・静脈），大腿直筋，縫工筋と大腿筋膜張筋が観察できる。

検査肢位

体位・肢位 患者を仰臥位とし，下着を上方へずらしてプローブをあてる。

股関節前方走査の検査肢位

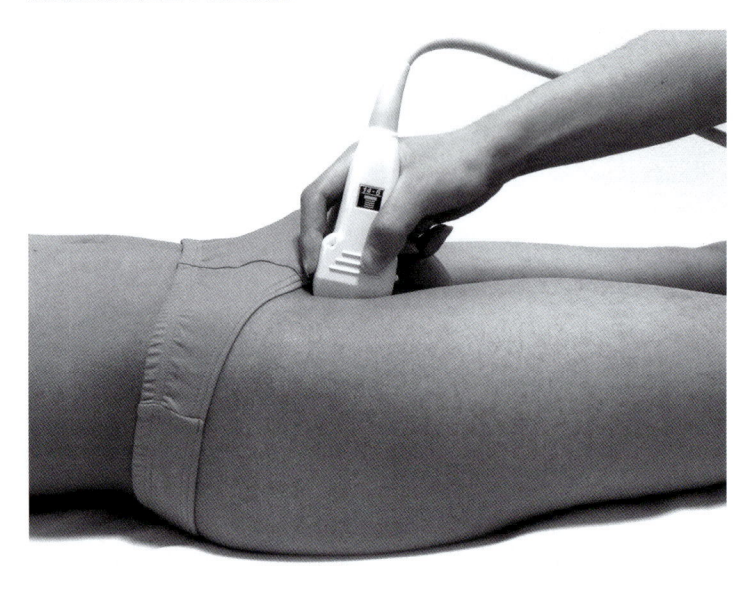

検査手順

Step 1　股関節の観察

プローブの動き

プローブは大腿骨軸に対し45°回転し，大腿骨頚部の長軸方向にあてる。

股関節の長軸像

臼蓋辺縁と大腿骨頭の輪郭は線状高エコー像を示し，その表面には帯状高エコー像の関節包（腸骨大腿靱帯）が観察できる（白矢頭）。臼蓋辺縁と関節包の間には三角形高エコー像の関節唇を認める（＊）。小児には成長軟骨があり，成人に比べて関節軟骨が厚いのが特徴である。

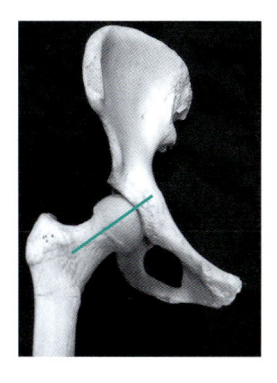

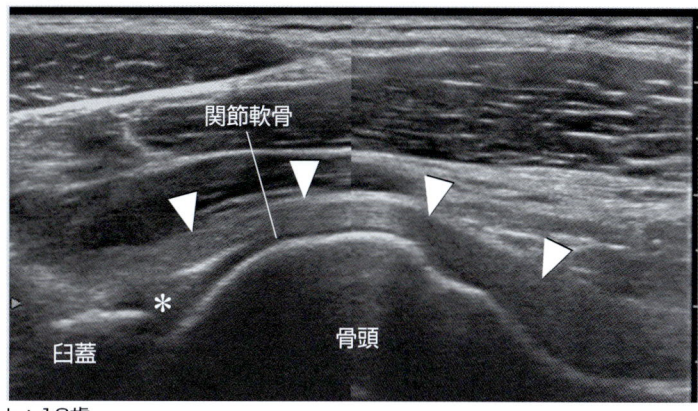

a：成人

b：12歳

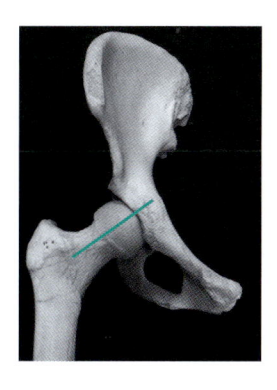

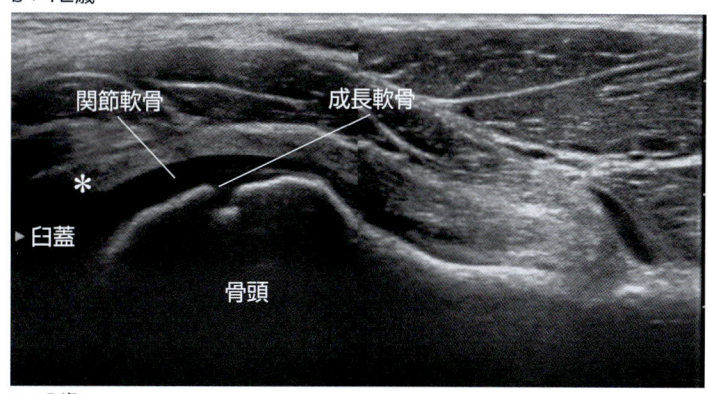

c：2歳

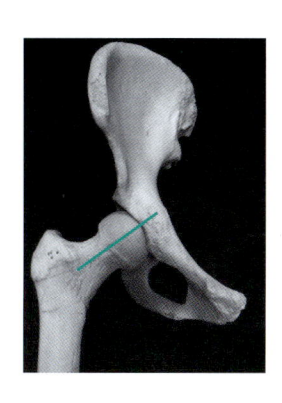

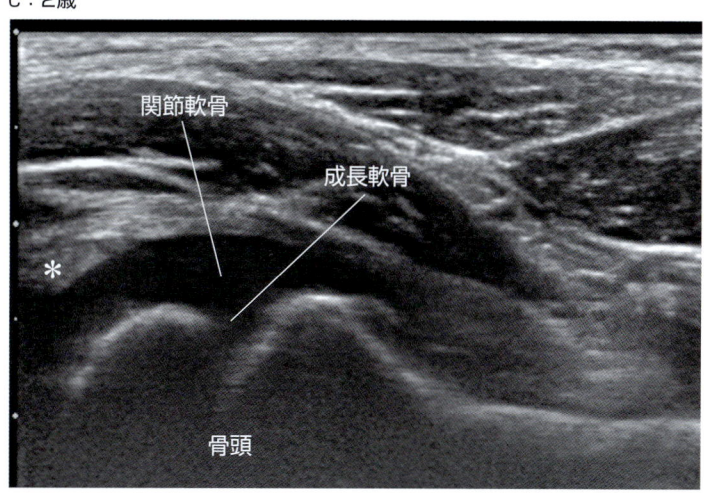

> プローブの動き

プローブを末梢に移動する。

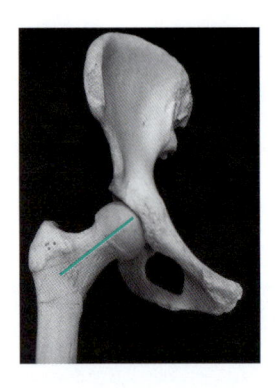

大腿骨頚部の長軸像

大腿骨頚部前方は，白・黒・白の縞模様（stripe sign）を示す。表層の線状高エコー像は腸骨大腿靱帯（白矢頭），中間層の線状低エコー像は前方関節腔（関節包），深層の線状高エコー像は大腿骨頚部である。

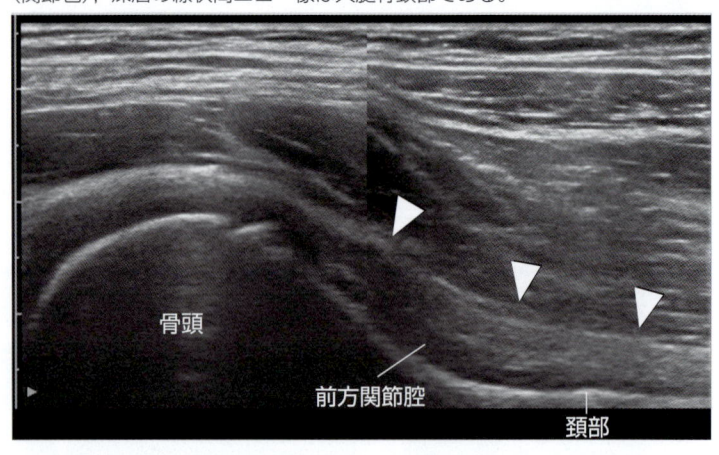

Q 小児の前方関節腔に低エコー像が観察されます。どんな疾患を考えるべきでしょうか？

A 前方関節腔に低エコー像を示す水腫が貯留している場合，股関節内病変の存在を示唆している。小児，とくに男児が急に鼠径部，膝前面痛で歩行困難となり，前方関節腔に水腫を認める場合には単純性股関節炎を考える（超音波ガイド下穿刺では，黄色透明な関節液が吸引される）。

水腫が2週間以上続く場合は初期のPerthes病を念頭に入れる必要がある。

乳児が下肢を動かさず，動かすと泣き出す場合には化膿性股関節炎を疑い，股関節水腫の確認，超音波ガイド下の穿刺，吸引を行う。

単純性股関節炎（長軸像）

腸骨大腿靱帯（白矢頭）と大腿骨との間の前方関節腔に低エコーを示す水腫（＊）を認める。

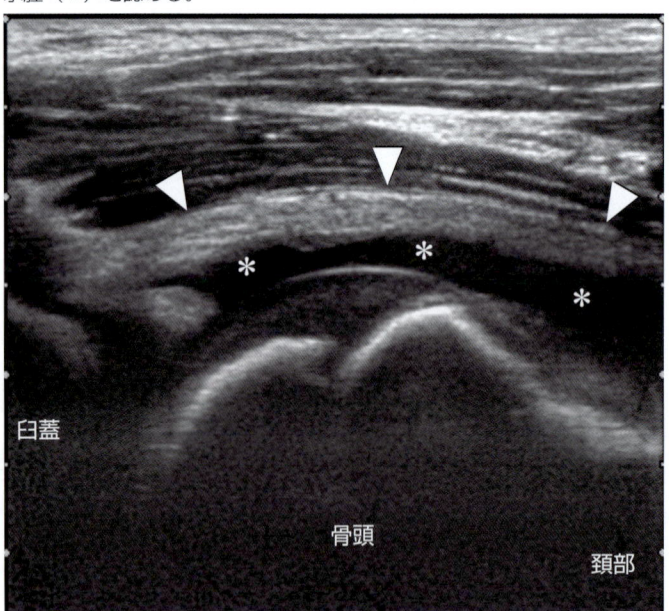

穿刺吸引した水腫

単純性股関節炎では，黄色透明またはやや血性の水腫が2cc前後引ける場合が多い。

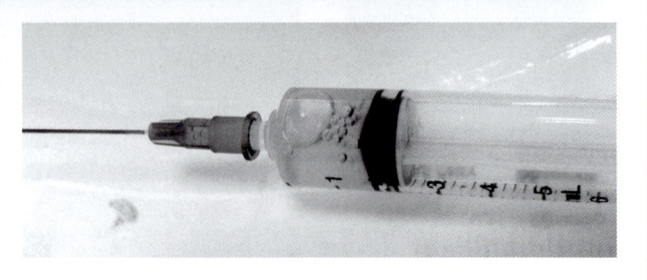

Q 成人の関節唇に低エコー像が観察されます。どのような所見として解釈すればよいでしょうか？

関節唇が肥大し低エコー像を示す疾患としては関節唇損傷を考える **A**

成人、とくに女性の急な鼠径部痛と引っ掛かり感を引き起こす疾患である。損傷部から関節外にガングリオンを形成することもある。通常、多房性で大きくはなく、腸腰筋の下層に位置する。股関節唇損傷は、単純X線像で臼蓋形成不全を認める場合が多い。

その他に考えられるのは変形性股関節症で、単純X線像で認められる臼蓋・骨頭変形に加え、関節水腫や腸骨大腿靱帯の変性肥大が低エコー像として観察される。

関節唇損傷の長軸像
腸骨大腿靱帯（白矢頭）の臼蓋付着部深層にある関節唇（＊）が、全体的に肥大し低エコー像を示している。一部線状低エコー像を示す部分は断裂、または変性部を示す。

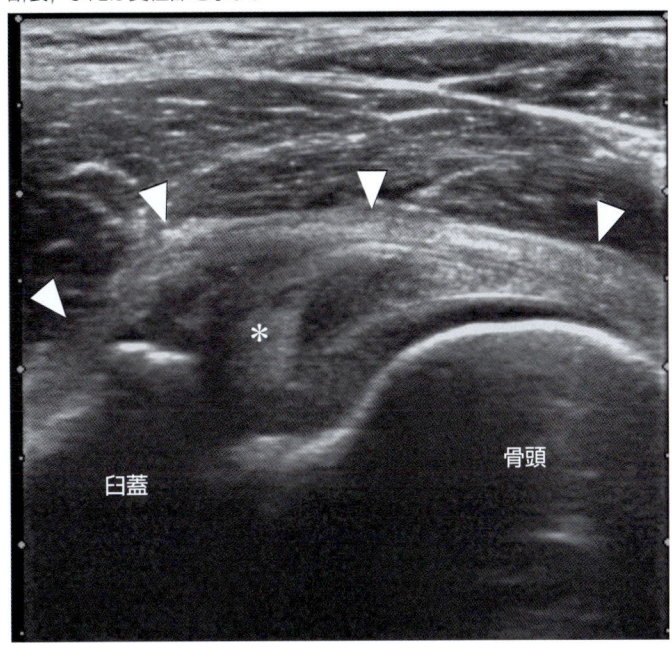

変形性股関節症
X線像でわかるのは骨変化のみであるのに対し、超音波画像では軟部組織の状態も把握できる。

a：単純X線像

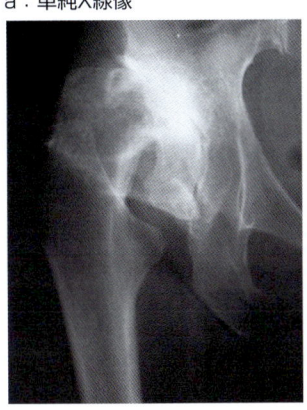

b：超音波画像の長軸像
大腿骨頭と腸骨大腿靱帯（白矢頭）の間がやや低エコー像を示し厚くなっている。

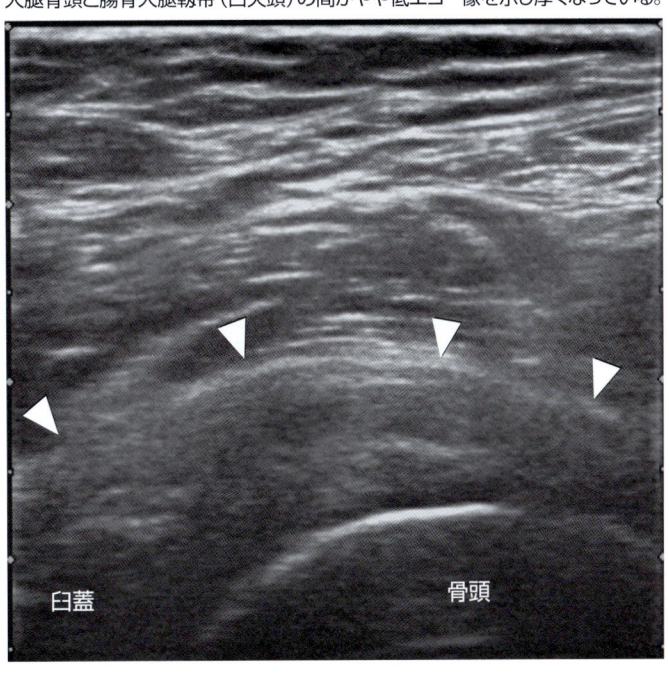

Step 2 腸腰筋，神経血管束の観察

プローブの動き
大腿骨頭を中心にプローブを回転する。

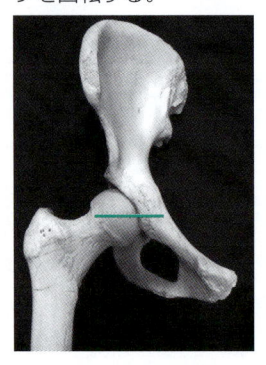

腸腰筋の短軸像（12歳，男子）
腸腰筋は骨頭表面に位置し，深部に卵円形高エコー像の筋内腱（*）が観察できる。

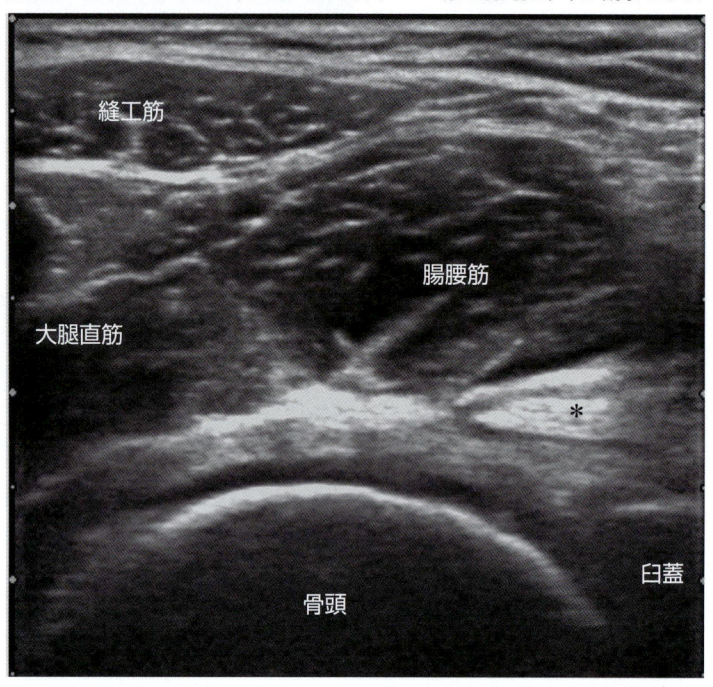

（画像ラベル：縫工筋，大腿直筋，腸腰筋，*，骨頭，臼蓋）

エコーanatomy

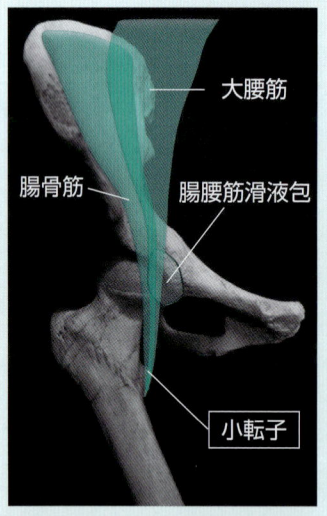

腸腰筋
（ラベル：大腰筋，腸骨筋，腸腰筋滑液包，小転子）

大腿三角
（ラベル：腸腰筋，鼠径靱帯，縫工筋，恥骨筋，長内転筋）

- 腸骨内壁は骨盤臓器を包むと同時に腸骨筋の起始となっている。腰椎から起始する大腰筋は，腸骨筋とともに腸腰筋を形成し，小転子に付着する。
- 腸腰筋は，腸恥隆起，股関節の前方を走行し，小転子に付着する。腸腰筋滑液包は，腸骨大腿靱帯と腸腰筋との間にあり，腸腰筋内側に広がる。主に股関節の屈筋として作用する。

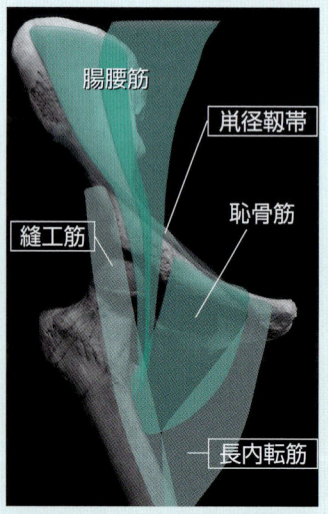

- 鼠径靱帯，縫工筋，長内転筋で囲まれた神経血管束（大腿神経，大腿動静脈）が走行する部分を大腿三角（Scarpa三角）とよぶ。
- 大腿三角の深層には腸腰筋（外側）と恥骨筋（内側）が走行する。

プローブの動き

プローブを内側に移動する。

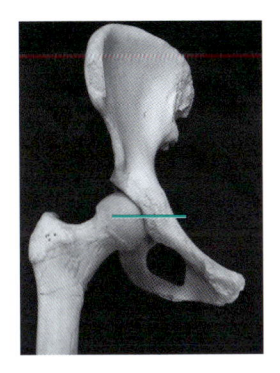

神経血管束の短軸像（12歳，男子）

腸腰筋のやや内側表面には高エコー像の大腿神経，その内側には拍動する円形低エコー像の大腿動脈，さらに内側には大腿静脈がある。大腿静脈は大腿動脈より血管壁が薄いので，プローブで簡単に圧迫できる。

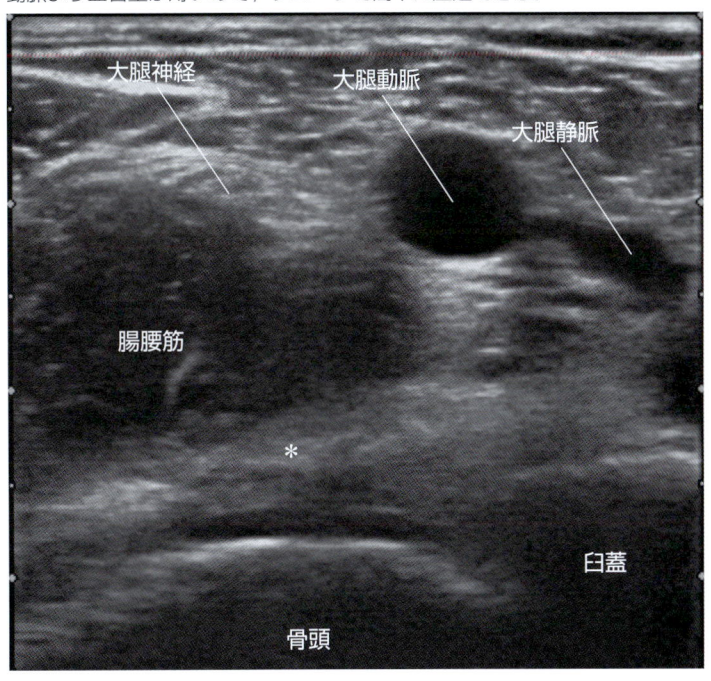

CAUTION 異常所見

◆弾発股

- 股関節の動きに伴い，股関節周囲の音と同時に痛みを生じる現象を弾発股とよぶ。
- 原因には関節内病変に伴うもの（関節唇損傷，関節内遊離体，滑膜性骨軟骨腫症など）と関節外病変に伴うもの（外側型と内側型）がある。
- 関節外病変の外側型は大殿筋下部線維と腸脛靱帯が大転子を，内側型は腸腰筋腱が腸恥隆起と大腿骨頭を乗り越えるとき（腸恥隆起を描出した状態で胡坐姿勢（frog leg position）から元の姿勢にもどす動作）に弾発現象が生じる。腱と骨性隆起の間に介在する滑液包炎が疼痛と関連している（外側型：大転子滑液包炎，内側型：腸腰筋滑液包炎）。

内側型弾発股

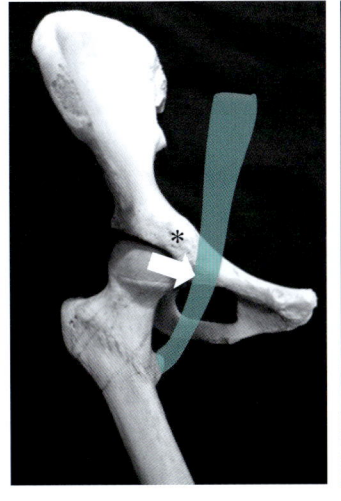

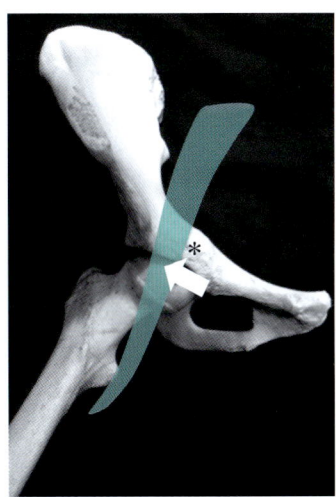

- 腸腰筋腱の肥厚や腸腰筋滑液包の水腫を認めることがある。
- 関節内型弾発股が疑われる場合，単純X線像やCT，MRIによる関節内病変の精査が必要になる。
- 通常，腸腰筋滑液包は観察できないが，関節内病変で内圧が上昇すると，関節腔と交通した腸腰筋滑液包に水腫や増生した滑膜が観察できるようになる。

Q 鼠径部腫瘤の超音波による鑑別診断について教えてください

股関節ガングリオンは小さくて自覚されないことが多いのに対し、腸腰筋滑液包内水腫は体表から触れることが多い。内部は低エコー像もしくは増殖滑膜により高エコー像が混在した像を示す。音響陰影を伴う遊離体がみられることもある。鼠径リンパ節は、内部に高エコー像をもつ円形または楕円形の低エコー像として描出される。

炎症性疾患ではリンパ節が腫脹し、悪性では内部高エコーを欠くことがある。

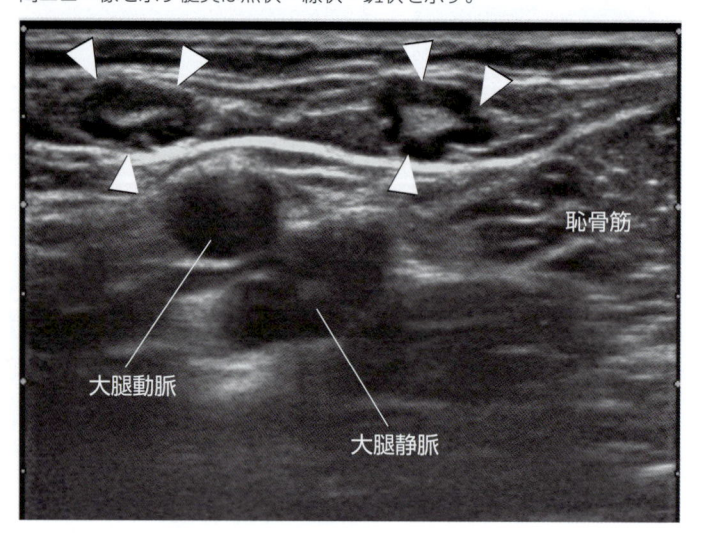

手術などによる医原性の偽性動脈瘤は、ドプラ画像による大腿動脈との交通が診断の決め手になる。

鼠径ヘルニアは腹膜や腸管が鼠径部に脱出したものの総称で、鼠径靱帯の下から出た大腿ヘルニア、鼠径靱帯の上から出た内鼠径ヘルニア、外鼠径ヘルニアがある。いずれも解剖学的な位置関係が鑑別の決め手になる **A**

鼠径リンパ節
正常の鼠径リンパ節（白矢頭）は、周辺の低エコー像を示す皮膜は薄く、高エコー像を示す髄質は点状・線状・斑状を示す。

（恥骨筋／大腿動脈／大腿静脈）

エコーanatomy　鼠径部

- 上前腸骨棘（ASIS）と恥骨結節を連結する鼠径靱帯深層を、腸腰筋と恥骨筋が走行する。両者の表層を内側から大腿静脈・動脈・神経が順に走行する。大腿神経は腸腰筋のやや内側表面を走行する。

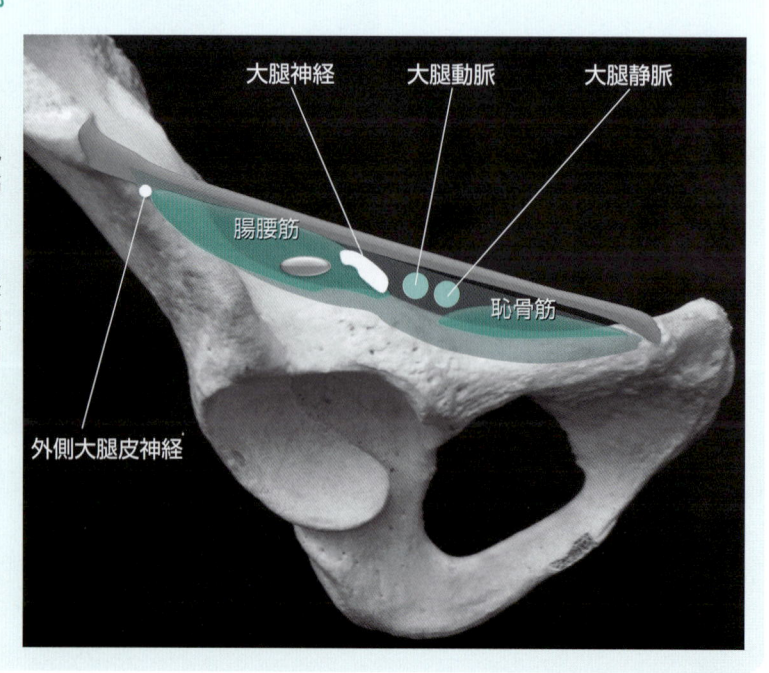

（大腿神経／大腿動脈／大腿静脈／腸腰筋／恥骨筋／外側大腿皮神経）

Step 3 下前腸骨棘（AIIS）の観察

プローブの動き

プローブで骨頭表面の腸腰筋を近位側へ追っていく。

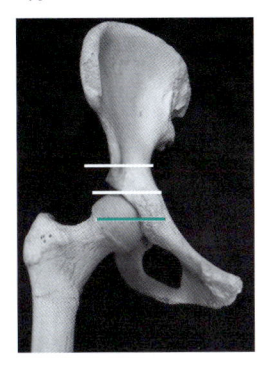

下前腸骨棘の短軸像

a：骨頭レベル
腸腰筋は骨頭表面に位置し，深部に卵円形高エコー像の筋内腱が観察できる（＊）。

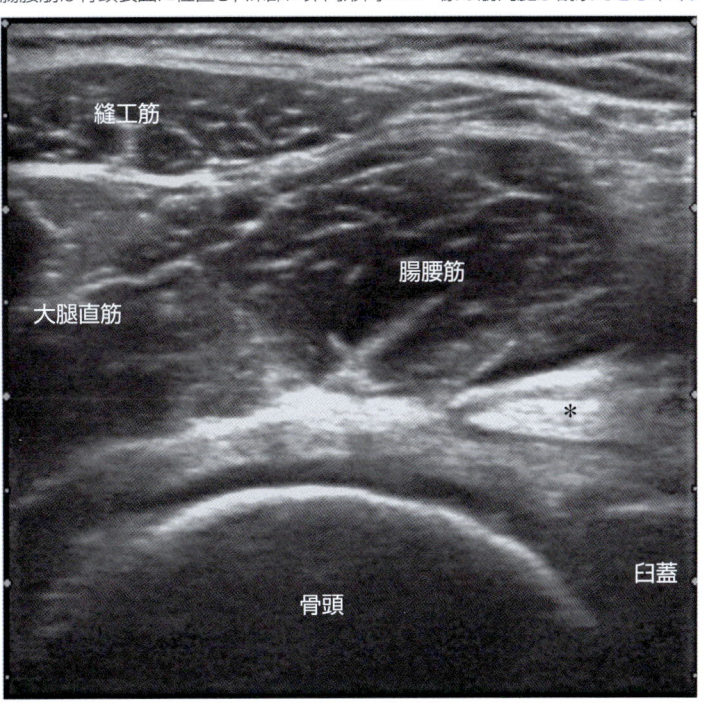

b：腸恥隆起レベル
腸腰筋筋内腱（＊）が腸恥隆起直上に観察できる。

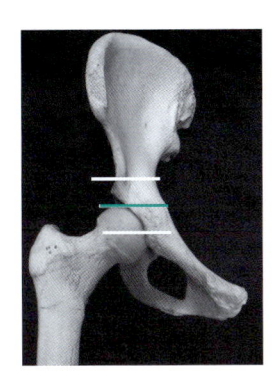

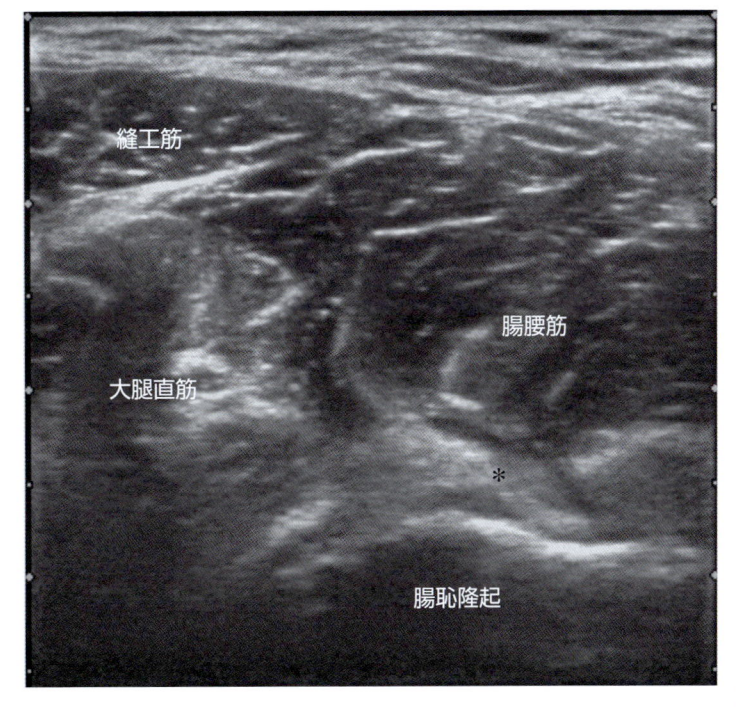

c：AIISレベル
腸腰筋の外側に骨化していない軟骨状態のAIISが描出される。

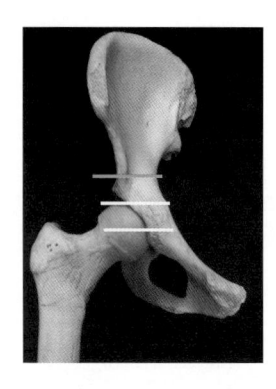

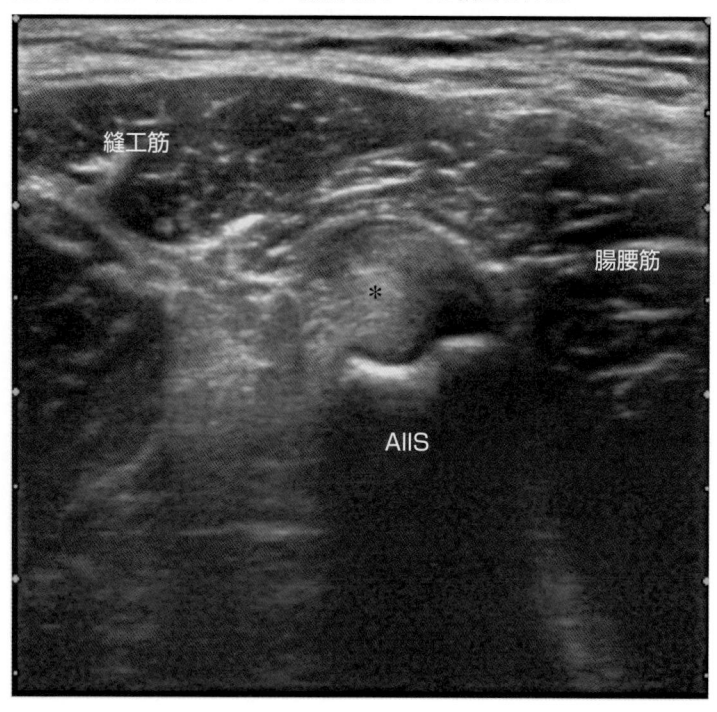

縫工筋
＊
腸腰筋
AIIS

プローブの動き

プローブを90°回転し、大腿直筋起始部の長軸像を観察する。

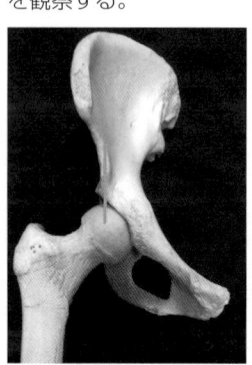

下前腸骨棘の長軸像
骨化していない軟骨状態の下前腸骨棘から大腿直筋が起始している。

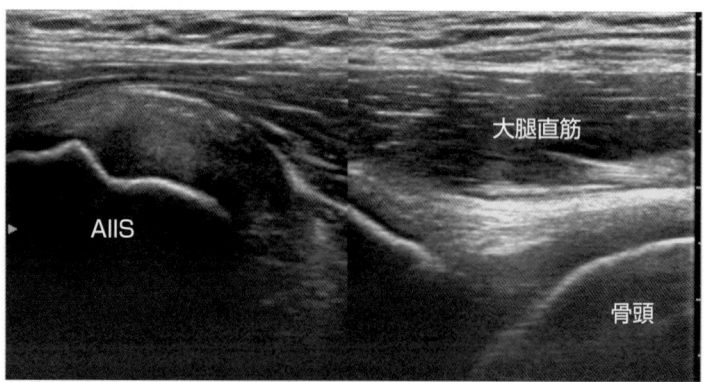

AIIS
大腿直筋
骨頭

Q 下前腸骨棘の骨端線離開はどうみえるでしょうか？

成長期ではしばしば大腿直筋の牽引力によって下前腸骨棘の骨端線離開が生じる **A**

大腿直筋は下前腸骨棘（direct head）と寛骨臼（indirect head）2つの起始部をもつため，下前腸骨棘が大きく離開することはまれである。

下前腸骨棘の骨端線離開

下前腸骨棘の骨端が，末梢側へ転移している（白矢印）。

a：単純X線像

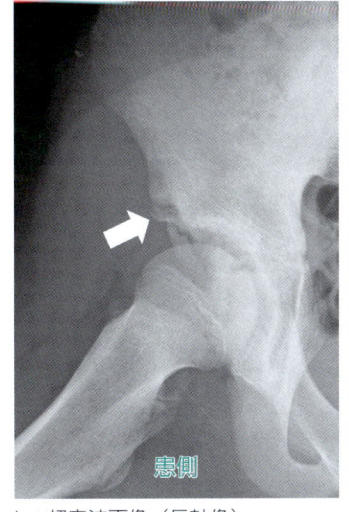

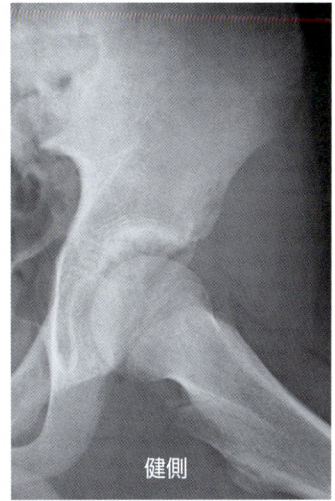

患側　健側

b：超音波画像（長軸像）

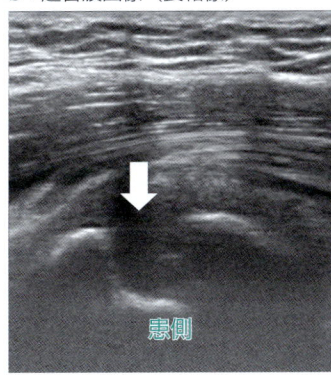

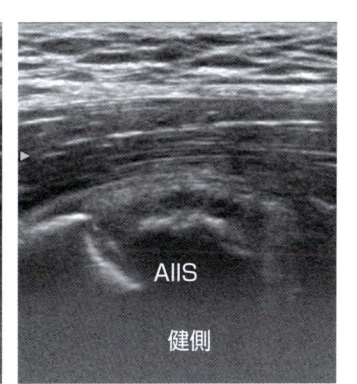

患側　AIIS　健側

エコーanatomy　上前腸骨棘（ASIS）と下前腸骨棘（AIIS）

- 股関節の上前方には，上前腸骨棘（ASIS），下前腸骨棘（AIIS）の2つの骨性隆起がある。
- 上前腸骨棘は，外側下方から大腿筋膜張筋，内側下方から縫工筋が起始し，恥骨結合との間を連結する鼡径靱帯が付着する。
- 下前腸骨棘は大腿直筋の起始部になる。大腿直筋は，下前腸骨棘（direct head）と寛骨臼（indirect head）2つの起始部をもっている。

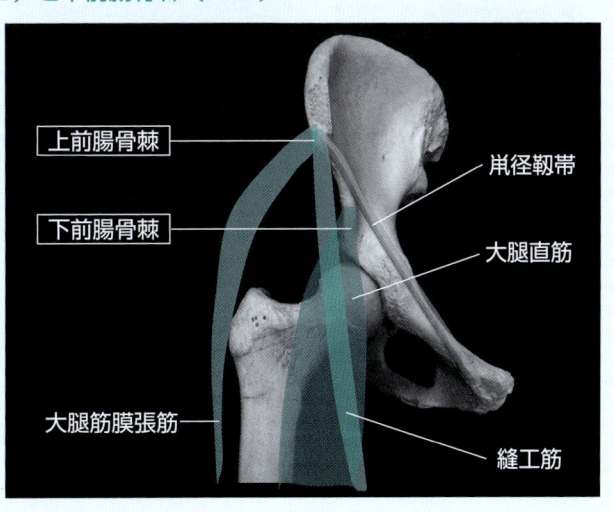

上前腸骨棘　鼡径靱帯
下前腸骨棘　大腿直筋
大腿筋膜張筋　縫工筋

股関節・大腿

Step 4 上前腸骨棘（ASIS）の観察

プローブの動き

上前腸骨棘へ短軸方向にプローブをあて，遠位側へ移動する。

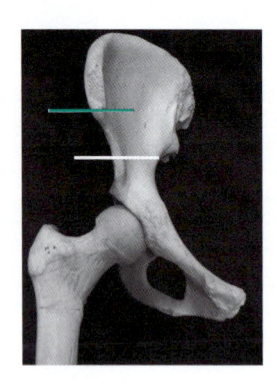

上前腸骨棘の超音波画像の短軸像

a：上前腸骨棘直上レベル
腸腰筋の外側に骨化していない軟骨状態の上前腸骨棘（*）が描出される。

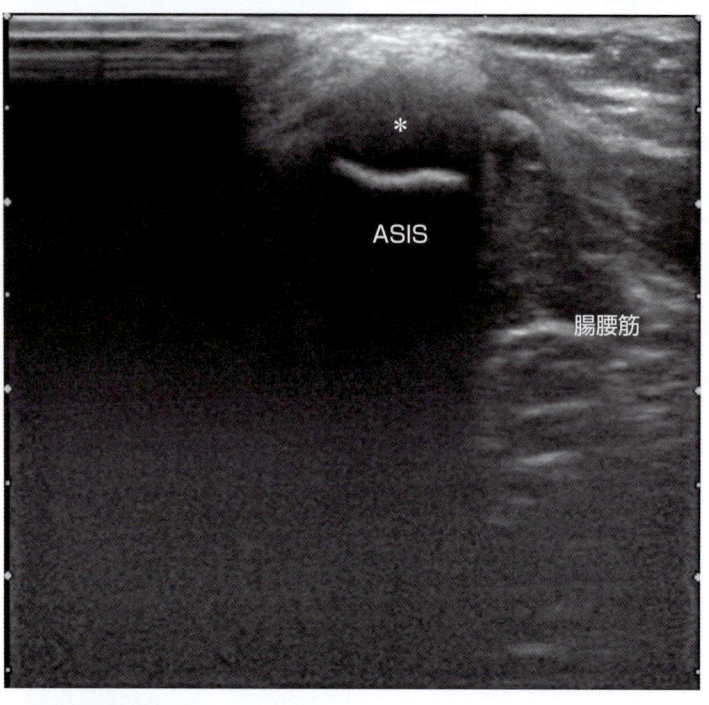

b：下前腸棘レベル
上前腸骨棘外側から大腿筋膜張筋，内側から縫工筋が起始する。

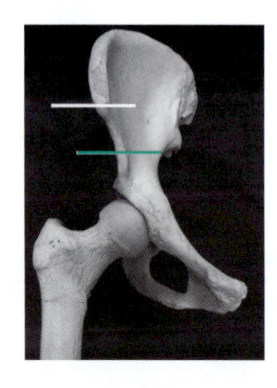

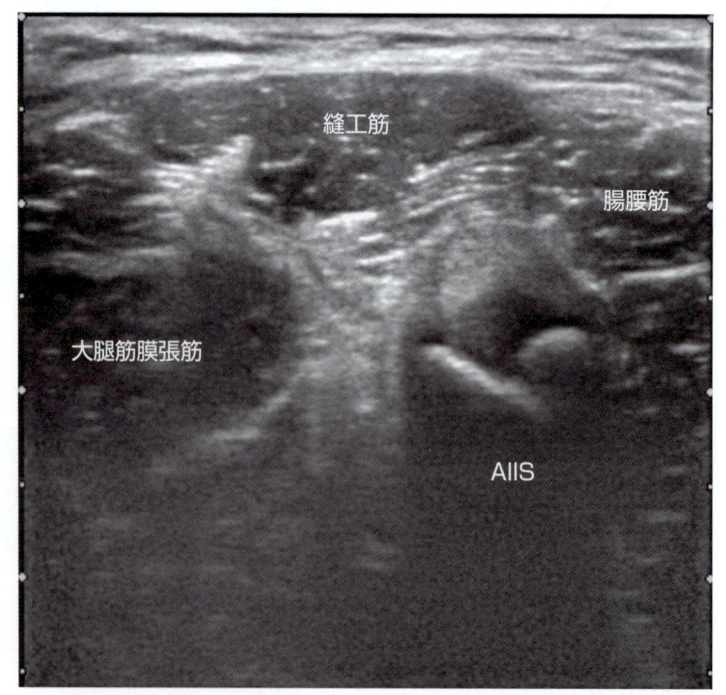

プローブの動き

プローブを90°回転し長軸像を観察する。

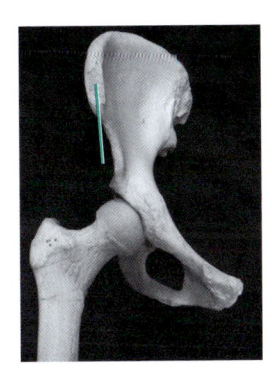

上前腸骨棘の長軸像
骨化していない軟骨状態の上前腸骨棘（＊）から縫工筋が起始している。

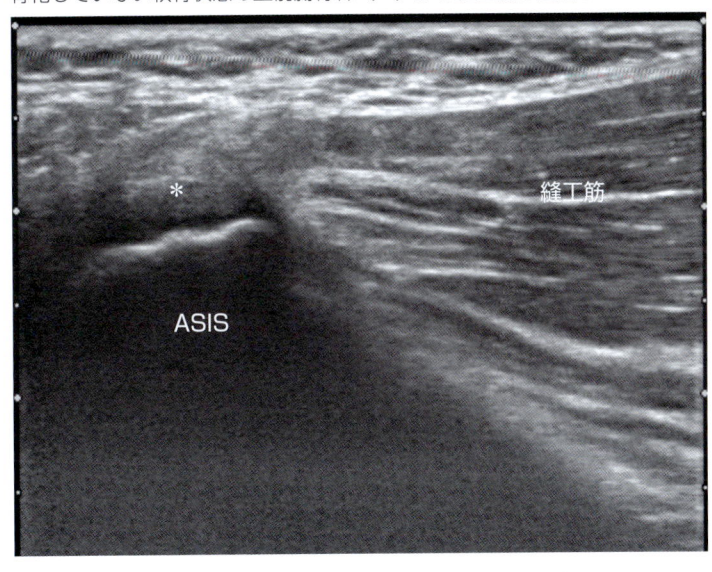

Q 上前腸骨棘の骨端線離開はどうみえるでしょうか？

成長期では，しばしば上前腸骨棘の骨端線離開が生じる。

上前腸骨棘には内側が縫工筋，外側が大腿筋膜張筋，さらに鼠径靱帯も付着するため，大きく転位することはまれである **A**

上前腸骨棘の骨端線離開
a：単純X線像

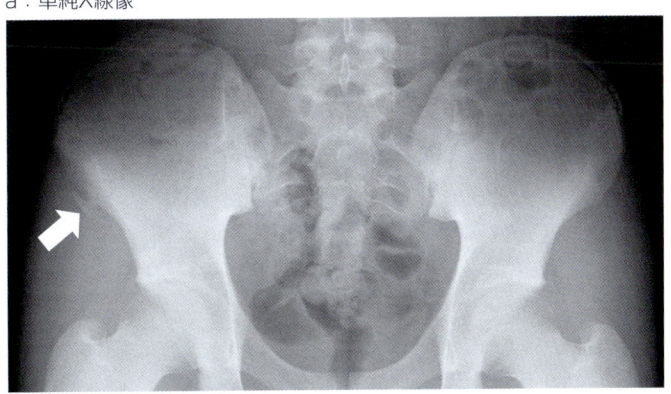

患側　　健側

b：超音波画像（長軸像）

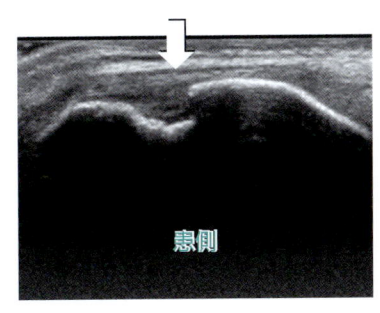

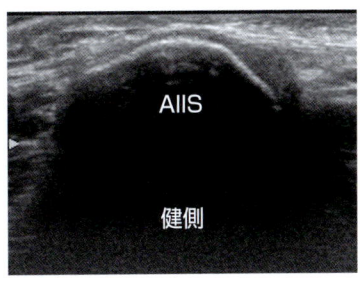

患側　　健側

股関節・大腿

301

CAUTION 異常所見

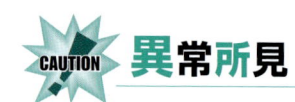

◆股関節周囲の骨端核の発現・閉鎖時期
二次成長期に骨端核が発現し，閉鎖する部位に骨端線損傷が生じやすい。

- 腸骨稜（発現：13～15歳，閉鎖：15～17歳）
- 上前腸骨棘（発現：13～15歳，閉鎖：21～25歳）
- 下前腸骨棘（発現：13～15歳，閉鎖：16～18歳）
- 坐骨結節（発現：15～17歳，閉鎖：19～25歳）
- 大腿骨頭（発現：4～6カ月，閉鎖：16～18歳）
- 大転子（発現：2～5歳，閉鎖：16～18歳）
- 小転子（発現：8～12歳，閉鎖：16～18歳）

Step 5　大腿直筋の観察

プローブの動き

大腿前面へ短軸方向にプローブをあて，遠位側へプローブを移動する。白矢印は大腿直筋の筋内腱。

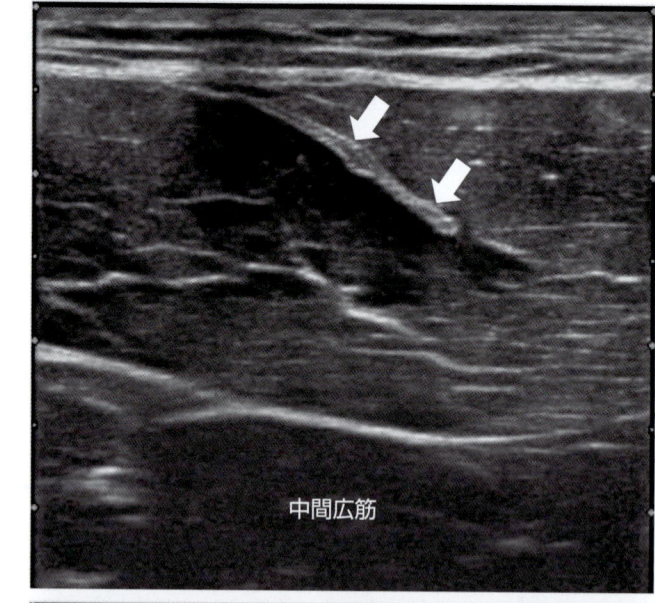

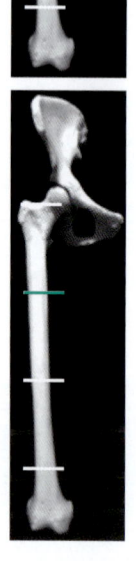

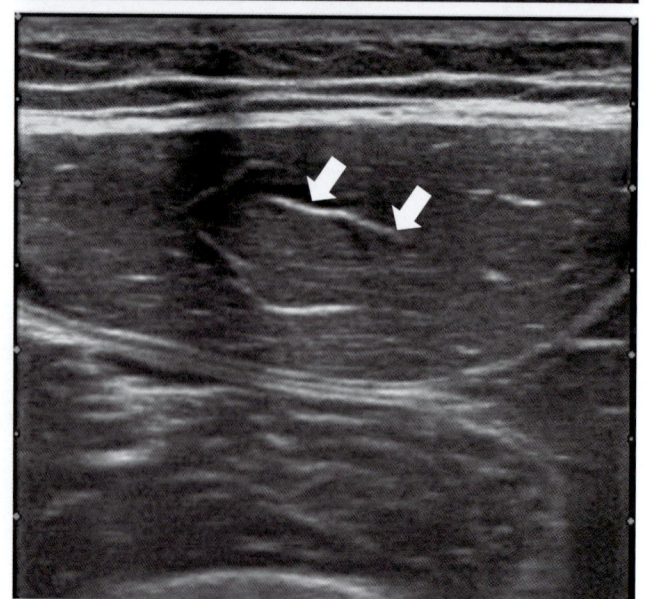

大腿直筋の短軸像

中間広筋

中間広筋

大腿骨

外側広筋　　　　　　　　　内側広筋

中間広筋

大腿骨

プローブの動き

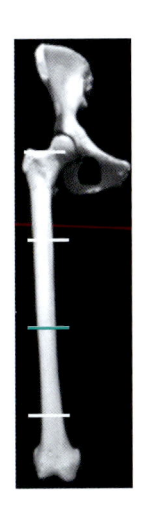

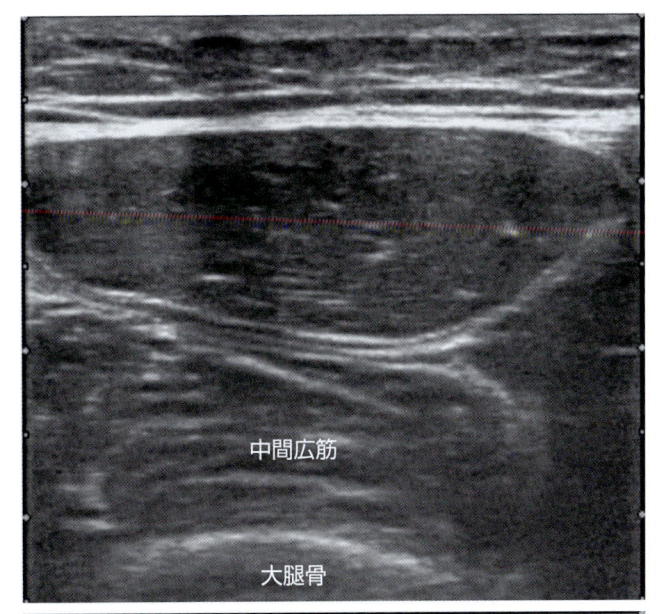

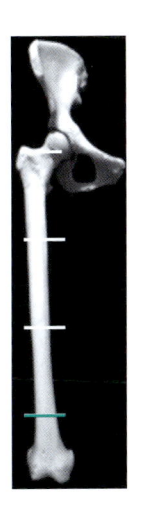

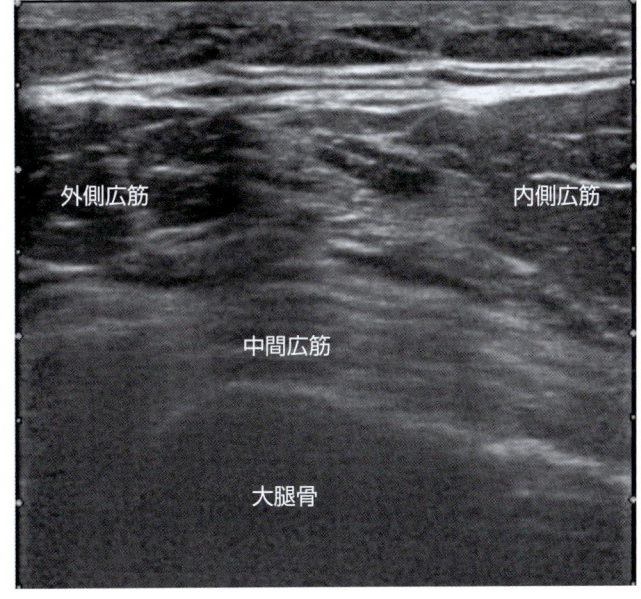

プローブを90°回転し長軸像を観察する。

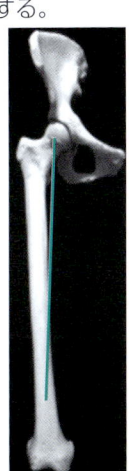

大腿直筋の長軸パノラマ画像

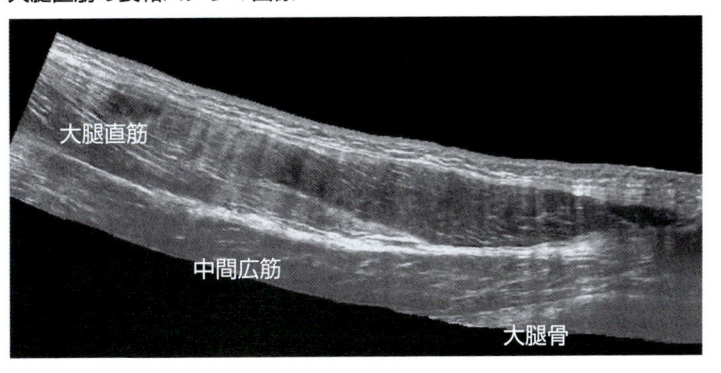

大腿直筋

中間広筋

大腿骨

股関節・大腿

エコーanatomy　大腿直筋

- 大腿直筋は，大腿四頭筋の中で唯一の2関節筋で，スポーツ障害の好発部である。下前腸骨棘（direct head）と寛骨臼（indirect head）から起始し，膝蓋骨近位の大腿四頭筋腱表層へ移行する。

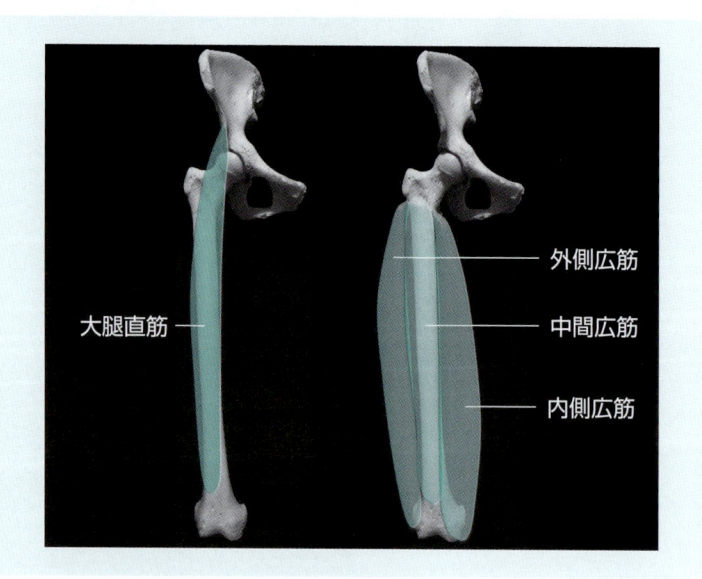

大腿直筋／外側広筋／中間広筋／内側広筋

Q 大腿直筋の肉ばなれではどんなエコー像がみえますか？

筋束の筋膜，筋内腱付着部に損傷が生じやすく，断裂部の血腫は低エコー像を示し，断裂部周囲の筋束は高エコー化が特徴である。経時的に血腫は高エコー像となり，周囲の筋束の信号は正常化していく A

大腿直筋は，近位側の表層筋膜外側から遠位内側に向かう膜状の筋内腱が構造上のランドマークになる。大腿直筋に好発する肉ばなれは，筋内腱周囲に生じるタイプと深層筋膜周囲に生じるタイプがある。

大腿直筋肉ばなれ
a：筋内腱周囲型（近位肉ばなれ）
筋内腱周囲の断裂部には高エコー像の血餅を認め，周囲筋束が高エコー像を示している。白矢印は筋内腱。

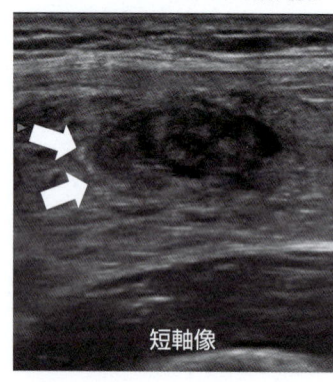

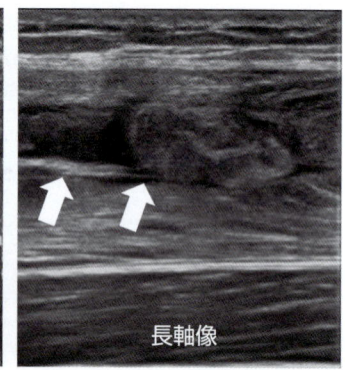

短軸像　　長軸像

b：筋膜型（遠位肉ばなれ）
深層筋膜からの肉ばなれで，受傷後2カ月。血腫は低エコー像となり，周囲筋束の信号は正常化しつつある。

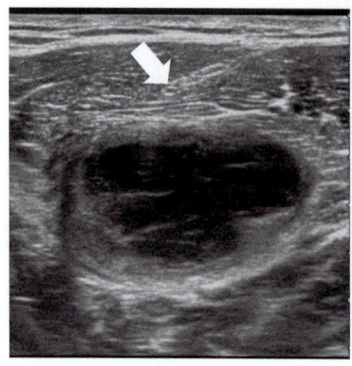

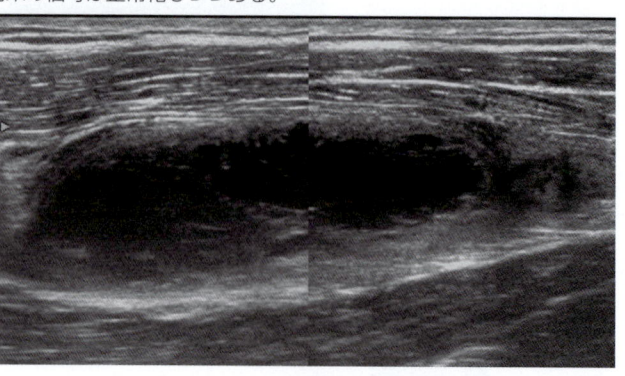

短軸像　　長軸像

Q 外側広筋の筋挫傷ではどんなエコー像がみえますか？

中間広筋に及んだものは骨化性筋炎を生じやすく，単純X線像で確認できる以前の変化をとらえることができる A

筋挫傷
外側広筋に相手選手の膝がはいり受傷。皮膚，皮下が腫脹し，両者の境界が不明瞭で，皮下脂肪組織が高エコー像を示している（白線で囲んだ部分）。

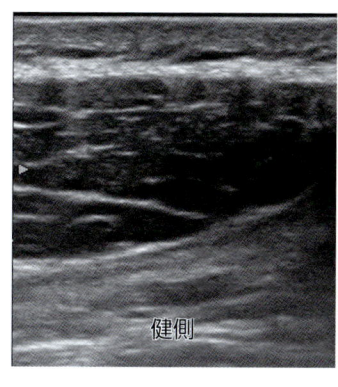

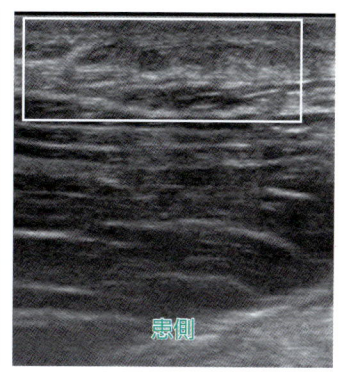

直達外力で生じる筋挫傷は外側広筋に生じやすく，初期では皮膚，皮下の腫脹を伴う点で肉ばなれと異なる。

中間広筋に生じた骨化性筋炎の初期像（長軸像）
大腿骨前面には低エコーの血腫（＊）が貯留し，筋との境界に骨化直前の帯状高エコー像（白矢印）を認める。

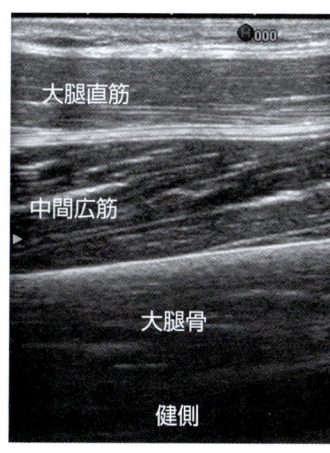

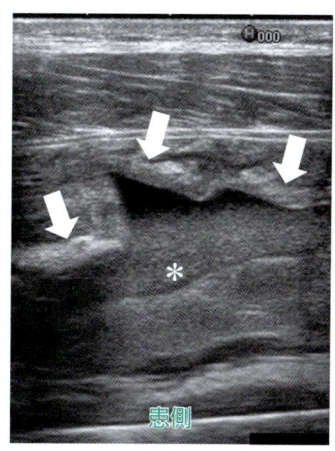

Q 肉ばなれと筋挫傷が生じる部位は同じでしょうか？

筋損傷は，介達外力による肉ばなれと直達外力による筋挫傷に分かれる。肉ばなれは2関節筋が伸張性収縮した場合に生じやすく，スポーツ選手では大腿前面の大腿直筋，大腿後面のハムストリング，中高年では腓腹筋内側頭の遠位部の頻度が高い。筋挫傷はコンタクトスポーツ選手に生じやすく，内側広筋，外側広筋の頻度が高い A

内側操作

> **Master Point** 内側操作では，主に恥骨，坐骨から起始する股関節内転筋群が観察できる。

検査肢位

体位・肢位 患者を仰臥位，膝屈曲，股関節外転外旋位とする。

股関節内側の検査肢位

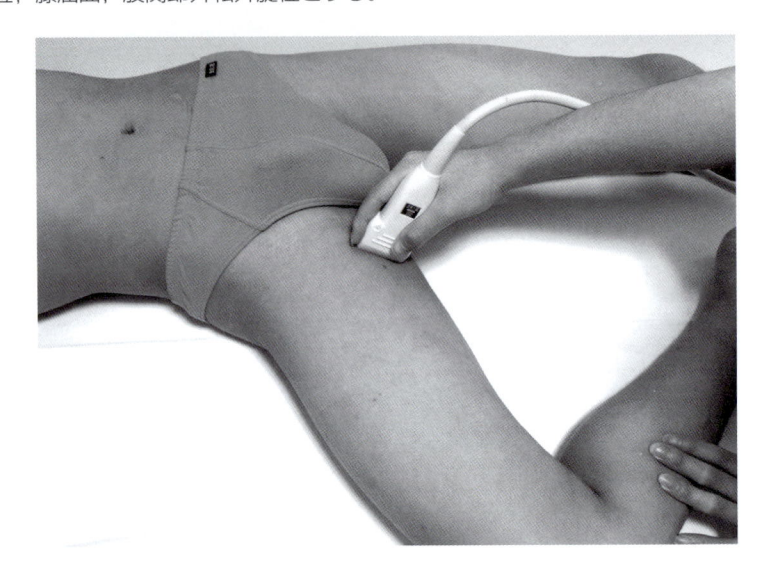

検査手順

Step 1 内転筋短軸像の観察

プローブの動き

外表からみえる長内転筋を中心に短軸方向にプローブをあて，上下，内外側方向へプローブを移動しながら観察する。

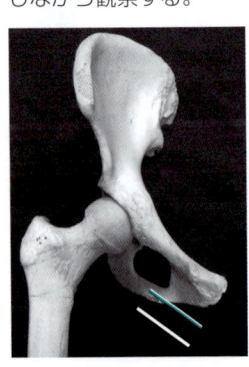

内転筋の短軸像

a：恥骨遠位3cmレベル

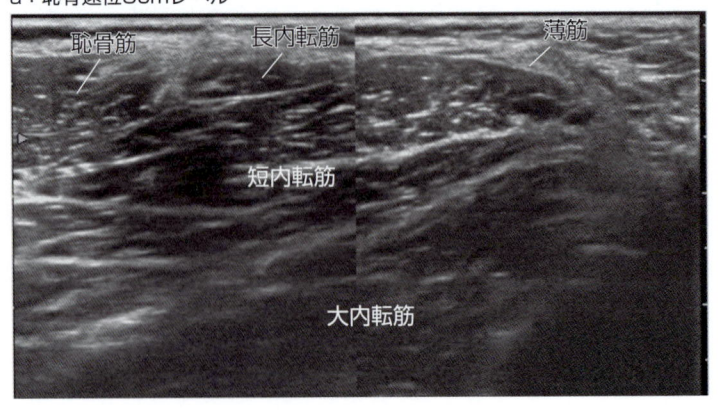

恥骨筋　長内転筋　薄筋
短内転筋
大内転筋

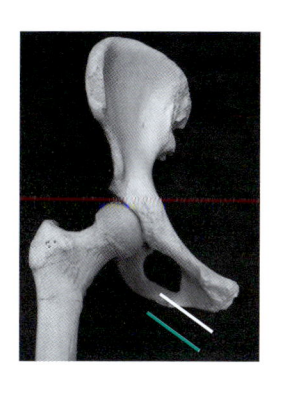

b：恥骨遠位6cmレベル

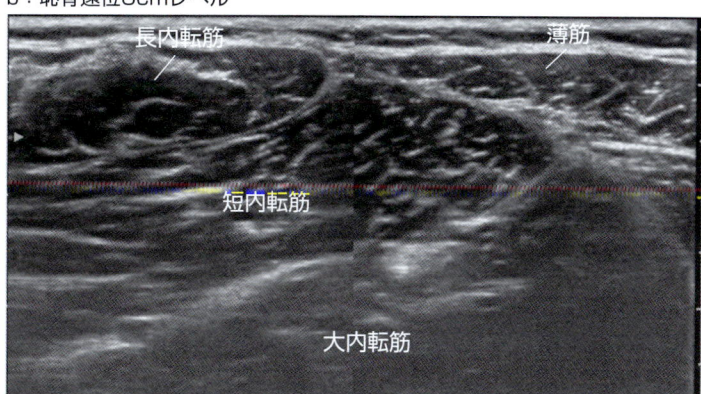

長内転筋
薄筋
短内転筋
大内転筋

Step 2　内転筋長軸像の観察

プローブの動き

プローブを90°回転し，長軸像を描出する。上下，内外側方向へプローブを移動しながら観察する。

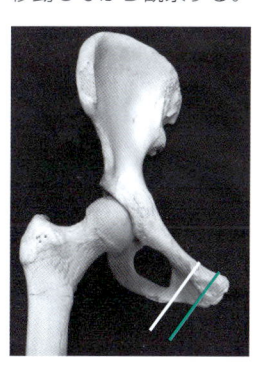

内転筋の長軸像

a：恥骨結合外側レベル

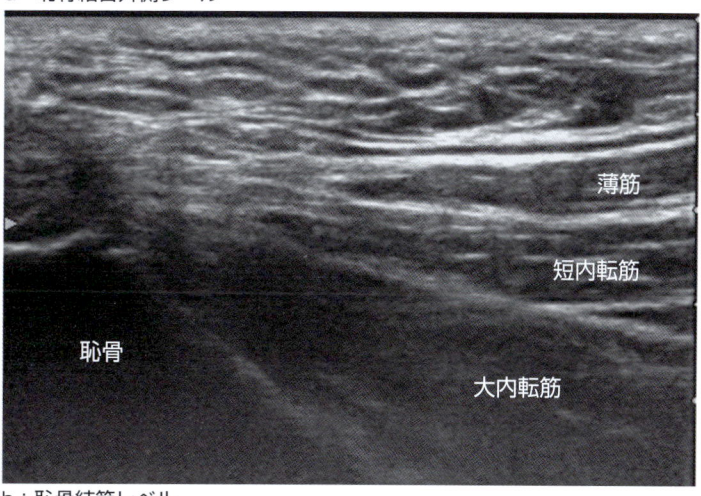

薄筋
短内転筋
恥骨
大内転筋

b：恥骨結節レベル

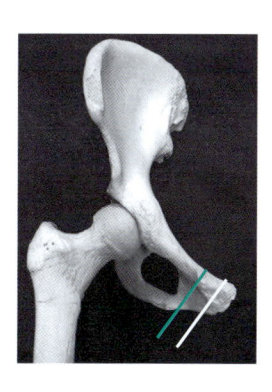

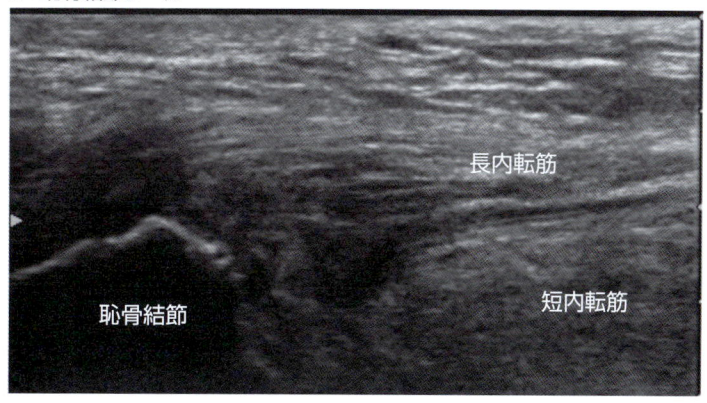

長内転筋
恥骨結節
短内転筋

股関節・大腿

307

エコーanatomy

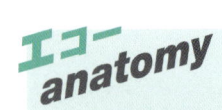

股関節内転筋

- 股関節内転筋は3層構造をなし、表層は外側から恥骨筋（起始：恥骨上枝）、長内転筋（起始：恥骨結節）、薄筋（起始：恥骨結合外側縁）、中間層は短内転筋（起始：恥骨結節と恥骨結合との間）、そして深層は大内転筋（起始：恥骨下枝から坐骨結節）が走行する。

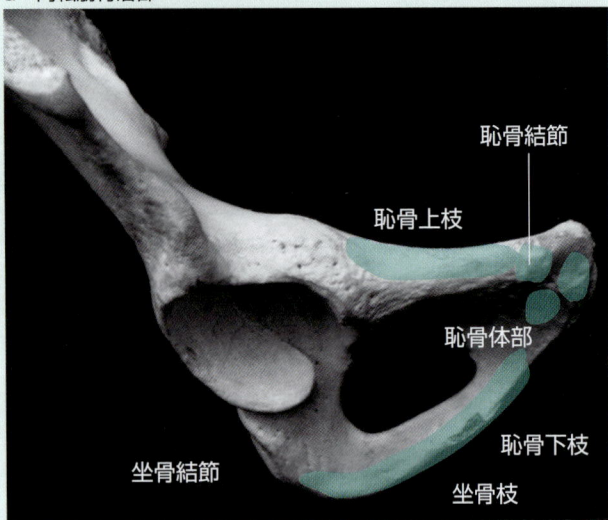

a：内転筋付着部

恥骨結節
恥骨上枝
恥骨体部
恥骨下枝
坐骨枝
坐骨結節

b：股関節内転筋

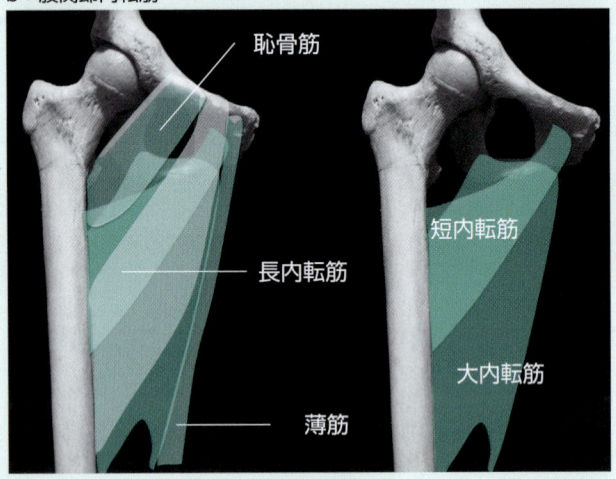

恥骨筋
長内転筋
薄筋
短内転筋
大内転筋

内転筋管（Hunter's canal）

- 大腿の中1/3にある神経血管束の通路を内転筋管（Hunter's canal）とよぶ。大腿三角（Scarpa三角）の先端が入口で、縫工筋、長内転筋、内側広筋で囲まれた筋性内転筋管、これに続く腱性内転筋管、そして大内転筋腱で作られる腱裂孔が出口となり、膝窩につながる。

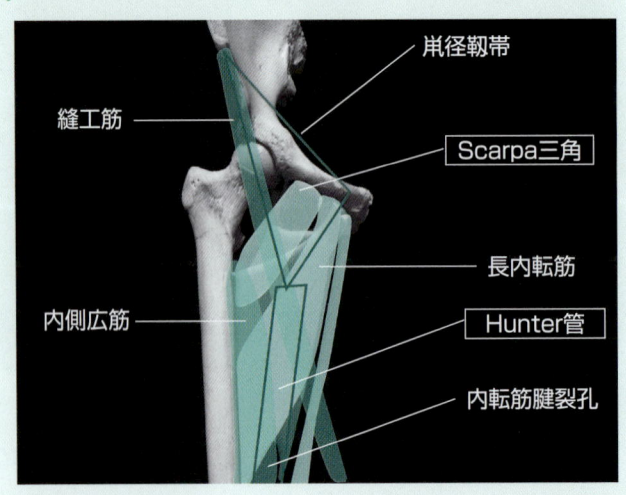

鼡径靱帯
縫工筋
Scarpa三角
長内転筋
内側広筋
Hunter管
内転筋腱裂孔

Q スポーツによる鼠径部痛はどうみえるのでしょうか？

スポーツに伴う肉ばなれは表層の長内転筋，薄筋の損傷が多く，付着部断裂では低エコー像の血腫と断端が，若年者の裂離骨折では恥骨体部，下肢の不連続な線状高エコー像が長軸像で観察できる A

スポーツ選手，とくにサッカー選手の慢性の鼠径部痛は，Osgood-Schlatter病によく似た画像所見を長内転筋付着部に認めることがある。内転筋深層の肉ばなれは観察しにくく，損傷診断にはMRIのほうが役立つ。

長内転筋起始部障害

a：単純X線写真短軸像
恥骨上枝に異常所見を認めない。

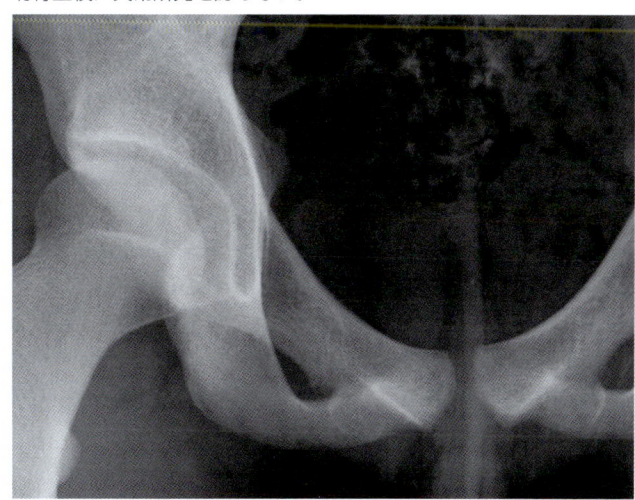

b：MRI（脂肪抑制T2強調画像）
右恥骨上枝が高信号（白矢印）を示している。

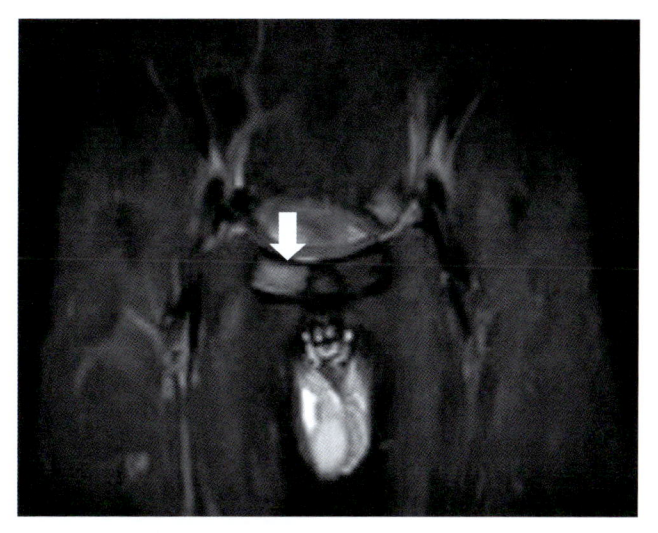

c：超音波画像（長軸像）
右恥骨結節の輪郭が不整で，裂離骨片（白矢印）を認める。

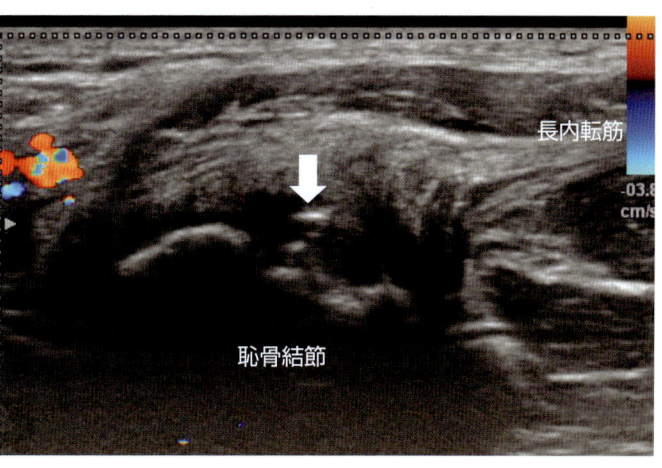

股関節・大腿

外側操作

| Master Point | 外側操作では，大転子を中心に大腿筋膜張筋，大殿筋，中殿筋，小殿筋が観察できる。|

検査肢位

体位・肢位 患者を仰臥位または側臥位とする。

股関節外側の検査肢位

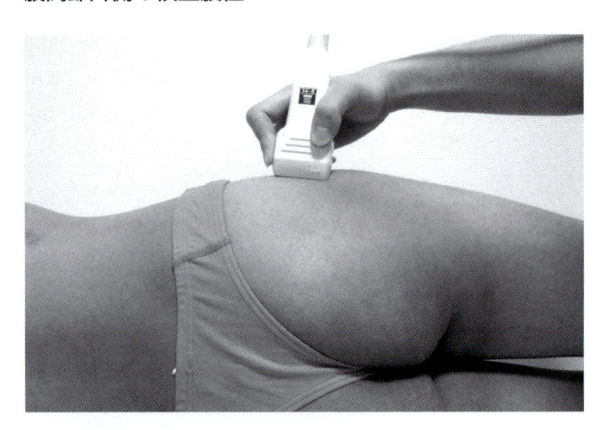

検査手順

Step 1　短軸像の観察

プローブの動き

大転子外側にプローブをあて短軸像を描出する。上方，前後方向へプローブを移動しながら大転子のfacetを観察する。

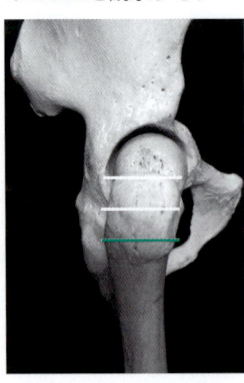

股関節外側の短軸像
a：大転子外側遠位
線状高エコー像の大転子外側の骨輪郭が観察できる。その表層を腸脛靭帯が走行する（白矢頭）。

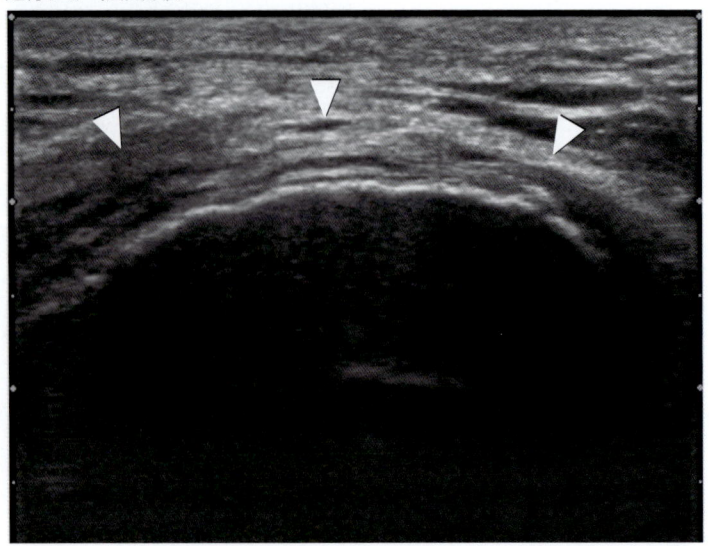

b：大転子外側中央
大転子の3つのfacetに付着する低エコー像の腱が観察できる。
AF：anterior facet，LF：lateral facet，PSF：posterosuperior facet，腸脛靱帯（白矢頭）。

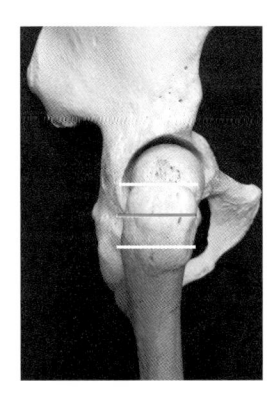

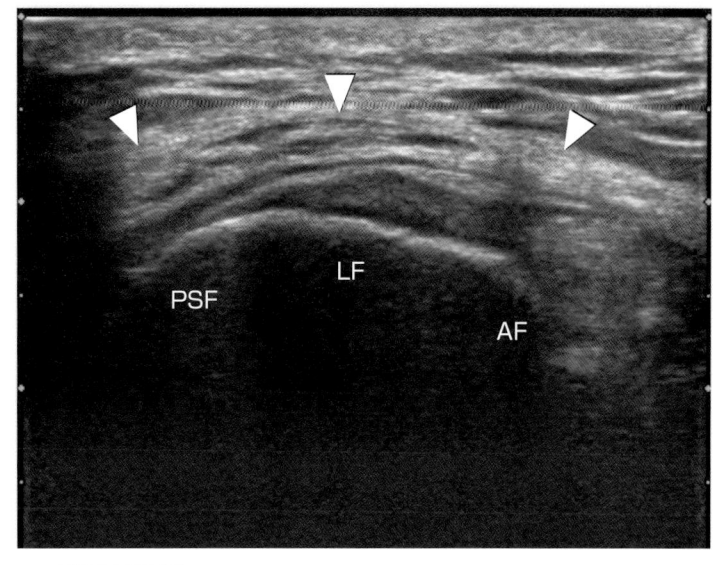

c：大転子外側近位
AF：小殿筋腱の付着部，LF：中殿筋腱の付着部，PSF：中殿筋腱の付着部，腸脛靱帯（白矢頭）。

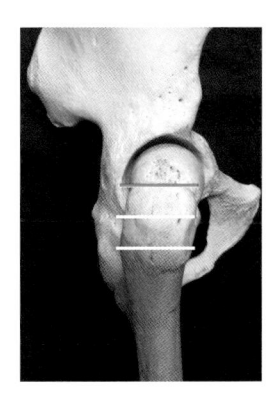

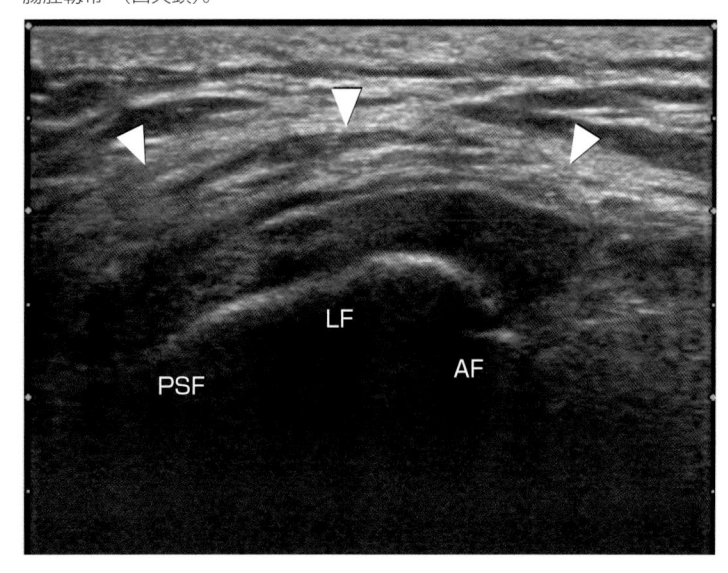

Step 2　長軸像の観察

プローブの動き

プローブを90°回転し、長軸方向を観察する。

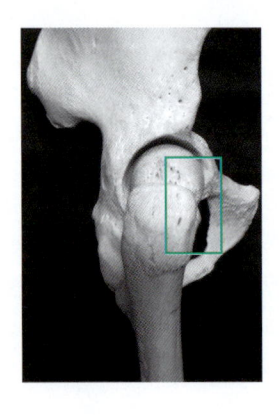

股関節外側の長軸像

a：anterior facet
AF：anterior facetに付着する小殿筋、腸脛靱帯（白矢頭）が観察できる。

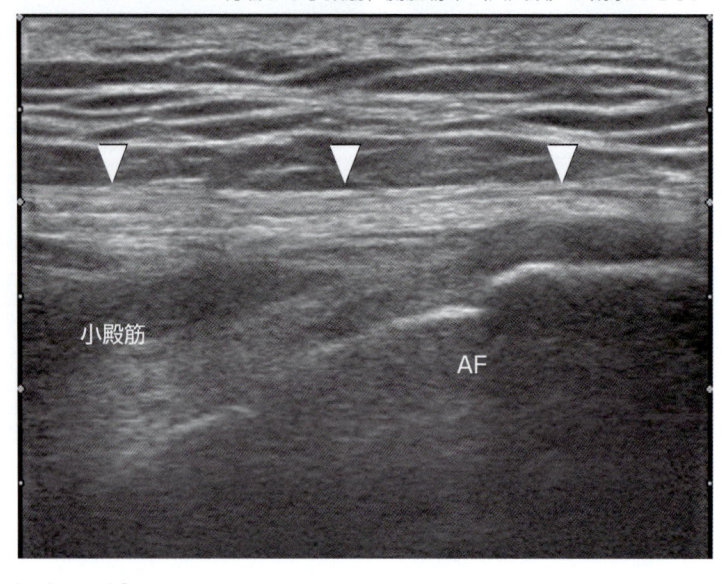

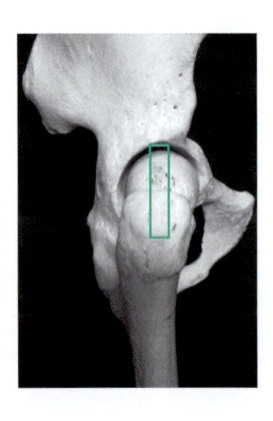

b：lateral facet
LF：lateral facetに付着する低エコー像の中殿筋腱前方線維、腸脛靱帯（白矢頭）が観察できる。

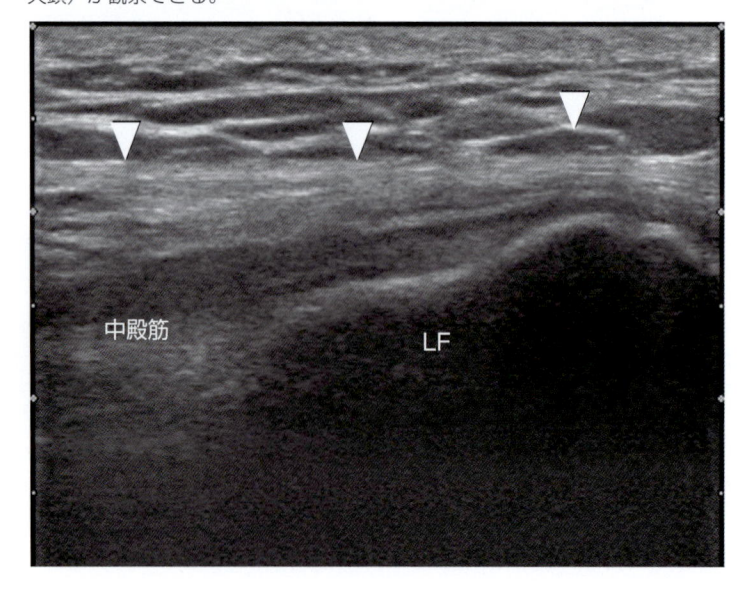

c：posterosuperior facet
PSF：posterosuperior facetに付着する低エコー像の中殿筋腱後方線維，腸脛靭帯（白矢頭）が観察できる。

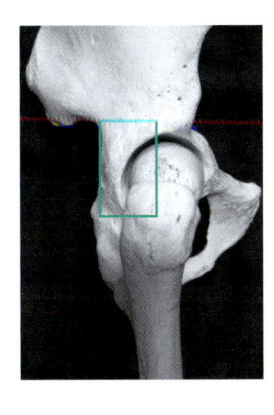

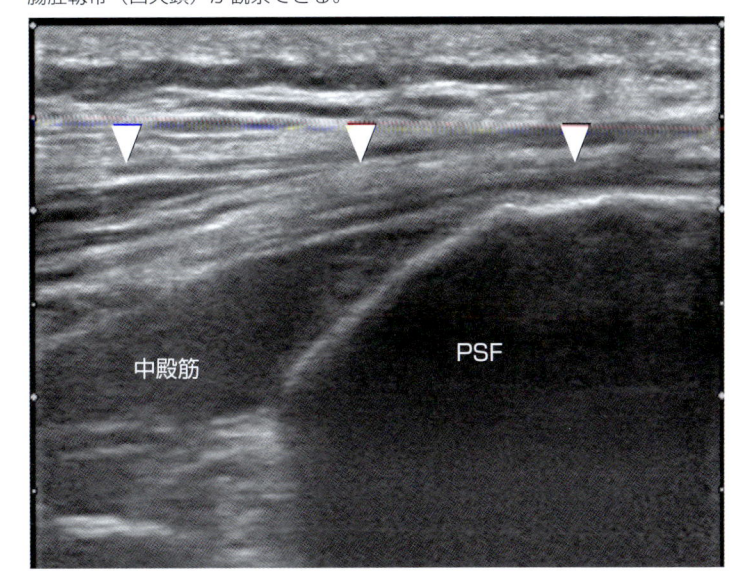

Q 大転子部の痛みの画像診断ポイントを教えてください

中殿筋腱炎
中殿筋腱前方線維が患側で低エコーを示している。LF：lateral facet。

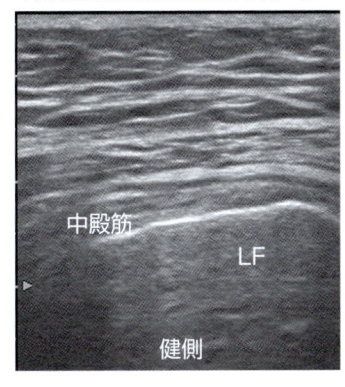

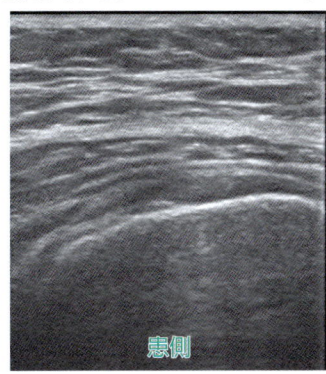

　大転子部の痛みは中年女性に多く，greater trochanteric pain syndrome（GTPS）とよばれる。股関節外側の痛みを訴え，大転子の圧痛点が特徴である。

　超音波画像上は，中殿筋腱炎，すなわち低エコーの局所肥大が最も多く，部分断裂や全層断裂の所見をきたすことがある。

　しばしば大転子滑液包の水腫を伴う。

　小殿筋腱付着部の病変は，腱炎，石灰沈着，部分断裂の所見が特徴的であるが，頻度的には中殿筋腱病変より少ない。

外側型弾発股は，短軸操作で腸脛靱帯が大転子を乗り越える状態を動的に観察できる A

外側型弾発股（snapping iliotibial band）

a：外側型弾発股
股関節軽度伸展位から軽度屈曲内転位にするとき弾発現現象が生じる。

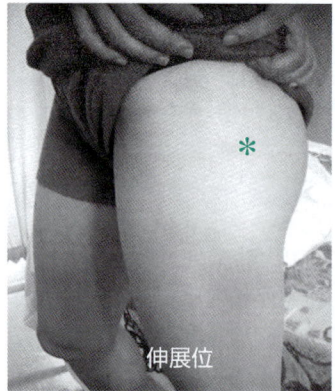

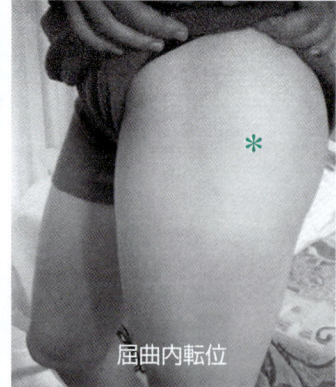

b：超音波画像（短軸像）
立位姿勢で，股関節屈曲・内転位で前方に腸脛靱帯が（白矢頭）シフトする弾発現象が動的に観察できる。

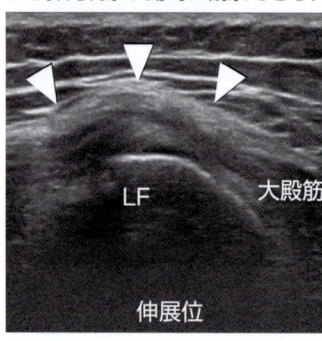

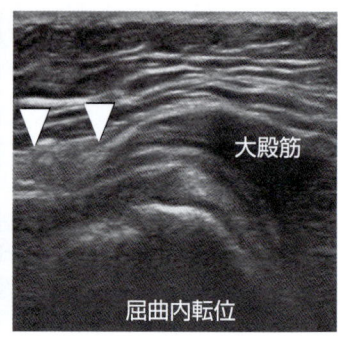

c：発生メカニズム
股関節軽度伸展位から軽度屈曲内転位にするとき，腸脛靱帯が大転子を乗り越える。介在する大転子滑液包が疼痛に関与する。

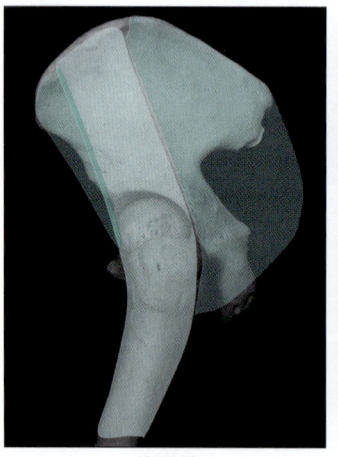

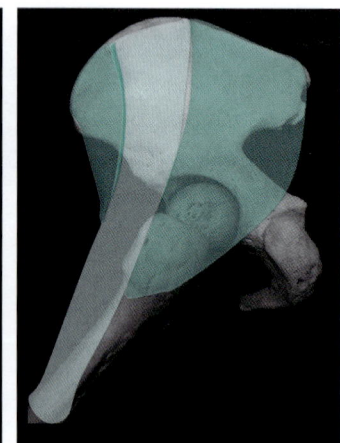

後方操作

> **Master Point** 股関節後方操作では，主に坐骨神経とハムストリングを観察する。

検査肢位

体位・肢位 患者を腹臥位とする。

股関節後方の検査肢位

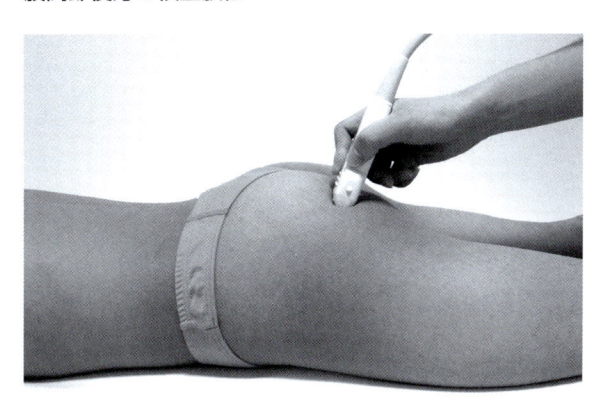

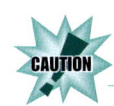

CAUTION 異常所見

◆梨状筋症候群

腰椎疾患由来の下肢痛が多いなか，ときに梨状筋症候群に遭遇する。超音波ガイド下の坐骨神経ブロックが診断，治療に役立つが，梨状筋の肥大，破格，そして坐骨神経の破格に注意する。大腿後方の肉ばなれによる血腫が坐骨神経症状を呈することもある。要注意である。

エコーanatomy　殿部の筋

- 殿部表層には，大殿筋と大腿筋膜張筋が走行する。
- 大殿筋上部線維は大腿筋膜張筋とともに腸脛靱帯へ，大殿筋下部線維は大腿骨へ付着する。
- 中間層には中殿筋，深層には小殿筋と股関節外旋筋群（梨状筋，上下双子筋，内閉鎖筋，大腿方形筋）が走行する。
- 梨状筋と上双子筋の間を坐骨神経が通過し，大腿後方を下降していく。

a：表層

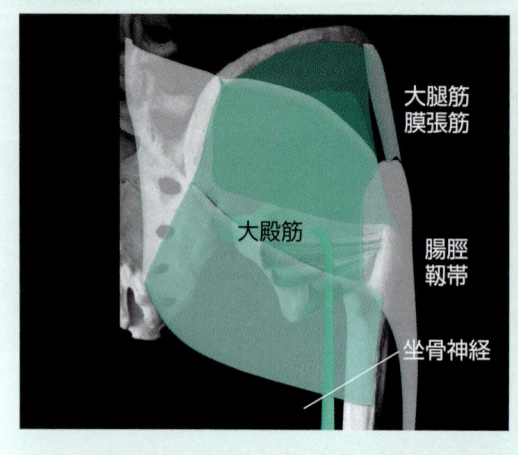

大腿筋膜張筋
大殿筋
腸脛靱帯
坐骨神経

b：中間層

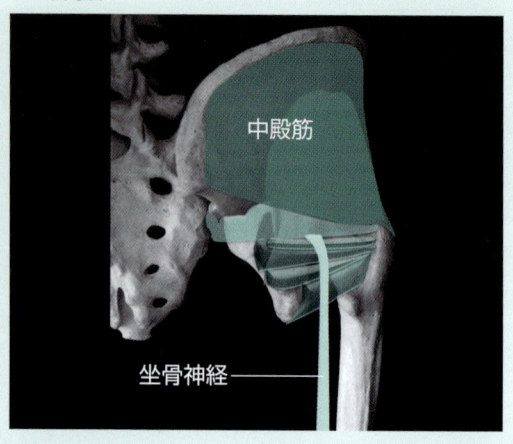

中殿筋
坐骨神経

c：深層

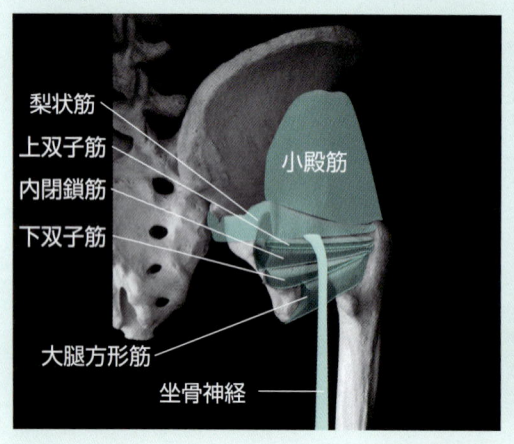

梨状筋
上双子筋
内閉鎖筋
下双子筋
小殿筋
大腿方形筋
坐骨神経

d：坐骨神経

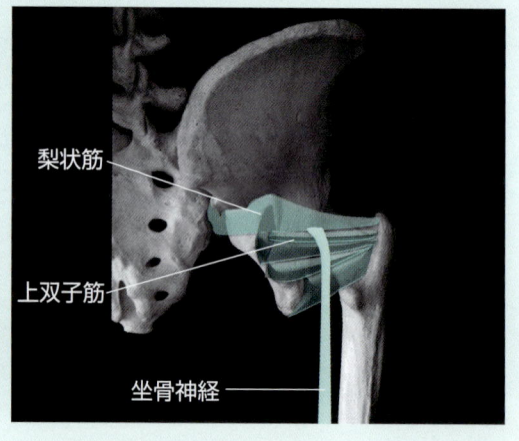

梨状筋
上双子筋
坐骨神経

検査手順

Step 1 坐骨神経の観察

プローブの動き

大転子先端から内側上方に向け短軸方向にプローブをあて，大殿筋と外旋筋群との間にある坐骨神経を同定し，下方に向かい観察する。

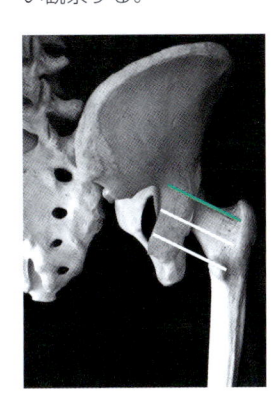

坐骨神経の超音波画像の短軸像
a：上双子筋レベル

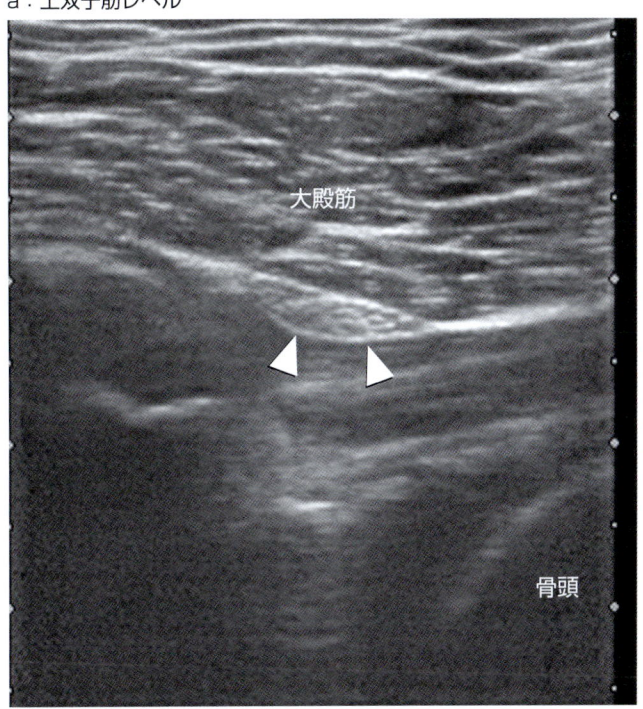

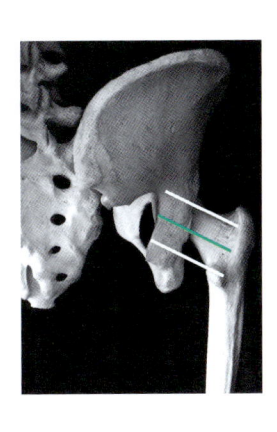

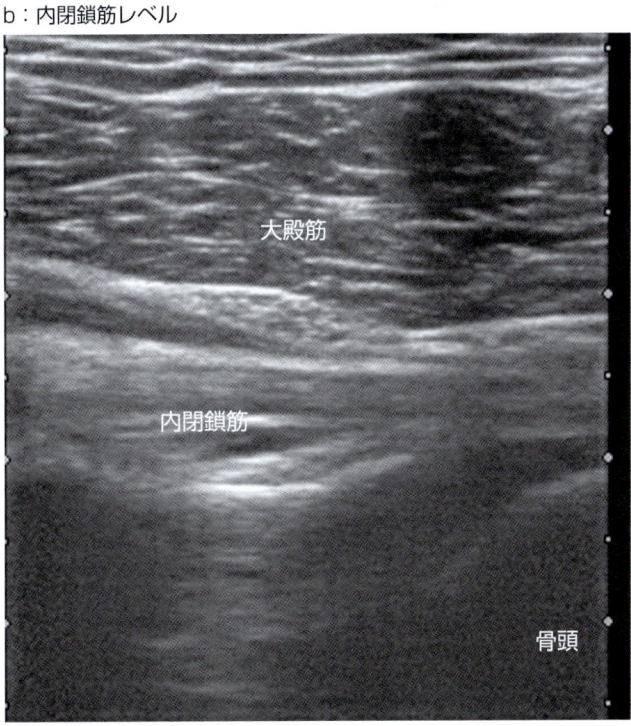

b：内閉鎖筋レベル

c：大腿方形筋レベル

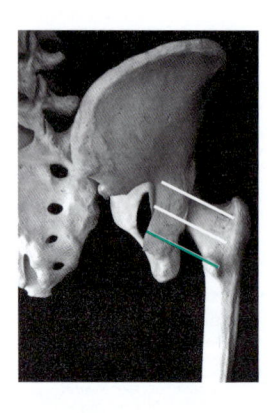

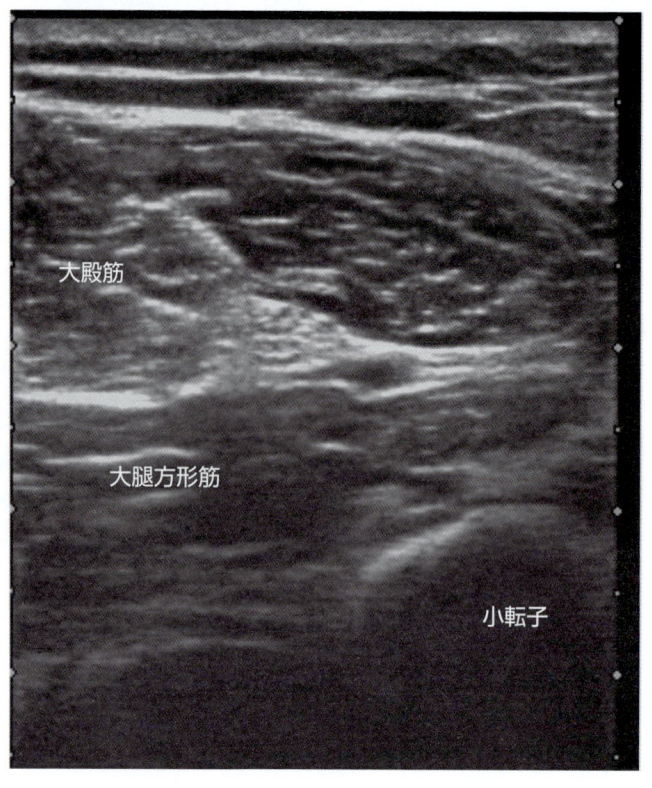

大殿筋

大腿方形筋

小転子

> **プローブの動き**
>
> 坐骨神経を画面中央に保持しながら，プローブを90°回転する。

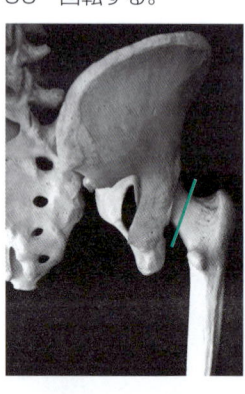

坐骨神経の長軸像
長軸像で梨状筋下層からの出口で坐骨神経（白矢頭）を観察する。

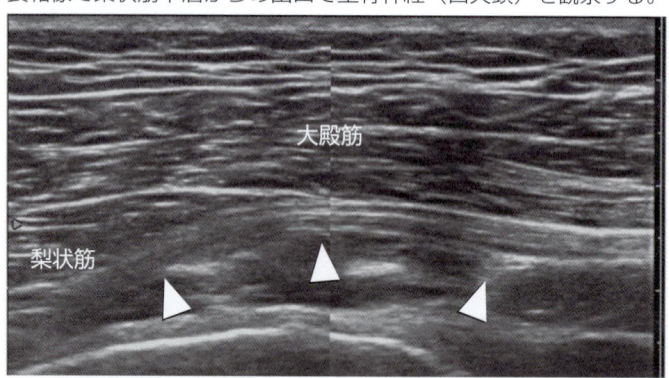

大殿筋

梨状筋

Step 2 ハムストリングの観察

プローブの動き

膝後内側へ短軸方向にプローブをあて半腱様筋と半膜様筋を同定し、近位方向へプローブを移動して坐骨結節まで観察する。

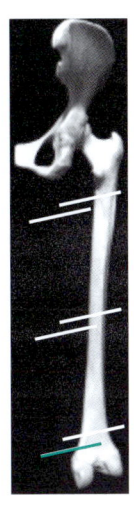

内側ハムストリング

膝窩の内側皮下にある卵円形高エコー像の半腱様筋腱が起点となる（矢印）。

a：遠位
卵円形高エコー像の半腱様筋の深部に半膜様筋の筋腹が観察できる。

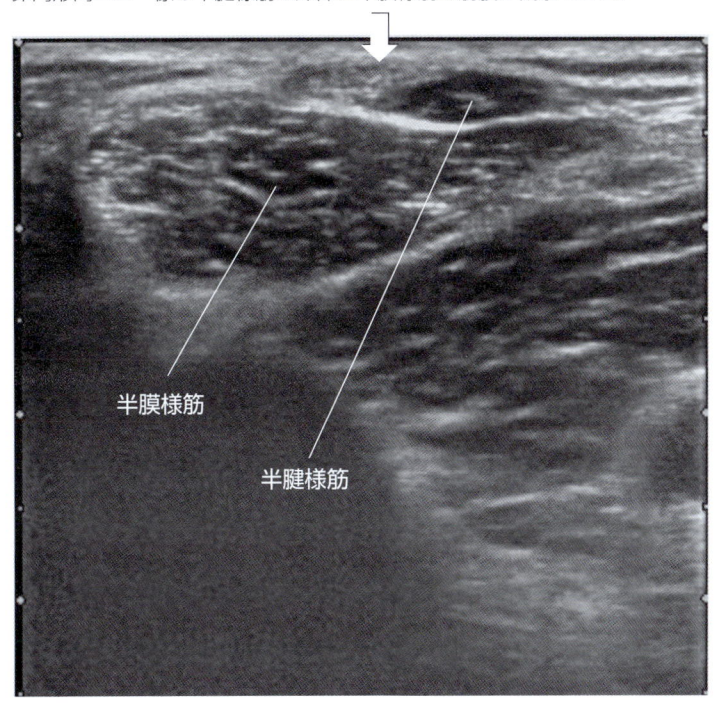

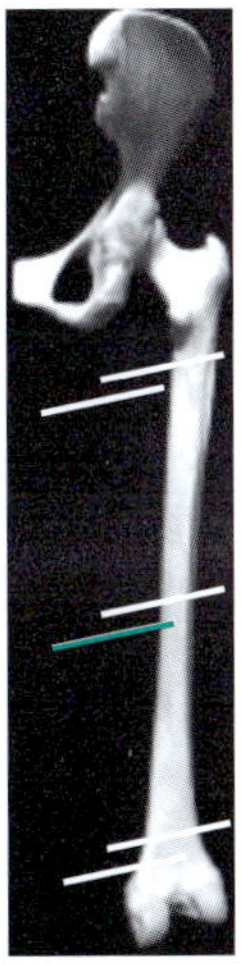

b：中間
半腱様筋の内側に半膜様筋が位置している。

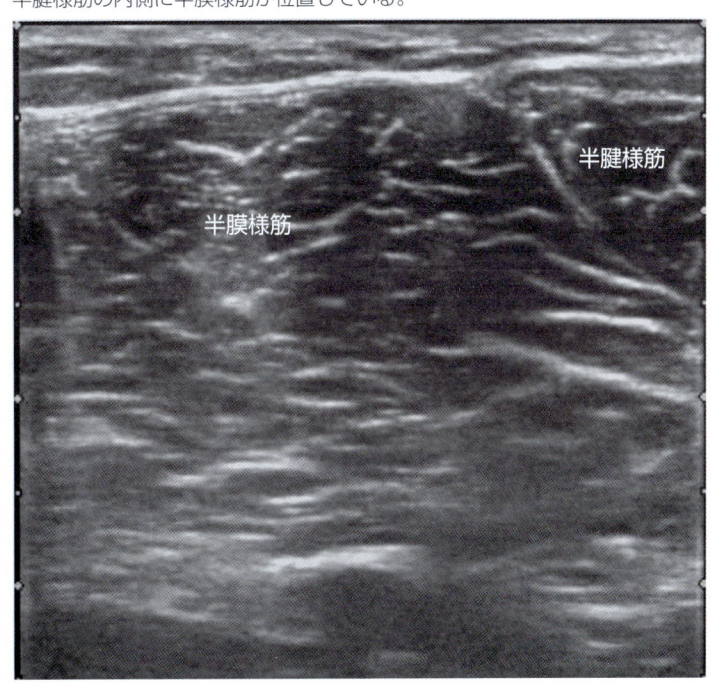

股関節・大腿

c：近位
半腱様筋の内側に半膜様筋が位置している。

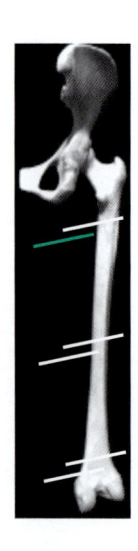

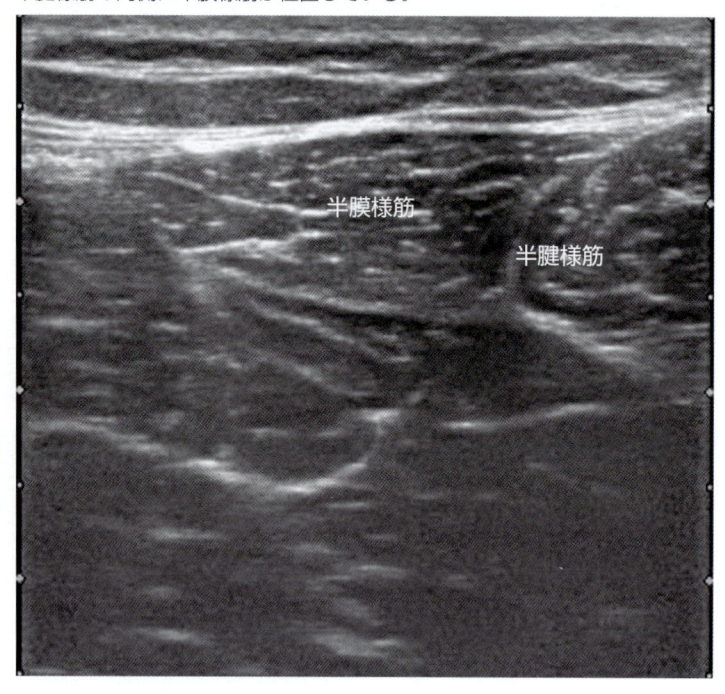

半膜様筋
半腱様筋

> **プローブの動き**
>
> プローブを外側へ移動し，半腱様筋外側の大腿二頭筋長頭を同定し，遠位方向へ移動し，腓骨頭までを観察する。

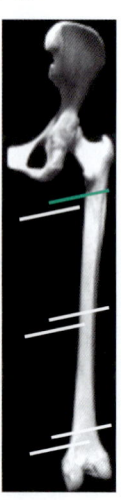

外側ハムストリング

坐骨結節に付着する半腱様筋外側の大腿二頭筋長頭を遠位に向かって観察していく。大腿二頭筋内側には坐骨神経（白矢頭）が走行する。

a：近位
半腱様筋の外側に大腿二頭筋長頭が位置している。

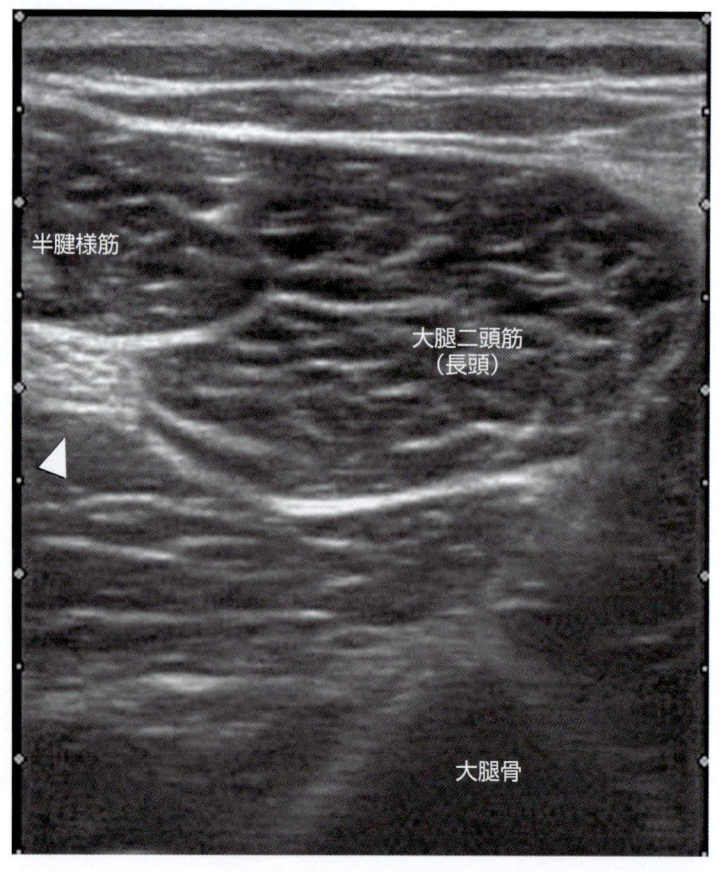

半腱様筋
大腿二頭筋（長頭）
大腿骨

b：中間
大腿二頭筋長頭の深部には大腿骨起始の短頭が観察できる。

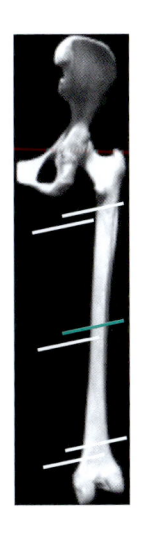

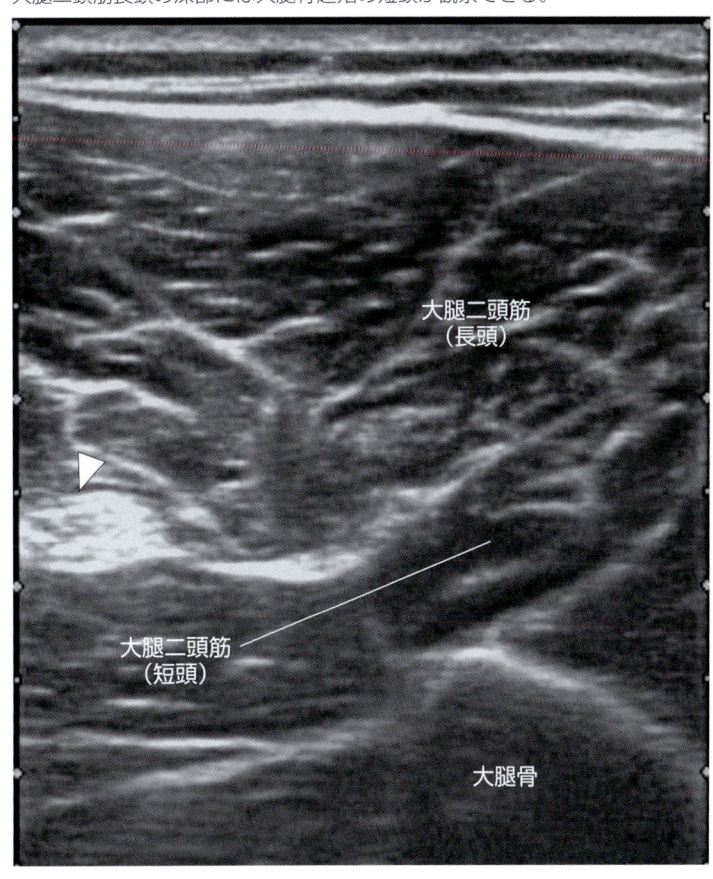

大腿二頭筋
（長頭）

大腿二頭筋
（短頭）

大腿骨

股関節・大腿

c：遠位
大腿二頭筋長頭の深部に短頭が観察できる。

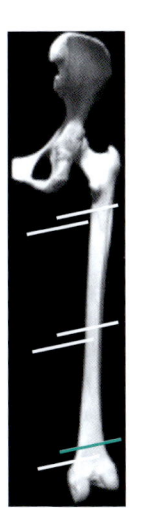

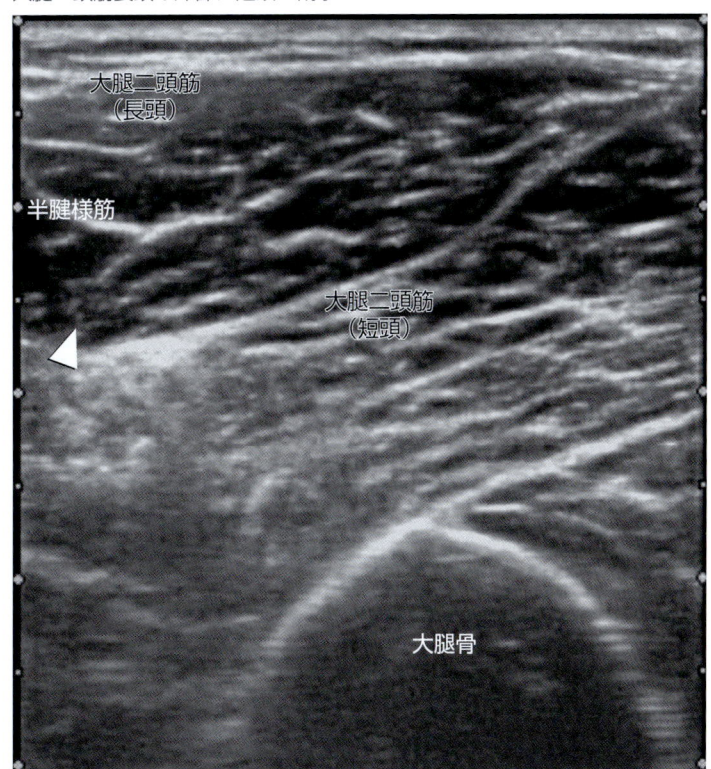

大腿二頭筋
（長頭）

半腱様筋

大腿二頭筋
（短頭）

大腿骨

エコーanatomy ハムストリング

- 坐骨結節には大内転筋のほか，股関節の伸展作用をもつ半膜様筋，半腱様筋，大腿二頭筋長頭が起始する。
- 半膜様筋腱は，半腱様筋と大腿二頭筋長頭の共同腱（総頭）深層を通過し坐骨結節外側へ付着する。

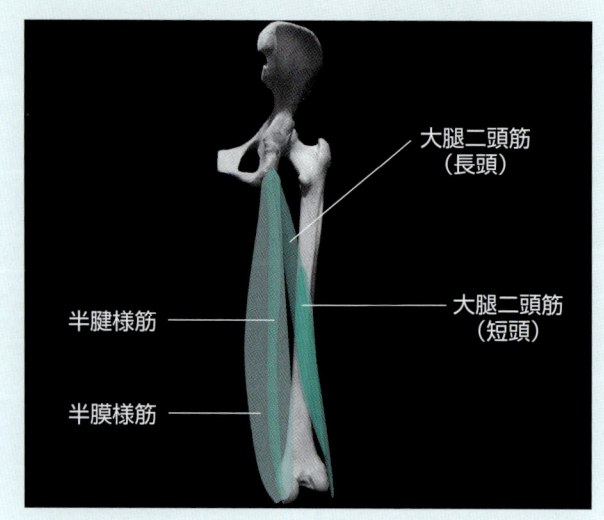

大腿二頭筋（長頭）
半腱様筋
大腿二頭筋（短頭）
半膜様筋

Q ハムストリング肉ばなれのエコー像にはどんな特徴がありますか？

肉ばなれでは，筋束の付着部での断裂，血腫，筋周膜の配列の乱れ，筋束の腫脹が生じるので，超音波画像上は，受傷早期の血腫は塊状の高エコー像，断裂部周囲の線状高エコー像（筋周膜）の配列の乱れ，低エコー像の筋束が高エコー像を示している A

血腫は高エコー像の肉芽に置換されていくが，水腫が残存し，痛みの原因になる場合がある。

ハムストリングは，膝窩の内側の半腱様筋腱を起点とし，坐骨結節，そして腓骨頭へと往復してプローブを移動する。

坐骨神経は半腱様筋と大腿二頭筋長頭の間を走行するため，大きな血腫が坐骨神経麻痺を引き起こすことがある。

図4-8 ハムストリング肉ばなれ
a：大腿二頭筋長頭肉ばなれ（受傷直後）
正常の筋束，筋周膜の配列が乱れ，高エコー像の血腫（＊）が観察される。

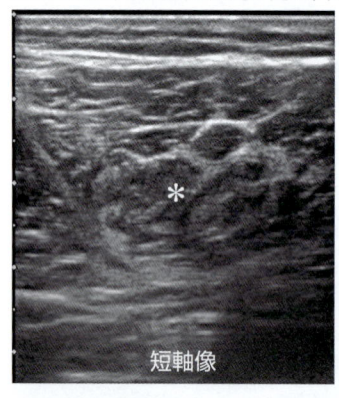

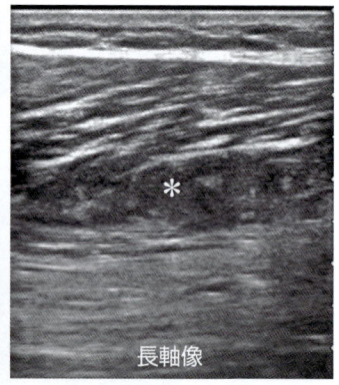

短軸像　　長軸像

b：大腿二頭筋長頭肉ばなれ（受傷3カ月後）
筋束，筋周膜の配列は正常化しているが，筋束間に低エコー像の水腫（＊）が観察される。

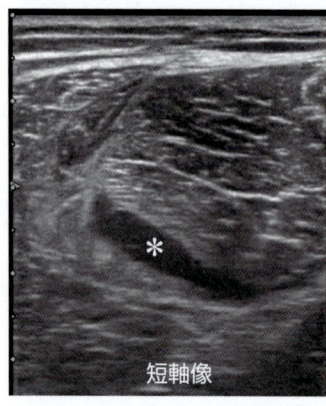

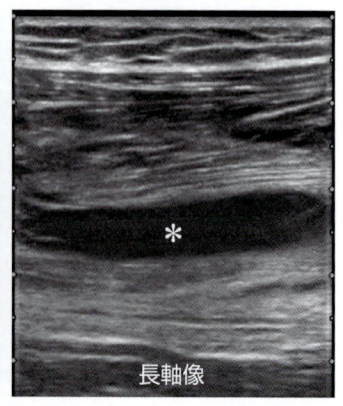

短軸像　　長軸像

エコー anatomy　股関節・大腿

前方操作

股関節の長軸断面
- 関節唇は臼蓋辺縁を覆う線維軟骨で，関節包は関節唇表面から末梢へ向かい，頚部末梢で折り返し骨頭軟骨と頚部の境界に停止する。関節包表層には腸骨大腿靱帯が走行し，寛骨臼上縁と転子間線の隆起を連結する。
- エコー像をみるときは，腸骨大腿靱帯の厚みと付着部位になる臼蓋，骨頭の骨輪郭，さらに関節唇の形状をイメージすることが大切である（p.291参照）。

1 股関節の長軸断面
関節唇（＊）の断面は縦長の台形を示す。腸骨大腿靱帯は転子間線の隆起（白矢頭）に付着する。

a：股関節の超音波解剖
四角枠が超音波で描出される範囲。

b：関節包を反転した状態

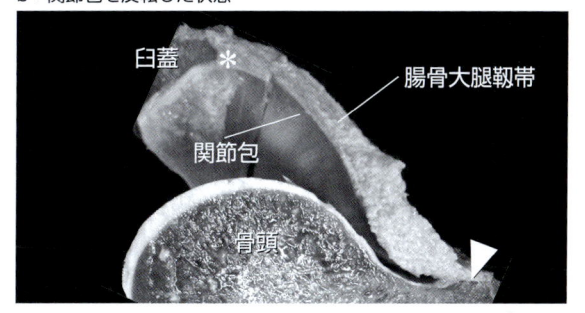

大腿直筋
- 大腿直筋は近位前面と遠位後面が線維性の厚い筋膜（腱膜）に覆われる。近位筋腹内には筋内腱が走行する。
- エコー像をみるときは，筋内腱をランドマークに大腿直筋内の位置を把握することがポイントになる（p.302参照）。

2 大腿直筋の筋膜
大腿直筋の近位1/4，反転すると遠位3/4が筋膜（腱膜）に覆われる。

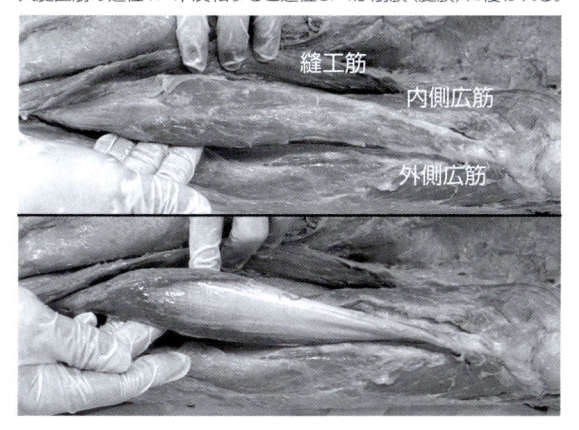

3 大腿直筋の筋内腱
大腿直筋の筋内腱は，外側から内側に向かう膜状の組織で筋束が付着する。

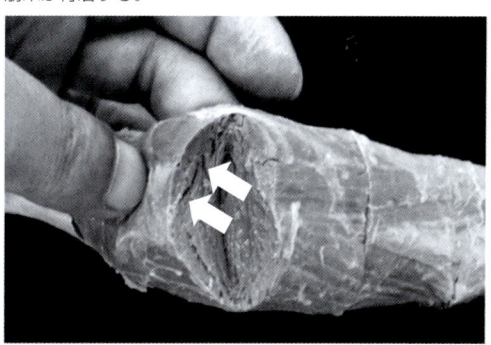

後方操作

坐骨神経 (sciatic nerve)

- 坐骨神経はL4, 5, S1-3 からなる人体で最も太く, 長い神経である。骨盤内から梨状筋の下を通って大腿二頭筋内側を下降し, 膝窩上方で総腓骨神経と脛骨神経に分岐する。
- 約1割に坐骨神経と梨状筋の破格があり, 坐骨神経が梨状筋レベルですでに総腓骨神経と脛骨神経に分岐しているもの, 梨状筋が2つに分かれその間を坐骨神経が走行するものがある。

5 坐骨神経

坐骨神経の破格は, 近位で脛骨神経と総腓骨神経に分離しているものが多く, 梨状筋の破格を伴う場合が多い。近位から末梢までさまざまな分岐様式を呈する。

a：模式図

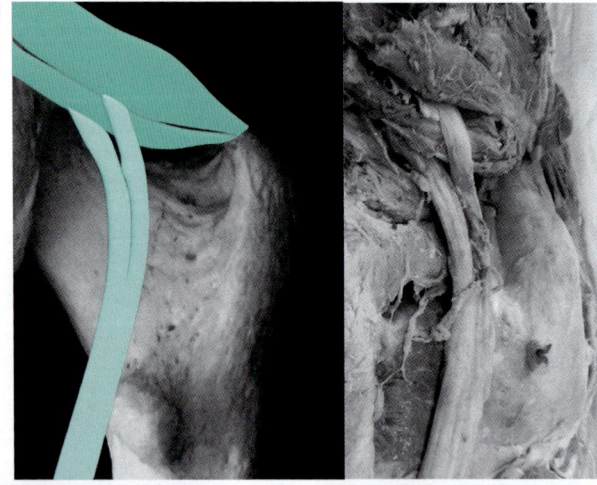

b：破格①

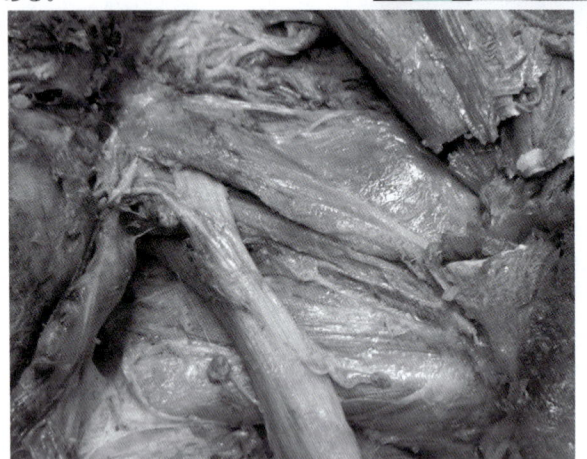

c：破格②

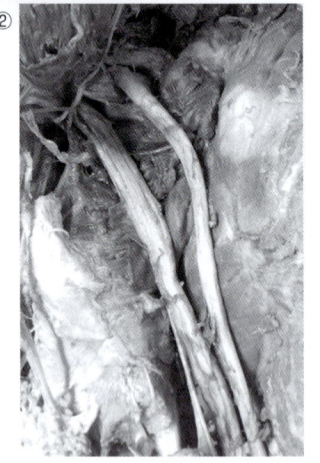

ハムストリング (hamstring muscles)

- 半膜様筋, 半腱様筋, 大腿二頭筋長頭は総称してハムストリングとよぶ。
- 半膜様筋は, 近位側が膜様の腱膜であることから名付けられる。腿部後内側を走行し, 脛骨近位後方へ停止する。
- 半腱様筋は, 遠位側が索状の腱であることから名付けられる。近位側では半膜様筋の外側, 遠位側では表面を走行し, 脛骨近位内側の鵞足に移行する。
- 大腿二頭筋は, 坐骨から起始する長頭と大腿骨遠位後面から起始する短頭からなる。遠位側で共同腱となり腓骨頭へ付着する。
- 坐骨神経は半腱様筋と大腿二頭筋長頭の間を走行し, 膝窩で脛骨神経と総腓骨神経に分かれる。
- エコー像は, ハムストリングを構成する筋, さらに坐骨神経の走行をイメージしながら描出していくことが重要である (p.319, 320参照)。

6 ハムストリング

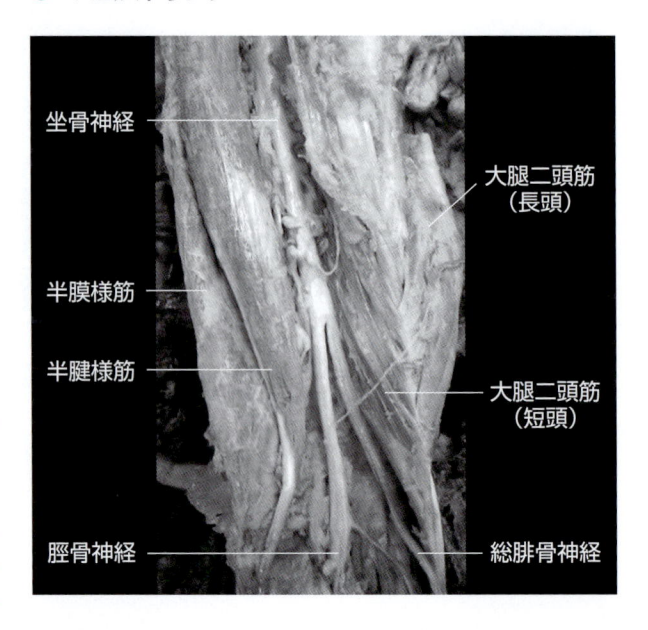

坐骨神経 ― 大腿二頭筋（長頭）
半膜様筋
半腱様筋 ― 大腿二頭筋（短頭）
脛骨神経 ― 総腓骨神経

索 引

あ，う，え，お

アキレス腱 …………………………… 16, 217, 227
足関節捻挫 ……………………………………… 203
烏口下滑液包 …………………………………… 159
遠位橈尺靱帯 …………………………………… 98
円板状半月板 …………………………………… 268
横手根靱帯 …………………………………… 70, 92
横靱帯 …………………………………… 154, 182
音響陰影 ………………………… 116, 120, 170, 257

か

外果 …………………………………………… 196
外傷性伸筋腱脱臼 ……………………………… 55
外側広筋 …………………………………… 238, 305
外側側副靱帯 ……………………………… 264, 283
解剖学的嗅ぎ煙草入れ ………………………… 95
下前腸骨棘 ……………………………… 297, 299
下双子筋 ……………………………………… 316
鵞足 …………………………………… 260, 281
肩関節拘縮 …………………………………… 174
肩関節脱臼 …………………………………… 179
肩関節多方向不安定症 ………………………… 174
滑液包 ……………………………………… 281
滑膜 …………………………………… 139, 236
　──ひだ ………………………………… 278
カラードプラ法 ………………………………… 20
ガングリオン ……………… 19, 32, 69, 125, 127, 213, 296
関節窩 ………………………………………… 173
関節血腫 ……………… 104, 110, 138, 174, 192, 236
関節上腕靱帯 ………………………………… 184
関節唇 …………………………………… 176, 323
　──損傷 ……………………………………… 293
関節水腫 ……… 104, 109, 110, 115, 138, 173, 192, 236
関節内遊離体 ………………………………… 173
関節軟骨 ……………………………………… 13
関節リウマチ ………………… 12, 55, 60, 86, 221, 236

き，く，け，こ

偽神経腫 …………………………………… 72, 124
共同腱 …………………………………… 131, 148
棘下筋腱 ……………………………………… 166
棘上筋腱 ……………………………………… 165
距骨滑車 ………………………………… 194, 222
距骨頚部 ……………………………………… 194
距腿関節 ……………………………………… 191
筋 ……………………………………………… 15
　──挫傷 …………………………………… 305
屈筋腱 ………………………………………… 68
屈筋腱腱鞘 ………………………………… 32, 34, 63

脛骨 …………………………………………… 187
　──骨幹部 ……………………………………… 189
　──骨膜肥厚 …………………………………… 189
　──神経 …………………………………… 213, 286
　──粗面 ……………………………………… 246
血管 ……………………………………………… 20
結節間溝 …………………………………… 154, 160
腱 ……………………………………………… 16
肩甲下筋 …………………………………… 158, 183
腱鞘 …………………………………………… 16, 28
腱板 …………………………………………… 166
　──断裂 ……………………………………… 167
　──の層構造 ………………………………… 183
後脛骨筋腱鞘炎 ……………………………… 213
後十字靱帯 …………………………………… 273
高周波マイクロコンベックスプローブ ………… 177
高周波リニアプローブ ………………………… 24
鉤状結節 ……………………………………… 118
後踵骨滑液包炎 ……………………………… 221
鉤突窩 ………………………………………… 102
絞扼性末梢神経障害 …………………………… 19
骨棘 …………………………… 12, 19, 125, 127, 194
骨端核 ………………………………………… 302
骨頭変形 ……………………………………… 176
骨の不連続性 ………………………………… 240
骨隆起 ………………………………………… 213
固有示指伸筋 ………………………………… 81, 94
固有小指伸筋 …………………………………… 85

さ，し

坐骨神経 ………………………… 286, 317, 324
三角靱帯 …………………………………… 211, 226
三角線維軟骨複合体 …………………………… 90
膝窩 …………………………………………… 275
膝蓋下脂肪体 ………………………………… 247
膝蓋腱 …………………………………… 16, 247, 279
膝蓋骨 ………………………………………… 240
　──脱臼 ……………………………………… 244
膝蓋上囊 …………………………………… 233, 236
膝蓋大腿関節 …………………………… 240, 243, 279
尺側手根屈筋 ………………………………… 122
尺側側副靱帯 ……………………………… 48, 51, 96
尺骨茎状突起 ……………………………… 74, 87, 97
尺骨神経 …………………………… 42, 69, 124, 126
尺骨動脈 ……………………………………… 69
ジャンパー膝 ………………………………… 247
終止伸筋腱 …………………………………… 59
舟状骨結節 …………………………………… 68
手根管 ……………………………………… 69, 70, 92
種子骨 ……………………………………… 25, 27

腫瘍性病変	12	前十字靱帯	253
小結節	154	前方関節腔	292
踵骨骨折	210	総指伸筋	81, 94
小指外転筋	43	——腱	129
小指球筋	42, 44	総腓骨神経	286
小指対立筋	43	——損傷	267
上前腸骨棘	296, 299, 300	足根管	212, 226
上双子筋	316	側索	53
掌側骨間筋	45, 46	鼠径靱帯	294
掌側板	34, 64	鼠径部痛	309
小殿筋	312, 316	鼠径ヘルニア	296
小頭骨表面	116		
衝突性外骨腫	194	**た**	
踵腓靱帯	205, 225	大結節	154
上方関節唇	179, 184	大腿筋膜張筋	316
上腕骨遠位部	102	大腿骨荷重部	249
上腕骨外側上顆炎	131	大腿骨滑車	253
上腕骨滑車	103	大腿骨頚部	291
上腕骨小頭	103, 104 142, 145, 150	大腿三角	294
上腕骨頭	177	大腿四頭筋腱	237, 278
上腕骨内側上顆	118, 123	大腿直筋	238, 302, 304, 323
上腕二頭筋長頭腱	159, 160, 182, 184	大腿二頭筋	320
伸筋腱	94	大腿方形筋	316
——第1区画	75	大殿筋	316
——第2区画	77	大転子	310
——第3区画	79	大内転筋	308
——第4区画	81	手綱靱帯	34
——第5区画	85	短掌筋	43
——第6区画	87	短小指屈筋	43
神経血管束	275, 295	短橈側手根伸筋	77, 129
神経線維束	19	短内転筋	308
神経の圧迫病変	125	弾発股	295
深指屈筋	30, 33	短母指外転筋	40
深膝蓋下滑液包	247, 253	短母指屈筋	40
シンスプリント	189		
新鮮靱帯断裂	202	**ち，つ，て，と**	
靱帯	18	恥骨結節	296
深部静脈血栓症	216	中央束	53, 59
		中間広筋	238
す，せ，そ		中手筋	47
ストレス	18, 49, 205, 254, 263	中殿筋	313, 316
スワンネック変形	62	肘頭	139, 145
正中神経	71	——窩	137, 144
石灰性腱炎	167	肘部管	122, 127
石灰沈着	56	虫様筋	45
ゼロポジション	176	超音波ガイド下穿刺	292
線維束	159	腸脛靱帯	265, 284
線維軟骨	13	腸骨大腿靱帯	323
前下脛腓靱帯	198, 223	長趾伸筋	192, 197
前下方関節窩	177	長橈側手根伸筋	77
前距腓靱帯	200, 202, 223	長内転筋	294, 308
前脛骨筋	192	長母指外転筋	75
浅指屈筋	30, 33	長母指屈筋	27
前斜走線維	118, 147	長母指屈筋腱	24, 27, 40

長母指伸筋 …………………………………79, 192
腸腰筋滑液包 ………………………………296
腸腰筋 ………………………………………294
突き指 …………………………………………48
槌指 ……………………………………………61
テニス肘 ……………………………………131
投球障害肩 …………………………………173
凍結肩 ………………………………………174
橈骨遠位端骨折 ………………………………80
橈骨窩 ………………………………………102, 108
橈骨茎状突起 …………………………………74
橈骨神経運動枝 ……………………………112, 146
豆状骨 …………………………………………70
橈側側副靱帯 ………………………………48, 50
ドプラ画像 ………139, 193, 209, 220, 241, 247, 248
トラペゾイド画像 ……………………………15

な，に

内側広筋 ……………………………………238
内側膝蓋滑膜ひだ …………………………243, 278
内側側副靱帯 ………………………………255, 280
内側側副靱帯損傷 …………………………256
内側半月板断裂 ……………………………258
内転筋 ………………………………………306
　──管 ………………………………………308
内閉鎖筋 ……………………………………316
軟骨 ……………………………………………13
軟骨下骨の輪郭不整像 ……………………252
軟骨病変の診断 ………………………………14
肉芽組織 ………………………………………15
肉ばなれ ……………………………………15, 215, 305

は，ひ

背側骨間筋 ……………………………………46
薄筋 …………………………………………260, 308
ばね指 ………………………………………26, 28, 29
パノラマ画像 ………………………15, 256, 273, 303
ハムストリング ……………………………319, 324
パラテノン ……………………………………16
パワードプラ法 ………………………………20
半月板 ………………………………13, 258, 266, 280
　──切除術 ………………………………259
　──断裂 …………………………………14
半腱様筋 ……………………………………260, 319, 324
パンヌス ………………………………………60
半膜様筋 ……………………………………319, 324
腓骨筋腱 ……………………………………207, 225
　──脱臼 …………………………………210
膝関節の後外側支持機構 …………………282
膝伸展機構 …………………………………232
肘関節後方脱臼 ……………………………115
肘関節内遊離体 ……………………………109
肘内側側副靱帯 ……………………………119
腓腹筋 ………………………………………215, 227

ヒラメ筋 ……………………………………215, 227

ふ，へ，ほ

ファベラ ……………………………………231, 274, 285
分裂膝蓋骨 …………………………………240
変形性関節症 ………………………14, 173, 251, 293
縫工筋 ………………………………………260, 294
母指MP関節 …………………………………49
母指球筋 ……………………………………39, 41
母指屈筋腱 …………………………………24, 63
母指内転筋 …………………………40, 42, 50, 64
ボタン穴変形 …………………………………60
ホッケースティック型高周波リニアプローブ……24
骨 ………………………………………………12

ま，や，ゆ，り，わ

末梢神経 ………………………………………19
野球肘 ………………………………………104, 108, 120
指伸筋腱 ……………………………………53, 58
梨状筋症候群 ………………………………315
離断性骨軟骨炎 ……………………108, 145, 194, 252
腕尺関節 ……………………………………114, 147
腕橈関節 ……………………………………107, 146

欧　文

Baker嚢腫 …………………………………269, 273
Bankart損傷 ………………………………178
Bassett靱帯 ………………………………198
calcifying aponeurotic fibroma ……………56
de Quervain病 ………………………………75
fascicular pattern …………………………213
fibrillar pattern…………16, 17, 18, 158, 166, 207, 209,
　　　　　　　　　　　217, 220, 237, 247, 253, 255
Frohse's arcade ……………………………111
Froment徴候 …………………………………42
Gerdy結節 …………………………………265
Guyon管 ……………………………………70, 91
Hill-Sachs損傷 ……………………………173
intersection ………………………………78, 94
Kienböck病 …………………………………71
Lister結節 …………………………………74, 79
Osborne靱帯 ………………………………123
Osgood-Schlatter病 ………………………248
peel back現象 ………………………………180
peribursal fat ………………………………168
Perthes病 …………………………………292
Sinding Larsen-Johansson病 ……………241
SLAP損傷 …………………………………179
TFCC …………………………………………90

著者略歴
皆川 洋至　　Hiroshi Minagawa, M.D, Ph.D.

1964年生まれ，秋田県出身

1989年	自治医科大学医学部卒業後，秋田県内の複数病院を勤務
2003年	米国Mayo Clinicで肩関節の研究，臨床に関わる
2004年	秋田大学整形外科講師
2006年	Univercity of Texas Health Science Centerで肩関節の研究，臨床に関わる
2008年	9月から城東整形外科診療部長

≪主な受賞歴≫

1995年	第22回日本肩関節学会　高岸直人賞
2003年	ASES（米国肩関節学会）Neer Award
2004年	ヨーロッパ・日本肩肘関節学会トラベリングフェロー
2005年	RSNA（北米放射線学会）Scientific Exhibit Award
2006年	AAOS（米国整形外科学会）Scientific Exhibit Award
2007年	日本超音波医学会第8回奨励賞，秋田大学医学部医学科優秀教育賞
2009年	第68回日本医学放射線学会総会教育講演賞

本書の印税（第2刷以降）は「東日本大震災」の義援金として寄付されております。

超音波でわかる運動器疾患
── 診断のテクニック

2010年 6月10日　第1版第1刷発行
2024年 3月20日　　　　　第19刷発行

- ■著者　　皆川洋至　みながわひろし
- ■発行者　吉田富生
- ■発行所　株式会社メジカルビュー社
  〒162-0845 東京都新宿区市谷本村町2-30
  電話　03(5228)2050(代表)
  ホームページ https://www.medicalview.co.jp/

  営業部　FAX 03(5228)2059
  　　　　E-mail　eigyo@medicalview.co.jp

  編集部　FAX 03(5228)2062
  　　　　E-mail　ed@medicalview.co.jp

- ■印刷所　シナノ印刷株式会社

ISBN978-4-7583-1032-1 C3047

©MEDICAL VIEW, 2010.　Printed in Japan

・本書に掲載された著作物の複写・複製・転載・翻訳・データベースへの取り込みおよび送信（送信可能化権を含む）・上映・譲渡に関する許諾権は，(株)メジカルビュー社が保有しています．

・JCOPY〈出版者著作権管理機構 委託出版物〉
本書の無断複製は著作権法上での例外を除き禁じられています．複製される場合は，そのつど事前に，出版者著作権管理機構（電話 03-5244-5088, FAX 03-5244-5089, e-mail：info@jcopy.or.jp）の許諾を得てください．

・本書をコピー，スキャン，デジタルデータ化するなどの複製を無許諾で行う行為は，著作権法上での限られた例外（「私的使用のための複製」など）を除き禁じられています．大学，病院，企業などにおいて，研究活動，診察を含み業務上使用する目的で上記の行為を行うことは私的使用には該当せず違法です．また私的使用のためであっても，代行業者等の第三者に依頼して上記の行為を行うことは違法となります．